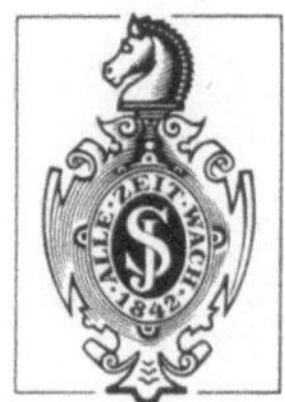
ALLE ZEIT WACH
1842

7. Kongreß der Deutschsprachigen Gesellschaft für Intraokularlinsen Implantation

4. bis 6. März 1993, Zürich

Herausgegeben von

Y. C. A. Robert B. Gloor Ch. Hartmann R. Rochels

Mit 238 zum Teil farbigen Abbildungen
und 100 Tabellen

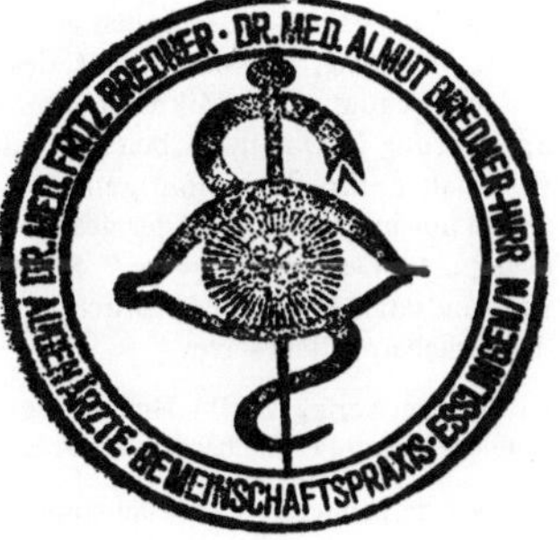

Springer-Verlag
Berlin Heidelberg New York
London Paris Tokyo
Hong Kong Barcelona
Budapest

Prof. Dr. med. Yves C.A. Robert *Prof. Dr. med. Balder Gloor*
Universität Zürich, Universitäts-Augenklinik
Frauenklinikstraße 24, CH-8091 Zürich

Prof. Dr. Dr. med. Christian Hartmann
Klinik und Poliklinik der Universität Köln
Joseph-Stelzmann-Sraße 9, D-50924 Köln

Prof. Dr. med. Rainer Rochels
Universitäts-Augenklinik Kiel, Hegewischstraße 2
D-24105 Kiel

ISBN 978-3-642-50184-5 ISBN 978-3-642-50183-8 (eBook)
DOI 10.1007/978-3-642-50183-8

Softcover reprint of the hardcover 1st edition 1993

Satz: K+V Fotosatz GmbH, Beerfelden

25/3130-5 4 3 2 1 0 – Gedruckt auf säurefreiem Papier

Vorwort

Zum 7. mal liegt der Kongreßband der DGII vor. Es handelt sich hierbei um die Mehrzahl der Beiträge zur Tagung vom 4.–6. März 1993 in Zürich, einschließlich schriftlicher Versionen der Poster und einiger Videofilme.

Der Wert des Bandes liegt zum einen in seiner raschen Erscheinungsweise nach dem Kongreß, was dem Leser aktuelle Artikel auf beachtlichem Niveau vorzufinden erlaubt. Er liegt auch darin, daß – neben dem Hauptgewicht der Beiträge über Operationstechniken und neue Linsentypen – auch solche über physikalische, pharmakologische, physiologische und perioperative Fragen vorzufinden sind. Sie erinnern uns daran, daß die Katarakt und gewisse Gebiete der Vorderabschnittschirurgie nicht nur ein „operatives Vergnügen", sondern immer noch ein diagnostisches, morphologisches und pathophysiologisches Problem, ja in Zusammenhang mit der eigentlichen Operation auch ein allgemeinmedizinisches Problem, darstellen. Diese Beiträge sollen uns hellhörig machen, welche Schwierigkeiten rund um die Katarakt immer noch der Lösung harren. Es steht unserer Gesellschaft denn auch wohl an, wenn ihre Mitglieder bei der Lösung dieser Fragen ein gewichtiges Wort mitreden.

Der Aufbau des Bandes gliedert sich ähnlich wie die früheren Ausgaben, wodurch sich die Herausgeber für den Leser einen erleichterten Zugang zum Lesestoff erhoffen.

Den Mitarbeitern des Springer-Verlages, insbesondere Frau H. Berger und Frau St. Zöller sei für die verständnisvolle Zusammenarbeit herzlich gedankt. Möge dem Buche die gleich gute Aufnahme beim Leser beschieden sein, wie es bei den vorangehenden Bänden der Fall war.

Y. C. A. Robert   B. Gloor   Chr. Hartmann   R. Rochels

Inhaltsverzeichnis

Kongenitale und kindliche Katarakte

Präoperative Situationen und Maßnahmen

Kataraktchirurgie – Operationstechniken

Kataraktchirurgie – Alternative Fixierungen und Plazierungen der IOL

Kataraktchirurgie – Linsentypen

Kataraktchirurgie – Operationstrauma und postoperative Entzündung

Kataraktchirurgie – Komplikationen und postoperative Verläufe

Hornhaut – Chirurgische Probleme

Hornhaut – Laserspezifische Probleme

Physiologie, Physik und vermischte Fragen

Historisches

Mitarbeiterverzeichnis (Erstautoren)

Althaus, C., Dr. med.
Universitäts-Augenklinik
Moorenstr. 5
D-40225 Düsseldorf

Auffahrt, G. U., Dr. med.
Medical University of South Carolina
Dept. of Ophthalmology Storm Eye Inst.
171 Ashley Avenue
Charlestone
South Carolina 29425-2236
USA

Beck, R., Dr. med.
Universitäts-Augenklinik
Doberaner Str. 140
D-10855 Rostock

Bialasiewicz, A. A., Dr. med.
Augenklinik mit Poliklinik
Domagkstr. 15
D-48129 Münster

Bigar, F., Prof. Dr. med.
Hôpital ophthalmique
15, Av. de France
CH-1004 Lausanne

Blum, M., Dr. med.
Augenklinik der Ruprecht-Karls-Universität
Im Neuenheimer Feld 400
D-69120 Heidelberg

Cendelin, J., Dr. med.
ocni odd FTN
Videnska 800
14059 Praha 4
Tschechische Republik

Dardenne, M. U., Prof. Dr. med.
Klinik Dardenne
Friedrich-Ebert-Str. 23–25
D-53177 Bonn

Diestelhorst, M., PD Dr. med.
Klinik und Poliklinik für Augenheilkunde der Universität zu Köln
Joseph-Stelzmann-Str. 9
D-50931 Köln 41

Duncker, G., PD Dr. med.
Universitäts-Augenklinik
Hegewisch-Str. 2
D-24105 Kiel

Effert, R., PD Dr. med.
Augenklinik der RWTH
Pauwelstr. 30
D-52074 Aachen

Eisenmann, D., Dr. med.
Universitäts-Augenklinik
Friedrichstr. 18
D-35392 Gießen

Emmerich, K.-H., PD Dr. med.
Augenklinik der städt. Kliniken
Heidelberger Landstr. 379
D-64297 Darmstadt

Förster, W., PD Dr. med.
Augenklinik mit Poliklinik
Domagkstr. 15
D-48149 Münster

Fries, U., Dr. med.
Universitäts-Augenklinik
Theodor-Stern-Kai 7
D-60590 Frankfurt/Main

Göbbels, M., PD Dr. med.
Universitäts-Augenklinik
Sigmund-Freud-Str. 25
D-53105 Bonn

Grewing, R., Dr. med.
Augenklinik der Bundesknappschaft
D-66280 Sulzbach/Saar

Haigis, W., Dr. rer. nat.
Universitäts-Augenklinik
Joseph-Schneider-Str. 11
D-97080 Würzburg

Harnisch, J.-P., Dr. med.
St. Gertrauden KKH
Paretzer Straße
D-10713 Berlin

Hartmann, C., Prof. Dr. med.
Universitäts-Augenklinik
Joseph-Stelzmann-Str. 9
D-50931 Köln

Heider, W., PD Dr. med.
Zentrum der Augenheilkunde
Theodor-Stern-Kai 7
D-60590 Frankfurt/Main

Heine, A., Dr. med.
Universitäts-Augenklinik
Doberaner Str. 140
D-18055 Rostock

Heinrich, A., Dr. med.
Augenklinik
Seilerweg 29
D-36251 Bad Hersfeld

Heinrich, T., Dr. med.
Augenklinik mit Poliklinik
Oscar-Orth-Str. 1
D-66424 Homburg (Saar)

Hille, K., Dr. med.
Augenklinik mit Poliklinik
Oscar-Orth-Str. 1
D-66424 Homburg (Saar)

Hillenbrand, P., Dr. med.
Krankenhaus Tutzing
Römerstr. 4a
D-82205 Gilching

Hoffmann, S., Dr. med.
Augenklinik der Universität
des Saarlandes
D-66424 Homburg/Saar

Hofmann, H., Dr. med.
Vorstadt 20
CH-8200 Schaffhausen

Höing, C., Dr. med.
Augenklinik der Universität Würzburg
Joseph-Schneider-Str. 1
D-97080 Würzburg

Hoppeler, T., Dr. med.
Universitäts-Augenklinik
Nordtrakt II
Frauenklinikstr. 24
CH-8091 Zürich

Jacobi, K. W., Prof. Dr. med.
Universitäts-Augenklinik
Friedrichstr. 18
D-35392 Gießen

Jakobi, P. C., Dr. med.
Universitäts-Augenklinik
Joseph-Stelzmann-Str. 9
D-50931 Köln

Juchem, M., Dr. med.
Augenabteilung des Krankenhauses
A-Wien-Lainz

Kalman, A., Dr. med.
Universitäts-Augenklinik
Nordtrakt II
Frauenklinikstr. 24
CH-8091 Zürich

Kammann, J., PD Dr. med.
Augenklinik St. Johannes-Spital
Johannesstr. 9–13
D-44137 Dortmund

Klemen, U. M., Prof. Dr. med.
Krankenhaus St. Pölten
Probst-Führer-Str. 4
A-3100 St. Pölten

Koelbing, H. M. F., Prof. Dr. med.
Gotthardtstr. 65
CH-8002 Zürich

Kohlhaas, M., Dr. med.
Augenklinik des Universitäts-Krankenhauses
Martinistr. 52
D-20251 Hamburg

Kohnen, T., Dr. med.
Universitäts-Augenklinik
Friedrichstr. 18
D-35392 Gießen

Kohnen, S., Dr. med.
Augenklinik KKH Lüdenscheid
Paulmannshöherstr. 14
D-58515 Lüdenscheid
und
Friedrich-Ebert-Str. 23
D-53177 Bonn

Küllenberg, E. C., Dr. med.
Augenklinik der Stadt Wuppertal
Heusnerstr. 40
D-42283 Wuppertal

Lohmann, C. P., Dr. med.
Klinik und Poliklinik
für Augenheilkunde
Franz-Joseph-Strauss-Allee 11
D-93053 Regensburg

Lorenz, B., Prof. Dr. med.
Klinik und Poliklinik
für Augenheilkunde
Franz-Joseph-Strauss-Allee 11
D-93053 Regensburg

Lorger, C. V., Dr. med.
Universitäts-Augenklinik
Theodor-Kutzer-Ufer
D-68167 Mannheim

Mellin, K.-B., Prof. Dr. med.
Universitäts-Augenklinik
Hufelandstr. 55
D-45147 Essen

Messmer, E., Prof. Dr. med.
Universitäts-Augenklinik
Nordtrakt II
Frauenklinikstr. 24
CH-8091 Zürich

Michelson, G., PD Dr. med.
Universitäts-Augenklinik
Schwabach-Anlage 6
D-91054 Erlangen

Mitschischek, E., Dr. med.
Augenabteilung KKH
Virchow-Str. 8
D-31226 Peine

Mittelviefhaus, H., Dr. med.
Universitäts-Augenklinik
Killianstr. 5
D-79106 Freiburg i. B.

Möller, D. E., PD Dr. med.
Augenklinik
Klinikum Berlin Buch
D-13125 Berlin-Buch

Naumann, G. O. H., Prof. Dr. med.
Universitäts-Augenklinik
Schwabach-Anlage 6
D-91054 Erlangen

Neppert, B., Dr. med.
Augenklinik des Universitäts-Krankenhauses
Martinistr. 52
D-20251 Hamburg

Neuhann, T., Dr. med.
Helene-Weber-Allee 19
D-80634 München

Newland, T. J., Dr. med.
Medical University of South Carolina
Dept. of Ophthalmology Storm Eye Inst.
171 Ashley Avenue
Charlestone
South Carolina 29425-2236
USA

von Noorden, G. K., Prof. Dr. med.
Cullen Eye Institute
Baylor College of Medicine
Houston, Texas
USA

Novak, J., Dr. med. Csc
Universitäts-Augenklinik
500 36 Hradec Kralove
Tschechische Republik

Olsen, T., Prof. Dr. med.
Universitäts-Augenklinik
Aarhus Kommunehospital
DK-8000 Aarhus C

Oran, E., Dr. med.
Augenklinik der Saarbrücker
Winterbergkliniken
Theodor-Heuß-Str.
D-66119 Saarbrücken

Pfleger, T., Dr. med.
I. Univ.-Augenklinik Wien
Spitalgasse 2
A-1090 Wien

Pham, D. T., PD Dr. med.
Universitäts-Augenklinik
der FU Berlin
Augustenburgerplatz 1
D-13353 Berlin

Quentin, C.-D., Dr. med.
Universitäts-Augenklinik
Robert-Koch-Str. 40
D-37075 Göttingen

Reuter, U., Dr. med.
Universitäts-Augenklinik
Mittlere Str. 91
CH-4056 Basel

Robert, Y., Prof. Dr. med.
Universitäts-Augenklinik
Nordtrakt II
Frauenklinikstr. 24
CH-8091 Zürich

Rothenfußer, W., Dr. med.
Städt. Krankenhaus München
Harlaching
Sanatoriumsplatz 2
D-81545 München

Rozsival, P., Dr. med.
Augenklinik des Masaryk-
Krankenhauses
Usti n/L
Tschechische Republik

Saad, M., Dr. med.
Augenklinik ZKH
St.-Jürgenstr.
D-28205 Bremen

Schalnus, R., Dr. med.
Zentrum der Augenheilkunde
Theodor-Stern-Kai 7
D-60590 Frankfurt/Main

Schipper, I., Dr. med.
Augenklinik
Kantonsspital
Spitalstrasse
CH-6000 Luzern 16

Schönfeld, C.-L., Dr. med.
Augenklinik der Universität Würzburg
Joseph-Schneider-Str. 1
D-97080 Würzburg

Spalek, C. J., Dr. med.
Johann-Herden-Weg 4
D-85072 Eichstätt

Struck, H. G., Prof. Dr. med.
Klinik und Poliklinik
Martin-Luther Universität
Magdeburger Str. 8
D-06112 Halle/Saale

Sundmacher, R., Prof. Dr. med.
Augenklinik der Universität Düsseldorf
Moorenstr. 5
D-40225 Düsseldorf

Tandogan, T., Dr. med.
Universitäts-Augenklinik
Theodor-Kutzer-Ufer
D-68167 Mannheim 1

Teping, C., Prof. Dr. med.
Augenklinik Winterbergkliniken
Theodor-Heuß-Str. 122
D-66119 Saarbrücken

Tetz, M. R., Dr. med.
Augenklinik der Ruprecht-Karls-
Universität
Im Neuenheimer-Feld 400
D-69120 Heidelberg

Warlich, M., Dr. med.
Augenklinik mit Poliklinik
Oscar-Orth-Str. 1
D-66424 Homburg (Saar)

Weik, R.
Augenklinik mit Poliklinik
Oscar-Orth-Str. 1
D-66424 Homburg (Saar)

Weindler, J., Dr. med.
Augenklinik mit Poliklinik
Oscar-Orth-Str. 1
D-66424 Homburg (Saar)

Wenzel, M., Dr. med.
Augenklinik der RWTH
Pauwelstr. 30
D-52074 Aachen

Wesendahl, T.A., Dr. med.
Medical University of South Carolina
Dept. of Ophthalmology Storm Eye Inst.
171 Ashley Avenue
Charlestone
South Carolina 29425-2236
USA

Wetzel, W., Dr. med.
Universitäts-Augenklinik
Hegewisch-Str. 2
D-24105 Kiel

Wiegand, W., PD Dr. med.
Medizinisches Zentrum
für Augenheilkunde
Robert-Koch-Str. 4
D-35037 Marburg

Wipplinger, M., Dr. med.
Fallmerayerstr. 3
A-6020 Innsbruck

Wollensak, J., Prof. Dr.
Augenklinik im Universitätsklinikum
Rudolf Virchow der Freien Universität Berlin
Augustenburger Platz 1
D-13353 Berlin

Kongenitale und kindliche Katarakte

Das Amblyopieproblem

G.K. v. Noorden

Zusammenfassung. Die Absaugung der angeborenen und frühkindlichen Katarakt stellt technisch keine großen Anforderungen und ist relativ komplikationsarm. Trotzdem sind die visuellen Ergebnisse in der Regel enttäuschend, besonders wenn es sich um eine einseitige Katarakt handelt. Der Grund dafür ist in der stets vorhandenen Amblyopie zu suchen. Diese entsteht durch Deprivation des Formensehens und wird in einseitigen Fällen bei Ausbleiben einer sofortigen optischen Korrektur der Aphakie durch Anisometropie noch weiter kompliziert. Die von uns beschriebenen neurophysiologischen und morphologischen Veränderungen in den afferenten Sehbahnen amblyoper Affen konnten in den letzten Jahren genauer definiert und auch für die menschliche Amblyopie bestätigt werden. Aus diesen Untersuchungen ergibt sich die dringende klinische Forderung einer chirurgischen Frühstbehandlung, gefolgt vom sofortigen optischen Ausgleich der Aphakie mit Haftschalen und einer energischen Amblyopiebehandlung. Eine solche Behandlung ist nicht einfach beim Kleinkind und bedarf einer laufenden klinischen Kontrolle durch Spezialisten. Sie sollte deshalb in kinderophthalmologischen Abteilungen erfolgen. Wie kürzlich in der Literatur gezeigt wurde ist es dann sogar bei einseitigen Fällen möglich, volle Sehschärfe auf beiden Augen und selbst normales stereoskopisches Tiefensehen zu erreichen.

Summary. Aspiration of congenital or infantile cataract is technically simple and the complication rate is low. Yet, the visual results are, as a rule, disappointing, especially in unilateral cataracts. The reason for this is amblyopia which is present in every case. It is caused by form vision deprivation and, in unilateral cases, is further complicated by failure to provide the patient with an immediate optical correction of the anisometropia caused by unilateral aphakia. The neurophysiological and morphological anomalies described by us in the afferent visual pathways of amblyopic monkeys have been further delineated in recent years and could be confirmed for human amblyopia. These findings emphazise the need for surgery in early infancy, followed immediately by aphakic correction and amblyopia therapy. Such treatment is not easy in small children and belongs into the hands of pediatric ophthalmologists. Recent publications have shown that full visual rehabilitation, including normal visual acuity and stereopsis is possible, even in unilateral cases.

Mit Einführung der Mikrochirurgie ist die schon im Altertum benutzte Absaugung einer kongenitalen Katarakt wieder populär geworden [1]. Diese Methode hat sich als technisch einfach, schnell und sicher bewährt. Intra- und postoperative Komplikationen sind selten. Trotzdem sind die funktionellen Ergebnisse in bezug auf den Endvisus und das Stereosehen, vor allem bei der einseitigen Katarakt, oft enttäuschend. So berichteten wir über eine postoperative Sehschärfe von optimal 6/12 bei weniger als 10% von Kindern mit einer vollständigen Linsentrübung beider Augen seit der Geburt [2]. Bei monokularen Fällen wurde noch vor etwa 20 Jahren von autoritärer Seite wegen der durchweg schlechten Ergebnisse von einer Behandlung ganz abgeraten [3]. Früher machte man für die schlechte postoperative Sehschärfe gewisse, mit der kongenitalen Katarakt assoziierte, neurologische oder morphologische Anomalien verantwortlich. Leinfelder [4] interpretierte den oft vorhandenen Nystagmus als Zeichen einer kongenitalen Amblyopie, die ganz unabhängig von der Operationstechnik zu einer schlechten Sehschärfe prädestinieren soll. Auch eine Aplasie der Makula ist in diesem Zusammenhang verschiedentlich erwähnt worden [5, 6], ohne jedoch diese Hypothese durch ophthalmoskopische oder histologische Befunde zu unterstützen. Daß der Zeitpunkt der Operation auf die Sehschärfe einen Einfluß haben könnte, wurde, obwohl schon in der älteren Literatur erwähnt [7], von den meisten Ophthalmochirurgen kaum beachtet. Wie hat sich doch dieses trübe Bild während der letzten zwei Jahrzehnte geändert! Heute kennen wir die Ursachen der schlechten Sehschärfe bei diesen Kindern und wissen, daß es sich dabei um eine erworbene Amblyopie handelt, zu deren Entstehung mehrere Faktoren beitragen und die bei intensiver Frühbehandlung vermeidbar ist.

Vor etwa 30 Jahren erschien in der neurophysiologischen Literatur eine Serie von Arbeiten von den amerikanischen Neurobiologen Wiesel und Hubel [8–11], die überall, wo man sich mit der Pathophysiologie des Sehens beschäftigte, großes Aufsehen erregten. Diese Forscher vernähten neugeborenen Katzen kurz nach der Geburt die Lider eines Auges oder produzierten chirurgisch eine Exotropie und leiteten anschließend mit Mikroelektroden extrazellulär direkt von einzelnen Neuronen der Sehrinde ab. Diese Versuche brachten den ersten Nachweis für elektrophysiologische Anomalien in der Area striata als Folge von anomalen Sehbedingungen während der Neugeborenenperiode. Im Corpus geniculatum laterale (CGL) fanden diese Forscher nach Lidverschluß eines Auges eine Atrophie der mit dem verschlossenen Auge in Verbindung stehenden Neurone. Bei erwachsenen Katzen blieben solche Eingriffe ohne Folgen. Der Begriff der „empfindlichen Phase“ entstand, während der die unausgereiften afferenten Sehbahnen auf anomale Umweltreize mit oft irreversiblen morphologischen und funktionellen Veränderungen reagieren. Zum ersten Mal wurde gezeigt, daß die normale postnatale Entwicklung des Sehsystems von der Gleichartigkeit der von beiden Augen weitergeleiteten Netzhautbilder abhängt und daß diese Entwicklung während der ersten Lebensmonate von anomalen Umwelteinflüssen modifiziert werden kann. Mit diesen bahnbrechenden Arbeiten eröffneten Wiesel und Hubel eine neue Epoche der Amblyopie- und Schielforschung, die unser heutiges therapeutisches Vorgehen wesentlich beeinflußt hat. Mit Recht wurden sie dafür 1982 mit dem Nobelpreis für Medizin ausgezeichnet.

Von diesen Arbeiten angeregt, begannen wir Mitte der sechziger Jahre mit unseren eigenen Versuchen, das Wesen der verschiedenen Amblyopieformen am Affenmodell zu studieren [12–14]. Ich habe das Ergebnis dieser Untersuchungen, die bis in die heutige Zeit fortdauern und zusammen mit meinen Mitarbeitern Crawford, Harwerth und Smith durchgeführt werden, verschiedentlich auch im deutschen Schrifttum zusammengefaßt [15, 16] und will mich hier nur auf die Resultate, die sich auf die frühkindliche Katarakt beziehen, beschränken.

Zunächst vernähten wir bei Affen (*Macaca mulatta*) die Lider eines oder beider Augen. Der Effekt eines Lidverschlusses ist etwa dem einer vollständigen Linsentrübung vergleichbar, da die Abbildung eines scharfen Netzhautbildes verhindert wird, der Reizung der Netzhaut durch diffuses Licht aber nichts im Wege steht. Dieser Eingriff wurde in verschiedenen Lebensaltern vorgenommen und die Dauer des Lidverschlusses variiert. Anschließend bestimmten wir die Sehschärfe und die Tiefensehschärfe. Diese Untersuchungen ergaben, daß ein Lidverschluß von nur wenigen Tagen bei neugeborenen und jungen Affen eine hochgradige Deprivationsamblyopie verursacht. Diese Amblyopie ist nur in frühester Kindheit durch Vernähen des führenden Auges reversibel und spricht bei erwachsenen Affen auf eine Behandlung nicht mehr an. Die empfindliche Phase, während der eine Amblyopie erzeugt werden kann, ist beim Affen auf die ersten 6 Lebensmonate begrenzt. Zusammen mit der Amblyopie geht die Fähigkeit zum Stereosehen verloren. Selbst wenn es gelingt, die Sehschärfe zu normalisieren, ist der Verlust des Stereosehens ein dauernder. Diese Untersuchungen, die sich auch auf die anisometropische und die Schielamblyopie ausdehnten, zeigten, daß die vom Menschen her bekannten verschiedenen Amblyopieformen sich auch beim Affen experimentell erzeugen lassen und klinisch der menschlichen Amblyopie vergleichbar sind.

Wenn dann bei amblyopen Affen die durch foveale und parafoveale Netzhautreize entstehenden Aktionspotentiale mit Mikroelektroden von Neuronen der Sehrinde abgeleitet wurden, sprach die überwiegende Mehrzahl der Neurone lediglich auf Erregung durch das normal Auge an. Das amblyope Auge hatte also seine funktionelle Verbindung mit der Sehrinde eingebüßt. Weiterhin fanden wir, daß ein einseitiger Lidverschluß nicht nur zu einem Verlust der monokularen, mit dem verschlossenen Auge in Verbindung stehenden kortikalen Neurone führt. Auch die Zahl der von beiden Augen her erregbaren Zellen, der sogenannten «binokularen» Neurone, ist deutlich verringert. Diese Zellen sind, wie wir nachweisen konnten, für das Stereosehen verantwortlich [18]. Ihr Verlust ist aber nichts Spezifisches für die Amblyopie und erfolgt ganz unabhängig vom Visus immer dann, wenn das Binokularsehen während der frühkindlichen empfindlichen Phase unterbrochen wird. Dabei spielt es keine Rolle, ob diese Unterbrechung durch ein Schielen [19, 14], durch Anisometropie oder durch visuelle Deprivation erfolgt.

Es gibt indirekte Hinweise, daß auch bei der menschlichen Amblyopie die Aktivität der Neurone in denjenigen Anteilen der afferenten Sehbahnen eingeschränkt ist, die mit dem amblyopen Auge in Verbindung stehen. So gelang es meinem Mitarbeiter Dr. Demer, bei amblyopen Patienten mit dem PET-Scan nachzuweisen, daß zerebrale Durchblutung und der Glukosestoffwechsel in der Area striata stark reduziert sind, wenn mit dem amblyopen Auge gesehen wird [17].

Die Wirkung eines beidseitigen Lidverschlusses auf das unausgereifte Sehsystem ist funktionell mit dem Effekt von beidseitigen Katarakten vergleichbar und ist weniger dramatisch solange diese Form der visuellen Deprivation bei Affen nicht länger als 6 Wochen dauert [20, 21]. Es danach entwickelt sich eine Amblyopie auf beiden Augen und verringert sich die Zahl der binokularen Neurone und damit die Fähigkeit zum räumlichen Sehen. Dieser deutliche Unterschied zwischen der Empfindlichkeit gegenüber ein- und beidseitiger visueller Deprivation ist im Zusammenhang mit der frühkindlichen Katarakt klinisch von Bedeutung.

Die funktionellen und elektrophysiologischen Veränderungen bei der Amblyopie gehen mit einer Zellschrumpfung in denjenigen Anteilen des CGL einher, die mit dem amblyopen Auge in Verbindung stehen. Dieses morphologische Äquivalent der Amblyopie ist nicht nur bei Katzen [8] und Affen [22], sondern auch beim Menschen nachgewiesen worden. Die menschlichen Untersuchungen beschränkten sich zwar bisher nur auf histologische Untersuchungen der Gehirne eines schielamblyopen [23] und eines anisometropischen amblyopen Patienten [24], doch besteht kein Grund anzunehmen, daß die Verhältnisse bei der Deprivationsamblyopie anders sind.

Zusammenfassend läßt sich über das Ergebnis der Tierversuche und der klinischen Forschung beim Menschen sagen, daß es sich bei der Amblyopie um eine außerordentlich komplexe Störung der afferenten Sehbahnen handelt, deren Sitz wohl in der Area striata angenommen werden muß. Wir haben gelernt, daß die funktionelle Integrität der Sehrinde und, wohl sekundär, die Struktur des CGL betroffen sind. Wir haben ebenfalls gelernt, daß das Sehsystem während einer gewissen Zeitperiode, die beim Affen etwa 6 Monate beträgt, auf ein gestörters Binokularsehen außerordentlich empfindlich und mit irreversiblen funktionellen Störungen reagiert. Beim Menschen ist diese Empfindlichkeitsperiode weniger genau definiert, da im Gegensatz zum Tierversuch derartige Informationen nur retrospektiv gewonnen werden können. Nach unseren klinischen Beobachtungen besteht beim Menschen die größte Anfälligkeit während der ersten beiden Lebensjahre, um dann bis Ende des 7. Lebensjahres langsam abzusinken. Beträchtliche individuelle Schwankungen dieser Periode sind keine Seltenheit. Ist die Entwicklung der retinokortikalen Verbindungen erst einmal abgeschlossen, kann selbst langjährige visuelle Deprivation ohne Schaden vertragen werden. So berichteten Barlow u. Maumenee [25] über einen Mann, der als 26jähriger eine traumatische Katarakt entwickelte, die erst 56 Jahre später operiert wurde. Der korrigierte Endvisus betrug 6/9!

Als amblyopiogen konnten bisher tierexperimentell zwei Faktoren identifiziert werden: (1) eine Wachstumshemmung retinokortikaler Verbindungen durch Behinderung des Formensehens und (2) ein anomaler Wettstreit zwischen ungleichen Seheindrücken, der zugunsten des führenden Auges entschieden wird und zentrale Hemmung auslöst. Im ersten Falle handelt es sich um einen passiven Prozeß, im zweiten um einen aktiven. Je nach der Art der klinischen Ausgangssituation wirkt entweder der eine, der andere oder beide Faktoren gemeinsam. Eine einseitige Katarakt z.B. verursacht eine Wachstumshemmung durch eine Behinderung der normalen retinokortikalen Afferenz. Gleichzeitig besteht aber auch ein Wettstreit auf kortikaler Ebene zwischen dem fovealen Netzhautbild des normalen Auges und der lediglich durch diffuses Licht gereizten Fovea des betroffenen Auges. Dieser Wettstreit löst eine Hemmung des betroffenen Auges aus. Als zusätzlich komplizierend muß ein sensorisches Schielen des amblyopen Auges angesehen werden, da durch die Inkongruität der Netzhauteindrücke die Hemmung noch verstärkt wird.

Bei einer beidseitigen Katarakt liegen die Dinge weitaus günstiger, da ja lediglich eine beidseitige Behinderung des Formensehens besteht, jedoch kein hemmungsauslösender Unterschied der Netzhauteindrücke. Wir glauben sicher, daß dies der Grund ist, weshalb die Amblyopie bei einseitiger Katarakt in der Regel tiefer sitzt und schlechter auf eine Behandlung anspricht, als wenn beide Augen betroffen sind.

Der funktionelle Erfolg der operativen Behandlung einer kongenitalen oder frühkindlichen Katarakt hängt von mehreren Faktoren ab. Einige unterliegen ärztlicher Kontrolle, wie z. B. die Dringlichkeit, mit der die Operation, die Korrektur der Aphakie und die Amblyopiebehandlung vorgenommen werden. Andere Faktoren entziehen sich unserer Kontrolle, wie z. B. das Alter, in dem der Patient zu uns kommt, wie lange vor diesem Besuch eine vollständige Linsentrübung bestanden hat und mit welcher Gewissenhaftigkeit die Amblyopiebehandlung von den Eltern durchgeführt wird.

Zunächst zum Zeitpunkt der Operation: Wir wissen jetzt, daß ein einseitiger Lidverschluß von nur wenigen Wochen kurz nach der Geburt genügt, einen irreversiblen Schaden im afferenten Sehsystem anzurichten. Für den Augenarzt ergibt sich daraus ganz klar die Forderung, jedes optische Hindernis, welches während der ersten Lebensmonate einer normalen Netzhauterregung im Wege steht, umgehend zu beseitigen. Dies bezieht sich nicht nur auf die Katarakt, sondern auch auf eine Hornhauttrübung, eine Vorderkammer- und Glaskörperblutung oder eine vollständige Ptose des Oberlids. Eine einseitige Katarakt muß während der ersten Lebenswochen operiert werden, wenn Hoffnung auf eine visuelle Rehabilitation bestehen soll. Einwände, daß die Anästhesie bei Neugeborenen ein besonderes Risiko darstelle und die Operation deshalb aufgeschoben werden sollte bis das Kind älter ist, sind in entwickelten Ländern heute nicht mehr aufrecht zu erhalten. Wir operieren unsere Katarakte bei Kindern seit 20 Jahren ambulant und bisher ohne Zwischenfälle in der Kinderchirurgie, wo uns Anästhesiologen mit pädiatrischer Spezialausbildung zur Verfügung stehen.

Mit der Operation allein ist es jedoch noch nicht getan. Der Augenarzt sollte sich darüber im klaren sein, daß die aphakische Anisometropie ebenso amblyopiogen ist wie die Linsentrübung. Ich erinnere mich aus meiner Assistentenzeit, daß eine Operation im ersten Lebensjahr wohl gelegentlich gewagt wurde, mit der heute etwas naiv anmutenden Begründung „to let a little light into the eye“. Mit der aphakischen Verschreibung wartete man damals jedoch bis zum Vorschulalter. Die visuellen Ergebnisse waren dementsprechend katastrophal. Mir ist erst durch einen vor Jahren selbst beobachteten Fall klar geworden, wie schnell es mit der Entwicklung einer anisometropischen Amblyopie gehen kann:

Ein 4 1/2 Jahre alter Junge erlitt einen Schlag auf das re. Auge. Bei der Untersuchung wurde eine Vorderkammerblutung diagnostiziert, die sich nach 3tägiger Bettruhe und Binokulus spontan zurückbildete. Nun konnte man sehen, daß eine vollständige Linsentrübung bestand. Sieben Tage nach dem Unfall wurde die Linse abgesaugt. Zwei Tage nach der Operation betrug der Visus auf dem operierten Auge 6/15 mit einer Korrektur von +11,0 dioptr. Das Kind wurde ohne Brille entlassen. Bei der Nachuntersuchung 6 Wochen später betrug der Visus re. nur 6/60 mit Brille. Wir vermuteten zunächst ein zystoides Makulaoedem, doch war der Fundus normal. Die aphakische Korrektur wurde nun verschrieben und das linke Auge okkludiert. Nach 2 Wochen betrug der Visus re. 6/15 und nach 6 Wochen 6/6. Innerhalb von 6 Wochen hatte sich also bei einem 4 1/2jährigen Kind eine anisometropische Amblyopie entwickelt!

Nach heutigen Erkenntnissen sollte die aphakische Korrektur noch im Operationssaal erfolgen. Wir benutzen dazu eine Silsoft-Haftschale von +32,0 dioptr. Nach 2 Wochen erfolgt dann eine aphakische Refraktion, die im ersten Lebensjahr mindestens dreimal wiederholt werden muß. Das Längenwachstum des Auges schreitet nämlich während des ersten Lebensjahres rasch voran, und wir finden nicht selten, daß sich eine aphakische Hypermetropie in weniger als 12 Monaten um mehrere Dioptrien verringern kann. Man sollte in diesem Alter immer um 4–5 dioptr. überkorrigieren, weil sich die visuelle Aktivität eines Neugeborenen auf das Erkennen von Dingen in nächster Nähe, also auf Armeslänge beschränkt.

Bei beidseitiger Linsentrübung besteht ebenfalls Amblyopiegefahr. Doch wissen wir, daß diese Gefahr geringer als bei der einseitigen Katarakt ist, weil der hemmungsauslösende Effekt ungleicher Netzhauteindrücke wegfällt. Während wir von einer Operation an beiden Augen in einer Sitzung, wie sie heute von einigen Chirurgen propagiert wird, abraten, sollte die zweite Operation jedoch bereits nach 2–3 Tagen erfolgen, um den hochgradig amblyopiogenen Zustand einer ungleichen Netzhautreizung auf eine Minimaldauer zu beschränken. Falls dies aus irgendwelchen Gründen nicht möglich ist, empfehlen wir die Okklusion beider Augen für das Intervall zwischen den beiden Eingriffen. Auch wenn eine einseitige Katarakt aus medizinischen Gründen nicht sofort operiert werden kann, raten wir, während der Wartezeit zur Vermeidung einer ungleichen Netzhauterregung, beide Augen zu okkludieren. Wir wissen noch nicht, wie lange beim Menschen eine solche Doppelokklusion vertragen wird, ohne, wie vom Tiermodell bekannt [20], eine beidseitige Amblyopie und einen Verlust der Stereopsis zu verursachen. Mit Sicherheit kann man aber aufgrund klinischer Beobachtungen sagen, daß einige Wochen einer solchen Behandlung von Neugeborenen gut vertragen werden [26]. Man sollte deshalb bei 1–2jährigen Kindern eine Doppelokklusion zur Amblyopieprophylaxe auch in Betracht ziehen, während man auf die Spontanresorption einer Vorderkammerblutung wartet oder wenn ein einäugiger Verband zur Behandlung einer Hornhauterkrankung indiziert ist.

Abschließend wollen wir die postoperative Behandlung der Amblyopie besprechen, die – ganz gleich, in welchem Lebensalter operiert wird –, in jedem Fall besteht. Bei der Okklusionsbehandlung vor dem 5. Lebensjahr muß immer an die Gefahr einer Okklusionsamblyopie des führenden Auges gedacht werden. Deshalb haben wir früher das normale Auge den ganzen Tag lang und, je nach Lebensalter, das amblyope Auge alle 3–5 Tage je einen Tag lang okkludiert, um das nicht-amblyope Auge zu beanspruchen. Während diese Art der totalen Wechselokklusion für die Behandlung der Amblyopie höchst effektiv ist und einer Deprivationsamblyopie des führenden Auges entgegenwirkt, hat sie jedoch einen Nachteil: sie stört die simultane und kongruente Netzhauterregung und damit, wie wir nun durch die Versuche am Affen wissen, die binokulare Erregbarkeit kortikaler Neurone, die für das räumliche Sehen verantwortlich sind. Immer wieder sind sporadische Berichte über normalen Visus nach energischer Frühbehandlung einer monokularen kongenitalen Katarakt in der Literatur erschienen, jedoch galt bisher ein normales Stereosehen als unerreichbares therapeutisches Ziel. Man kann diese Situation vermeiden, indem man nur eine Teilokklusion des führenden Auges vornimmt, d. h. nur während 70% der Wachzeit okkludiert. Auf der einen Seite forciert das die Beanspruchung des amblyopen Auges, auf der anderen erlaubt es zeitweises beidäugiges Sehen und damit Bedingungen, die zur Erhaltung des Stereosehens von vitaler Bedeutung sind. Voraussetzung für den Erfolg dieser Behandlung ist natürlich, daß sich inzwischen kein sekundäres Schielen entwickelt hat. In diesem Fall würde sich nämlich ein beidäugiges Sehen wegen der Inkongruenz der Netzhautbilder ebenso negativ auf das Stereosehen auswirken wie eine einseitige Okklusion.

Dies sind nicht nur theoretische Überlegungen, die sich aus unseren Affenversuchen ergeben haben. Inzwischen haben sich diese Hypothesen auch klinisch bestätigt. So haben Gregg u. Parks [27] sowie Wright et al. [28] kürzlich unabhängig voneinander berichtet, daß, wenn während der ersten Lebenswochen eine monokulare Katarakt operiert, die Aphakie sofort korrigiert und die Amblyopie mit Teilokklusion behandelt wird, nicht nur eine normale Sehschärfe, sondern auch normale Tiefensehschärfe erreicht werden kann.

Unser Wissen über die Amblyopie ist durch die Grundlagenforschung am Tiermodell wesentlich bereichert worden. Die Relevanz dieser Versuche für die menschliche Amblyopie ist bewiesen. Durch das Vermeiden einer langzeitigen visuellen Deprivation und eines durch ungleiche Netzhautbilder auf kortikaler Ebene ausgelösten Wettstreits kann eine irreversible Amblyopie verhindert werden. Die klinische Anwendung tierexperimentell gewonnener Erkenntnisse hat gezeigt, daß auch bei einer monokularen kongenitalen Katarakt eine Vollheilung in bezug auf Sehschärfe und Tiefensehschärfe in den Bereich des Möglichen gerückt ist.

Literatur

1. Scheie HG (1960) Aspiration of congenital or soft cataracts. Am J Ophthalmol 50:1048–1056
2. Ryan S, Blanton FM, v. Noorden GK (1965) Management of congenital cataracts. Am J Ophthalmol 60:583–587
3. François J (1970) Late results of congenital cataract surgery. J Pediatr Ophthalmol Strabismus 1:139–145
4. Leinfelder PJ (1963) Amblyopia associated with congenital cataract. Am J Ophthalmol 55:527–529
5. Owens WC, Hughes WF (1948) Results of surgical treatment of congenital cataracts. Arch Ophthalmol 39:339–350
6. Duke-Elder S (1963) System of Ophthalmology. Congenital deformities, vol. III, part 2. Mosby, St. Louis

7. Juler F (1921) Amblyopia from disuse. Trans Ophthalmol Soc UK 41:129–138
8. Wiesel TN, Hubel D (1963) Effects of visual deprivation on morphology and physiology of cells in the cat's lateral geniculate body. J Neurophysiol 26:973–993
9. Wiesel TN, Hubel D (1963) Single-cell responses in striate cortex of kittens deprived of vision in one eye. J Neurophysiol 26:1003–1017
10. Wiesel TN, Hubel D (1965) Comparison of the effects of unilateral and bilateral eye closure on cortical unit responses in kittens. J Neurophysiol 28:1029–1040
11. Wiesel TN, Hubel D (1965) Extend of recovery from the effects of visual deprivation in kittens. J Neurophysiol 28:1060–1072
12. v. Noorden GK, Dowling JE, Ferguson DC (1970) Experimental amblyopia in monkeys I. Behavioral studies of stimulus deprivation amblyopia. Arch Ophthalmol 84:206–214
13. v. Noorden GK (1973) Experimental amblyopia in monkeys. Further behavioral observations and clinical correlations. Invest Ophthalmol 12:721–726
14. Baker FH, Grigg P, v. Noorden GK (1974) Effects of visual deprivation and strabismus on the response of neurons in the visual cortex of the monkey, including studies on the striate and prestriate cortex in the normal animal. Brain Res 66:185–208
15. v. Noorden GK (1978) Klinische Aspekte der Deprivationsamblyopie. Klin Monatsbl Augenheilkd 173:464–469
16. v. Noorden GK (1980) Zur Entstehung der Amblyopie. Experimentelle Untersuchungen. Ber Dtsch Ophthalmol Ges 77:815–828
17. Demer JL et al (1988) Imaging of cerebral blood flow and metabolism in amblyopia by positron emission tomography. Am J Ophthalmol 105:337–347
18. Crawford MLJ et al (1983) Binocular neurons and binocular function in monkeys and children. Invest Ophthalmol Vis Sci 24:491–495
19. Hubel DH, Wiesel TN (1965) Binocular interaction in striate cortex of kittens reared with artificial squint. J Neurophysiol 28:1041–1059
20. Harwerth RS et al (1991) Functional effects of bilateral form deprivation in monkeys. Invest Ophthalmol Vis Sci 32:2311–2327
21. Crawford MLJ et al (1991) Bilateral form deprivation in monkeys. Electrophysiologic and anatomic consequences. Invest Ophthalmol Vis Sci 32:2328–2336
22. v. Noorden GK, Middleditch PR (1975) Histology of the monkey lateral geniculate nucleus after unilateral lid closure and experimental strabismus: further observations. Invest Ophthalmol 14:674–683
23. v. Noorden GK, Crawford MLJ (1992) The lateral geniculate nucleus in human strabismic amblyopia. Invest Ophthalmol Vis Sci 33:2729–2732
24. v. Noorden GK, Crawford MLJ, Levacy RA (1983) The lateral geniculate nucleus in human anisometropic amblyopia. Invest Ophthalmol Vis Sci 24:788–790
25. Barlow M, Maumenee AE (1971) Aspiration of cataracts in adults. Trans Am Ophthalmol Soc 69:268–278
26. Hoyt GS (1980) The long-term effects of short term binocular occlusion of at-risk neonates. Arch Ophthalmol 98:1967–1970
27. Gregg FM, Parks MM (1992) Stereopsis after monocular congenital cataract extraction. Am J Ophthalmol 114:314–317
28. Wright K, Matsumoto E, Edelman P (1992) Binocular fusion and stereopsis associated with surgery for monocular congenital cataracts. Arch Ophthalmol 110:1607–1609

Funktionelle Ergebnisse nach Intraokularlinsenimplantation bei 92 Kindern und Jugendlichen

T. Kohnen, D. Eisenmann und K. W. Jacobi

Zusammenfassung. Anhand einer retrospektiven Studie untersuchten die Autoren die Entwicklung der postoperativen Sehschärfe nach Intraokularlinsen-(IOL)-Implantation bei Kindern und Jugendlichen im Alter von 13 Monaten bis 22 Jahren. Zwischen 1982 und 1992 implantierten wir bei 92 Patienten im Kindes- bzw. Jugendalter 111 PMMA-Hinterkammer-IOL (HKL) entweder nach geplanter extrakapsulärer Kataraktextraktion oder als Sekundärimplantation. Die Implantation erfolgte in 73 Fällen einseitig, in 19 Fällen wurde beidseitig implantiert. Der postoperative Nachbeobachtungszeitraum lag zwischen 3 Wochen und 8 Jahren. Retrospektiv ermittelten wir den aktuellen postoperativen Visus und verglichen ihn mit dem präoperativen Ausgangswert. Der Mittelwert des präoperativen Visus lag bei 0,21, der postoperative bei 0,53. Keine Visusverbesserung zeigte sich bei 9%, bei 91% der Patienten wurde eine erhebliche Visusverbesserung erzielt. Der postoperative Visus verteilte sich wie folgt: <0,2 = 20,8%, 0,2–0,4 = 14,8%, >0,4 = 65,4%. Diese Ergebnisse, die durch eine laufende prospektive Studie untermauert werden müssen, ermutigen uns zur Implantation einer Intraokularlinse als routinemäßiges Operationsverfahren bei einem Großteil unserer Patienten im Kindes- und Jugendalter.

Summary. This retrospective study was performed to evaluate postoperative visual acuity after intraocular lens implantation in infancy and childhood. During 1982 and 1992 111 PMMA posterior chamber intraocular lenses (PC-IOL) were implanted in 92 infants and children either after planned extracapsular cataract extraction or as secondary implantation. The age of the patients was between 13 months and 22 years. We implanted in 73 cases monolaterally, in 19 cases bilaterally. The postopérative follow-up period was 3 weeks to 8 years.

The postoperative visual acuity was determined retrospectively and was compared to the preoperative values. Mean preoperative visual acuity was 0.21, post operative 0.53. No visual improvement was seen in 9% of the patients, 91% showed a considerable improvement. Postoperative visual acuity: <0.2 = 20.8%, 0.2–0.4 = 14.8%, >0.4 = 65.4%.

The results, which have to be proven in further prospective studies, encourage us to implant PC-IOLs in most of our infants or children with cataract or aphakia.

Einleitung

Die Frage der besten optischen Rehabilitation nach Kataraktextraktion bei Kindern und Jugendlichen ist letztendlich noch nicht geklärt. Der Korrektur mit Starbrille oder Kontaktlinsen [13, 15] stehen die Intraokularlinsenimplantation [10] und Epikeratophakie [8] gegenüber. Für den erwachsenen Patienten hat sich die Implantation einer Hinterkammerlinse nach extrakapsulären Kataraktextraktionsverfahren bei Tausenden von Patienten bewährt [1]. 1972 berichtete Binkhorst schon über Linsenimplantation bei kongenitalen Katarakten

[7]. An der Universitätsaugenklinik Gießen werden seit 1981 HKLs bei Patienten im Alter unter 20 Jahren implantiert.

Wir berichten in der folgenden Arbeit über unsere klinische Erfahrung mit der Intraokularlinsenimplantation bei Kindern und Jugendlichen. An Hand der Krankenblätter haben wir die funktionellen Ergebnisse nach 111 HKL-Implantationen nachuntersucht. Die Arbeit kann keinen Anspruch auf Vollständigkeit aller 97 Patientendaten erheben, da mehrere Familien im Laufe der Jahre aus unserem Einzugsbereich verzogen sind oder aus den unterschiedlichsten Gründen bei anderen Kollegen weiterbehandelt wurden.

Patienten und Methoden

Operationsalter und -indikation

Von November 1982–Juli 1992 wurden an der Universitätsaugenklinik Gießen insgesamt 111 Intraokularlinsen bei Kindern und Jugendlichen implantiert. Die Altersverteilung lag zwischen 13 Monaten und 22 Jahren zum Operationszeitpunkt. Der Mittelwert betrug 13,6 Jahre. Die genaue Altersverteilung ist aus Abbildung 1 zu ersehen.

Die präoperativen Diagnosen, die zur Operation führten, unterteilten wir in 6 Gruppen. Die Cataracta congenita (37 Fälle) und Cataracta traumatica (26 Fälle) stellten die beiden größten Gruppen dar, gefolgt von der Cataracta juvenilis (22 Fälle) und der Gruppe der aphaken Patienten (19 Fälle), die zur Sekundärimplantation anstanden (Abb. 2).

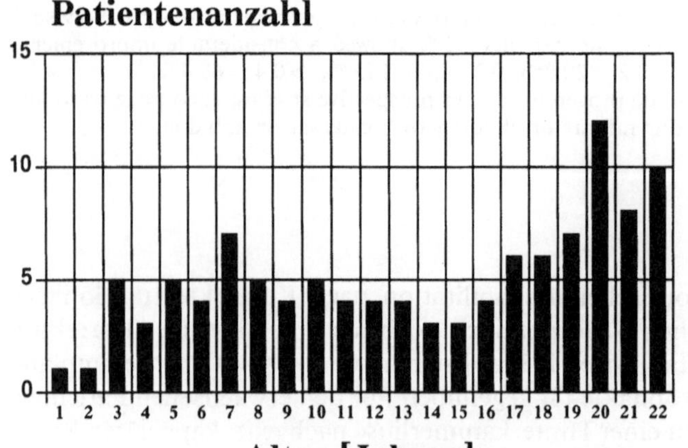

Abb. 1. Altersverteilung der operierten Patienten

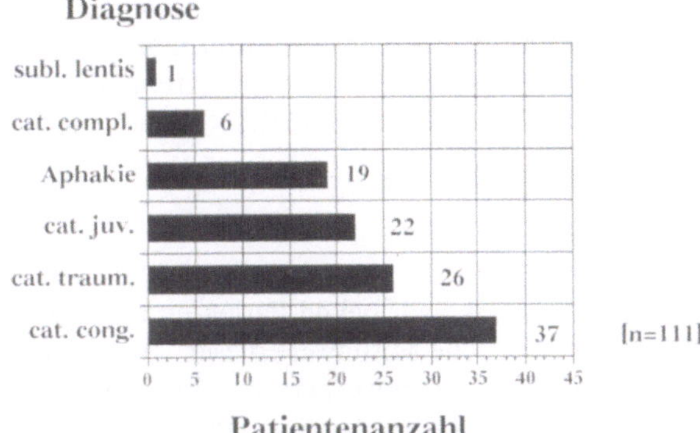

Abb. 2. Diagnose, die zur Kataraktoperation mit Hinterkammerlinsenimplantation führten

Operationstechniken

Bei allen Patienten wurde eine Hinterkammerlinse über einen limbalen Zugang (korneoskleraler Schnitt von 6–6,5 mm Länge bei 12.0 Uhr) implantiert.

Die Katarakt wurde nach Anlegen einer Briefkastenschlitz-Eröffnung unter viskoelastischem Material durch Absaugung oder Expression entfernt. Nach Rindenabsaugung mittels eines automatischen Irrigations-/Aspirationssystems und Kapselsackpolitur wurde eine PMMA-HKL intrakapsulär unter viskoelastischem Schutz (Healon®) eingesetzt und die Vorderkapsel mittels Vannasscherchen und Utrata-Pinzette exzidiert. Bei der Primärversorgung einer Katarakt mit einer IOL wurde keine Hinterkapseleröffnung durchgeführt. Ein Nachstar wurde entweder durch eine Nachstardiszision unter dem OP-Mikroskop oder mittels Nd:YAG-Laser behandelt (siehe auch Abb. 3 a, b).

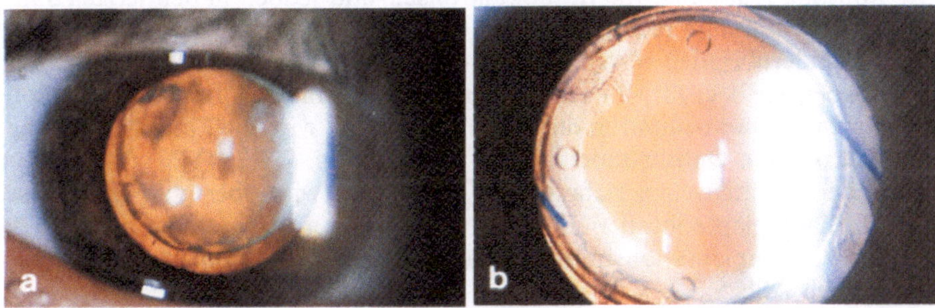

Abb. 3. a Präoperativer Spaltlampenbefund (im regredienten Licht) des linken Auges eines 4jährigen Patienten mit beidseitiger Cataracta congenita (angeborene Linsentrübung) in maximaler Mydriasis. **b** Postoperativer Befund des gleichen Auges wie in **a**. Der Patient wurde mit 4 Jahren operiert und mit einer HKL versorgt. Der Visus stieg von präoperativ 0,2 auf postoperativ 0,7 an

Für eine Sekundärimplantation wurde der vordere Augenabschnitt, falls erforderlich, durch eine vordere Vitrektomie vom Glaskörper gereinigt, um eine problemlose Implantation vorzubereiten. Die HKL wurde unter viskoelastischem Material (Healon®) in den Sulcus ciliaris implantiert.

Ergebnisse

Insgesamt konnten wir bei 45 Patienten einen präoperativen Visuswert feststellen. Der statistische Mittelwert dieser Patienten lag bei 0,21. Bei 87 operierten Augen konnte eine postoperative Visusuntersuchung durchgeführt werden. Der Mittelwert für diese Gruppe lag bei 0,53. Bei 20,8% lag der Wert unter 0,2, bei 14,8% zwischen 0,2 und 0,4 und bei 64,5% größer als 0,4 postoperativ.

Bei den Patienten, bei denen ein prä- und postoperativer Visuswert vorlag, zeigte sich in 91% eine deutliche Verbesserung der Sehfähigkeit nach HKL-Implantation. Lediglich bei 9% stellte sich keine Änderung der Sehschärfe ein. Bei diesen Patienten lagen drei vorbestehende Amblyopien und eine Retinitis pigmentosa vor.

Betrachtet man die einzelnen Gruppen getrennt, zeigten die mit HKL therapierten traumatischen Katarakte einen postoperativen Visus von 0,6 (siehe auch Abb. 5a, b). Die Gruppe der Sekundärimplantationen wies mit 0,45 postoperativ ein nicht viel schlechteres Ergebnis auf.

Die kongenitalen Katarakte verbesserten sich im Mittel auf 0,32 postoperativ, wobei unilaterale Katarakte schlechtere Ergebnisse als bilaterale zeigten.

Diskussion

Betrachtet man einmal genauer die Beipackzettel der Intraokularlinsenhersteller, so findet man derartig viele Kontraindikationen gegen ihre eigenen Linsen, daß kaum noch einem Patienten eine Kunstlinse eingesetzt werden dürfte [14]. Die Kontraindikationen für Intraokularlinsen sind jedoch in den letzten Jahren auf ein Minimum reduziert worden [2, 20]. Zur Operation des grauen Stares bei Kindern werden verschiedene Techniken diskutiert. Der Pars-plana-Zugang eignet sich eher für eine Kataraktentfernung ohne IOL-Implantation. Soll eine Kunstlinsenimplantation durchgeführt werden, wird die Limbuseröffnung von den meisten Ophthalmochirurgen bevorzugt [4, 7, 12, 18].

Bei der traumatischen Katarakt im Kindesalter wird über gute Ergebnisse nach HKL-Implantation berichtet [6, 16]. In unserer Auswertung fanden sich bei der IOL-Implantation nach Trauma die besten funktionellen Ergebnisse (siehe auch Abb. 5).

Die Unverträglichkeit von Kontaktlinse oder Starbrille bei aphaken Jugendlichen veranlaßte uns zur sekundären IOL-Implantation, die gute Ergebnisse zeigte.

Die Therapie der kongenitalen Katarakte ist hauptsächlich von dem Wettlauf mit der Amblyopie bestimmt [17]. Die unilateralen, kongenitalen Katarak-

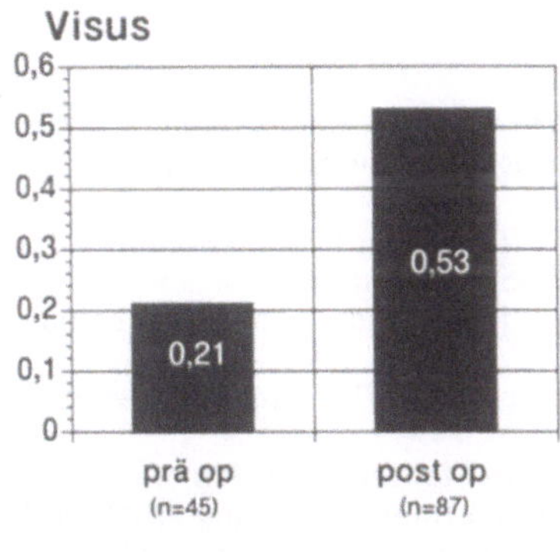

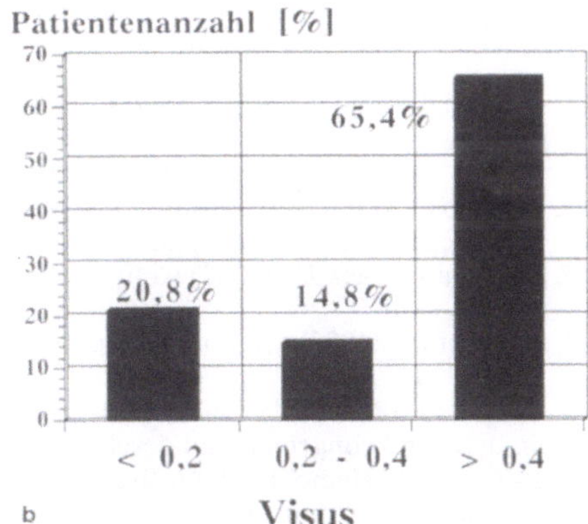

Abb. 4. a Visus (prä- und postoperativ) der erfaßten Patienten; **b** Aufschlüsselung des postoperativen Visus

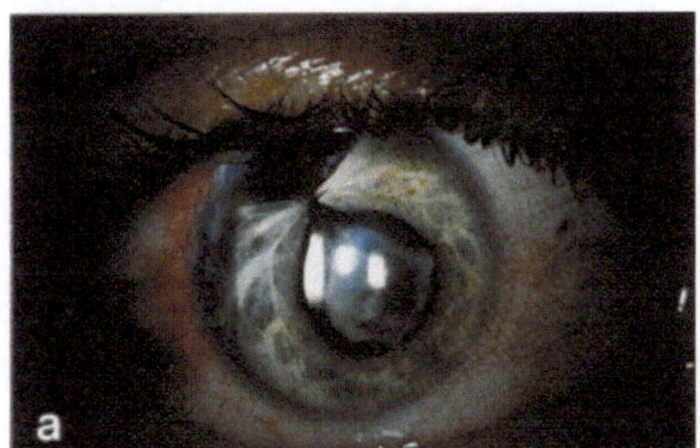

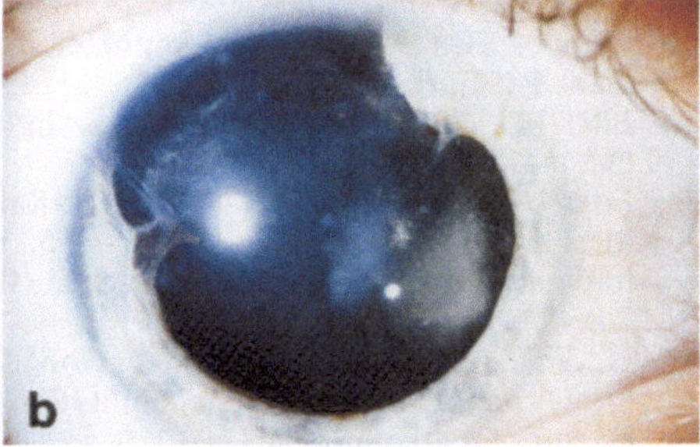

Abb. 5. a Rechtes Auge einer 15jährigen Patientin, die mit 14 Jahren eine perforierende Hornhaut-Iris-Linsen-Verletzung von 9.00 Uhr bis 12.00 Uhr mit Uvea-Porlaps erlitten hatte. Das Auge wurde primär mit Uvea-Abtragung und Hornhautnaht versorgt. **b** Postoperatives Spaltlampenfoto der mit HKL und Irisnaht versorgten traumatischen Katarakt mit Iriskolobom. Der Nachstar wurde mit YAG-Laser und operativer Diszision behandelt, wonach der Visus wieder auf 0,9 anstieg

te rufen die ausgeprägteste Form der Deprivations-Amblyopie hervor [10]. Eine Operation in den ersten 5–6 Lebensmonaten mit anschließender konsequenter Amblyopieprophylaxe wird von mehreren Autoren favorisiert [5, 9]. Mit der Implantation einer Intraokularlinse wird an unserer Klinik im Alter von 2 Jahren begonnen. Vor dieser Zeit ist das Augenlängenwachstum zu groß [19], so daß wir von einer HKL-Implantation eher Abstand nehmen. Ab dem zweiten Lebensjahr versuchen wir, eine HKL zu implantieren und sie so zu berechnen, daß eine postoperative Emmetropie erzielt werden kann. Auch andere Arbeitsgruppen, die bei Kindern Intraokularlinsen implantieren, berechnen die IOL auf Emmetropie [11]. Zur Prevention der Amblyopie glauben wir, ein scharfes Netzhautbild möglichst früh erzeugen zu müssen und dies mit einer IOL am besten zu erreichen.

Literatur

1. Apple DJ, Mamalis N, Loftfield K, Googe JM, Novak LC, Kavka-Van Norman D, Brady SE, Olson RJ (1984) Complications of intraocular lenses. A historical and histopathological review. Surv Ophthalmol 29:1–54
2. Apple DJ, Mamalis N, Olson RJ, Kincaid MC (1989) Intraocular lenses. Evolution, designs, complications and pathology. Williams & Wilkins, Baltimore
3. Benezra D, Paez JH (1983) Congenital cataract and intraocular lens. Am J Ophthalmol 96:311–314
4. Benezara D (1990) The surgical approach to pediatric cataract. Eur J Implant Ref Surg 2:241–244
5. Benezra D, Rose L (1990) Intraocular versus contact lenses for the correction of aphakia in unilateral congenital and developmental cataract. Eur J Implant Ref Surg 2:303–307
6. Benezra D, Hemo I (1990) Traumatic cataract in children. Visual results following aphakic correction with contact or intraocular lenses. Eur J Implant Ref Surg 2:325–328
7. Binkhorst CD, Gobin MH (1972) Congenital cataract and lens implantation. Ophthalmologica 164:392–397
8. Busin M, Nüßgens Z, Dette T (1990) Epikeratophakia as the surgical treatment of choice for the correction of traumatic aphakia in childhood. Eur J Implant Ref Surg 2:329–331
9. Campos EC (1990) Rational approach to amblyopia in congenital cataracts. Eur J Implant Ref Surg 2:257–259
10. Ellis FD (1992) Intraocular lenses in children. J Pediatr Ophthalmol Strabismus 29:71–72
11. Fries U, Schnaudigel O-E (1991) IOL-Kalkulation im Kindesalter. In: Wenzel M, Reim M, Freyler H, Hartmann C (Hrsg) 5. Kongreß der Deutschen Gesellschaft für Intraokularlinsen-Implantation, Aachen 1991. Springer, Berlin Heidelberg New York Tokyo, S 194–197
12. Hiles DJ, Mamalis N, Loftfield K, Googe JM, Novak LC, Kavka-Van Norman D, Brady SE, Olson RJ (1990) Visual rehabilitation of aphakic children, part III. Intraocular lenses. Surv Ophthalmol 34:371–379
13. Holmström G, Speedwell L, Taylor D (1990) Contact lenses – still the only solution for infant aphakia. Eur J Implant Ref Surg 2:265–267
14. Koch HR (1992) Kontraindikation gegen eine IOL-Implantation? Herstellerangaben auf Beipackzetteln. Vortrag auf dem 6. Kongreß der Deutschen Gesellschaft für Intaokularlinsen Implantation, München 6.–7.3.1992
15. Lorenz B, Friedl N, Boergen KP, Wörle LB (1992) Chancen für Binokularfunktionen bei frühkindlicher Aphakie. Z Prakt Augenheilkd 13:363–371
16. Metge P, Cohen H, Chemila JF (1990) Intercapsular implantation in children. Eur J Implant Ref Surg 2:319–323
17. Nelson LB (1984) Diagnosis and management of cataracts in infancy and childhood. Ophthalmic Surg 15:688–697
18. Oliver M, Milstein A, Pollack A (1990) Posterior chamber lens implantation in infants and juveniles. Eur J Implant Ref Surg 2:309–314
19. Sampaolesie R (1984) Ultrasonidos en oftalmologia. Editorial. Panamericana SA, Junin 831-Buenos Aires, pp 461–498
20. Tetz MR, Daus W, Völcker HE (1991) Intraokularlinsenimplantation bei Patienten mit kongenitalen oder traumatischen Kolobomen. In: Wenzel M, Reim M, Freyler H, Hartmann C (Hrsg) 5. Kongreß der Deutschen Gesellschaft für Intraokularlinsen Implantation, Aachen 1991. Springer, Berlin Heidelberg New York Tokyo, S 565–569

Funktionelle Ergebnisse beidseitiger kongenitaler Katarakte nach Operation im Säuglingsalter

K.-B. Mellin, B. Schaperdoth und M. Theischen

Zusammenfassung. Eine beidseitige kongenitale Katarakt führt zu einer Störung der sensorischen Entwicklung des Auges. In einer prospektiven Studie sind die Auswirkungen auf die sensorische Entwicklung nach der Entfernung einer kongenitalen Katarakt untersucht worden.

Als Einschlußkriterium galten ein Operationszeitpunkt innerhalb der ersten vier Lebensmonate bei einer Linsentrübung, die eine Skiaskopie nicht zuließ. Die Aphakie ist mit einer Silikon-Kontaktlinse am 3. postoperativen Tag ausgeglichen und eine pleoptische Therapie angesetzt worden. Bei 19 Kindern wurde nach einem mittleren Zeitraum von $7{,}13 \pm 2{,}5$ Jahren eine mittlere Sehschärfe von $0{,}27 \pm 0{,}15$ mit E-Haken erhoben. Ein Vergleich der mittleren Sehschärfe unter 10 Kindern im 4. und im 6. Lebensjahr zeigt in diesem Zeitabschnitt einen signifikanten Anstieg der Sehschärfe ($p = 0{,}02$). Nach diesen Ergebnissen muß daher die pleoptische Betreuung mindestens bis zum 6. Lebensjahr durchgeführt werden. Die Untersuchungen erbrachten keine signifikante Korrelation zwischen dem Alter zum Zeitpunkt der Operation und der Sehschärfe im Alter von 4 Jahren.

Summary. Bilateral congenital cataract disturbs the development of the visual system. In a prospective study we evaluated the sensory development after surgery for bilateral congenital cataract.

Surgery was performed within the first 4 months of life in eyes in which retinoscopy was not possible because of the cataract. On the third postoperative day a silicon contact lens was adjusted and pleoptic treatment was started.

In 19 children visual acuity was 0.27 ± 0.15 after 7.13 ± 2.5 years. 10 Children could be examined both at the age of 4 and 6 years. Visual acuity increased significantly ($p = 0.02$) during these 2 years. This shows that pleoptic therapy should be continued at least until the age of 6.

Our data did not reveal a significant correlation between the visual outcome and the age at the moment of cataract surgery, when surgery was performed within the first 4 months of life.

Einleitung

Beidseitige kongenitale Katarakte behindern die sensorische Entwicklung. Von dem Ausmaß der postnatalen Linsentrübung hängt die Störung der Entwicklung der Sehbahn ab. Bisher kann nicht ausreichend beantwortet werden, welche Auswirkungen auf die Stimulation der Sensorik die Katarakt-Operation im Säuglingsalter hat. Tierversuche von Wiesel u. Hubel (1970) sowie von v. Noorden (1973) haben lediglich gezeigt, daß eine vollständige Okklusion eines Auges bei Tieren eine hochgradige Amblyopie verursacht. Diese Tierversuche sind an regelrecht entwickelten Augen durchgeführt worden, die postnatal okkludiert worden sind. Ein Vergleich mit Augen, die an einer kongenitalen vollständigen Linsentrübung erkrankt sind, ist daher nur hinsichtlich einiger Teilaspekte möglich. Das therapeutische Ziel ist es, die physiologische Entwicklung in Fällen einer Linsentrübung zu ermöglichen. Welches sind die funktionellen Ergebnisse, wenn die Entfernung einer zumindest zentral vollständig getrübten Linse im Säuglingsalter vorgenommen wird?

Methode

In eine prospektive Studie sind Patienten ohne zerebrale Schädigung eingegangen, bei denen innerhalb der ersten 4 Lebensmonate an beiden Augen eine kongenitale Katarakt operativ entfernt worden ist. Als Indikation zur Operation wurde eine Linsentrübung angesehen, die eine Skiaskopie nicht zuließ. In allen Fällen ist wegen der fehlenden Möglichkeit einer Fundusbeurteilung eine Ultraschalluntersuchung zum Ausschluß einer therapierbaren Glaskörper- oder Netzhauterkrankung durchgeführt worden. Die Entfernung der Linsen erfolgte mit einem Zugang über den Hornhautlimbus; die Linsenhinterkapsel wurde in allen Fällen zentral exzidiert. Ein geringer Verlust des vorderen Glaskörpers mußte in Kauf genommen werden. Der Abstand zwischen der Operation beider Augen betrug 3 Tage. Die optische Korrektur erfolgte bei Aphakie beider Augen am 3. postoperativen Tag mit einer Silikon-Kontaktlinse entsprechend den skiaskopisch ermittelten Werten. Dabei wurde im ersten Lebenshalbjahr eine Überkorrektur von +3,0 Dioptrien für den Nahbereich gewählt. Danach wurde der optische Ausgleich für die Ferne mit einer Kontaktlinsenkorrektur, für die Nähe mit einer Brille vorgenommen. Eine pleoptische Therapie setzte bei unterschiedlicher sensorischer Entwicklung beider Augen ein. Die Eltern wurden darauf hingewiesen, den Sitz der Kontaktlinsen regelmäßig zu überprüfen und bei Hinweis auf einen Kontaktlinsenverlust oder eine krankhafte Augensymptomatik sofort den Augenarzt aufzusuchen.

Resultate

In die Studie sind 19 Kinder mit beidseitiger Aphakie eingegangen. Die Nachuntersuchung erfolgte nach einem mittleren Zeitraum von $7{,}13 \pm 2{,}5$ Jahren. Eine mittlere Sehschärfe von $0{,}27 \pm 0{,}15$ mit E-Haken wurde nach diesem Zeitraum erhoben. Das jüngste Kind, das Angaben machte, war 3 Jahre, das älteste Kind 13 Jahre. Die mittlere Sehschärfe betrug im 4. Lebensjahr $0{,}24 \pm 0{,}15$ mit einer minimalen Sehschärfe von 0,05 und einer maximalen Sehschärfe von 0,7 und im 6. Lebensjahr $0{,}35 \pm 0{,}17$ mit einer minimalen Sehschärfe von 0,1 und einer maximalen Sehschärfe von 0,7. Ein Vergleich der durchschnittlichen Sehschärfe im 4. und 6. Lebensjahr zeigt im Student-t-Test für gepaarte Stichproben einen signifikanten Anstieg der Sehschärfe ($p = 0{,}02$) in diesem Lebensabschnitt (Abb. 1). Zur Untersuchung einer Abhängigkeit des Alters zum Zeit-

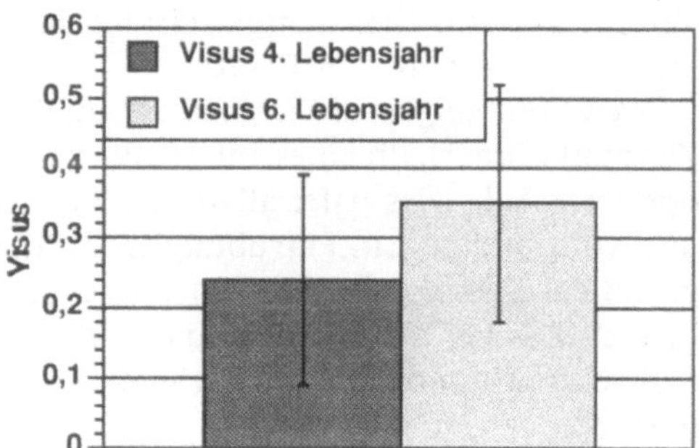

Abb. 1. Vergleich der mittleren Sehschärfe im 4. und im 6. Lebensjahr (p = 0,02)

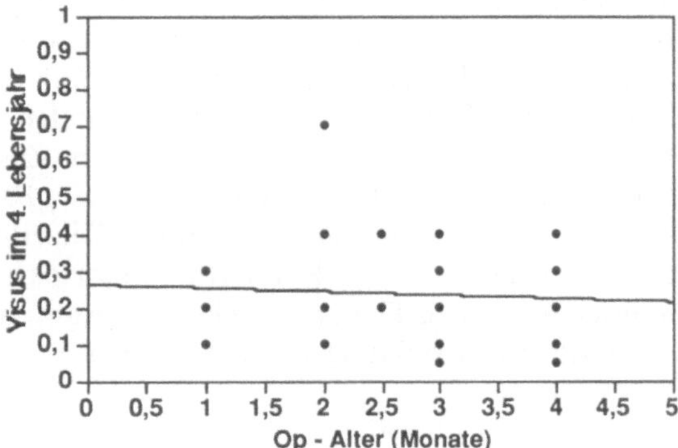

Abb. 2. Regressionsanalyse zur Untersuchung der Abhängigkeit des Alters zum Zeitpunkt der Operation von der Sehschärfe im Alter von 4 Jahren (r = 0,066; p: n.s.)

punkt der Operation von der Sehschärfe im Alter von 4 Jahren wurde eine Regressionsanalyse durchgeführt (Abb. 2). Eine direkte Abhängigkeit konnte nicht erhoben werden. Bei allen Kindern hatte sich ein Nystagmus ausgebildet.

Diskussion

Die funktionellen Ergebnisse nach Operation beidseitiger Katarakte im Alter bis zu 4 Monaten zeigen auf, daß die Kinder eine deutliche Sehbehinderung aufweisen. Nicht zuletzt spiegelt sich das in einem Amblyopen-Nystagmus wider, den alle Kinder aufwiesen.

Auch wenn die Therapie bemüht ist, die physiologische Entwicklung der Sensorik nachzuvollziehen, so gelingt dies mit dem vorliegenden Therapieschema nur unzureichend. Nicht zuletzt führen wir die ungünstige Entwicklung der Sensorik auf ein fehlendes klares Intervall der Linse nach der Geburt zurück, das für eine physiologische sensorische Entwicklung vielleicht überhaupt erst einmal nötig ist. Alle bisherigen Ergebnisse sprechen dafür; die Ergebnisse bei Kindern nach traumatischer Katarakt im Kindesalter lassen einen derartigen Rückschluß unserer Meinung nach zu. Eine fehlende Akkommodation wird ein weiteres Hindernis für eine physiologische Entwicklung des Auges sein. Die

Verordnung von Gleitsichtgläsern hat hier eine Verbesserung gebracht, jedoch keinen physiologischen Ersatz.

Weiterhin zeigen die Ergebnisse, daß es nicht von Belang ist, zu welchem Zeitpunkt innerhalb eines Intervalls von 4 Monaten eine kongenitale Katarakt operiert wird. Dies trifft allerdings nur für beidseitig gleichstark ausgeprägte und vollständige Linsentrübungen zu, die all unsere Kinder aufwiesen. Aufgrund der Tierexperimente von Wiesel u. Hubel (1970) muß man davon ausgehen, daß es bei allen Fällen einer einseitigen Katarakt im Kindesalter gilt, so frühzeitig wie möglich zu operieren, um eine Deprivations-Amblyopie zu verhindern.

Unsere Untersuchungen haben erbracht, daß die sensorische Entwicklung mindestens bis zum 6. Lebensjahr anhält. Diese Tatsache muß insbesondere bei der Nachsorge berücksichtigt werden. Eine pleoptische Betreuung ist bis in das frühe Schulalter notwendig, da die sensorische Entwicklung verzögert ist. Ähnliche Ergebnisse liegen auch von Schulz et al. (1985) vor.

Die Therapie der beidseitigen kongenitalen Katarakt führt nur dann zu befriedigenden Ergebnissen, wenn eine enge Zusammenarbeit zwischen Eltern, Kindern und Ophthalmologen gegeben ist. Es sind die Eltern, die eine Kontaktlinsenpflege und eine notwendige Teilzeitokklusion durchführen, und es sind die Kinder, die die Kontaktlinsenkorrektur und eine Okklusionstherapie tolerieren müssen. Therapeutisches Ziel ist es, der Sensorik eine möglichst physiologische Entwicklung zu ermöglichen.

Literatur

Wiesel TN, Hubel DH (1970) The period of susceptibility to the physiologic effect of unilateral eye closure in kittens. J Physiol 206:419–436

Noorden GK von (1973) Experimental amblyopia in monkeys – Further behavioral observations and clinical correlations. Invest Ophthal 12:721–726

Schulz E, Pabst-Hofacker M, Domarus D von (1985) Postoperative Nachsorge und visuelle Entwicklung congenitaler Katarakte. Fortschr Ophthalmol 82:370–375

Kataraktoperation und Implantation der Intraokularlinse bei Kindern und Jugendlichen

P. Rozsival und L. Procházková

Zusammenfassung. Die Autoren referieren über 65 Kataraktoperationen, die bei 58 Kindern und Jugendlichen bis 18 Jahre durchgeführt wurden. Die meisten waren traumatische Katarakte – 35, davon 31 Katarakte bei Knaben und 4 Katarakte bei Mädchen. Die Katarakt war angeboren bei 21 Augen, und eine komplizierte Katarakt fand sich bei 9 Augen.

Der Visus 6/12 und besser wurde bei 40% der Augen erreicht, bei denen man den Visus feststellen konnte. Von 22 Augen mit der implantierten Intraokularlinse war der Visus 6/12 und besser (50%). Die jüngsten Kinder waren 4 Jahre alt. Von 12 Augen, bei denen die Kontaktlinse regelmäßig getragen wurde, war der Visus 6/12 und besser (75%). Die schlechtesten Ergebnisse gab es bei Kindern mit angeborener Katarakt – nur 1 Auge von 10, bei denen man den Visus feststellen konnte, hatte den Visus 6/12. Der Ersatz der luxationierenden Linse war in einem Fall nötig.

Die Implantation der Intraokularlinse wird bei Kindern immer mehr durchgeführt, besonders bei traumatischen Katarakten.

Summary. The authors refer about 65 cataract operations performed at 58 children (up to 18 years). Traumatic cataracts (35) were the most frequent; 31 boys and 1 girl. Inborn cataracts were in 21 eyes and complicated cataracts were in 9 eyes.

Visual acuity 20/40 and better was achieved in 40% of eyes where it was possible to assess it. Visual acuity 20/40 and better was achieved in 50% of 22 eyes with IOL implantation. The joungest child was 4 years old. Contact lenses were regularly used for 12 eyes and visual acuity 20/40 and better was in 75% of them. The worst results were in children with inborn cataract – only one eye from 10 where it was possible to assess it achieved visual acuity 20/40. In one case exchange of luxated IOL was necessary.

The IOL implantation in children will be performed in more cases, especially in traumatic cataracts.

Einleitung

Die Kinderkatarakt ist immer eine ernste Erkrankung, mag sie angeboren, traumatisch oder Begleiterscheinung bei anderen Erkrankungen des Auges sein (komplizierte Katarakt). Mit der Entwicklung der Kataraktoperationstechnik bei Erwachsenen und mit der Einführung der Vitrektomie wurde die ursprüngliche Linsendiszision aufgegeben. Jetzt wird eine Absaugung der ganzen Linse mit einer kleinen vorderen Vitrektomie zur Hemmung der Entstehung einer Sekundärkatarakt durchgeführt, die sich bei kleinen Kindern stets entwickelt [3, 4]. Nach den Informationen aus den Jahren 1990–1991 [6] kann keine Methode der Aphakiekorrektur bei Kindern zu guten Ergebnissen führen, wenn keine gute Zusammenarbeit mit der Familie besteht.

Tabelle 1. Geschlechtsverteilung und Diagnose

Katarakt	traumatisch	kongenital	Komplikationen
Mädchen	4	10	3
Knaben	31	11	6
Insgesamt (Augen)	35	21	9

Tabelle 2. Arten der Kataraktoperationen

ECCE	25
ECCE + TE	3
ECCE + KTP	1
ECCE + HKL	19
Impl. Sek.	3
ICCE	1
Extr. Linearis	8
Discisio	5
Total	65

Patienten und Methode

Vom Januar 1983 bis Ende 1992 wurden in der Augenklinik des Masaryk Krankenhauses in Ústí nad Labem 65 Kataraktoperationen bei 58 Kindern und Jugendlichen bis 18 Jahre durchgeführt, bei 7 Kindern auf beiden Augen. Die durchschnittliche Überwachungszeit betrug 44,3 Monate, im Intervall von 2 bis 117 Monaten. Tabelle 1 ist die Aufteilung der Operationen nach Geschlecht und Diagnose zu entnehmen. Die komplizierte Katarakt wurde am häufigsten durch die langfristige Behandlung mit Kortikoiden bei chronischer Uveitis verursacht. Die Linearextraktionen (Tabelle 2), die in der ersten Hälfte der 80er Jahrn durchgeführt wurden, werden jetzt nicht mehr angewendet.

Ergebnisse

Die Hospitalisierung betrug durchschnittlich 9,9 Tage. Mit der Verbesserung der Operationstechnik und der Postoperativversorgung wurde der Klinikaufenthalt wesentlich verkürzt. Bei Patienten, die im Jahre 1992 operiert wurden, dauerte der Aufenthalt im Krankenhaus durchschnittlich 5,2 Tage.

Von 65 operierten Augen wurde die Intraokularlinse bei 22 Augen implantiert; Kontaktlinsen tragen 12 von den 43 weiteren Augen.

Abbildung 1 zeigt den Visus der Augen mit implantierten Intraokularlinsen. Bei 59,1% der Augen war der Visus bei den letzten Kontrolle 6/12 und besser. Meistens handelte es sich um Augen mit traumatischer Katarakt. In Abbildung 2 ist der Visus der Augen mit Kontaktlinsen erfaßt. Kontaktlinsen wurden nur

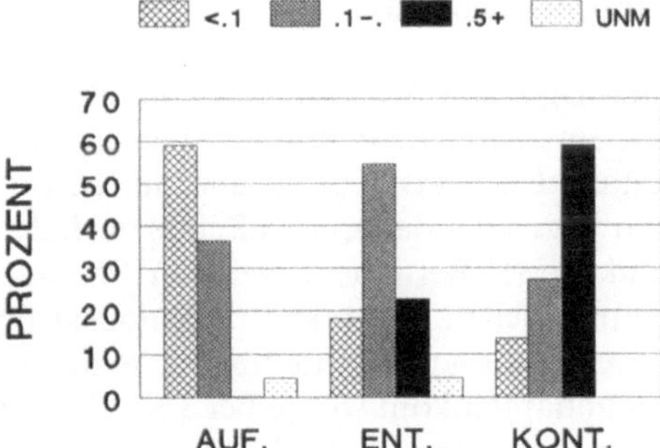

Abb. 1. Sehschärfe mit implantierter Intraokularlinse

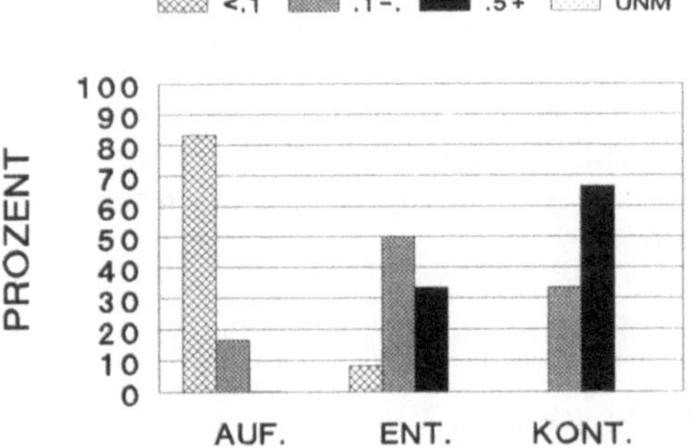

Abb. 2. Sehschärfe mit Kontaktlinsen

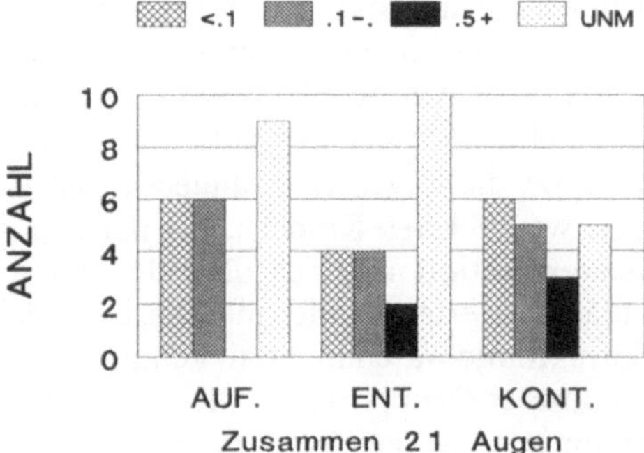

Abb. 3. Sehschärfe bei kongenitaler Katarakt

bei motivierten und mitarbeitenden Kindern appliziert. 66,6% hatten einen Visus von 6/12 und besser.

Aus Abbildung 3 ist zu ersehen, daß die schlechtesten Ergebnisse bei Kindern mit angeborener Katarakt zu verzeichnen waren. Der Grund ist die späte Indikation zur Operation und die schwierigere Behandlung der Amblyopie.

In der letzten Zeit operieren wir die angeborenen Katarakte in den ersten Monaten des Lebens, verordnen Brillenkorrektur in der Hoffnung, daß diese Methode eine bessere Rehabilitation des Visus mit sich bringt.

Komplikationen

Eine Diszision der Sekundärkatarakt wurde in 13 Fällen durchgeführt. Dreimal entstand eine Amotio (bei einem Patienten betrug nach der traumatischen Katarakt der Visus 6/24, aber im Laufe von 3 Jahren entstand eine Amotio, und wegen des dauernden Reizes nach der Amotiooperation wurde dieses Auge enukleiert). Bei einem weiteren Patienten entstand nach der Operation der traumatischen Katarakt eine Bulbusatrophie. Bei ihm wurden schon während der Operation markante fibröse Veränderungen im Glaskörper beobachtet. Ein Sekundärglaukom wurde bei 3 Kindern, bei weiteren 3 ein Kongenitalglaukom festgestellt. Daraus wurde bei einem Kind ein Glaukom mit Nystagmus, Retardation und Quadrihypertonie. Bei einem Auge, bei dem die Operation der traumatischen Katarakt mit einer Keratoplastik und einer Hinterkammerlinsensutur verbunden wurde, luxierte sich die Linse in den Glaskörper. Wir mußten sie explantieren und eine Vorderkammerlinse implantieren. Der Visus war bei der letzten Kontrolle 6/18. Bei einem Auge mit komplizierter Katarakt nach Steroidbehandlung wurde die Reposition und die Resutur der Hinterkammerlinse 10 Tage nach der Operation notwendig. Der Visus beträgt nach 3 Jahren 6/6.

Diskussion

In den Publikationen aus den 80er Jahren [3, 5] wurde nachgewiesen, daß auch Kinder mit monokulärer Kongenitalkatarakt Nutzen aus der frühzeitigen Kataraktoperation und einer intensiven Amblyopiebehandlung ziehen können, wenn diese Amblyopiebehandlung in der kritischen Periode der Entwicklung des Sehvermögens beginnt. Die Ergebnisse des Visus bei Kindern unserer Gruppe, die wegen einer angeborenen Katarakt operiert wurden, sind nicht so gut, weil bei den Kindern, bei denen man den Visus beurteilen kann, die Linearextraktion mit nachfolgender Diszision durchgeführt wurde. Die extrakapsulär operierten Kinder mit Diszision der hinteren Kapsel und kleiner vorderer Vitrektomie waren nicht alt genug, um ihren Visus genau feststellen zu können. In unserer Gruppe waren die jüngsten vier Kinder um 4 Jahre, alle hatten eine traumatische Katarakt, und der Visus lag zwischen 6/6 und 6/18.

Sehr ermutigende Ergebnisse haben wir bei Kindern mit traumatischer Katarakt trotz komplizierter posttraumatischer Veränderungen erzielt. Die besten Ergebnisse wurden bei der Gruppe der komplizierten Katarakten erreicht, wenn weder die Folgen der Behandung mit Steroiden noch Uveitis einen guten Visus verhindert haben.

Die Applikation der Kontaktlinsen insbesondere bei Kindern in schlechteren häuslichen Bedingungen ist problematisch. Trotzdem zeigen unsere Ergebnisse, daß es möglich ist, bei einem großen Prozentsatz der Augen mit Kontaktlinsen einen guten Visus zu erreichen.

Die Implantation von Intraokularlinsen bei Kindern setzt sich immer mehr durch, obwohl Vorbehalte gegenüber dieser Methode der optischen Korrektur der Refraktionsfehler nach der Kataraktoperation bei Kindern immer noch vorhanden sind [1, 2].

Literatur

1. Burke JP, Willshaw HE, Young JDH (1986) Intraocular lens implants for uniocular cataracts in childhood. Brit J Ophthalmol 73:860–864
2. Dutton J, Slamovits T (eds) (1990) Viewpoints: Visual rehabilitation of aphakic children. Surv Ophthalmol 34:365–384
3. Godde-Jolly D, Ruellan YM, Rozenbaum JP (1982) Cataractes congénitales. 194 cas de phacophagie par voie antérieure. J Fr Ophthalmol 5:761–770
4. Harcourt B (1980) Cataract surgery in childhood. Trans Ophthalmol Soc UK 100: 212–215
5. Pratt-Johnson J, Tillson G (1981) Visual results in congenital cataract surgery performed under the age of one year. Can J Ophthalmol 16:19–21
6. Zingirian M, Traverso CE (1991) Pediatric cataracts. Curr Opinion Ophthalmol 2: 679–686

Intraokularlinsen zur Korrektur der kindlichen und jugendlichen Aphakie

M. Saad und U. Demeler

Zusammenfassung. Von 1989 bis 1992 wurden an unserer Klinik 15 Augen von insgesamt 12 Kindern primär oder sekundär mit einer Intraokularlinse (IOL) versorgt. Das Alter lag bei 7 Kindern zwischen 3 und 7 Jahren, bei 5 Kindern zwischen 11 und 15 Jahren. Ursache der Aphakie war bei 6 Kindern ein monokulares Trauma mit primärer Aphakie und sekundärer Katarakt. 6 Kinder wiesen eine juvenile Katarakt auf, 3 davon beidseitig. Primär implantiert wurden nach extrakapsulärer Kataraktextraktion insgesamt 10 Linsen, davon 9mal eine HKL und einmal eine VKL. Sekundär implantiert wurden 5 Linsen, davon einmal eine HKL und 4mal eine VKL. Intraoperativ wurde 2mal eine vordere Vitrektomie und 3mal eine gleichzeitige Nachstarexzision durchgeführt. Postoperative Komplikationen waren bei 5 Augen fibrinöse Exsudationen in der Vorderkammer und bei 2 Augen Pigmentbeschläge auf der IOL. Bei einseitig traumatischer Aphakie konnte bei 2 Augen der beste Visus von 0,9 bis 1,0 erzielt werden, bei den übrigen 4 Augen betrug er 0,2 bis 0,6. Bei beidseitiger juveniler Katarakt und primärer Implantation erreichten alle 6 Kinder einen Visus von 0,8. Kinder mit einer einseitigen juvenilen Katarakt hatten nach primärer oder sekundärer IOL-Implantation einen maximalen Visus von 0,6. Wir empfehlen daher, bei Kindern ab dem 3. Lebensjahr primär und sekundär eine Linse zu implantieren, da das gute visuelle Endergebnis die geringe intra- und postoperative Komplikationsrate aufhebt.

Summary. Between 1989 and 1992 at the Eye Clinic of Bremen in 15 eyes from a total of 12 children a primary or secondary IOL has been implanted. 7 Children aged between 3 and 7 years, 5 between 11 and 15 years. 6 Children had a monocular trauma with primary aphakia or secondary cataract. 6 children had a juvenile cataract, 3 of them in both eyes. As a primary procedure after extracapsular cataract extraction 10 IOL's have been implanted (9× PCL and 1×ACL). As a secondary procedure 5 lenses have been implanted (1×PCL and 4×ACL). Intraoperatively in 2 eyes a vitrectomy has to be performed and in 3 eyes a simultaneous excision of secondary cataract formation. Postoperatively in 5 eyes fibrineous exsudates have been seen in the anterior chamber and in 2 eyes pigment deposits on the IOL. Concerning the visual acuity in 2 eyes with monocular traumatic aphakia the best visual result of 0.9 to 1.0 could be achieved, in the other 4 eyes between 0.2 and 0.6. In case of juvenile cataract in both eyes and primary implantation all 6 children had a visual result of 0.8. Children with monocular juvenile cataract after primary or secondary IOL implantation had the best visual acuity of 0.6. Out of our experience we therefore recommend the primary and secondary implantation of an IOL in children over 3 years old because of the low rate of intra- and postoperative complications and the really good visual result.

Einleitung

Die Korrektur der kindlichen Aphakie ist problematisch, vor allem dann, wenn es sich um eine einseitige, primär-kongenitale oder sekundär-traumatische Aphakie handelt. Eine beidseitige Aphakie nach kongenitaler Katarakt läßt sich noch relativ gut mit einer Brille korrigieren, wohingegen Kontaktlinsen bei einseitiger Aphakie nach wie vor Probleme aufwerfen hinsichtlich ihrer Verträglichkeit und des konsequenten Tragens. Die visuelle Prognose hängt sicherlich weniger von der Art der Korrektur ab, als vielmehr davon, ob die notwendige Amblyopie-Behandlung auch konsequent genug durchgeführt wurde. Aufgrund der ermutigenden Berichte zahlreicher Autoren [1–11] glauben wir, daß die intraokulare Linse heute wahrscheinlich die beste Korrektur der kindlichen Aphakie darstellt, auch wenn sie erst nach dem 3. Lebensjahr relativ sicher in ihrer Dioptrienstärke berechnet werden kann. Wir haben deshalb an unserer Klinik in den letzten 3 Jahren 15 Augen von 12 Kindern mit einer intraokularen Linse versorgt. Wir haben die Kinder alle nachuntersucht und möchten im folgenden über den klinischen Verlauf, die intra- und postoperativen Komplikationen sowie über das visuelle Endergebnis berichten.

Patientengut und Methode

Von 1989 bis 1992 wurden 15 Augen von insgesamt 12 Kindern primär oder sekundär mit einer Intraokularlinse versorgt. Das Alter der Patienten lag bei 7 Kindern zwischen 3 und 7 Jahren, bei den übrigen 5 zwischen 11 und 15 Jahren. Der Nachbeobachtungszeitraum betrug wenigstens 6 Monate und höchstens 2 Jahre. Ursache der Aphakie war bei 6 Kindern ein monokulares Trauma mit primärer Aphakie und sekundärer Katarakt. 6 Kinder wiesen eine juvenile Katarakt auf, 3 davon beidseitig.

Insgesamt wurden 4 Intraokularlinsen nach traumatischer Katarakt eingesetzt, 2 bei schon bestehender traumatischer Aphakie und 9 nach juveniler Katarakt (Tabelle 1).

Primär implantiert wurden nach extrakapsulärer Linsenabsaugung insgesamt 10 Linsen, davon 9 Hinterkammer- und 1 Vorderkammerlinse. Sowohl bei beidseitiger juveniler als auch bei einseitiger juveniler bzw. traumatischer Katarakt setzten wir bei einem Mindestalter von 3 Jahren dann primär eine Intraokularlinse ein, wenn die Kataraktextraktion komplikationslos verlief und keine wesentlichen pathologischen Veränderungen am vorderen Augenabschnitt bestanden. Eine beidseitige primäre Implantation erfolgte in einem Abstand von 1 bis 6 Wochen bei 3 Kindern.

Tabelle 1. Primäre und sekundäre Linsenimplantation bei 15 Kindern mit traumatischer bzw. juveniler Katarakt

	prim. IOL	sek. IOL	
traumat. Kat.	2	2	4
traumat. Aphakie	–	2	2
juvenile Kat.	8	1	9
	10	5	15

Tabelle 2. Sekundäre Linsenimplantation bei 5 Kindern. Alter bei Aphakie, Dauer der Aphakie und Alter bei Implantation

Pat.	Alter bei Aphakie	Dauer der Aphakie	Alter bei IOL-Impl.
1	1 10/12	21 Mon.	4 7/12
2	4 8/12	4 Mon.	5
3	5 8/12	6 Wo.	5 9/12
4	6 7/12	10 Wo.	6 10/12
5	13	3 J.	16

Sekundär implantiert wurden insgesamt 5 Linsen, davon 1 Hinterkammer- und 4 Vorderkammerlinsen. Die Operation wurde bei einem Kind mit einer Autorotationskeratoplastik und bei 3 Kindern mit einer Nachstarexzision kombiniert. Aus Tabelle 2 geht sowohl das Alter der Kinder zum Zeitpunkt der Aphakie als auch zum Zeitpunkt der Linsenimplantation hervor. Bei diesen 5 Patienten wurde die Indikation zur sekundären Implantation wegen Kontaktlinsenproblemen gestellt, weshalb auch der Zeitraum bis zur Sekundärimplantation zwischen 6 Wochen und 3 Jahren schwankte.

Ergebnisse

An *intraoperativen Komplikationen* mußten wir nur einmal bei einer Linsenabsaugung wegen traumatischer Katarakt infolge eines Defektes der hinteren Kapsel eine vordere Vitrektomie durchführen und eine Vorderkammlinse implantieren. Bei allen anderen Linsenabsaugungen konnten komplikationslos primär Hinterkammerlinsen eingesetzt werden. Bei der sekundären Implantation waren von 5 Augen 3 mit Exzision eines Nachstars kombiniert, 1 Auge mit einer ausgeprägten vorderen Vitrektomie und gleichzeitiger Autorotationskeratoplastik wegen einer parazentral liegenden Hornhautnarbe nach perforierender Verletzung.

An *postoperativen Komplikationen* sahen wir bei 5 Augen eine mäßig ausgeprägte fibrinöse Exsudation in der Vorderkammer, bei 2 Augen geringe Pigmentbeschläge auf der Linse und bei 3 Augen hintere Synechien. 1 Auge zeigte eine Subluxation der Vorderkammerlinse, die gegen eine andere ausgetauscht werden mußte. 1 Auge zeigte ein Sekundärglaukom, welches mit einer Zyklokryokoagulation behandelt werden mußte.

Von insgesamt 11 Augen mit intakter hinterer Kapsel entwickelten 7 einen vorwiegend fibrotischen Nachstar. Bei 3 Augen wurde die Exzision der sekundären Nachstarplatte mit der Implantation der Vorderkammerlinse kombiniert, und bei 3 Augen mußte eine YAG-Kapsulotomie durchgeführt werden.

Im Laufe der Nachbeobachtungszeit war es bisher bei keinem der Patienten zu einer Hornhautdekompensation gekommen, ebensowenig zu einer Amotio retinae oder einem zystoiden Makulaödem.

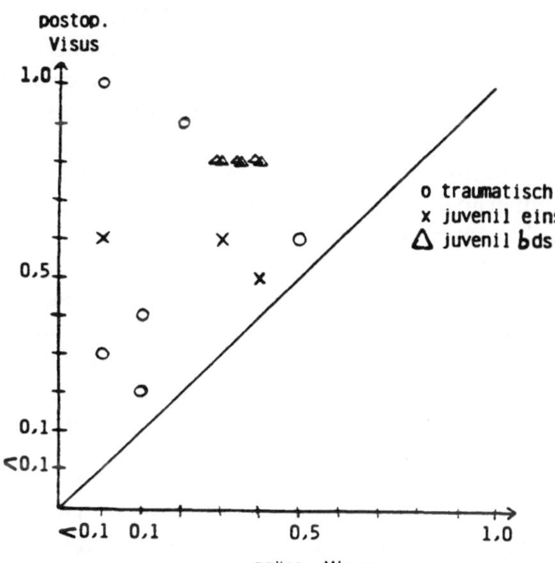

Abb. 1. Postoperativer Visus nach primärer und sekundärer Linsenimplantation bei 15 Kindern mit traumatischer, einseitiger und doppelseitiger juveniler Katarakt

Hinsichtlich des Visus konnten wir bei allen Augen eine Verbesserung feststellen (Abb. 1). Bei *einseitiger traumatischer Aphakie* konnte bei 2 Kindern der beste Visus mit 0,9 bis 1,0 erzielt werden nach frühzeitiger Sekundärimplantation. Bei den übrigen 4 Kindern lag der Visus zwischen 0,2 und 0,6. Bei *beidseitiger juveniler Katarakt* und primärer Implantation konnte bei allen 6 Augen ein Endvisus von 0,8 erreicht werden. Kinder mit einer *einseitigen juvenilen Katarakt* erreichten nach primärer oder sekundärer Linsenimplantation maximal einen Visus von 0,6.

Diskussion

Hiles et al. [7] beschrieben eine hohe Inzidenz von Fibrinexsudation, sekundärer Membranenbildung, Iris-Capture-Syndrom und IOL-Subluxation bei Kindern unter 6 Jahren. Auch wir konnten eine mäßige Fibrinexsudation bei 5 Kindern postoperativ feststellen, wobei auffällig war, daß dies bei 4 Augen mit traumatischer Katarakt zu beobachten war. Sekundäre Membranenbildungen und Iris-Capture-Syndrome haben wir in unserem Krankengut nicht gesehen. Kora et al. [8] berichten über eine Nachstarrate von 50% bei traumatischer Katarakt und 64% bei kongenitaler Katarakt. In unserem Krankengut entwickelten 7 von 11 Augen einen Nachstar (63%). 3 Augen von diesen 7 waren noch aphak, so daß mit der sekundären Implantation eine Nachstarexzision kombiniert worden war. Die übrigen 4 Augen waren primär mit einer Hinterkammerlinse versorgt worden, wobei 3 Augen bereits eine YAG-Kapsulotomie erforderten. Hiles et al. [7] empfehlen wegen der hohen Rate an Komplikationen einschließlich der Schwierigkeiten einer YAG-Kapsulototomie, bei Kindern unter 6 Jahren eine Hinterkammerlinse zu implantieren. Wir haben bereits bei einem Mindestalter von 3 Jahren eine Hinterkammerlinse eingesetzt und im Alter von 4 Jahren komplikationslos eine YAG-Kapsulotomie vornehmen können.

Bei primärer Implantation sowohl traumatischer als auch einseitiger bzw. doppelseitiger kongenitaler Katarakte setzen wir, wenn möglich, eine Hinterkammerlinse ein. Die Indikation zur sekundären Implantation, meist mit einer Vorderkammerlinse wegen fehlender hinterer Kapsel verbunden, stellt sich unseres Erachtens in der Regel bei Patienten mit Kontaktlinsenproblemen, entweder seitens der Kinder selbst oder wegen mangelnder Mitarbeit der Eltern.

Hinsichtlich des visuellen Endergebnisses fanden wir den sofortigen Anstieg des Visus nach sekundärer Implantation bemerkenswert. 4 Augen hatten einen präoperativen Visus von weniger als 0,2 und zum Zeitpunkt der Entlassung bereits von 0,6 bis 1,0, wobei die Dauer der Aphakie zwischen 6 Wochen und 21 Monaten betragen hatte. Prä- und postoperativer Visus lagen bei primärer Implantation bei den 8 Kindern mit juveniler Katarakt stets höher als bei den beiden Kindern mit traumatischer Katarakt. Den besten Visus von 0,9 bis 1,0 erreichten Kinder nach traumatischer Aphakie und möglichst frühzeitiger sekundärer Implantation. Bekanntermaßen erreichen Kinder mit einer beidseitigen juvenilen Katarakt stets einen viel besseren Visus – vor allem, wenn sie erst nach dem 14. Lebensjahr operiert werden – als Kinder mit einer einseitigen juvenilen Katarakt.

Trotz unseres relativ kleinen Krankengutes mit erst 3jähriger Erfahrung nach Implantation einer intraokularen Linse bei Kindern sind wir der Auffassung, daß man dies bereits ab dem 3. Lebensjahr ohne schwerwiegende Komplikationen durchführen kann. Wir versuchen eine möglichst frühzeitige primäre Implantation, vor allem bei einseitiger traumatischer oder juveniler Katarakt. Eine primäre Implantation einer intraokularen Linse vermeiden wir bei der primären Versorgung einer perforierenden Verletzung sowie bei Augen mit zusätzlichen pathologischen Befunden des vorderen Augenabschnittes. Wenn Kontaktlinsenprobleme bestehen, sollte man möglichst rasch sekundär implantieren, um eine weitere sinnvolle Amblyopiebehandlung ermöglichen zu können. Übereinstimmend mit den Ergebnissen anderer Studien fanden auch wir, daß die Visusprognose bei frühoperierten einseitigen traumatischen Katarakten sowie bei spätoperierten beidseitigen juvenilen Katarakten stets deutlich besser ist als bei einseitiger juveniler Katarakt. Bemerkenswerterweise war in unserem Krankengut der Visus in allen Fällen postoperativ angestiegen. Wir sind deshalb der Meinung, daß dieses positive und letztlich wichtigste Visusergebnis die zweifelsohne etwas erhöhte Komplikationsrate hinsichtlich Fibrinexsudation und sekundärer Nachstarbildung aufwiegt.

Literatur

1. Benezra D (1990) Intraocular lenses for unilateral paediatric aphakia. Early lenses and long-term follow-up. Eur J Ref Surg, Vol 2, No 4:285–289
2. Benezra D, Rose L (1990) Intraocular versus Cataract Lenses fo the Correction of Aphakia in Unilateral Congenital and Developmental Cataract. Eur J Implant Ref Surg 2:303–307
3. Benezra D, Hemo I (1990) Traumatic cataract in children. Visual results following aphakic correction with contact or intraocular lenses. Eur J Implant Ref Surg 2:324–328
4. De Courten CH, Bucher PJM, Benezra D (1990) Experience with HEMA lenses in paediatric cataract. Eur J Implant Ref Surg 2:315–318
5. Dahan E, Welsh NH, Salmenson BD (1990) Posterior chamber implants in unilateral congenital and developmental cataracts. Eur J Implant Ref Surg Vol 2:295–302
6. Hiles DA, Hered RW (1987) Modern intraocular lens implants in children with new age limitations. J Cataract Refract Surg 13:493–497
7. Hiles DA, Cheng KP, Biglan AW (1990) Aphakic optical correction with intraocular lenses for children with traumatic cataracts. Eur J Implant Ref Surg 2:275–283
8. Kora Y, Inatomi M, Fukado Y, Marumori M, Yaguchi S (1992) Long-term study of children with implanted intraocular lenses. J Cataract Refract Surg 18:485–488
9. Metge P, Cohen H, Chemila JF (1990) Intracapsular implantation in children. Eur J Implant Ref Surg 2:319–323
10. Oliver M, Milstein A, Pollack A (1990) Posterior chamber lens implantation in infants and juveniles. Eur Implant Ref Surg 2:309–314
11. Yamamoto M (1990) Long-term prognosis of intraocular lens implantation in children. Eur J Implant Ref Surg 2:291–293

Bulbuslängen- und Refraktionsänderung bei im ersten Lebensjahr operierter kongenitaler Katarakt

B. Lorenz, J. Wörle, N. Friedl und G. Hasenfratz

Zusammenfassung. In einer prospektiven Longitudinalstudie wurden die Bulbuslängen- und Refraktionsänderungen in einem Zeitraum von bis zu 8 Jahren bei 20 Kindern mit beidseitiger und 18 Kindern mit einseitiger Katarakt untersucht. Alle Kinder waren im ersten Lebensjahr via Pars plana/Pars plicata operiert und anschließend mit Kontaktlinsen versorgt worden. Dies stellt die erste prospektive Studie dar, in der auch die präoperativen Bulbuslängen erfaßt worden sind. Bei einseitiger Katarakt überwog bereits zum Zeitpunkt der Operationen der Anteil zu langer Augen; nach 4 bis 8 Jahren lag die Mehrzahl der Augen über der Altersnorm. Bei der beidseitigen Katarakt waren vor allem die innerhalb der ersten 6 Lebensmonate operierten Augen mikrophthalmisch; nach 4 bis 8 Jahren wurde der Unterschied immer deutlicher. Die Refraktion nahm bei beiden Gruppen innerhalb der ersten 4 Lebensjahre deutlich ab, wobei die Werte für die beidseitige Katarakt zu jedem Zeitpunkt über denen für die einseitige Katarakt lagen. Die mittlere Abnahme betrug bei der einseitigen Katarakt 15 Dioptrien (SD ±5,5 dpt) und 10 Dioptrien bei der beidseitigen Katarakt (SD ±6 dpt). Korreliert man die Abweichung der Bulbuslänge von der Altersnorm zum Zeitpunkt der Operation mit der Fernrefraktion im Alter von 4 bis 8 Jahren, so zeigt sich bei der einseitigen Katarakt eine relativ hohe Korrelation (8 Augen), bei der beidseitigen Katarakt eine niedrige Korrelation (24 Augen). Die Daten zeigen, daß intraokulare Implantate bei der Therapie der im ersten Lebensjahr operationsbedürftigen beidseitigen kongenitalen Katarakt so lange keinen Platz haben, als keine Möglichkeit besteht, die Refraktion der Kunstlinsen in situ zu verändern. Bei der einseitigen Katarakt erscheint die Vorhersagbarkeit der Endrefraktion relativ gut möglich; Daten liegen aber nur für ein kleines Kollektiv von 8 Augen vor. Dabei ist außerdem zu bedenken, daß bis zum Erreichen der Endrefraktion eine zusätzliche, initial wesentliche Brillenkorrektur erforderlich ist, die zu einer funktionell störenden Aniseikonie führt und so die ohnehin geringen Chancen für Binokularfunktionen zunichte macht. Außerdem gibt es Hinweise von anderen Autoren, daß die Refraktionsänderung bei intraokularen Implantaten noch wesentlich größer sein kann als erwartet. Die Kontaktlinse ist daher sowohl bei ein- als auch bei beidseitiger Katarakt, die im ersten Lebensjahr operiert werden muß, nach wie vor das Korrekturmittel der Wahl, mit dem gute bis sehr gute visuelle Funktionen erzielt werden können.

Summary. In a prospective study the changes in the axial lengths and in the overall refractions were examined in cases of unilateral and bilateral congenital cataract requiring surgery during the first year of life. Measurements were taken in 18 children with unilateral and in 20 children with bilateral congenital cataract at the time of surgery and up to 8 years postoperatively. Surgery was performed via a pars plana/plicata approach and subsequently corrected with contact lenses. In cases of unilateral cataract, the axial lengths tended to be superior to the age-matched values already prior to surgery. After 4 to 8 years, the majority of the eyes were clearly above normal. In cases of bilateral cataract, the axial lengths were reduced at the age of surgery in the majority of cases, and particularly in eyes that required surgery during the first 6 months of life. After 4 to 8 years, the degree of microphthalmia usually had increased. The overall refraction decreased significantly in unilateral and bilateral cataract during the first 4 years of life. The mean values were higher in bilateral than in unilateral cataract at all ages. The mean decrease was 15 diopters in unilateral cataract (SD ±5.5 dpt), and 10 diopters in bilateral cataract (SD ±6 dpt). When correlating the age-matched differences in the axial lengths at the time of surgery with the overall refractions after 4 to 8 years, a good correlation was found in the unilateral cases (8 eyes), and a poor correlation in the bilateral cases (24 eyes). The data indicate that intraocular implants should not be used in bilateral cataract requiring surgery during the first year of life as long as there is no possibility to change their refraction while in place. In unilateral cases, a relatively accurate prediction appears possible in a small number of 8 eyes. However, an additional important correction with glasses would be needed before reaching the final refraction resulting in a high degree of aniseiconia, and eliminating the chances for binocular vision that are small anyway. Furthermore, data from other authors would indicate that the change in refraction may be much more important than expected when using intraocular implants. Therefore, contact lens correction still appears to be the treatment of choice in unilateral and bilateral congenital cataract requiring surgery during the first year of life. Using contact lenses, good to excellent visual functions can be achieved.

Einleitung

Die physiologische und bei einseitiger Deprivation möglicherweise pathologische Änderung der Bulbusgeometrie sowie die damit verbundene signifikante Abnahme der Refraktion in den ersten Lebensjahren stellen eine wesentliche Einschränkung für die Implantationschirurgie bei frühkindlicher Aphakie dar. Eine Übersicht über die physiologische Bulbuslängen- und Refraktionsänderung findet sich bei Gordon u. Donzis (1985). Demnach nimmt die Bulbuslänge in den ersten zwei Lebensjahren um ca. 25% zu. Über die Refraktionsänderung bei ein- und beidseitiger Katarakt liegen mehrere Arbeiten vor (z. B. Lorenz u. Wörle 1991; Lorenz et al. 1992; Moore 1989). In den ersten 3 Lebensjahren nimmt die Refraktion im Mittel um 10 bis 15 Dioptrien ab. Daß die frühkindliche Aphakie das Bulbuslängenwachstum im Sinne einer über das physiologische Maß hinausgehende Längenänderung beeinflussen kann, wurde im Tiermodell beobachtet (Raviola u. Wiesel 1985; Wilson et al. 1987). Für die humane Situation liegen bei Deprivation in der sensitiven Phase zum Teil widersprüchliche Befunde vor: Von Noorden u. Lewis (1987) fanden in einer kleinen Serie von 12 Augen mit einseitiger kongenitaler Katarakt oder Ptosis sowohl zu kurze als auch zu lange Augen. Rasooly u. BenEzra (1989) fanden dagegen bei 15 Augen mit einseitiger kongenitaler Katarakt im Alter von 7,2±0,74 Jahren eine im Mittel um 1,54±0,25 mm größere Bulbuslänge. In beiden Arbeiten finden sich allerdings keine Angaben zu den initialen Bulbuslängen. Ziel der vorliegenden Arbeit war daher, in einer prospektiven Studie die präoperativen Bulbuslängen zu erfassen und die altersabhängige Bulbuslängenänderung mit der damit verbundenen Refraktionsänderung über einen Zeitraum von bis zu 8 Jahren zu registrieren.

Material und Methoden

In die prospektive Longitudinalstudie wurden 20 Kinder mit beidseitiger und 18 Kinder mit einseitiger Katarakt eingeschlossen, die zwischen 1984 und 1988 an der Augenklinik der Universität München im ersten Lebensjahr über die Pars plana/Pars plicata lentektomiert und anschließend mit Kontaktlinsen versorgt worden waren. Über Details der Kontaktlinsenanpassung sowie die funktionellen Ergebnisse wurde bereits früher berichtet (Lorenz u. Wörle 1991; Lorenz et al. 1992). Die Gesamtrefraktion wurde bei allen Kindern skiaskopisch als Überrefraktion über die getragenen Kontaktlinsen seriell ermittelt. Alle Refraktionswerte wurden für den Fernpunkt im Unendlichen korrigiert, so daß unterschiedlich starke Überkorrekturen für die Nähe ausgeglichen wurden. Im ersten Lebensjahr wurden alle 4 bis 6 Wochen Messungen vorgenommen, im 2. Lebensjahr alle 2 Monate und danach alle 3 Monate. Ultrasonographische Bulbuslängenmessungen wurden präoperativ bei 16 der 20 Kinder mit beidseitiger Katarakt und bei 12 der 18 Kinder mit einseitiger Katarakt durchgeführt. Mindestens eine Kontrollmessung erfolgte nach 4 bis 8 Jahren bei 14 der 16 Kinder mit beidseitiger Katarakt und bei 7 der 12 Kinder mit einseitiger Katarakt, die präoperativ gemessen worden waren. Die Messung erfolgte mit der standardisierten A-Bild-Echographie nach Ossoinig.

Ergebnisse

1. Altersabhängige Bulbuslängenänderung bei ein- und beidseitiger Katarakt

In Abbildung 1 sind die Bulbuslängen zum Zeitpunkt der Operation, d.h. im ersten Lebensjahr, sowie im Alter von 4 bis 8 Jahren dargestellt. Als Vergleich dienen altersabhängige Normwerte (Gordon u. Donzis 1985). Bei einseitiger Katarakt überwog bereits zum Zeitpunkt der Operation der Anteil zu langer Augen. Nach 4 bis 8 Jahren lag die Mehrzahl der Augen deutlich über der Altersnorm, d.h. der Unterschied hatte noch zugenommen. Bei der beidseitigen Katarakt fanden sich vor allem bei den innerhalb der ersten 6 Monate operierten Augen überwiegend mikrophthalmische Augen. Nach 4 bis 8 Jahren wurde die Abweichung gegenüber der Norm immer deutlicher. Bei im 2. Lebenshalbjahr operierter Katarakt, d.h. bei einem steigenden Anteil von Augen mit partieller Katarakt, lagen die initialen Bulbuslängen auch oberhalb der Norm.

2. Refraktionsänderung innerhalb der ersten 4 Lebensjahre nach im ersten Lebensjahr operierter ein- und beidseitiger Katarakt

In Abbildung 2 sind die Gesamtrefraktionen – korrigiert für die Ferne – in Abhängigkeit vom Alter dargestellt. Zu jedem Zeitpunkt lag die Gesamtrefraktion bei beidseitiger Katarakt über der bei einseitiger Katarakt. Der Unterschied wurde mit zunehmendem Lebensalter größer. Generell nahm aber in beiden Gruppen die Refraktion ab. Lediglich im 4. Jahr nahm bei den beidseitigen Fällen die Gesamtrefraktion zu. Da die Anzahl der gemessenen Augen am Anfang sowie am Ende des Untersuchungszeitraumes kleiner war als in dem dazwischenliegenden Bereich, könnte diese Zunahme auch nur eine

Eins. kongenitale Katarakt: Op + CL < 1J.

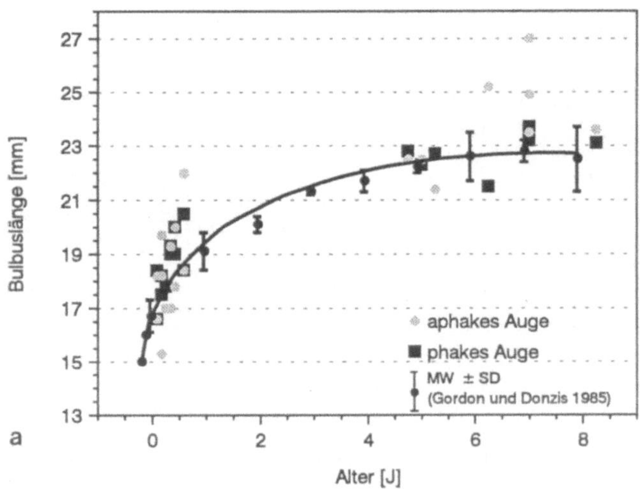

Beids. kongenitale Katarakt: Op + CL < 1J.

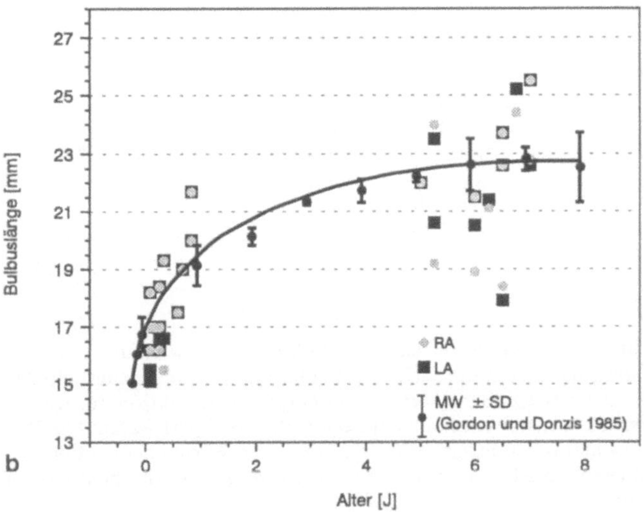

Abb. 1. Die Graphiken zeigen die Bulbuslängen zum Zeitpunkt der Operation, d. h. im Alter zwischen einem und 10 Monaten sowei im Alter von 4 bis 8 Jahren. Alle Augen wurden postoperativ mit Kontaktlinsen versorgt. Die gezeigte Kurve ist der Arbeit von Gordon u. Donzis (1985) entnommen. Die Daten werden im Text kommentiert

Eins. kongenitale Katarakt: OP und CL < 1 Jahr

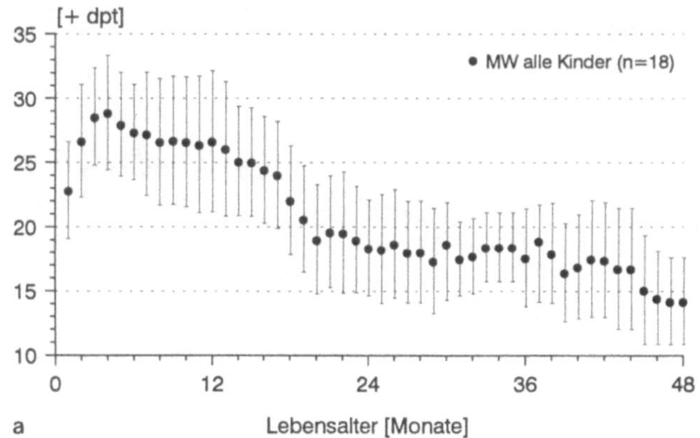

Beids. kongenitale Katarakt: OP und CL < 1 Jahr

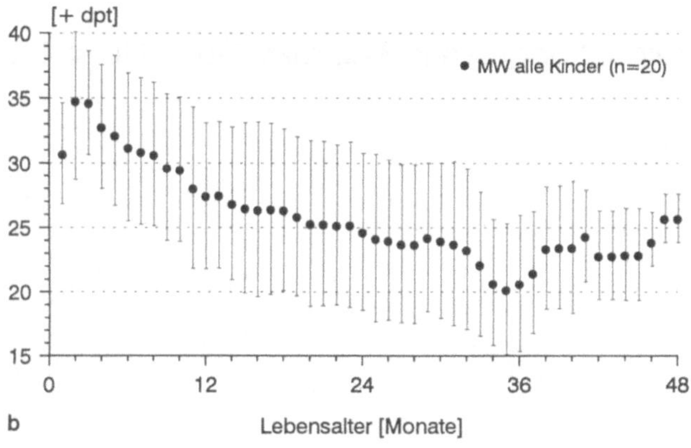

Abb. 2. Die Graphiken zeigen die Refraktionsentwicklung in den ersten 4 Lebensjahren. Die Balken markieren die einfache Standardabweichung, innerhalb derer 65% der Werte liegen. Die Dioptrienzahlen geben die jeweilige Fernrefraktion an, wobei die Kontaktlinsen in den ersten Lebensjahren immer für die Nähe korrigiert waren. Die Werte liegen bei der einseitigen Katarakt zu jedem Zeitpunkt unter den Werten bei beidseitiger Katarakt, was durch den höheren Anteil an mikrophthalmischen Augen bei der beidseitigen Katarakt erklärt werden kann

scheinbare sein, wenn zufällig der Anteil mikrophthalmischer Augen in diesem Zeitraum besonders hoch war. In Tabelle 1 sind die mittleren Refraktionsänderungen sowie die maximalen einfachen und doppelten Standardabweichungen zusammengefaßt. Innerhalb der einfachen Standardabweichung liegen 63% der Augen, innerhalb der zweifachen Standardabweichung 95% der Augen.

Tabelle 1. Refraktionsänderung innerhalb der ersten 4 Lebensjahre bei im ersten Lebensjahr operierten einseitigen und beidseitigen Katarakten. Der erneute Anstieg der Gesamtrefraktion im 4. Jahr bei der beidseitigen Katarakt könnte dadurch bedingt sein, daß die gemessenen Kollektive zu verschiedenen Zeitpunkten verschieden groß waren

	Einseitige Katarakt	Beidseitige Katarakt
1. Jahr	−2 dpt	−5 dpt
2. Jahr	−8 dpt	−5 dpt
3. Jahr	−1 dpt	−5 dpt
4. Jahr	−4 dpt	+5 dpt
gesamt	−15 dpt	−10 dpt
$\pm 1\ SD_{max}$	±5,5 dpt	± −6 dpt
$\pm 2\ SD_{max}$	±11 dpt	±12 dpt

3. Individuelle Bulbuslängenänderung innerhalb von 4 bis 8 Jahren bei ein- und beidseitiger Katarakt

In Abbildung 3 sind die individuellen Bulbuslängenänderungen als Abweichung von der jeweiligen Altersnorm dargestellt. Die Nullwerte entsprechen Normwerten sowohl initial als auch im Langzeitverlauf. Werte auf der 45°-Linie entsprechen einem harmonischen Bulbuslängenwachstum, ausgehend von unterschiedlichen Anfangsniveaus. Bei der einseitigen Katarakt bestand eine Tendenz zur harmonischen Bulbusvergrößerung, wobei nur eines der insgesamt 7 Augen sowohl präoperativ als auch im Langzeitverlauf innerhalb der altersbezogenen einfachen Standardabweichung lag. Bei der beidseitigen Katarakt war die Hälfte der Augen sowohl initial als auch im Langzeitverlauf mikrophthalmisch, wobei 4 Augen sich an den Altersnormwert annäherten, 2 Augen unverändert klein blieben und 6 Augen eine zunehmende Abweichung von der Altersnorm zeigten. Sieben der 24 Augen lagen sowohl initial als auch nach 5 bis 7 Jahren innerhalb der Altersnorm.

4. Korrelation der Fernrefraktion im Alter von 4 bis 8 Jahren mit der Abweichung der Bulbuslänge von der Altersnorm zum Zeitpunkt der Operation

In Abbildung 4 sind die Fernrefraktionen im Alter von 4 bis 8 Jahren in Abhängigkeit von der Abweichung der Bulbuslänge von der Altersnorm zum Zeitpunkt der Operation aufgetragen. Bei der einseitigen Katarakt betrug der Korrelationsfaktor r^2 0,78 entsprechend einer guten Vorhersagbarkeit der Werte bei den 8 untersuchten Augen. Bei der beidseitigen Katarakt betrug der Korrelationsfaktor nur 0,32. Dies bedeutet, daß bei den 24 untersuchten Augen keine Vorhersagbarkeit bezüglich der Refraktion im Langzeitverlauf möglich war.

Eins. kongenitale Katarakt: Op + CL < 1 J.

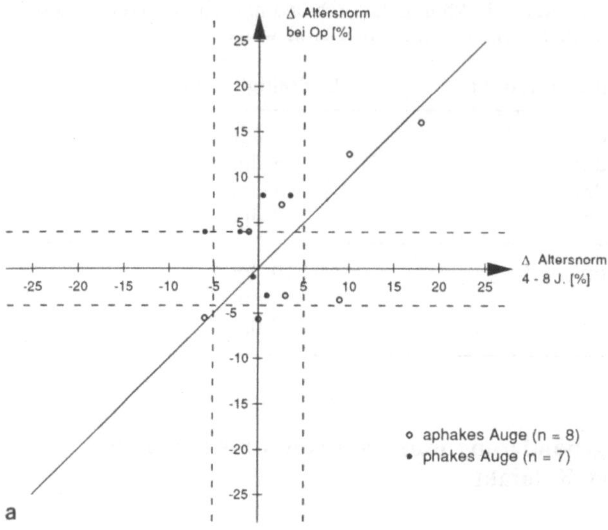

Beids. kongenitale Katarakt: Op + CL < 1 J.

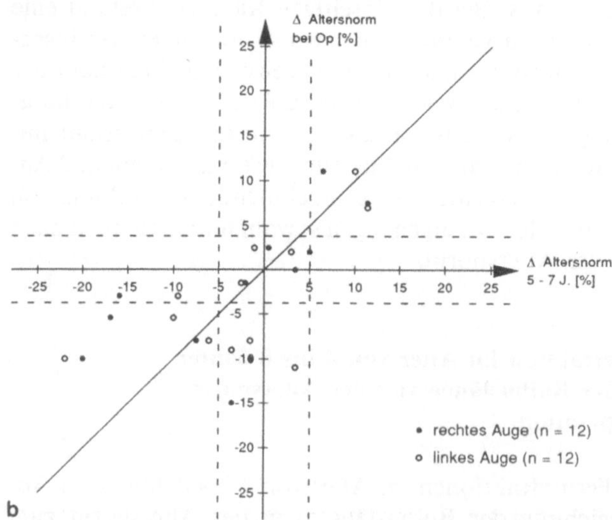

Abb. 3. Individuelle Bulbuslängenänderung innerhalb der ersten 4 bis 8 Lebensjahre. Verglichen wird die jeweilige prozentuale Abweichung vom Mittelwert der Altersnorm. Die 45°-Linie markiert den Bereich einer harmonischen Bulbuslängenzunahme, ausgehend von unterschiedlichen initialen Bulbuslängen. Die gestrichelten Linien markieren die altersbezogenen einfachen Standardabweichungen. Die Daten werden im Text kommentiert

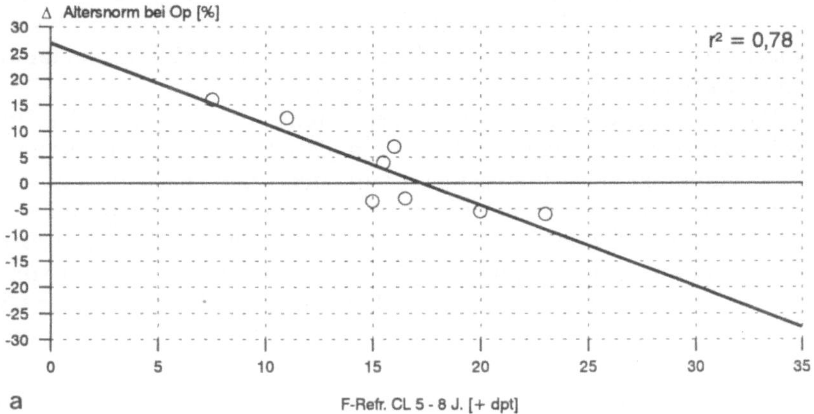

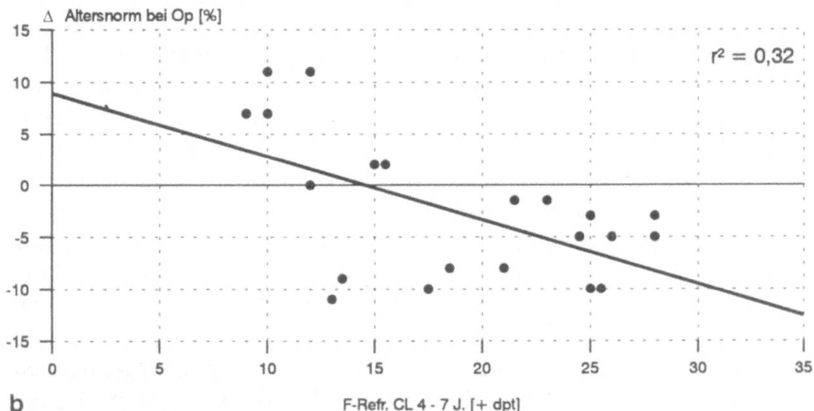

Abb. 4. Korrelation der Refraktion im Alter von 4 bis 8 Jahren mit der Abweichung der Bulbuslänge von der Altersnorm zum Zeitpunkt der Operation im ersten Lebensjahr. Die Daten werden im Text kommentiert

Diskussion

Ein- und beidseitige Katarakte unterschieden sich sowohl hinsichtlich der initialen Bulbuslängen als auch der Bulbuslängenzunahmen und der Refraktionsänderungen. Bei der einseitigen Katarakt waren zum Zeitpunkt der Operation 5 von 12 untersuchten Augen um 7% bis 16% gegenüber dem Mittelwert der Altersnorm vergrößert (Abb. 1). Dies korrelierte mit einer relativ geringeren initialen Gesamtrefraktion (Abb. 2). Die Bulbuslängenänderungen zeigten einen Trend zur harmonischen Zunahme (Abb. 3). Entsprechend gut war die Korrelation zwischen initialer Bulbuslänge und Refraktion nach 5 bis 8 Jahren, wobei Verlaufsmessungen nur bei 8 Augen vorliegen (Abb. 4) und die Befunde daher vorsichtig interpretiert werden müssen.

Die Tatsache, daß die Bulbuslängen bereits zum Zeitpunkt der Operation verlängert sein konnten, weist darauf hin, daß die von anderen Autoren gefundenen pathologischen Bulbuslängen 8 und mehr Jahre nach Operation (Rasooly u. BenEzra 1988) ebenfalls bereits zum Zeitpunkt der Operation vorgelegen haben könnten. Die in der vorliegenden Studie gefundene Änderung der Gesamtrefraktion von 15 Dioptrien (Abb. 2) korreliert gut mit den von Moore (1989) gefundenen Daten. Bei der beidseitigen Katarakt bedingte der hohe Anteil von initial mikrophthalmischen Augen eine höhere initiale Gesamtrefraktion (Abb. 2): Zehn von 32 Augen lagen um 8% bis 16% unter der Altersnorm (Abb. 1). Das pathologische Wachstumsverhalten führte bei ca. der Hälfte der 24 untersuchten Augen zu einer zunehmenden Abweichung von der Altersnorm: Sechs von 24 Augen lagen im Alter von 4 bis 7 Jahren 9,5% bis 22% unter der Altersnorm (Abb. 1 und 3). Entsprechend schlecht war die Korrelation der initialen Bulbuslänge mit der Refraktion nach 4 bis 7 Jahren (Abb. 4).

Die Daten zeigen, daß intraokulare Implantate bei der Therapie der beidseitigen kongenitalen Katarakt im ersten Lebensjahr so lange keinen Platz haben sollten, als keine Möglichkeit besteht, die Refraktion der Kunstlinsen in situ zu verändern. Ein mindestens ein- bis zweimaliges Auswechseln der Implantate stellt zweifellos ein erhebliches Risiko bei den ohnehin in der Regel multimorbiden Augen dar. Die Kontaktlinse bleibt damit weiterhin das Korrektionsmittel der Wahl bei dieser Patientengruppe, da nur so einerseits die initial hohen Werte von 40 Dioptrien und mehr für die Nahkorrektur realisiert werden können und zum anderen eine kontinuierliche dynamische Anpassung an die Refraktionsänderung möglich ist. Mit diesem Behandlungskonzept konnten in den letzten Jahren von verschiedenen Autoren gute bis sehr gute funktionelle Ergebnisse erzielt werden (z. B. Gelbaert et al. 1982; Hing et al. 1990; Lorenz et al. 1992).

Bei der einseitigen Katarakt erscheint aufgrund der vorliegenden Daten eine relativ gute Vorhersagbarkeit der späteren Refraktion möglich. Denkbar wäre daher das Konzept, die Stärke des intraokularen Implantates entsprechend der zu erwartenden Endrefraktion zu wählen und den dazwischenliegenden Zeitraum mit einer zusätzlichen Brillenkorrektur zu überbrücken. Generell können allerdings die bei mit Kontaktlinsen versorgten aphaken Kinder erhobenen Daten nur mit Vorbehalt auf die Situation mit intraokularen Implantaten übertragen werden, da die Implantate per se zu einer veränderten Wachstumsdynamik beitragen könnten. Dafür sprechen Befunde an Kleinkindern mit traumatischer Aphakie, die mit Intraokularlinsen versorgt worden sind (Huber 1993). Obwohl alle Kinder mindestens 3 Jahre alt waren und damit das Bulbuswachstum weitgehend abgeschlossen war, kam es innerhalb von 5 bis 8 Jahren zu einer signifikanten Myopisierung von bis zu 15 Dioptrien. Außerdem würde die bei initial starker Unterkorrektur zusätzlich erforderliche Brillenkorrektur von zunächst ca. 15 Dioptrien zu einer erheblichen Aniseikonie führen und damit jede Chance auf Binokularfunktionen zunichte machen. Stereopsis ist zwar in der Regel ohnehin nicht zu erreichen (Lorenz et al. 1992), jedoch wurde kürzlich von zwei Autoren über Binokularfunktionen mit Stereosehen bei einseitiger kongenitaler Katarakt ohne assoziierte Anomalien berichtet (Gregg u. Parks 1992; Wright et al. 1992). Alle Kinder waren in den ersten Lebenswochen operiert und anschließend mit Kontaktlinsen versorgt worden. Deshalb sollte auch bei im ersten Lebensjahr operierter einseitiger kongenitaler Katarakt der Kontaktlinsenversorgung der Vorzug gegeben werden. Daß damit gute bis sehr gute funktionelle Ergebnisse erzielt werden können, wurde in den letzten Jahren von verschiedenen Autoren belegt (z. B. Beller et al. 1981; Birch 1988; Drummond et al. 1989; Lorenz et al. 1992; Pratt-Johnson et al. 1989; Robb et al. 1987; Schulz et al. 1985; Treumer 1985).

Danksagung. Die Pars plana/Pars plicata-Lentektomien wurden von Prof. O.-E. Lund, Prof. V. P. Gabel, Prof. A. Kampik und Prof. K. G. Riedel durchgeführt. Ein Teil der ultrasonographischen Untersuchungen wurde von R. Hauser, München und von M. Schloderer, Regensburg durchgeführt.

Literatur

Beller R, Hoyt SC, Marg E, Odom JV (1981) Good visual function after neonatal surgery of congenital monocular cataracts. Am J Ophthalmol 91:559–565

Birch EE, Stager DR (1988) Prevalence of good visual acuity following surgery for congenital unilateral cataract. Arch Ophthalmol 106:40–43

Drummond GT, Scott W, Keech RV (1989) Management of monocular congenital cataracts. Arch Ophthalmol 107:45–51

Gelbaert SS, Hoyt SC, Jastrebski G, Marg E (1982) Long-term visual results in bilateral congenital cataracts. Am J Ophthalmol 93:615–621

Gordon RA, Donzis PB (1985) Refractive development of the human eye. Arch Ophthalmol 103:785–789

Gregg FM, Parks M (1992) Stereopsis after congenital monocular cataract extraction. Am J Ophthalmol 114:314–317

Hing S, Speedwell L, Taylor D (1990) Lens surgery in infancy and childhood. Br J Ophthalmol 74:73–77

Huber C (1993) Myopische Änderung der Refraktion bei Kindern mit einseitiger Linsenimplantation. Kongreßband der DGII 1993

Lorenz B, Wörle J (1991) Visual results in congenital cataract with the use of contact lenses. Graefes Arch Clin Ophthalmol 229:123–132

Lorenz B, Friedl N, Boergen KP, Wörle J (1992) Chancen für Binokularfunktionen bei frühkindlicher Aphakie? Z Prakt Augenheilkd 13:363–371

Moore B (1989) Changes in the aphakic refraction of children with unilateral congenital cataracts. J Pediatr Ophthalmol Strabismus 26:290–295

Noorden G v, Lewis RA (1987) Ocular axial length in unilateral congenital cataract and blepharoptosis. Invest Ophthalmol Vis Sci 28:750–752

Pratt-Johnson JA, Tillson G (1989) Unilateral congenital cataract: binocular status after treatment. J Pediatr Ophthalmol Strabismus 26:72–75

Rasooly R, Ben Ezra D (1988) Congenital and traumatic cataract. The effect on ocular axial length. Arch Ophthalmol 106:1066–1068

Raviola E, Wiesel TN (1985) An animal model of myopia. N Engl J Med 312:1609–1615

Robb RM, Mayer DL, Moore BD (1987) Results of early treatment of unilateral congenital cataracts. J Pediatr Ophthalmol Strabismus 24:178–181

Schulz E, Pabst-Hofacker M, Domarus D v (1985) Postoperative Nachsorge und visuelle Entwicklung congenitaler Katarakte. Fortschr Ophthalmol 82:370–373

Treumer H (1985) Cataracta congenita und ihre optische Korrektion. In: Lund OE, Waubke TN (eds) Bücherei des Augenarztes, Bd 106. Enke Stuttgart, S 152–163

Wilson JR, Fernandes A, Chandler CV, Tigges M, Boothe RG, Gammon JA (1987) Abnormal development of the axial length of aphakic monkey eyes. Invest Ophthalmol Vis Sci 28:2096–2099

Wright K, Matsumoto E, Edelmann P (1992) Binocular fusion and stereopsis associated with early surgery for monocular congenital cataracts. Arch Ophthalmol 110:1607–1609

Die optischen Bedingungen und Rehabilitationsmöglichkeiten nach Phakektomie im Säuglings- und Kleinkindesalter

R. Sundmacher und J. Haußer

Zusammenfassung. Die von uns bis zu 4,5 Jahren postoperativ dokumentierten Refraktionsänderungen nach 30 Phakektomien im Säuglings- und Kleinkindesalter zeigen, daß man nur bei zwingender Notwendigkeit und durchschnittlich erst ab etwa dem vollendeten 2. Lebensjahr eine Intraokularlinsen-Einpflanzung erwägen sollte. Erst nach diesem Zeitraum gehen weitere Refraktionsänderungen so langsam vonstatten, daß massive Veränderungen in kurzer Zeit nicht mehr befürchtet werden müssen. Bis zum vollendeten 2. Lebensjahr aber – und wenn immer möglich darüber hinaus bis zum Zeitpunkt, zu dem das Auge vermutlich seine Endrefraktion erreicht hat – sollte man konsequent eine Kontaktlinsenversorgung durchzusetzen versuchen.

Summary. From the changes in refraction which we have documented up to 4.5 years after 30 lentectomies in newborns and sibblings, we conclude that the earliest age at which IOL implantation may be considered in single, special cases is the age of about 2 years. Before this age, the changes in refraction within a short period of time are too large on an average. Therefore, contact lens fitting should be the only means of optical correction in these patients up to 2 years of age, and it should – whenever possible – remain the preferred means of correction up to the age when the eye has presumably reached its final refraction.

Einleitung

Seit 1987 versorgen wir die von uns operierten und uns operiert zugewiesenen aphaken Säuglinge und Kleinkinder so bald wie möglich nach der Operation mit harten, hoch sauerstoffdurchlässigen Kontaktlinsen. Sie werden zunächst kurze Zeit als vT-Linsen (verlängerte Tragedauer), dann aber schon bald als normale Tageslinsen getragen [1, 2].

Während dieses gelegentlich durchaus schwierige Prozedere bei andauerndem Bemühen von Arzt, Kontaktlinsenanpasser und Eltern in einem hohen Prozentsatz der Fälle zu früher nicht gekannten Erfolgen führt (z. B. nach einseitig dichter konnataler Katarakt derzeit bester Visus von 0,4), gibt es in Einzelfällen doch so ausgeprägte Schwierigkeiten und Hemmnisse bei der Kontaktlinsenversorgung (z. B. alleinerziehende Mutter, die selbst beidseits konnatal aphak ist mit konnatalem Nystagmus, und die eine Kontaktlinsenbetreuung bei ihrem Kind nicht allein verläßlich durchführen kann), daß man in solchen Ausnahmefällen gern so früh wie nur irgend möglich eine Intraokularlinse (IOL) einpflanzen würde.

Selbstverständlich wird man eine solch frühe IOL-Implantation in aller Regel nur bei einseitigen Aphakien erwägen, denn beidseitige Aphakien lassen sich erforderlichenfalls auch mit Aphakiebrille korrigieren, bis ein kontaktlinsenfähiges Alter erreicht ist.

Wenn wir das noch weitgehend ungeklärte Grundproblem der Biokompatibilität von Intraokularlinsen in neugeborenen und frühkindlichen Augen einmal außer acht lassen wollen, bleibt als zweites entscheidendes Problem die bislang ebenfalls noch unklare postoperative Refraktionsentwicklung solcher Augen. Nur wenn man hierüber Kenntnis hätte, könnte man nach der Implantation einer IOL einigermaßen verläßlich kalkulieren, wie man die nach der Implantation noch zu erwartenden Refraktionsänderungen optisch verträglich korrigieren will. Die dann noch notwendigen Korrekturen sollten natürlich über möglichst lange Zeit mit Brillenglas erfolgen. Die zu implantierende IOL sollte deshalb so gewählt werden, daß sich nicht nach kurzer Zeit die Notwendigkeit ergibt, wiederum mit Kontaktlinse korrigieren oder gar die IOL austauschen zu müssen.

Um das Ausmaß der postoperativen Refraktionsänderung zu ermitteln, haben wir alle von uns seit 1987 erhobenen Werte aus unseren Folgeuntersuchungen zusammengestellt. Daraus ergeben sich Kurven, die uns als Anhalt dafür dienen können, ab welchem Alter die Refraktionsänderungen durchschnittlich so langsam verlaufen, daß man eine zukunftskalkulierte Intraokularlinsen-Implantation erwägen kann.

Hierfür Literaturdaten aus Tabellen über die Refraktionsentwicklung normaler Kinder heranzuziehen, halten wir für unzulässig, da man nicht voraussetzen kann, daß die Refraktionsänderungen in aphaken Augen den Entwicklungen in normalen, nicht operierten Augen entsprechen. Es muß hingegen bis zum Beweis des Gegenteils davon ausgegangen werden, daß der Wachstums- und Entwicklungsplan eines Auges durch eine eingreifende Operation in der frühkindlichen Wachstums- und Entwicklungsphase in nicht vorhersagbarer Weise beeinflußt wird. Hinzu kommt, daß ein Teil der im Säuglings- und Kleinkindesalter operierten Augen, z. B. mikrophthalmische Augen, primär schon stark von der biometrischen Norm abweicht.

Patienten und Methodik

Unsere Untersuchung bezieht sich auf 30 Augen von 20 Säuglingen und Kleinkindern, an denen ab Frühjahr 1987 eine Pars-plicata-Phakektomie durchgeführt und die anschließend mit Kontaktlinsen versorgt wurden. Die Operationen wurden fast ausschließlich von R. S. durchgeführt, die Kontaktlinsenanpassungen sämtlich von J. H. Die Anpassungen und die Kontrolluntersuchungen für Kontaktlinsenänderungen fanden in Maskennarkose statt. Dabei wurden jeweils die Hornhautradien gemessen, und die Gesamtbrechkraft wurde skiaskopisch ohne und mit Kontaktlinse festgestellt. Die individuellen Untersuchungsabstände sind Abbildung 1 zu entnehmen. Die längste Nachbeobachtungszeit beträgt 4,5 Jahre. Eine Bulbuslängenmessung fand bisher nur gelegentlich statt, so daß wir zu postoperativen Veränderungen dieses Wertes derzeit nichts Systematisches aussagen können.

Ergebnisse

Für eine erste Annäherung an das komplexe Refraktionsproblem wurde für diese Auswertung darauf verzichtet, kleine Untergruppen (ein- oder beidseitig aphak, altersentsprechend normale oder anomale Augengröße, isolierte Katarakt oder komplexe Mißbildungskatarakt) zu analysieren. Dies muß einer späteren Analyse an einem umfangreicheren Krankengut vorbehalten bleiben. Wir beschränken uns hier auf eine Darstellung des gesamten heterogenen Kollektivs.

Zu Vergleichszwecken wurden die ermittelten Kontaktlinsenstärken einheitlich auf die Fernrefraktion umgerechnet. Abbildung 1 zeigt eine Zusammenstellung aller individuellen Refraktionsverläufe. Der früheste Beginn der Kontaktlinsenversorgung lag am 20. Lebenstag. Die Einzelwerte aus Abbildung 1 sind in Abbildung 2 zu einer semilogarithmischen Gesamtrefraktionskurve zusammengezogen.

Diskussion

Bei der Heterogenität unserer Patientengruppe verwundert es nicht, daß die einzelnen Refraktionsverläufe recht unterschiedlich sind (Abb. 1). Die initial benötigten stärksten Pluslinsen für die Ferne schwanken zwischen +36 dpt. und +15 dpt. je nach Auge und Alter. Hierzu muß man noch die notwendige Nahaddition von initial +5 dpt. bis +7 dpt. hinzurechnen und bekommt dann einen Eindruck davon, wie außerordentlich schwierig es sein kann, bei diesen kleinen Patienten mit ihren noch kleinen Hornhäuten solch mittendicke Apha-

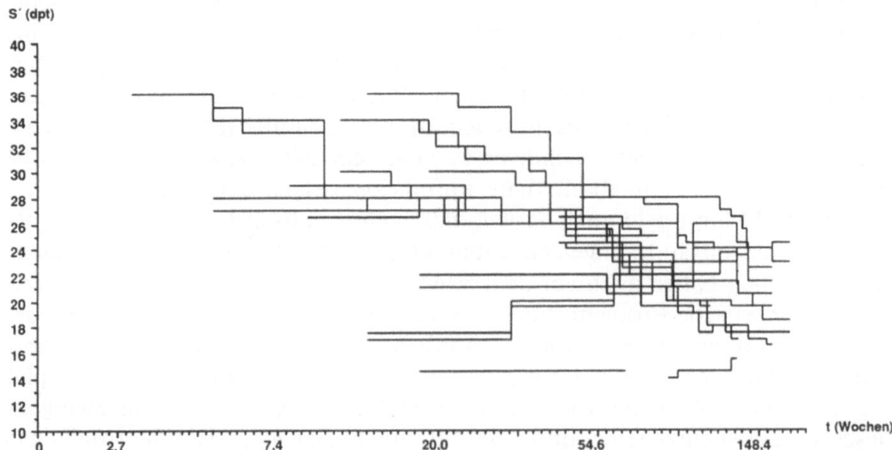

Abb. 1. Refraktionsänderungen von 30 Augen nach Phakektomie im Säuglings- und Kleinkindesalter. Vergleichswert ist die volle Kontaktlinsenkorrektur in Dioptrien für die Ferne. Zu beachten ist die logarithmische Zeitachse

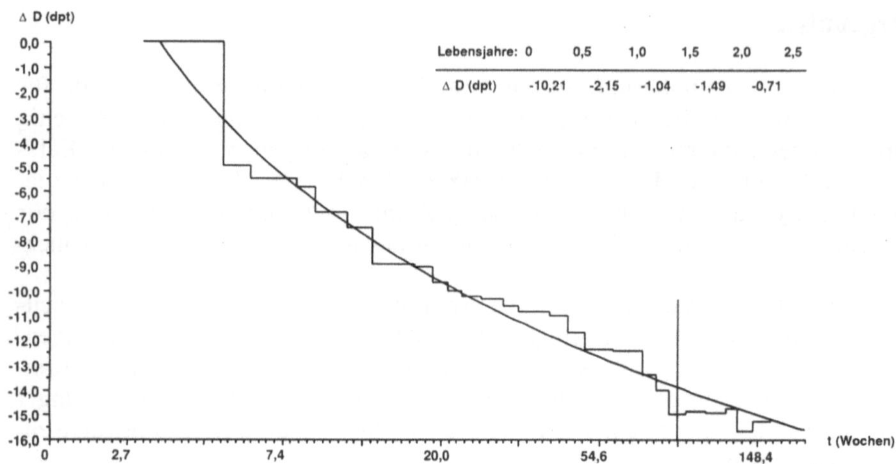

Abb. 2. Durchschnittlicher Brechkraftverlust von 30 Augen nach Phakektomie im Säuglings- und Kleinkindesalter in semilogarithmischer Darstellung. Erst etwa vom vollendeten zweiten Lebensjahr an (senkrechter Strich rechts) ist mit einer deutlichen Verlangsamung des Brechkraftverlustes zu rechnen

kie-Kontaktlinsen anzupassen. Allein schon diese nicht unerheblichen anpaßtechnischen Schwierigkeiten begründen verständlicherweise oft den Wunsch nach einer möglichst frühzeitigen Einpflanzung von Intraokularlinsen (IOL).

Diesem verständlichen Wunsch sollte man allerdings nicht leichtfertig nachgeben. Die Kurve in Abb. 2 belehrt uns, daß die Refraktion im ersten Lebenshalbjahr durchschnittlich um über 10 dpt. abnimmt, im zweiten Halbjahr um über 2 dpt. und im zweiten Lebensjahr immer noch halbjährlich um 1 – 1,5 dpt. Erst nach dem zweiten Lebensjahr flacht sich der Refraktionsverlauf deutlich ab. Nach diesem Zeitraum ist durchschnittlich in den Jahren bis zur Einschulung wahrscheinlich nicht mehr mit sehr großen Refraktionsänderungen zu rechnen, so daß wir den Schluß ziehen können, daß bei objektiv zwingender Notwendigkeit eine Intraokularlinseneinpflanzung tunlichst nicht vor, sondern frühestens erst nach dem vollendeten zweiten Lebensjahr erwogen werden sollte, wenn man nicht unkalkulierbare Refraktionsrisiken eingehen will.

Aus Abbildung 1 geht auch hervor, daß in einigen Einzelfällen keine wesentlichen Refraktionsänderungen eintraten. Das eröffnet theoretisch die Möglichkeit, in solchen Fällen auch vor dem zweiten Lebensjahr eine IOL einzupflanzen. Das praktische Problem wäre dann natürlich, daß man derzeit kaum vorhersehen kann, welche Augen Refraktionsstabilität und welche eine hohe Labilität zeigen werden. Damit wäre eine solch frühe Einpflanzung ein Wettspiel mit ungewissem Ausgang. Es mag in Einzelfällen Gründe geben, die zwingen, dieses Wettspiel einzugehen und eine IOL einzupflanzen, weil andernfalls mit absoluter Gewißheit mit tiefer Amblyopie zu rechnen ist.

Wir würden aber nach unserer mehrjährigen Erfahrung mit der Kontaktlinsenanpassung bei Säuglingen und Kleinkindern sagen, daß es bei entsprechendem Engagement auf allen Seiten sehr selten unabweisbare Gründe für eine sehr frühe IOL-Implantation geben dürfte. Der Umstand, daß Intraokularlinsen heute allerorts implantiert werden können, eine Kontaktlinsenanpassung bei Säuglingen aber nur an ganz wenigen Orten vorgenommen wird, darf nicht dazu führen, der IOL-Implantation leichtfertig den Vorzug zu geben oder das Wort zu reden. Zumindest muß aber jeder IOL-Implanteur wissen, in welch ungewisse „refraktive Fahrwasser" er sich bei aphaken Säuglingen und Kleinkindern begibt. Hierzu erste Zahlen vorzulegen, war ein Hauptanliegen unserer Studie.

Literatur

1. Meiser S, Haußer J, Sundmacher R (1990) Versorgung mit harten Kontaktlinsen im Säuglings- und Kleinkindesalter. Sitzungsbericht 152. Versammlung Rhein.-Westf. Augenärzte, S 151–155
2. Wolff M, Haußer J, Sundmacher R (1992) Mittelfristige Ergebnisse nach Kataraktoperationen im Säuglingsalter mit anschließender Hartlinsenanpassung. Sitzungsbericht 154. Versammlung Rhein.-Westf. Augenärzte, S 47–49

Präoperative Situationen und Maßnahmen

Operative Infektionsprophylaxe in der Kataraktchirurgie

R. Beck, C. Lang, H. Schmidt und H.P. Vick

Zusammenfassung. Eine schwerwiegende Komplikation der Linsenimplantation stellt die Endophthalmitis dar. Seit 3 Jahren betreiben wir eine operative Infektionsprophylaxe, indem wir zusätzlich zur prä- und postoperativen lokalen Antibiotikagabe Gentamycin (10 mg/100 ml Spülflüssigkeit) in die sterile isotone Spül-Lösung geben. Ziel unserer Untersuchung war es, diese gentamycinhaltige Spülflüssigkeit auf Keimwachstum und Resistenz zu überprüfen.

Ergebnisse: Bei 51 von 100 Bindehautabstrichen konnten verschiedene pathogene Keime nachgewiesen werden (Staphylokokken, Enterokokken, grampositive Stäbchen). Kulturpositive Spüllösungen fanden wir hingegen nur in 17 von 100 Fällen. Es handelte sich ausschließlich um den Keim Staph. epidermidis, der in geringer Keimzahl/ml Spüllösung nachweisbar war. Allerdings waren sämtliche 34 Stämme resistent gegenüber Gentamycin.

Schlußfolgerung: Breitbach und Spitznas (1991) fanden in 30% ihrer Fälle kulturpositive Spüllösungen. Neben dem Keim Staph. epidermidis fanden sie auch den Staph. aureus und Proteus mirabilis. Um das Infektionsrisiko während der Operation so gering wie möglich zu gestalten, sollte eine Prophylaxe mit Gentamycin in die sterile isotone Spül-Lösung erfolgen. Bei sicheren Zeichen einer postoperativen Infektion ist nach der Antibiotikaresistenztestung Vancomycin das Antibiotikum der Wahl (100% sensibel gegenüber Staph. epidermidis). Seitdem wir die Prophylaxe betreiben, haben wir keinen Fall einer Endophthalmitis nach HKL-Implantation gesehen.

Summary. The most serious complication of lens implantation is endophthalmitis. Since three years we are using a perioperative prophylaxis of infections by pre- and postoperative local antibiotic treatment combined with a Gentamycin additive (10 mg/100 ml) in the sterile irrigation solution. In this study we examined the intraoperative collected irrigation fluid concerning bacterial growth and resistance.

Results: In 51 of 100 preoperative conjunctival smear specimen, there had been pathologic bacterial growths (staphylococcus, enterococcus, grampositive cones). In 17 of 100 cultures of the irrigation solution bacterial growths could be demonstrated. It was exclusively staphylococcus epidermidis in low numbers/ml irrigation solution. All together all 34 colonies of staphylococcus epidermidis showed resistance concerning Gentamycin.

Conclusions: Breitbach and Spitznas (1991) published 30% of positive bacterial growths in their irrigation solution. They reported, besides staphylococcus epidermidis, also on staphylococcus aureus and proteus mirabilis. To lower the intraoperative risk of intraocular infection, prophylaxis by Gentamycin added to the irrigation solution seems valuable. Concerning our results, in case of postoperative infection, we would deal most likely with staphylococcus epidermidis, which in our antibiogram testing was 100% sensible to Vancomycin. Since we use the described intraoperative prophylaxis in our department, no case of endophthalmitis occurred.

Einleitung

Postoperative bakterielle Infektionen nach Kataraktoperationen mit oder ohne Implantation einer IOL stellen prozentual (< 1%) ein seltenes Ereignis dar [1, 5, 12, 13], führen dann aber meist zum Funktionsverlust des Auges. Wegen der begrenzten Möglichkeiten einer ausreichenden präoperativen Prophylaxe [2–4, 12] muß ein besonderes Augenmerk auf die Maßnahmen gelegt werden, die während der Operation die Infektionsgefahr reduzieren. In Anlehnung an Alpar u. Fechner [2] betreiben wir seit 3 Jahren eine perioperative Infektionsprophylaxe durch prä- und postoperative lokale Antibiotikatherapie, verbunden mit einer Zugabe von Gentamycin (10 mg/100 ml) in die sterile isotone Spülflüssigkeit. Ziel unserer Untersuchung war es, diese Gentamycin-haltige Flüssigkeit auf Keimwachstum und Resistenzverhalten zu überprüfen.

Material und Methode

Im Zeitraum von Juli bis September 1992 wurden von 100 Kataraktpatienten unmittelbar vor der Operation (steriler Bindehautabstrich 24 h präoperativ-Blutagarplatte) nach Spülung des Bindehautsackes mit Betaisodona (Polyvidon-Jod) Bindehautabstriche entnommen und in Herz-Hirn-Bouillon gegeben. Das Abstrichmaterial wurde jeweils 48 h bei 37 °C bebrütet und bei Keimwachstum abgeimpft auf Blutagar ohne Gentamycin und auf Blutagar mit 40 µg/ml Gentamycin. Es erfolgte wiederum eine Bebrütung 48 h bei 37 °C (unter mikroaeroben Bedingungen). Die gesamte Spülflüssigkeit, die während der Operation anfiel, wurde über einen saugfähigen Docht vom unteren Fornixbereich in einen sterilen Plastikbeutel abgeleitet. Docht und Plastikbeutel berührten lediglich die sterile Abdeckfolie und die sterilen Abdecktücher. 7 ml Spülflüssigkeit wurden unter sterilen Bedingungen in 70 ml Blutkulturmedium (Oxoid) eingeimpft.

Die restliche Spülflüssigkeit wurde in ein steriles Röhrchen gegeben. Die Bk-Medien wurden insgesamt 7 Tage bebrütet (2 Tage unter ständigem Schütteln in 37 °C-Wasserbad und 5 Tage in einer Trockenbrutkammer 37 °C), eine Ablesung erfolgte alle 24 h. Bei Keimwachstum wurde auf Blutagar mit 40 µg/ml Gentamycin ausgestrichen, anschließend 48 h unter mikroaeroben Bedingungen bebrütet, auf Beerensagar mit 40 µg/ml Gentamycin ausgestrichen und 7 Tage unter anaeroben Bedingungen bebrütet. Die Spüllösung aus dem sterilen Röhrchen wurde 10 min bei 5000 U/min zentrifugiert, anschließend der Bodensatz in 1 ml steriler NaCl (0,9%ig) aufgenommen und davon 0,1 ml ausgespachtelt auf Blutagar ohne Gentamycin und auf Blutagar mit 40 µg/ml Gentamycin. Anschließend wurden die Platten 48 h unter mikroaeroben Bedingungen bebrütet. Bei Keimwachstum wurden die Kolonien ausgezählt (= quantitativer Nachweis). Die Speziesdifferenzierung erfolgte durch Gram-Färbung. Objektträgeragglutination und Nachweis mittels biochemischer Methoden. Es wurde von allen Keimen ein Resistenztest vorgenommen.

Ergebnisse

Bei keinem der 100 Patienten trat während des postoperativen stationären Verlaufs eine Endophthalmitis auf.

Abstrichergebnisse der Bindehaut nach Betaisodona-Spülung (Polyvidon-Jod) unmittelbar vor der Operation

Bei 51 von 100 Patienten (51%) konnten pathogene Keime nachgewiesen werden trotz präoperativer lokaler Antibiotikatherapie. Am häufigsten fanden wir koagulase-negative Staphylokokken (s. Tabelle 1).

Tabelle 1. Kulturergebnisse der Bindehautabstriche des zu operierenden Auges nach Betaisodona-(Polyvidon-Jod-)Spülung vor der Kataraktoperation

Keimart	n
Staphylococcus aureus	9
Staphylococcus epidermidis	28
sonstige koag.-negative Staphylokokken	8
Enterokokken	2
Coryneforme Stäbchen	4

Gentamycin-Resistenzverhalten von Staphylokokken im Bindehautabstrich

Insgesamt konnten 49 verschiedene Stämme von Staphylokokken nachgewiesen werden. Die höchste Resistenz (+intermediär) gegenüber Gentamycin zeigte der Staphylococcus epidermidis mit 42%. Die größte Empfindlichkeit gegenüber Gentamycin zeigten sonstige koag.-negative Staphylokokken mit 62,5% (s. Abb. 1).

Ergebnisse des qualitativen Nachweises von Keimwachstum in der Gentamycin-haltigen Spülflüssigkeit

Wir fanden in 17 von 100 Fällen eine kulturpositive Spüllösung. Es handelte sich in allen 17 Fällen um den Keim Staph. epidermidis.

Ergebnisse des quantitativen Nachweises von Keimwachstum in der Gentamycin-haltigen Spülflüssigkeit

Es handelt sich bei den 17 kulturpositiven Fällen um 34 verschiedene Stämme des Staph. epidermidis. Die Keimzahl/ml Spüllösung betrug 15× <2 Keime/ml Spüllösung, 1× <3 Keime/ml Spüllösung und 1×7 Keime/ml Spüllösung.

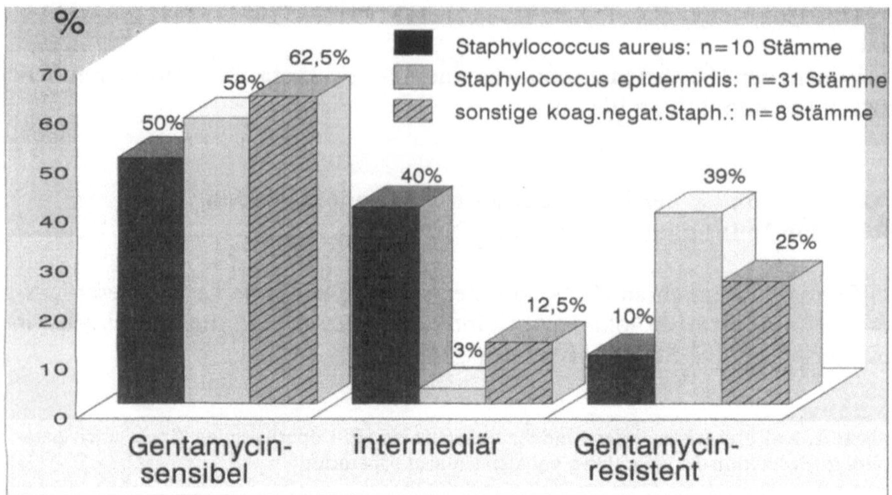

Abb. 1. Gentamycinresistenz von Staphylokokken im Bindehautabstrich

Resistenzverhalten des Staph. epidermidis in der Gentamycin-haltigen Spüllösung gegenüber verschiedenen Antibiotika

Aus den Abbildungen 2 und 3 ist ersichtlich, daß der Staph. epidermidis zu 97% resistent gegenüber Gentamycin ist. Auch andere Breitbandantibiotika wie das Penicillin G, Cotrimoxazol, Amikacin zeigten eine Zunahme des Resistenzverhaltens. 100%ig sensibel war nur das Antibiotikum Vancomycin.

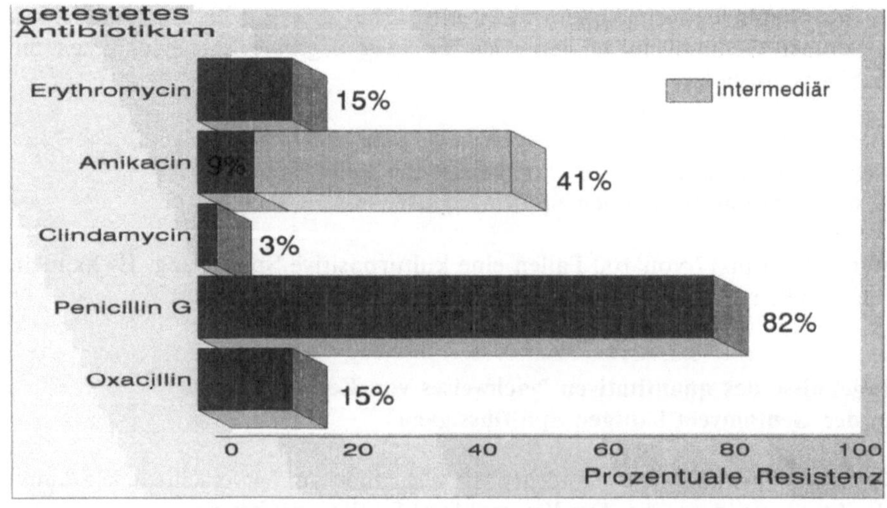

Abb. 2. Resistenzverhalten des Staph. epidermidis in der Gentamycin-haltigen Spüllösung

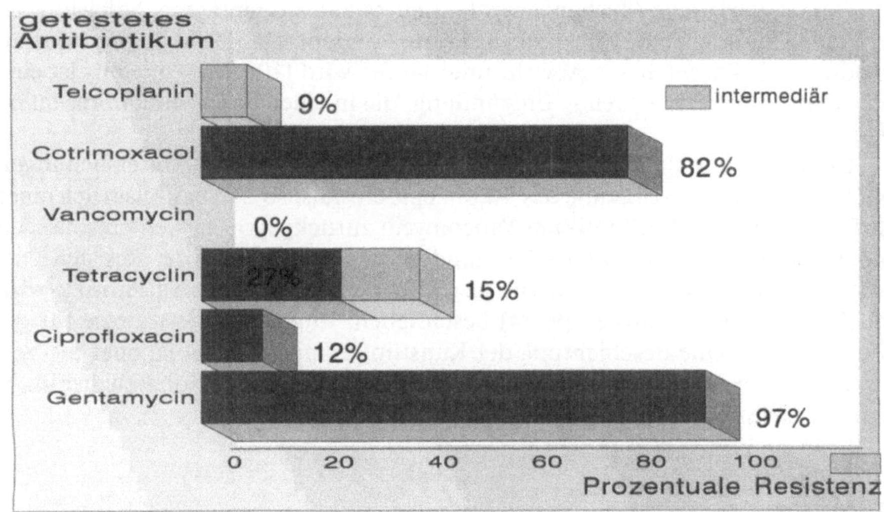

Abb. 3. Resistenzverhalten des Staph. epidermidis. in der Gentamycin-haltigen Spüllösung

Diskussion

Die vorliegende Studie zeigt:

1. Auch bei sterilen Bindehautabstrichen 24 h vor der Operation kann man nicht davon ausgehen, daß wir in einem keimfreien Milieu operieren (51% Abstriche waren kurz vor der Operation unsteril). Am häufigsten handelte es sich um koagulase-negative Staphylokokken. Diese Ergebnisse werden durch die Angaben in der Literatur bestätigt [3, 4, 6, 9, 12, 14]. Im Hinblick auf unsere Ergebnisse sollte bei der Linsenimplantation jeglicher Kontakt mit der Bindehaut wegen des hohen Risikos der Kontamination mit Keimen vermieden werden.
2. Durch die Gabe von Gentamycin mit ausreichender Hemmkonzentration in die Spülflüssigkeit konnten pathogene Keime eliminiert werden. Nur Gentamycin-resistente Stämme des Staph. epidermidis konnten in 17% der Fälle nachgewiesen werden. Da die Keimzahl/ml Spülflüssigkeit aber sehr gering war, kam es im postoperativen Verlauf zu keiner Infektion. Andere Autoren [4, 6, 11], die ihre Spülflüssigkeit (ohne Gentamycin-Zugabe) auf Keimwachstum untersucht haben, fanden in einem höheren Prozentsatz verschiedene apathogene und pathogene Keime (Staph. epidermidis, aureus, proteus, Streptokokken). Je nach Lage der körpereigenen Abwehr – bei Diabetikern ist sie bekanntlich herabgesetzt – ist die Infektionsgefahr auch bei niedriger Keimzahl gegeben. Der am häufigsten nachgewiesene Keim bei einer Endophthalmitis ist nach Literaturangaben [5, 8, 9, 13, 14] der Staph. epidermidis. Der ansonsten apathogene Keim besitzt eine besondere Affinität zur polymerhaltigen Oberfläche (IOL).

Durch spezifische Mechanismen kommt es zur ausgeprägten Adhäsion, zu einem akkumulativen Wachstum und zur ausgeprägten Schleimproduktion, wodurch die körpereigene Abwehr unterlaufen wird [10]. Das Ergebnis ist eine persistierende, rezidivierende Entzündung, die in einer Endophthalmitis enden kann.

Gentamycin in der Spülflüssigkeit eliminiert nach unseren Untersuchungen nicht die resistenten Stämme des Staph. epidermidis, so daß bei Ausbruch einer Infektion auf das Antibiotikum Vancomycin zurückgegriffen werden sollte, da noch eine 100%ige Sensibilität vorhanden ist. Die Zunahme der Resistenzentwicklung des Staph. epidermidis gegenüber verschiedenen Antibiotika wird auch von anderen Autoren [9, 14] beschrieben. Eine Therapiestrategie für die Zukunft wäre eine Beschichtung der Kunstlinsen mit Antibiotika oder die Veränderung der Oberfläche der Linsen (Eiweißbeschichtung, Adhärenzhemmer) zur Vermeidung einer Endophthalmitis.

Literatur

1. Allen HF, Mangiarazine AB (1974) Bacterial endophthalmitis after cataract extraction. Incidence in 36000 consecutive operations with a special reference to preoperative topical antibiotics. Arch Ophthalmol (Chicago) 91:3–7
2. Alpar JJ, Fechner PU (1984) Intraokularlinsen. Grundlagen und Operationslehre, 2. Aufl. Enke, Stuttgart
3. Behrens-Baumann W, Dobrinski B, Zimmermann O (1988) Bakterienflora der Lider nach präoperativer Desinfektion. Klin Mbl Augenheilk 192:40–43
4. Breitbach R, Spitznas M (1991) Perioperative Infektionsgefahr in der Kataraktchirurgie. Klin Mbl Augenheilk 198:94–98
5. O'Day DM, Jones DB, Patrinally J, Elliot JH (1982) Staphylococcus epidermidis endophthalmitis: Visual outcome following noninvasive therapy. Ophthalmology 89: 354–360
6. Dickey JB, Thompson KD, Jay WM (1991) Anterior chamber aspirate cultures after uncomplicated cataract surgery. Am J Ophthalmol 112:278–282
7. Forster RK, Abbott RL, Gelender H (1980) Management of infectious endophthalmitis. Ophthalmology 87:313–317
8. Heaven CJ, Mann PJ, Boase DL (1992) Endophthalmitis following extracapsular cataract surgery: a review of 32 cases. Br J Ophthalmol 76:419–423
9. Lambert SR, Stern WH (1985) Methicillin- and Gentamicin-resistant Staphylococcus epidermidis and ophthalmitis after intraocular surgery. Am J Ophthalmol 99:725–726
10. Peters G (1988) Plastikinfektionen durch Staphylokokken. Dtsch Ärzteblatt 85:30–35
11. Pospisil A, Pospisil MI, Dupont B, Montard M (1993) Contamination bactérienne de la chambre anténeure et chirurgie de la cataracte. J Fr Ophthalmol 16:10–13
12. Rummelt V, Boltze HJ, Bialasiewicz AA, Naumann GOH (1992) Zur Häufigkeit postoperativer bakterieller Infektionen nach geplanten intraokularen Eingriffen. Klin Mbl Augenheilk 200:178–181
13. Salvanet-Bouccara A, Forestier F, Coscas G, Adenis JP, Denis F (1992) Endophthalmies bactériennes. J Fr Ophthalmol 15, 12:669–678
14. Verbraeken H, Rysselaere M (1991) Bacteriological study of 92 cases of proven infectious endophthalmitis treated with pars plana vitrectomy. Ophthalmologica 203:17–23
15. Wenzel M, Reim M (1988) Eine Klassifizierung intraokularer bakteriologischer Befunde nach Linsenimplantation. Klin Mbl Augenheilk 193:589–593

Grundlagen der rationalen medikamentösen Therapie vor, während und nach Kataraktextraktion

M. Diestelhorst

Zusammenfassung. Die Kataraktextraktion mit Linsenimplantation führt infolge des chirurgischen Traumas zu einer Störung der Blut-Kammerwasserschranke im vorderen Augensegment. Durch die Verbesserung der Operationstechniken, verfeinerte Methoden der Linsenherstellung sowie Modifizierung der Intraokularlinsen selbst konnte in den letzten Jahren eine fortschreitende Atraumatisierung des Eingriffes erreicht werden. Mit diesem Fortschritt einher geht die Entwicklung neuer antiphlogistischer Pharmaka für den ophthalmologischen Bereich. Dieser Fortschritt und die neueren Erkenntnisse über die Inzidenz des Steroidglaukoms haben dazu geführt, daß man früher zutreffende perioperative, antiphlogistische Behandlungsschemata neu überdachte. Die gebräuchlichsten steroidalen und nicht-steroidalen Antiphlogistika wurden in kontrollierten klinischen Studien untersucht. Das besondere Augenmerk der fluorophotometrischen Kontrollen galt der Restabilisierung der Blut-Kammerwasserschranke postoperativ. Unterschiedliche Linsentypen und Operationstechniken wurden bezüglich ihres Einflusses auf die Stabilität der Blut-Kammerwasserschranke kontrolliert. Die Ergebnisse rechtfertigen den Schluß, daß mit Einführung der nicht-steroidalen Antiphlogistika zur perioperativen Lokaltherapie die Möglichkeit gegeben ist, die Blut-Kammerwasserschranke klinisch signifikant zu stabilisieren und das Auge vor den bekannten Nebenwirkungen der Steroidmedikation zu schützen. Das bedeutet nicht, daß insbesondere bei solchen Augen, in denen präoperativ eine Störung der Blut-Kammerwasserschranke besteht (Uveitis, Posner-Schlossman, Pseudoexfoliationsglaukom, Diabetes, Sakroiliitis, M. Crohn, Colitis ulcerosa), auf die Applikation steroidhaltiger Augentropfen verzichtet werden sollte. Die Steroidtherapie kann jedoch bei geplanten Eingriffen wie der Kataraktextraktion mit Linsenimplantation postoperativ frühzeitig durch nicht-steroidale Antiphlogistika ersetzt werden.

Summary. Cataract extraction and intraocular lens implantation leads to a disruption of the blood aqueous barrier. Modification of intraocular lenses, improvement of surgical techniques as well as refined techniques of lens production itself have resulted in a more atraumatic procedure. Together with this progress new antiphlogistic drugs have been introduced into perioperative therapy. The cognition of the incidence of steroid glaucoma following the application of dexamethasone 0.1% or prednisolone-acetat 1.0% has stimulated our thoughts about new perioperative antiphlogistic therapy following cataract extraction. Non-steroidal anti-inflammatory drugs as well as steroids have been studied concerning their effect of the disruption of the blood aqueous barrier following cataract surgery and IOL implantation. The results of these studies underline, that non-steroidal anti-inflammatory drugs do have a significant influence stabilizing the blood aqueous barrier perioperatively and thus avoid the side effects of the topical application of steroids. However, even in those eyes which show a preoperative disruption of the blood aqueous barrier (uveitis, Posner-Schlossman, pseudoexfoliation glaucoma, diabetes, Morbus Crohn,colitis ulcerosa), the application of steroids should not be renounced. In a planed extracapsular cataract extraction or phacoemulsification and IOL implantation without any further pathological findings, the topical application of steroids can be replaced by non-steroidal anti-inflammatory drugs 1–2 weeks following surgery. Keeping in mind that there is a consolidation of the blood aqueous barrier even after placebo treatment, one would recommended to stop the antiphlogistic treatment 4 to 6 weeks postoperatively.

Ziel der Kataraktchirurgie mit Linsenimplantation ist die Wiederherstellung eines biologisch intakten und stabilen Milieus. Die Grundlage dieser perioperativen Therapie zur Kataraktextraktion bilden Antibiotika, Zykloplegika und Antiphlogistika. Antibiotika stehen seit den 50er Jahren zur Verfügung und wurden bezüglich Spektrum und Verträglichkeit weiterentwickelt [1, 3]. Die derzeitigen Medikamente haben dazu geführt, daß die Zahl der Endophthalmitiden drastisch reduziert werden konnte. Albrecht von Graefe verfügte vor mehr als 100 Jahren nicht über die heute gebräuchlichen Präparate, dennoch wurden die intraokularen Eingriffe zu 90% als erfolgreich betrachtet [2], nur 4% der operierten Augen erlitten eine Endophthalmitis. Auch wenn seinerzeit keine Intraokularlinsen implantiert wurden, das iatrogene Trauma der Blut-Kammerwasserschranken war bekannt, die postoperative antiphlogistische Therapie beschränkte sich auf die durch die „Streßsituation" der Operation gesteigerten Plasmakortisolspiegel der Patienten. Kortisol konnte erst Anfang der 50er Jahre dieses Jahrhunderts synthetisiert werden [1, 3, 7]. Steroidale Augentropfen vermochten bald nach ihrer Einführung, die operativen Nebenwirkungen der anterioren und posterioren Synechierung sowie der Fibrinbildung im Bereich der Pupillarebene deutlich zu vermindern. Durch die antiphlogistische Potenz dieser Präparate wurde zusammen mit der Verbesserung der operativen Techniken und der Biokompatibilität der modernen Intraokularlinsen [4] eine millionenfach bewährte, sichere Implantation „intraokularer Fremdkörper" möglich.

Bald nach Einführung der perioperativen Steroidtherapie wurden die Nebenwirkungen nach Lokalapplikation steroidhaltiger Augentropfen deutlich. Die Aktivierung bzw. Reaktivierung bakterieller und viraler Infektionen, Mykosen sowie Wundheilungsstörungen im Bereich von Tenon und Bindehaut sind neben der möglichen intraokularen Drucksteigerung zu beobachtende Nebenwirkungen [3, 5, 7, 16]. Die zum Teil irreversiblen Drucksteigerungen nach langfristiger Steroidtherapie mündeten bei Becker und Armaly in der Annahme einer genetischen Disposition der Patienten, auf Steroide mit einer intraokularen Drucksteigerung zu reagieren [8, 9]. Es wurden „High-Responder" und „Low-Responder" von „Non-Respondern" unterschieden. Etwa 1/3 der Bevölkerung wird als Steroid-„Responder" vermutet. Bislang ist jedoch unklar, ob und durch welches Gen dieser Steroid-„Response" ausgelöst wird. Nachgewiesen ist hingegen, daß die Steroidapplikation zur vermehrten Synthese von Proteinen mit einem Molekulargewicht von 56 bzw. 66 KD im Bereich des Trabekelmaschenwerkes führt. Es verdichten sich die Hinweise, daß es sich bei der intraokularen Drucksteigerung nach Steroidapplikation nicht ausschließlich um eine genetische Disposition handeln könnte. Neuere Veröffentlichungen zeigen, daß die Steroidreaktion 1. von dem verwandten Präparat, 2. der Applikationsfrequenz und 3. vom Alter des Patienten abhängig ist [6, 10].

Die oben beschriebenen Nebenwirkungen der Steroide beschleunigten die Suche nach nicht-steroidalen Antiphlogistika mit vergleichbarer antiphlogistischer Wirkung zur Lokalapplikation in der Ophthalmologie.

Tabelle 1. Vorderkammerfluorophotometrie (kontrollierte Studien). Wiedergegeben sind die Durchschnittswerte vor Operation und am 5. postoperativen Tag nach Kataraktextraktion und Intraokularlinsenimplantation. Alle Patienten erhielten am ersten, nicht voroperierten Auge eine Intraokularlinse gleichen Typs (3-Piece-Lens). Das jeweilige Präparat wurde präoperativ 6mal (1 Stunde vor Operation) und postoperativ 5mal täglich appliziert, auf zusätzliche steroidale oder nicht-steroidale Antiphlogista systemisch/lokal wurde verzichtet

OP-Augen (ng/ml)	Präoperativ	Postoperativ
Plazebo	268,1	2652,2
Flurbiprofen	409,1	1195,6
Prednisolonacetat	316,4	837,2
Dexamethasonalkohol	245,5	487,3
Fluorometholon	320,3	2162,5

Die Fluorophotometrie wurde zur Quantifizierung der Blut-Kammerwasserschrankenstörung verwandt und die Kataraktextraktion mit Linsenimplantation als Modell für einen „Standardeingriff" gewählt, anhand dessen die Wirkung unterschiedlicher Präparate nach Lokalapplikation untersucht werden konnte. Auf diese Weise wurde in den vergangenen Jahren [11–13] eine Reihe von kontrollierten klinischen Studien durchgeführt, deren Ergebnis zusammengefaßt in Tabelle 1 wiedergegeben wird. Die in Tabelle 1 dargestellten Ergebnisse lassen folgende Interpretation zu: Die mit Vehikel therapierten Augen zeigen postoperativ einen durchschnittlichen Konzentrationsanstieg für freies Fluoreszeinnatrium in der Vorderkammer um das 10fache im Vergleich zur Ausgangskonzentration. In dieser Gruppe zeigten 8 von 10 Augen einen regelrechten postoperativen Verlauf ohne Fibrinreaktion. 2 Augen wurden aufgrund einer Fibrinreaktion vorzeitig von der Studie ausgeschlossen. Die Daten dieser Gruppe bestätigen die signifikante Änderung der Blut-Kammerwasserschranke durch das iatrogene Trauma der Intraokularlinsenimplantation. Gleichzeitig bilden diese Daten die Ausgangsbasis für die Kontrolle der steroidalen und nicht-steroidalen Antiphlogistika. Das nicht-steroidale Antiphlogistikum Flurbiprofen 0,03% konnte bei alleiniger Therapie 5mal täglich und unverändertem Studienprotokoll in eindrucksvoller Weise darstellen, daß das Präparat die Blut-Kammerwasserschranke schützt und zu einer Stabilisierung führt. Vergleichbare Daten waren zuvor in klinischen Studien von Indometha-cin-Augentropfen publiziert worden [14]. Das mittlerweile zugelassene nicht-steroidale Antiphlogistikum Diclofenac-0,1%-Augentropfen konnte nach Lokalapplikation ebenfalls eine Stabilisierung der Blut-Kammerwasserschranke nachweisen [15]. Eigene Daten zu diesem Präparat im Zusammenhang mit der Argon-Laser-Trabekuloplastik und der Kataraktextraktion mit Linsenimplantation werden an anderer Stelle veröffentlicht.

Im Vergleich zu den anderen Präparaten zeigen Prednisolonazetat 1,0% und Dexamethasonalkohol 0,1% nach wie vor die stärkste antiphlogistische Potenz bei 5maliger Lokalapplikation. In beiden Behandlungsgruppen kam es postoperativ zu den geringsten Konzentrationsanstiegen für freies Fluoreszeinnatrium in der Vorderkammer als Äquivalent der postoperativen Schrankenstörung. Es steht in Einklang mit der Literatur, daß diese beiden Steroidderivate die häufigsten Nebenwirkungen bezüglich Aktivierung/Reaktivierung von Infektionen und intraokularen Drucksteigerungen verursachen [1, 7, 10, 16].

Große Hoffnungen hegte man im Zusammenhang mit der Markteinführung von Fluorometholon-Augentropfen. Hierbei handelt es sich um ein halogeniertes Steroid, dessen antiphlogistische Potenz dem Dexamethason gleichgesetzt wird. Nach Lokalapplikation führte es insbesondere bei Steroid-„Respondern" *nicht* zu den bekannten, durch Dexamethason ausgelösten intraokularen Drucksteigerungen [6, 10]. Da die Steroidrezeptoren im Bereich der Uvea lokalisiert werden konnten, bestand die Möglichkeit, daß das Fluorometholon-Molekül die Uvea nicht unverändert erreichen würde. Die Meßergebnisse im Bereich der Blut-Kammerwasserschranke nach alleiniger Fluorometholontherapie unterstützen diese These. Es zeigt sich eine postoperativ signifikante Erhöhung für freies Fluoreszeinnatrium in der Vorderkammer als Äquivalent für die Störung der Blut-Kammerwasserschranke zu diesem Zeitpunkt. Da alle Patienten 5mal täglich entsprechend dem Studienprotokoll therapiert wurden und sich somit ein Effekt vergleichbar der Plazebogruppe einstellt, muß man davon ausgehen, daß Fluorometholon in Bindehaut und Hornhaut nach Lokalapplikation verstoffwechselt wird und die Uvea nicht als intaktes Molekül erreicht [17]. Auch eine Erhöhung der Konzentration von 0,1% auf 0,25% konnte in klinischen Studien keine ausreichende Verbesserung bewirken [18].

Anhand der eigenen kontrollierten klinischen Studien läßt sich ableiten, daß die perioperative Therapie nach Kataraktextraktion und Intraokularlinsenimplantation einen sicheren Schutz für die Patienten bedeutet. Durch diese Therapie mit nicht-steroidalen Antiphlogistika können die oben genannten Nebenwirkungen der Steroide vermieden werden. Treten prä- oder intraoperative Komplikationen auf, die eine alleinige Therapie mit nicht-steroidalen Antiphlogistika nicht ausreichend erscheinen lassen, sollten Steroide (Prednisolon oder Dexamethason) ordiniert werden. In diesen Fällen, insbesondere bei Patienten mit Uveitis, Posner-Schlossman, Colitis ulcerosa, M. Crohn, Sakroiliitis, Diabetes, Pseudoexfoliationsglaukom und bekannten Steroid-„Respondern", sollte aber eine intensive Dauertherapie mit Steroiden (länger als 4 Wochen) vermieden werden. Gerade bei bekanntem Steroid-„Response" bietet es sich an, eine Steroidtherapie postoperativ für 10–14 Tage durchzuführen, um danach weitere 3–4 Wochen durch nicht-steroidale Antiphlogistika einen sicheren postoperativen Schutz für das Auge zu gewährleisten. Auch wenn durch diese Therapieempfehlung die Nebenwirkungen der Steroide nicht gänzlich vermieden werden können, sollte eine deutliche Verminderung erreichbar sein. Insbesondere das Steroidglaukom, das auch bei „High-Respondern" nach 4–6 Wochen zu irreversiblen Schädigungen von Gesichtsfeld und Papille führt, kann durch das oben genannte Therapieschema vermieden werden.

Danksagung. Die vorgelegten Daten sind das Ergebnis einer Gruppenarbeit über mehrere Jahre hinweg, die ohne die Unterstützung der Kollegen Prof. W. Konen, F. Aspacher und Frau S. Roters nicht möglich gewesen wäre. Mein Dank gilt auch Frau M. Koch für die fortwährende Hilfe bei der Abfassung der Manuskripte.

Literatur

1. Pavan-Langston D, Dunkel EC (1991) Handbook of ocular drug therapy and ocular side effects of systemic drugs. Little, Brown, Toronto London, pp 268–287
2. Münchow W (1984) Geschichte der Augenheilkunde, 2. Aufl. Enke, Stuttgart
3. Goodman, Gilman (1990) The pharmacological basis of therapeutics, 8. Aufl. Pergamon-Press, New York, pp 1436–1462
4. Obstbaum SA (1990) The Binkhorst medical lecture: biologic relationship between polymethylmethacrylate intraocular lenses and uval tissue. J Cataract Refract Surg 18:219–231
5. Demeler U, Hinzpeter EN, Bujara K (1980) Die Einflüsse von Kortikosteroiden auf die Iriswundheilung bei Kaninchen. In: Naumann GOH, Gloor B (Hrsg) Wundheilung des Auges und ihre Komplikationen. Bergmann, München, pp 325–330
6. Mindel JS, Tavitan HO, Smith H, Walker EC (1980) Comparative ocular pressure elevation by medrysone, fluorometholone, and dexamethasone-phosphate. Arch Ophthalmol 98:1577–1579
7. Jaanus SD (1984) Anti-inflammatory drugs. In: Bartlett JD, Jaanus SD (eds) Clinical ocular pharmacology. Butterworth, London pp 153–192
8. Becker B (1965) Intraocular pressure response to topical corticosteroids. Invest Ophthalmol Vis Sci 4:198–203
9. Armaly MF (1963) Effect of corticosteroids on intraocular pressure and fluid dynamics. The effect of dexamethasone in the glaucomatous eye. Arch Ophthalmol 70:492–497
10. Ohji M, Kinoshita S, Ohmi E, Kuwayama Y (1991) Marked intraocular pressure response to instillation of corticosteroids in children. Am J Ophthalmol 112:450–454
11. Diestelhorst M, Aspacher F, Konen W, Krieglstein GK (1992) The comparative effect of fluorometholone 0.1% and prednisolone-acetat 1.0% eye drops on the blood aqueous barrier following cataract extraction and posterior chamber lens implantation. Eur J Implant Refract Surg 4:189–192
12. Diestelhorst M, Aspacher F, Konen W, Krieglstein GK, Hilgers RD (1982) Effect of dexamethasone 0.1% and prednisolone-acetat 1.0% eye drops on the blood aqueous barrier after cataract surgery. A controlled randomized fluorophotometric study. Graefes Arch Clin Exp Ophthalmol 230:451–453
13. Diestelhorst M, Aspacher F, Konen W, Krieglstein GK (1991) The effect of flurbiprofen 0.03% eye drops on the blood aqueous barrier in extracapsular cataract extraction with IOL implantation. A placebo-controlled fluorophotometric study. Int Ophthalmol 15:69–73
14. Sanders DR, Kraff M (1984) Steroidal and non-steroidal anti-inflammatory agents. Effect on postsurgical inflammation and blood aqueous humor barrier breakdown. Arch Ophthalmol 102:1453–1456
15. Herbort CP (1992) Messung der Entzündung nach Kataraktoperation und Laserintervention mit dem Laser-Flare-Cell-Meter und deren Therapie mit dem nicht-steroidalen Entzündungshemmer Diclofenac-Natrium. Augenärztliche Fortbildung 4:203–213
16. Rubin B, Palestine AG (1989) Complications of corticosteroid and immunosuppressive drugs. Int Ophthalmol Clin 29:159–171
17. McGee CNJ, Watson DG, Midgley JM, Nobel MJ, Dutton GN, Fern AI (1990) Penetration of synthetic corticosteroids in the human aqueous humor. Eye 4:526–530
18. Kass M, Cheetham J, Duzman E, Burke PJ (1986) The ocular hypertensive effect of 0.25% fluorometholone in corticosteroid responders. Am J Ophthalmol 102:159–163

Antagonisierung der Tropicamid-induzierten diagnostischen Mydriasis durch Dapiprazol-Augentropfen –

Eine prospektive Studie an kataraktoperierten Augen

M. Warlich, R. Weik, H. Höh und K.W. Ruprecht

Zusammenfassung. Dapiprazol, ein alpha-adrenerger Antagonist, ermöglicht es, bei Patienten, die sich einer Kataraktoperation unterzogen haben, die durch Tropicamid-Augentropfen induzierte diagnostische Mydriasis zu verringern. Dapiprazol wirkt pupillenverengend, verringert den Mydriasis-bedingten Visusabfall und hat keinen steigernden Effekt auf den Augeninnendruck. Wesentliche Nebenwirkungen konnten wir nicht beobachten.

Summary. Dapiprazole is an alpha-adrenergic antagonist which is able to reduce diagnostic mydriasis induced by tropicamide eye drops in patients previous undergoing cataract surgery. Dapiprazole produces miosis, improves visual acuity affected by mydriasis and does not alter intraocular pressure. No severe side effects could be observed.

Einleitung

Dapiprazol, 5,6,7,8-tetrahydro-3-[2,4-(o.tolyl-1-piperazinyl)ethyl]-s-triazolo-[4,3-a]pyridin-hydrochlorid, ist ein alpha-adrenerger Antagonist, der als Miotikum verwendet werden kann [3, 8, 9]. Es blockiert wie Thymoxamin [6] alpha-adrenerge Rezeptoren im M. dilatator iridis und kann eine Mydriasis aufheben, die z.B. durch den alpha-adrenergen Agonisten Phenylephrin erzeugt wurde [7]. Dapiprazol kann darüber hinaus eine durch die Tropicamid-induzierte Lähmung des Ziliarmuskels bedingte Einschränkung der Akkommodationsbreite teilweise aufheben [7].

Keinerlei Ergebnisse liegen zum Zeitpunkt über den Einfluß von Kataraktoperationen auf die Wirksamkeit von Dapiprazol vor. In der vorliegenden prospektiven Studie wurde daher der Effekt von Dapiprazol bei Patienten getestet, die sich einer Kataraktoperation unterzogen hatten.

Patienten und Methodik

In die Studie wurden 30 konsekutive Patienten aufgenommen, bei denen im Median vor 3 Monaten (2 – 54 Monaten) eine Kataraktoperation am zu untersuchenden Auge durchgeführt worden war. Das mediane Alter der Patienten betrug 77,5 Jahre (48 – 84 Jahre). Dapiprazol wurde an 20 Augen von 20 Patienten getestet, nachdem eine diagnostische Mydriasis durch Tropicamid erzeugt worden war. In einer Kontrollgruppe (10 Augen von 10 Patienten) wurde anstelle von Dapiprazol physiologische Kochsalzlösung als Plazebo appliziert.

Vor Beginn der Mydriasis wurden der bestkorrigierte Fernvisus, der Augeninnendruck (Applanationstonometer) sowie die Pupillenweite mit Hilfe einer Schablone bestimmt. Durch zweimalige Applikation von jeweils 2 Tropfen Tropicamid-Augentropfen 0,5% im 5-Minuten-Abstand wurde eine Mydriasis induziert. Nach einer Stunde und erneuter Bestimmung von Fernvisus, Tension und Pupillenweite wurden jeweils 2 Tropfen Dapiprazol-Augentropfen 0,5% zweimal im 5-Minuten-Abstand appliziert. In definierten Zeitabständen (nach 15 min, 30 min, 45 min, 1 h, 2 h, 4 h) wurden Pupillenweite sowie subjektive und objektive Nebenwirkungen ermittelt. Nach Erreichen der Ausgangspupillenweite bzw. am Ende des Beobachtungszeitraumes von 4 h wurden erneut Fernvisus und Augeninnendruck bestimmt. Die statistische Auswertung erfolgte mit nichtparametrischen Testverfahren (U-Test) auf einer EDV-Anlage. Die α-Fehler-Adjustierung bei Testwiederholung wurde durchgeführt.

Ergebnisse

Der Mittelwert des Pupillendurchmessers zu Beginn des Beobachtungszeitraumes betrug 3,2 (±1,0) mm (Mittelwert ± Standardabweichung) in der Dapiprazolgruppe und 3,0 (±0,5) mm in der Kontrollgruppe. Eine Stunde nach Applikation von Tropicamid-Augentropfen erreichte die Pupillenweite 6,2 (±1,1) mm in der Dapiprazolgruppe und 6,4 (±0,9) mm in der Kontrollgruppe (Abb. 1). 1 h nach der letzten Applikation von Dapiprazol verringerte sich der

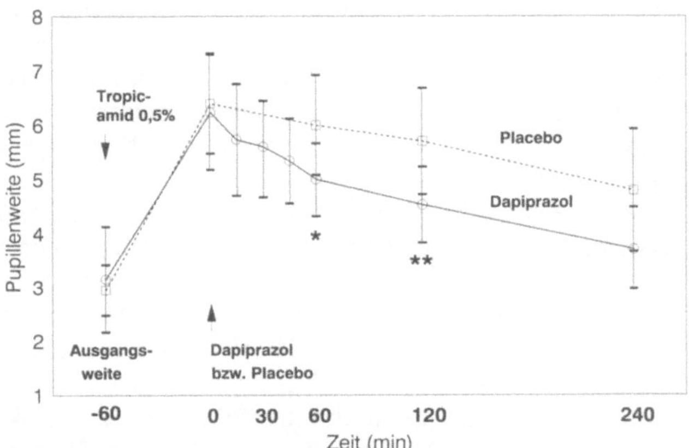

Abb. 1. Zeitlicher Verlauf des Pupillendurchmessers (Mittelwert und Standardabweichung) nach Applikation von Tropicamid-Augentropfen 0,5% und Antagonisierung durch Dapiprazol-Augentropfen 0,5% bzw. Plazebo. Der zeitliche Verlauf nach Plazebo entspricht dem von Bucci [4] beschriebenen Verlauf der Tropicamid-induzierten Mydriasis. Dapiprazol verkürzt signifikant die mydriatische Wirkungszeit von Tropicamid. Statistische Signifikanzen (α-Fehler-adjustiert): * $P \leq 0{,}05$; ** $P \leq 0{,}01$

mittlere Pupillendurchmesser auf 5,0 (±0,7) mm (Reduktion um 40%) in der Dapiprazolgruppe, verglichen mit 6,0 (±0,9) mm (Reduktion um 12%) in der Kontrollgruppe. Daneben war ein Wiederauftreten des Pupillenspiels zu erkennen. 2 h nach der letzten Dapiprazol-Applikation verringerte sich der mittlere Pupillenwert auf 4,5 (±0,7) mm (Reduktion um 57%) in der Dapiprazolgruppe, verglichen mit 5,7 (±1,0) mm (Reduktion um 21%) in der Kontrollgruppe. 4 h nach Dapiprazol-Applikation betrug der mittlere Pupillendurchmesser 3,7 (±0,8) mm (Reduktion um 83%) in der Dapiprazolgruppe und 4,8 (±1,1) mm (Reduktion um 47%) in der Kontrollgruppe.

Der korrigierte Fernvisus zu Beginn der Studie lag zwischen 0,1 und 1,0. Während der diagnostischen Mydriasis war bei 35% der Patienten ein Visusabfall erkennbar. Bei 20% betrug die Visusminderung eine, bei 15% zwei bis drei dezimale Visusstufen. Nach Wirkungseintritt von Dapiprazol am Ende des Beobachtungszeitraumes war bei 85% der Patienten der Ausgangsvisus wieder erreicht, bei 15% betrug die Visusminderung eine Visusstufe.

Der Augeninnendruck lag zu Beginn des Beobachtungszeitraumes im Mittel bei 11,5 (±2,5) mmHg, verringerte sich während der diagnostischen Mydriasis leicht auf 11,0 (±2,6) mmHg und betrug 11,2 (± 3,0) mmHg nach Wirkungseintritt von Dapiprazol. Nach 1, 2 und 4 h war der Pupillendurchmesser nach Dapiprazolgabe statistisch signifikant kleiner als nach Plazebo-Applikation (Abb. 1).

Diskussion

Die vorliegende Studie konnte nachweisen, daß Dapiprazol, wie von nicht-operierten Probanden bekannt [1, 2, 4, 5], auch bei Kataraktoperierten Personen eine deutliche Reduzierung der durch Tropicamid-Augentropfen induzierten diagnostischen Mydriasis bewirkt. Der Spontanverlauf der Änderung des Pupillendurchmessers in der Kontrollgruppe entspricht dem von Bucci [4] beschriebenen Verlauf. Nach Wirkungseintritt von Dapiprazol wird der Mydriasis-bedingte Visusabfall vermindert. Der Augeninnendruck bleibt nahezu konstant.

Subjektive und objektive Nebenwirkungen wie Brennen und Rötung des untersuchten Auges traten bei unseren Untersuchungen wie bei Bonomi [2] nur selten (3 von 20 Patienten) auf. Die geringe Inzidenz der subjektiven Nebenwirkungen (Brennen) im Gegensatz zu anderen Studien [1, 7] läßt sich darauf zurückführen, daß im Verlauf des Beobachtungszeitraumes dreimal der Augeninnendruck gemessen wurde. Diese Messungen wurden unter Verwendung von Thilorbin®-Augentropfen durchgeführt, die das Lokalanästhetikum Oxybuprocain enthalten. Objektive Nebenwirkungen (Hyperämie der Bindehaut) traten bei der Anwendung von Dapiprazol-Augentropfen bei Tropicamid-induzierter Mydriasis im Vergleich zur Anwendung bei Phenylephrin-Augentropfen [10] häufiger auf. Dies läßt sich durch die im Gegensatz zu Phenylephrin nicht vorhandene vasokonstriktorische Wirkung von Tropicamid erklären. Bisher nicht beschrieben wurde eine vorübergehende Entrundung der Pupille. Sie trat bei unseren Patienten vorübergehend nach Applikation von Dapiprazol auf und war nach Erreichen der Ausgangspupillenweite nicht mehr zu beobachten. Mögliche Ursachen für dieses Phänomen könnten mechanische Alterationen der Iris während der Kataraktoperation sein oder inhomogene pharmakologische Interaktionen in der Iris mit inhomogener Kontraktion des M. dilatator iridis.

Literatur

1. Allison RW, Gerber DS, Bieber S, Hodes BL (1990) Reversal of Mydriasis by Dapiprazol. Ann Ophthalmol 22:131–138
2. Bonomi L, Marchini G, de Feo G, Piccinelli D (1985) On the reversal of diagnostic mydriasis with dapiprazole. Curr Ther Res 38:945–952
3. Bonomi L, Marchini G, de Gregorio M (1986) Ultrasonographic study of the ocular effects of topical dapiprazole. Glaucoma 8:30–31
4. Bucci MG, D'Andrea D, Bettini A, de Gregorio M (1987) Dapiprazole for the reversal of Mydriasis due to tropicamide. Glaucoma 9:94–98
5. Doughty MJ, Lyle WM (1992) A review of the clinical pharmacokinetics of pilocarpine, moxisylyte (thymoxamine), and dapiprazole in the reversal of diagnostic pupillary dilation. Optom Vis Sci 69:358–368
6. Grehn F, Fleig T, Schwarzmüller E (1986) Thymoxamine: a miotic for intraocular use. Graefes Arch Clin Exp Ophthalmol 224:174–178
7. Nyman N, Keates EU (1990) Effects of dapiprazole on the reversal of pharmacologically induced mydriasis. Optom Vis Sci 67:705–709
8. Ponte F, Cillino S, Faranda F, Casanova F, Cucci F (1991) Intraocular dapiprazole for the reversal of mydriasis after extracapsular cataract extraction with intraocular lens implantation. Part I: Dose-response correlation. J Cataract Refract Surg 17:780–784
9. Ponte F, Cillino S, Faranda F, Casanova F, Cucco F (1991) Intraocular dapiprazole for the reversal of mydriasis after extracapsular cataract extraction with intraocular lens implantation. Part II: Comparison with acetylcholin. J Cataract Refract Surg 17:785–789
10. Weik R, Warlich M, Höh H, Ruprecht KW (1993) Antagonisierung der Phenylephrin-induzierten diagnostischen Mydriasis durch Dapiprazol-Augentropfen – Eine prospektive Studie an kataraktoperierten Augen. 7. Kongreß der DGII, Zürich. Springer, Berlin Heidelberg New York (im Druck)

Antagonisierung der Phenylephrin-induzierten diagnostischen Mydriasis durch Dapiprazol-Augentropfen –

Eine prospektive Studie an kataraktoperierten Augen

R. Weik, M. Warlich, H. Höh und K.W. Ruprecht

Zusammenfassung. Dapiprazol, ein alpha-adrenerger Antagonist, ermöglicht es, bei Patienten, die sich einer Kataraktoperation unterzogen haben, die durch Phenylephrin-Augentropfen induzierte diagnostische Mydriasis aufzuheben. Ein Rebound-Phänomen ist bei den von uns gewählten Dosierungen nicht zu beobachten. Dapiprazol wirkt pupillenverengend, verringert den Mydriasis-bedingten Visusabfall und hat keinen steigernden Effekt auf den Augeninnendruck. Wesentliche Nebenwirkungen konnten wir nicht beobachten.

Summary. Dapiprazole is an alpha-adrenergic antagonist which is able to reverse diagnostic mydriasis induced by phenylephrine eye drops in patients previous undergoing cataract surgery. No rebound effect could be observed using our dosages. Dapiprazole produces miosis, improves visual acuity affected by mydriasis and does not alter intraocular pressure. No severe side effects could be observed.

Einleitung

Dapiprazol, 5,6,7,8-tetrahydro-3-[2-4-(o.tolyl-1-piperazinyl)ethyl]-s triazolo-[4,3-a]pyridin-hydrochlorid, ist ein alpha-adrenerger Antagonist, der als Miotikum verwendet werden kann [3, 8, 9]. Es blockiert wie Thymoxamin [6] alpha-adrenerge Rezeptoren im M. dilatator iridis und kann eine Mydriasis aufheben, die z. B. durch den alpha-adrenergen Agonisten Phenylephrin erzeugt wurde [7]. Dapiprazol kann darüber hinaus eine durch die Tropicamid-induzierte Lähmung des Ziliarmuskels bedingte Einschränkung der Akkommodationsbreite teilweise aufheben [7].

Keinerlei Ergebnisse liegen zum Zeitpunkt über den Einfluß von Kataraktoperationen auf die Wirksamkeit von Dapiprazol vor. In der vorliegenden prospektiven Studie wurde daher der Effekt von Dapiprazol bei Patienten getestet, die sich einer Kataraktoperation unterzogen hatten.

Patienten und Methodik

In die Studie wurden 30 konsekutive Patienten aufgenommen, bei denen im Median vor 2 Monaten (1 – 60 Monaten) eine Kataraktoperation am zu untersuchenden Auge durchgeführt worden war. Das mediane Alter der Patienten betrug 76,5 Jahre (53 – 86 Jahre). Dapiprazol wurde an 20 Augen von 20 Patienten getestet, nachdem eine diagnostische Mydriasis durch Phenylephrin erzeugt worden war. In einer Kontrollgruppe (10 Augen von 10 Patienten) wurde anstellte von Dapiprazol physiologische Kochsalzlösung als Plazebo appliziert.

Vor Beginn der Mydriasis wurden der bestkorrigierte Fernvisus, der Augeninnendruck (Applanationstonometer) sowie die Pupillenweite mit Hilfe einer Schablone bestimmt. Durch zweimalige Applikation von jeweils 2 Tropfen Phenylephrin-Augentropfen 10% im 5-Minuten-Abstand wurde eine Mydriasis induziert. Nach einer Stunde und erneuter Bestimmung von Fernvisus, Tension und Pupillenweite wurden jeweils 2 Tropfen Dapiprazol-Augentropfen 0,5% zweimal im 5-Minuten-Abstand appliziert. In definierten Zeitabständen (nach 15 min, 30 min, 45 min, 1 h, 2 h, 4 h) wurden Pupillenweite sowie subjektive und objektive Nebenwirkungen ermittelt. Nach Erreichen der Ausgangspupillenweite wurden erneut Fernvisus und Augeninnendruck bestimmt. Die statistische Auswertung erfolgte mit nichtparametrischen Testverfahren (U-Test) auf einer EDV-Anlage. Die α-Fehler-Adjustierung bei Testwiederholung wurde durchgeführt.

Ergebnisse

Der Mittelwert des Pupillendurchmessers zu Beginn des Beobachtungszeitraumes betrug 2,9 ($\pm$0,7) mm (Mittelwert$\pm$Standardabweichung) in der Dapiprazolgruppe und 3,0 ($\pm$0,7) mm in der Kontrollgruppe. Eine Stunde nach Applikation von Phenylephrin-Augentropfen erreichte die Pupillenweite 6,7 ($\pm$1,3) mm in der Dapiprazolgruppe und 6,6 ($\pm$1,9) mm in der Kontrollgruppe (Abb. 1). Bereits 15 min nach der letzten Applikation von Dapiprazol verrin-

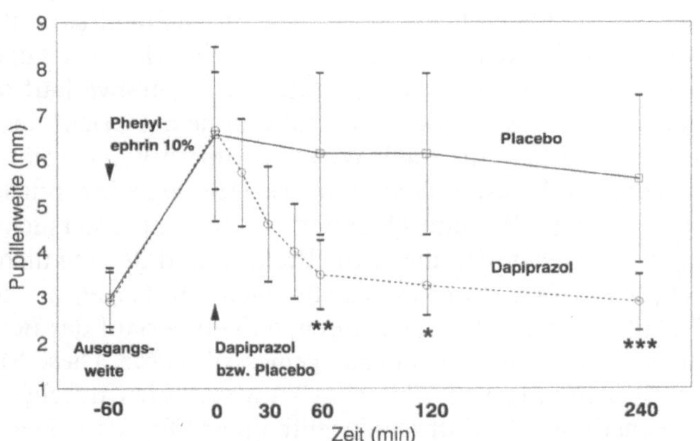

Abb. 1. Zeitlicher Verlauf des Pupillendurchmessers (Mittelwert und Standardabweichung) nach Applikation von Phenylephrin-Augentropfen 10% und Antagonisierung durch Dapiprazol-Augentropfen 0,5% bzw. Plazebo. Der zeitliche Verlauf nach Plazebo entspricht dem von Bonomi [2] beschriebenen Verlauf der Phenylephrin-induzierten Mydriasis. Dapiprazol verkürzt signifikant die mydriatische Wirkungszeit von Phenylephrin. Statistische Signifikanzen (α-Fehler-adjustiert): $^{*}P \leq 0{,}05$; $^{**}P \leq 0{,}01$; $^{***}P \leq 0{,}001$

gerte sich der mittlere Pupillendurchmesser auf 5,7 (±1,2) mm (Reduktion um 26%). 1 h nach Dapiprazol-Applikation verringerte sich der mittlere Pupillendurchmesser auf 3,5 (±0,8) mm in der Dapiprazolgruppe (Reduktion um 84%), verglichen mit 6,1 (±1,8) mm (Reduktion um 14%) in der Kontrollgruppe. Daneben war ein Wiederauftreten des Pupillenspiels zu erkennen. 2 h nach Dapiprazol-Applikation verringerte sich der mittlere Pupillendurchmesser auf 3,3 (±0,7) mm in der Dapiprazolgruppe (Reduktion um 86%), verglichen mit 6,1 (±1,8) mm (Reduktion um 14%) in der Kontrollgruppe. 24 h nach Testbeginn betrug der mittlere Pupillendurchmesser 2,5 (±0,4) mm in der Dapiprazolgruppe.

Der korrigierte Fernvisus zu Beginn der Studie lag zwischen 0,33 und 1,0. Während der diagnostischen Mydriasis war bei 55% der Patienten ein Visusabfall erkennbar. Bei 30% betrug die Visusminderung eine, bei 25% zwei dezimale Visusstufen. Nach Wirkungseintritt von Dapiprazol am Ende des Beobachtungszeitraumes war bei 80% der Patienten der Ausgangsvisus wieder erreicht, bei 20% betrug die Visusminderung eine Visusstufe.

Der Augeninnendruck lag zu Beginn des Beobachtungszeitraumes im Mittel bei 10,1 (±2,5) mmHg, zeigte während der diagnostischen Mydriasis keine Änderung (10,1±2,2 mmHg) und betrug 9,7 (±2,4) mmHg nach Wirkungseintritt von Dapiprazol. Nach 1, 2 und 4 h war der Pupillendurchmesser nach Dapiprazolgabe statistisch signifikant kleiner als nach Plazebo-Applikation (Abb. 1).

Diskussion

Die vorliegende Studie konnte nachweisen, daß Dapiprazol, wie von nicht-operierten Probanden bekannt [1, 2, 4, 5], auch bei kataraktoperierten Personen eine deutliche Reduzierung der durch Phenylephrin-Augentropfen induzierten diagnostischen Mydriasis bewirkt. Der Spontanverlauf der Änderung des Pupillendurchmessers in der Kontrollgruppe entspricht dem von Bonomi [2] beschriebenen Verlauf. Nach Wirkungseintritt von Dapiprazol wird der Mydriasis-bedingte Visusabfall vermindert. Der Augeninnendruck bleibt nahezu konstant. Wie bei Bonomi [2] traten bei unseren Untersuchungen subjektive und objektive Nebenwirkungen wie Brennen und Rötung nicht auf. Das Fehlen von subjektiven Nebenwirkungen (Brennen), im Gegensatz zu anderen Studien [1, 7], läßt sich darauf zurückführen, daß im Verlauf des Beobachtungszeitraumes dreimal der Augeninnendruck gemessen wurde. Diese Messungen wurden unter Verwendung von Thilorbin®-Augentropfen durchgeführt, die das Lokalanästhetikum Oxybuprocain enthalten. Objektive Nebenwirkungen (Hyperämie der Bindehaut) traten bei der Anwendung von Dapiprazol-Augentropfen bei Phenylephrin-induzierter Mydriasis im Gegensatz zur Anwendung bei Tropicamid-Augentropfen [10] nicht auf. Dies läßt sich durch die im Gegensatz zu Phenylephrin nicht vorhandene vasokonstriktorische Wirkung von Tropicamid erklären. Bisher nicht beschrieben wurde eine vorübergehende Entrundung der Pupille. Sie trat bei unseren Patienten vorübergehend nach Applikation von

Dapiprazol auf und war nach Erreichen der Ausgangspupillenweite nicht mehr zu beobachten. Mögliche Ursachen für dieses Phänomen könnten mechanische Alterationen der Iris während der Kataraktoperation sein oder inhomogene pharmakologische Interaktionen in der Iris mit inhomogener Kontraktion des M. dilatator iridis.

Literatur

1. Allison RW, Gerber DS, Bieber S, Hodes BL (1990) Reversal of Mydriasis by Dapiprazol. Ann Ophthalmol 22:131–138
2. Bonomi L, Marchini G, de Feo G, Piccinelli D (1985) On the reversal of diagnostic mydriasis with dapiprazole. Curr Ther Res 38:945–952
3. Bonomi L, Marchini G, de Gregorio M (1986) Ultrasonographic study of the ocular effects of topical dapiprazole. Glaucoma 8:30–31
4. Bucci MG, D'Andrea D, Bettini A, de Gregorio M (1987) Dapiprazole for the reversal of Mydriasis due to tropicamide. Glaucoma 9:94–98
5. Doughty MJ, Lyle WM (1992) A review of the clinical pharmacokinetics of pilocarpine, moxisylyte (thymoxamine), and dapiprazole in the reversal of diagnostic pupillary dilation. Optom Vis Sci 69:358–368
6. Grehn F, Fleig T, Schwarzmüller E (1986) Thymoxamine: a miotic for intraocular use. Graefes Arch Clin Exp Ophthalmol 224:174–178
7. Nyman N, Keates EU (1990) Effects of dapiprazole on the reversal of pharmacologically induced mydriasis. Optom Vis Sci 67:705–709
8. Ponte F, Cillino S, Faranda F, Casanova F, Cucci F (1991 a) Intraocular dapiprazole for the reversal of mydriasis after extracapsular cataract extraction with intraocular lens implanation. Part I: Dose-response correlation. J Cataract Refract Surg 17:780–784
9. Ponte F, Cillino S, Faranda F, Casanova F, Cucco F (1991 b) Intraocular dapiprazole for the reversal of mydriasis after extracapsular cataract extraction with intraocular lens implantation. Part II: Comparison with acetylcholin. J Cataract Refract Surg 17:785–789
10. Warlich M, Weik R, Höh H, Ruprecht KW (1993) Antagonisierung der Tropicamid-induzierten diagnostischen Mydriasis durch Dapiprazol-Augentropfen – Eine prospektive Studie an kataraktoperierten Augen. 7. Kongreß der DGII, Zürich, Springer Berlin Heidelberg New York (im Druck)

Niedrig dosiertes Midazolam (3,75 mg) und Clonidin (0,15 mg) zur oralen Prämedikation bei Retrobulbäranästhesie

J. Weindler, A. Rippa, T. Kiefer und K. W. Ruprecht

Zusammenfassung. In einer randomisierten, doppelmaskierten Studie wurden insgesamt 68 Patienten der Risikogruppen ASA I–III untersucht. Oral erhielten 1 h vor Retrobulbäranästhesie (RBA) 24 Patienten 3.75 mg Midazolam, 22 Patienten 0.15 mg Clonidin und 22 Patienten eine Plazebotablette. Folgende Parameter wurden perioperativ kontrolliert: pulsoximetrische Sauerstoffsättigung, Blutdruck, Herzfrequenz, intraokularer Druck, mit der „Erlanger Angstskala" das Angstniveau und zur Beurteilung der endokrinen Streßreaktion die Katecholamine Adrenalin, Noradrenalin und Dopamin. Sauerstoffsättigung, intraokularer Druck und Herzfrequenz differierten nicht signifikant perioperativ. Die perioperative Ängstlichkeit war nach Midazolam und Clonidin niedriger als nach Plazebo. Systolischer und diastolischer Blutdruck wurden durch Midazolam und Clonidin perioperativ signifikant reduziert. Midazolam verminderte die Ausschüttung von Adrenalin. Die orale Applikation von niedrig dosiertem Midazolam (3,75 mg) oder von 0,15 mg Clonidin 1 h vor RBA verhindert ein Ansteigen der präoperativen Angst, führt zu einer leichten Sedierung und reduziert die kardiovaskuläre und endokrine Streßantwort.

Summary. In the present clinical study, oral premedication of low-dose midazolam (3,75 mg) or 0,15 mg clonidine have been explored with view to anxiolytic effects, physiological and endocrine stress parameters. The study involved 68 patients of ASA-class I–III. One hour before retrobulbar anaesthesia 24 patients received 3.75 mg midazolam p.o., 22 patients 0.15 mg clonidine p.o. and 22 patients placebo p.o. The following parameters were assessed perioperatively: O_2-saturation, heart rate, blood pressure, intraocular pressure, anxiety using the Erlanger Anxiety Scale and catecholamines adrenaline, noradrenaline and dopamine. There were no significant differences in O_2-saturation, intraocular pressure and heart rate. Significantly decreased blood pressures were measured after midazolam and clonidine. Perioperatively anxiety was significantly diminished by midazolam and by clonidine. Adrenaline in plasma was significantly lower in the midazolam-group. In our opinion, oral midazolam (3.75 mg) or 0.15 mg clonidine are useful agents for premedication of surgery under RBA.

Einleitung

Obwohl die Prämedikation ein Grundpfeiler für die Vorbereitung operativer Patienten ist, konnte sich ein entsprechend abgestimmtes Prämedikationskonzept für die Retrobulbäranästhesie bisher nicht allgemein durchsetzen. Die meist älteren Patienten in der Ophthalmochirurgie mit häufig kardiovaskulären, pulmonalen und endokrinen Erkrankungen erschweren den Einsatz einer effektiven Prämedikation. Eine stärkere Prämedikation führt zu höheren perioperativen Risiken. Aus dieser Überlegung heraus untersuchten wir die Effektivität einer oralen Prämedikation des kurz wirkenden Benzodiazepins

Midazolam in einer niedrigen Dosierung von 3,75 mg und von 0,15 mg Clonidin. Clonidin besitzt neben der ursprünglich therapeutisch genutzten antihypertensiven Eigenschaft zusätzlich noch sedative und antinocizeptive Wirkungen. In den USA wird Clonidin in den letzten Jahren vermehrt zur Prämedikation eingesetzt [3].

Methodik

Insgesamt wurden 68 Patienten der Risikogruppen ASA I–III untersucht. Oral erhielten 1 h vor Retrobulbäranästhesie 24 Patienten 3,75 mg Midazolam, 22 Patienten 0,15 mg Clonidin und 22 Patienten 1 Plazebo-Tablette. Folgende Parameter wurden perioperativ engmaschig kontrolliert: pulsoximetrische Sauerstoffsättigung, intraokularer Druck, Blutdruck und Herzfrequenz. Zur Messung der Intensität der situativen Angst benutzten wir den standardisierten psychologischen Test der „Erlanger Angstskala“ (EAS). Die EAS ist eine aus 24 Items, davon 22 angstpositive und 2 angstnegative, bestehende Selbstbeurteilungsskala. Die EAS wurde zu 4 Meßzeitpunkten perioperativ erfaßt: vor Prämedikation, 30 min nach Prämedikation, vor Operationsbeginn und im Aufwachraum. Bei 12 Patienten nach Midazolam, bei 14 Patienten nach Clonidin und bei 11 Patienten nach Plazebo wurden die Katecholamine Adrenalin, Noradrenalin und Dopamin zu 5 Meßzeitpunkten bestimmt: M 1: vor Prämedikation, M 2: vor RBA, M 3: 2 min nach RBA, M 4: bei Operationsschnitt und M 5: 1 h im Aufwachraum. Die Messung der Katecholamine erfolgte aus arterialisiertem, venösem Heparin-Blut durch Hochdruck-Flüssigkeitschromatographie (HPLC). Bei der statistischen Analyse wurden folgende Tests angewandt: Zweifaktorielle Varianzanalyse mit Meßwertwiederholung, Wilcoxon-Test, Kruskal-Wallis-Test, Scheffe-Test und Friedmann-Test.

Ergebnisse

Die einzelnen Gruppen waren bezüglich ihrer Ausgangswerte gut vergleichbar. Keine signifikanten Unterschiede fanden sich bei der pulsoximetrischen Sauerstoffsättigung, beim intraokularen Augendruck und bei der Herzfrequenz. Auffallend war bei der Sauerstoffsättigung eine geringe Erniedrigung der Oxygenierung um 1–2% während der operativen Phase in liegender Position des Patienten. Es kam bei keinem Patienten zu einer ernsten Hypoxie. Im Gegensatz zur Plazebogruppe stieg das Angstniveau nach Prämedikation mit Midazolam oder Clonidin nicht an. 30 min nach Prämedikation sowie unmittelbar vor der Operation war die Ängstlichkeit nach Midazolam und Clonidin signifikant niedriger als nach Prämedikation mit Plazebo. In allen 3 Gruppen fanden sich die niedrigsten Werte der Ängstlichkeit nach Operationsende im Aufwachraum (Abb. 1).

Diastolischer und systolischer Blutdruck differierten vor Prämedikation zwischen den Gruppen nicht signifikant. In der Plazebogruppe stiegen sowohl

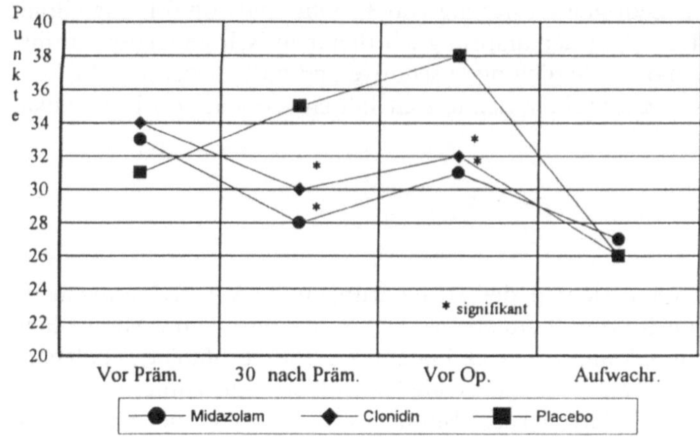

Abb. 1. Situative Ängstlichkeit (Mittelwerte)

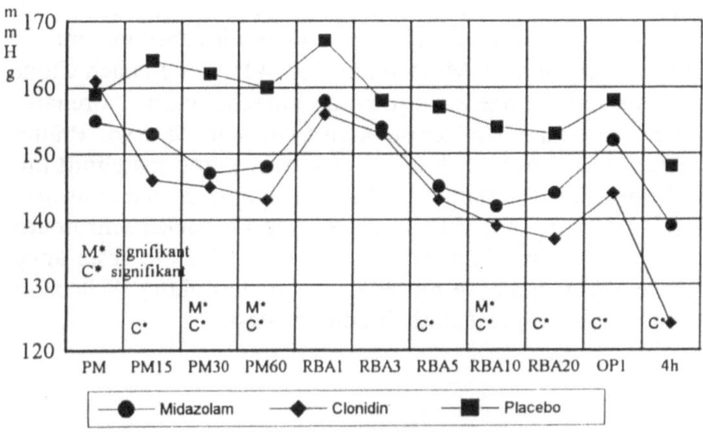

Abb. 2. Systolischer Blutdruck (Mittelwerte). Meßzeitpunkte: PM = vor Prämedikation; PM 15, PM 30, PM 60 = Minuten nach Prämedikation; RBA 1, RBA 3, RBA 5, RBA 10, RBA 20 = Minuten nach Retrobulbäranästhesie; OP 1 = Operationsbeginn; 4 h = 4 Stunden nach Operationsende (M = Midazolam, C = Clonidin)

der systolische als auch der diastolische Blutdruck weiter an und erreichten ihre höchsten Werte unmittelbar nach Retrobulbäranästhesie. Nach Prämedikation von Midazolam oder Clonidin sanken systolischer und diastolischer Blutdruck. 30 und 60 min nach Prämedikation war der systolische Blutdruck nach Midazolam und nach Clonidin signifikant niedriger als in der Plazebogruppe. Unmittelbar nach Retrobulbäranästhesie fanden sich keine signifikanten Unterschiede. Bereits 5 min nach Retrobulbäranästhesie bis zu Beginn der Operation waren die Blutdruckwerte in der Midazolam- und Clonidin-Gruppe wieder signifikant erniedrigt. Auffallend ist, daß 4 h nach Operation in der

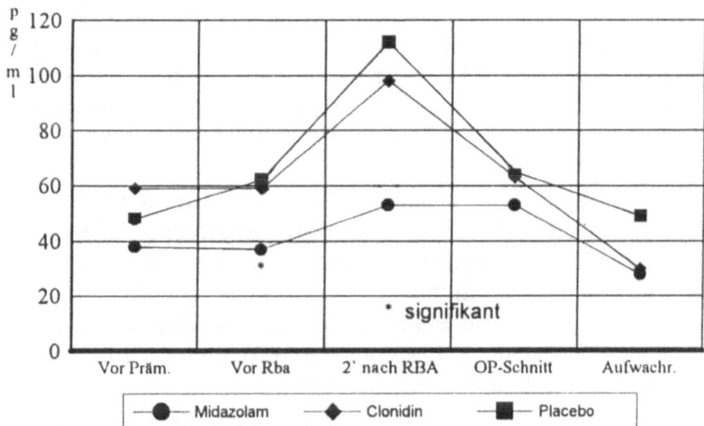

Abb. 3. Serumspiegel von Adrenalin (Mittelwerte)

Clonidin-Gruppe die systolischen Blutdruckwerte noch signifikant niedriger waren als nach Plazebo oder Midazolam (Abb. 2).

Keine signifikanten Unterschiede zwischen den Gruppen fanden sich bei den Hormonspiegeln von Dopamin. Die Serumwerte für Adrenalin waren über den gesamten Meßzeitraum im Normbereich oder leicht erhöht. Die Ausgangswerte der Gruppen unterschieden sich nicht. Die höchsten Adrenalinwerte wurden in der Plazebogruppe 2 min nach Retrobulbäranästhesie gemessen. Zu diesem Zeitpunkt waren die Adrenalinwerte nach Midazolam signifikant niedriger als in den beiden anderen Gruppen (Abb. 3). Bei Noradrenalin zeigten sich zwischen den Gruppen keine so deutlichen Unterschiede.

Diskussion

Eine erfolgreiche Prämedikation bei Retrobulbäranästhesie sollte folgende Voraussetzungen erfüllen: ausreichende Anxiolyse, günstige Beeinflussung des kardiovaskulären Systems, Reduzierung der endokrinen Streßreaktion, hohe Sicherheit für den Patienten und nicht zuletzt eine möglichst geringe postoperative Beeinträchtigung des Patienten. Niedrig dosiertes Midazolam und Clonidin entsprechen diesen Anforderungen größtenteils [7, 8]. Midazolam besitzt als einziges Benzodiazepin eine kurze Halbwertszeit von 2 bis 4 h sowie bei oraler Applikation eine schnelle Bioverfügbarkeit von 20 bis 30 min. Nachteilig bei der Prämedikation mit Clonidin ist die lange Wirkzeit mit einer Halbwertszeit von 6–8 h. Bei unseren Ergebnissen fanden sich noch 4 h nach Operationsende signifikant niedrigere systolische Blutdruckwerte nach Clonidin-Prämedikation.

Im Vergleich zu anderen Untersuchungen vor größeren operativen Eingriffen war die situative Ängstlichkeit in unserer Untersuchung niedriger [4].

Drautz et al. [4] untersuchten die situative Ängstlichkeit vor gynäkologischen Eingriffen mit der „Erlanger Angstskala". Die situative Ängstlichkeit war hier mit Werten von 40–43 Punkten vor Prämedikation deutlich höher als in unserer Studie mit Werten von 31 – 34 Punkten. Auch bei Drautz stieg nach Plazebo die Angst präoperativ an; durch Prämedikation konnte das erhöhte Angstniveau gesenkt werden.

Die Bedeutung des arteriellen Blutdruckes für den Erfolg ophthalmochirurgischer Eingriffe, besonders bei bulbuseröffnenden Operationen wegen der Gefahr einer vis-a-tergo ist von mehreren Autoren ausführlich dargelegt worden [9]. Nach Prämedikation von Midazolam und nach Clonidin kam es zu einer Reduzierung und Stabilisierung des systolischen und diastolischen Blutdrucks im Vergleich zur Plazebogruppe. Während Clonidin deutlich den systolischen Blutdruck senkt, reduziert Midazolam besser den diastolischen Blutdruck. Bei höherem Lebensalter ist mit einer stärkeren Wirkung von Midazolam zu rechnen [5, 6]. Dies erklärt auch die gute Wirksamkeit der oralen Applikation einer niedrigen Dosierung von 3,75 mg Midazolam.

Als wesentliche Träger der kurzfristigen endokrinen Streßantwort gelten die Katecholamine. Die endokrine Streßantwort war insgesamt nur schwach ausgeprägt. Für Dopamin zeigten sich sowohl zwischen den Gruppen als auch im perioperativen Verlauf keine erkennbaren Unterschiede. Noradrenalin und Adrenalin stiegen perioperativ in der Plazebogruppe an. Die Reaktionen von Noradrenalin blieben dabei aber geringer als die von Adrenalin. Dies kann als gezielte Antwort des Organismus auf exogene Stressoren wie Retrobulbäranästhesie und allgemeines Operationserlebnis interpretiert werden [2]. Noradrenalin als Indikator interner Regulationsvorgänge wurde weniger beeinflußt. Midazolam reduzierte signifikant den Adrenalinanstieg unmittelbar vor Retrobulbäranästhesie (Abb. 3). Die Ergebnisse unserer Befunde sind gut vergleichbar mit denen von Adams [1], der Midazolam fraktioniert intravenös vor der Operation applizierte.

Die Prämedikation von 3,75 mg Midazolam oder 0,15 mg Clonidin ist ausreichend, um die Patienten intraoperativ bei Retrobulbäranästhesie weitgehend gegenüber psychischem und chirurgischem Streß ohne Beeinträchtigung der respiratorischen Situation abzuschirmen. Insgesamt zeigt sich bei Operationen in Retrobulbäranästhesie eine moderate Streßreaktion mit Erhöhung der Ängstlichkeit, Anstieg des arteriellen Blutdruckes und Erhöhung der Katecholamine.

Literatur

1. Adams HA, Hessemer V, Hempelmann G, Jakobi KW (1992) Die endokrine Streßantwort bei Kataraktoperationen in Lokalanästhesie. Klin Mbl Augenheilk 200:273–277
2. Bormann B, Sturm G, Kling D, Scheld HH, Boldt J, Hempelmann G (1985) Wertigkeit endogener Streßparameter. Anaesthesist 34:280–286
3. Carabine UA, Wright PMC, Moore J (1991) Preanaesthetic medication with clonidine. Br J Anaesth 67:79–83

4. Drautz M, Feucht A, Heuser D (1991) Vergleichende Untersuchung der Wirksamkeit und Verträglichkeit von Dikaliumchlorazepat und Flunitrazepam zur oralen Prämedikation. Anaesthesist 40:651–660
5. Harper KW, Collier PS, Dundee JW, Elliot P, Halliday NJ (1985) Age and nature of operation influence the pharmacokinetics of Midazolam. Anesthesiology 61:27–35
6. Kanto J, Aaltonen L, Himberg JJ, Hovi-Viander M (1986) Midazolam as an intravenous induction agent in the elderly. Anesth Analg 65:15–20
7. Kumar A, Bose S, Bhattacharya A, Tandon OP, Kundra P (1992) Oral clonidine premedication for elderly patients undergoing intraocular surgery. Acta Anaesthesiol Scand 36:159–164
8. Lindahl SGE (1990) The use of midazolam in premedication. Acta Anaesthesiol Scand 34:79–83
9. Ruprecht KW, Michelson G, Lang GK (1988) Lokalanästhesie in der Ophthalmochirurgie. In: Rügheimer E (Hrsg) Klinische Anästhesiologie und Intensivtherapie, Bd 35: Anästhesie im Kopfbereich. Springer, Berlin Heidelberg New York, S 121–142

Kataraktchirurgie

Operationstechniken

Kataraktchirurgie und Intraokularlinsen-Implantation mit der No-Stitch-Technik

D. T. Pham

Zusammenfassung. Die No-Stitch-Technik ist von der „Small-incision"-Chirurgie mit skleraler Tunnelinzision abgeleitet. Der prinzipielle Unterschied besteht in der Präparation einer inneren kornealen Lamelle. Somit ist die Inzision selbstschließend, und man kann auf eine Nahtfixation verzichten. Klinische Ergebnisse haben gezeigt, daß postoperative Komplikationen wie Starschnittruptur, Irisprolaps und passagere Hypotonie durch die neue Technik signifikant reduziert werden können. Diese Komplikationen manifestieren sich bei 0,5% der operierten Augen. Auch bezüglich des postoperativen Astigmatismus können weitere Verbesserungen erzielt werden. In einem Beobachtungszeitraum von 2 Jahren läßt sich bei der 7-mm-Inzision ein induzierter Astigmatismus von knapp 1 dpt feststellen. Bei der 11-mm-Inzision, die bei der ECCE mit No-Stitch-Technik benutzt wird, beträgt der induzierte Astigmatismus ca. 2 dpt. Die korneale Tunnelinzision (clear corneal incision) induziert bei einer Schnittbreite bis zu 3,5 mm ebenfalls einen geringen Astigmatismus von unter 1 dpt. Breitere Inzisionen bis 7 mm bewirken hingegen einen Astigmatismus bis zu 6 dpt, was bei hohem präoperativen Astigmatismus und einer kombinierten Astigmatismuskorrektur und Kataraktoperation von Vorteil sein kann.

Summary. The No Stitch Technique is an improvement of the scleral pocket incision and distinguishes by an inner corneal lamella. Thus the incision is self-sealing and sutures are not necessary. Clinical results showed that postoperative complications such as wound rupture, iris prolapse and passagere hypotony could be reduced significantly. These complications occurred in 0.5% of the operated eyes. The induced astigmatism is also improved by the new technique. Over a 2-year-follow-up an induced astigmatism of 1 dpt is encountered while using an 7 mm incision. An 11 mm incision, used in ECCE, induced an astigmatism of about 2 dpt. The clear corneal incision up to 3.5 mm induced subsequently an astigmatism under 1 dpt. Large corneal tunnel incisions cause higher astigmatism up to 6 dpt. This could be used as a correction of high preoperative astigmatism in a combined procedure of cataract and refractive operation.

1. Einleitung

In den letzten Jahren sind wichtige Fortschritte in der Kataraktchirurgie gemacht worden. Neben der Einführung der Kapsulorhexis, der Hydrodissection oder der Kernbrechung bei der Phakoemulsifikation erweckt die rasante Weiterentwicklung der Wundkonstruktion ein großes Interesse. Das hervorstechende Merkmal dieser neuen Wundkonstruktion ist die No-Stitch-Technik [2, 5–7, 9–12, 16, 18, 23, 24].

In den 80er Jahren wurde von Implanteuren der weichen intraokularen Linsen aus Silikon und Poly-HEMA die sklerale Tunnelinzision eingeführt

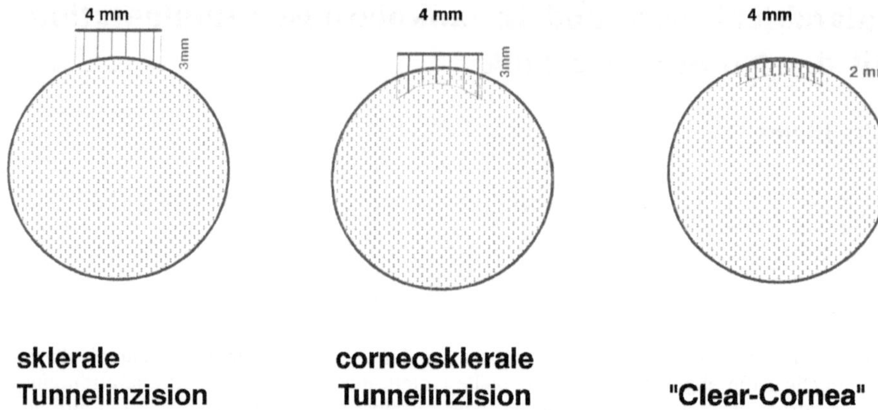

Abb. 1. Entwicklung der No-Stitch-Technik. Die selbstschließende Inzision unterscheidet sich von der bisherigen skleralen Tunnelinzision durch die innere korneale Lamelle

[9, 19–22], deren Wundverschluß mit einer Kreuzstichnaht, Einzelnaht oder mit einer horizontalen Naht erfolgte [13, 25]. Wichtige Eigenschaften dieser Technik bestehen darin, daß IOL nach der Phakoemulsifikation die durch eine ca. 3,5–4 mm breite sklerale Tunnelinzision implantiert werden kann. Mit dieser „Kleinschnitt-Technik" erreicht man stabile Wundverhältnisse. Dadurch wird auch ein geringerer Astigmatismus von ca. 1 dpt induziert [1, 4, 14, 17, 27, 28, 29].

Bald wurde festgestellt, daß auf eine Nahtfixation verzichtet werden kann [25], wenn die Tunnelinzision eine korneale Lamelle am Eingang in die Vorderkammer aufweist, die wie ein Ventil funktioniert. Die Schnittführung wird immer näher zum Limbus gelegt. H. Fine bevorzugt eine reine korneale Tunnelinzision (Abb. 1).

Man kann sagen, daß die No-Stitch-Technik der Kleinschnitt-Chirurgie zu verdanken ist und die korneale innere Lamelle das entscheidende Merkmal der neuen Technik darstellt, die sich von der bisherigen Technik unterscheidet. Die besondere Eigenschaft der No-Stitch-Technik besteht infolgedessen darin, daß sich die Wunde selbst schließen kann. Aufgrund der großen Wundfläche besteht eine extrem hohe Wundstabilität [5, 12, 26], so daß eine Nahtfixation überflüssig wird. Nahtbedingte Probleme, die die bisherige Kleinschnitt-Technik noch hat, können dadurch vermieden werden.

Die No-Stitch-Technik wird von uns seit 1991 auch bei größeren Inzisionen bis zu einer maximalen Wundöffnung von 11 mm angewendet, wobei die Vorteile der Technik ebenfalls voll zur Geltung kommen.

2. Wundkonstruktion

Die Wunde wird bei der No-Stitch-Technik lamellär präpariert. Wir unterscheiden die äußere sklerale Inzision von der inneren kornealen Inzision als Öffnung zur Vorderkammer.

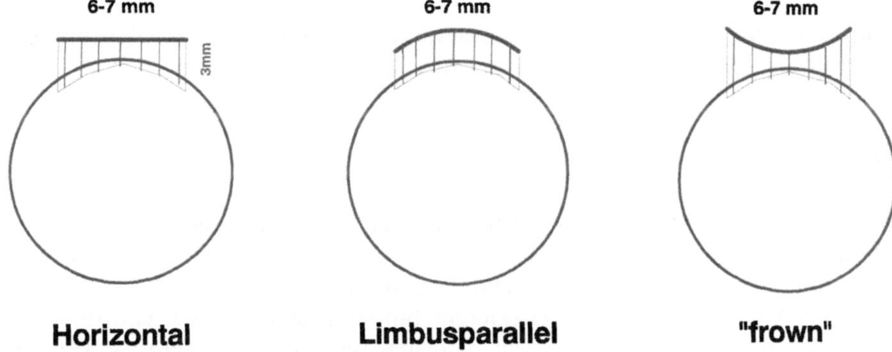

Abb. 2. Häufige Konfigurationen der äußeren Inzision

Die äußere Inzision

Bisher wurde vor allem die äußere Inzision unterschiedlich modifiziert: Am häufigsten findet man drei Konfigurationen: horizontal, limbusparallel oder bogenförmig (Abb. 2). Die verschiedenen Formen und Abstände zum Limbus ergeben unterschiedliche Wundflächen. Je größer die Wundfläche, um so höher ist die Wundstabilität bei unphysiologischer Drucksteigerung. Im physiologischen Bereich des Augeninnendrucks spielen die verschiedenen Konfigurationen der äußeren Inzision lediglich eine untergeordnete Rolle. Eine extrem tiefe Inzision kann allerdings eine „Desinsertion der Sklera" und so einen hohen inversen Astigmatismus verursachen [11]. In der Regel ist eine Inzisionstiefe von ca. 200–250 μm, höchstens 50% der Skleradicke, anzustreben. Eine äußere Inzision mit zu geringer Tiefe kann zu einer Läsion oder zu einem radiären Riß der äußeren Lamelle beim Präparieren führen.

Die Tunnellänge

Im tonisierten Zustand des Bulbus hat die äußere Inzision eine geringe Wundlappenverschiebung um ca. 300–400 μm zur Folge. Diese Lücke ist bedingt durch die Skleraelastizität und steht wahrscheinlich in keiner Relation zum induzierten Astigmatismus [11]. Bei zunehmender Steigerung des Augeninnendrucks nimmt diese Verschiebung durch Dehnung der Augenhülle zu. In vereinzelten Fällen erreicht die Verschiebung bis zu 1 mm. Um eine zuverlässige Wundstabilität zu gewährleisten, muß infolgedessen die Tunnellänge mindestens 1,5 mm betragen. Für eine breite Inzision bis 11 mm ist eine 2-mm-Tunnellänge ausreichend. Eine Tunnellänge von 3–4 mm schränkt verständlicherweise die operative Manipulation erheblich ein. Bezüglich des induzierten Astigmatismus wurde kein Unterschied von 1,5-mm- bis 4-mm-Tunnellängen gefunden, wenn die äußere Inzision 7 mm breit ist und 1 mm hinter die korneosklerale Grenze gelegt wird. Eine exzessive Präparation tief in die Cornea bringt somit keinen Vorteil, verursacht nur Nachteile wie Descemetfältelung, ausgedehntere Hornhautquellung und häufige Descemetolyse (Abb. 7a, b).

Die Tunnelbreite

Anders als die Form der äußeren Inzision oder die Tunnellänge kann eine zunehmende Tunnelbreite eine Abflachung der Hornhaut in der Eingriffsachse und somit einen inversen Astigmatismus hervorrufen. Im Hinblick auf den induzierten Astigmatismus ist eine sklerale Tunnelinzision weniger empfindlich als eine korneale Tunnelinzision („clear corneal incision"). Der selbstschließende Mechanismus wird jedoch auch bei einer 7 mm breiten kornealen Tunnelinzision gewährleistet, wenn auch bei solcher Breite mit einer erheblichen Hornhautabflachung gerechnet werden muß. Dies kann jedoch zur Korrektur einer präoperativ vorhandenen stärkeren Hornhautkrümmung in diesem Meridian erwünscht sein.

Innere Inzision

Der Tunneleingang in die Vorderkammer ist entscheidend für die Dichtigkeit des Wundverschlusses im physiologischen Druckbereich. Der schlitzförmige Eingang soll sich möglichst in der ganzen Breite des Tunnels vor der Schwalbeschen Linie befinden (Abb. 3). Wenn die Vorderkammer steht, drückt sich die

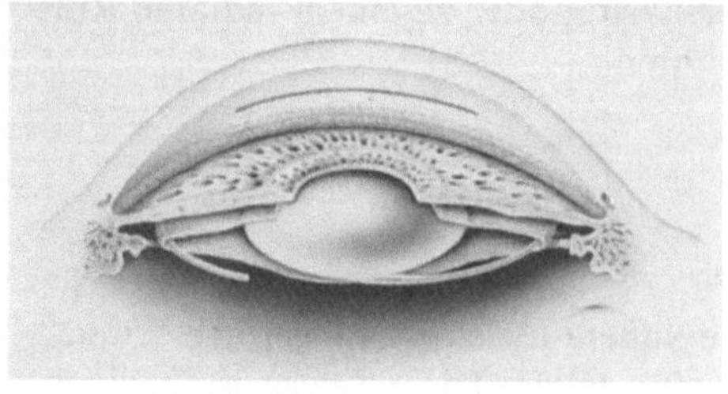

Abb. 3. Innere Inzision in die Vorderkammer. Der Einschnitt soll in der ganzen Breite vor der Schwalbeschen Linie liegen

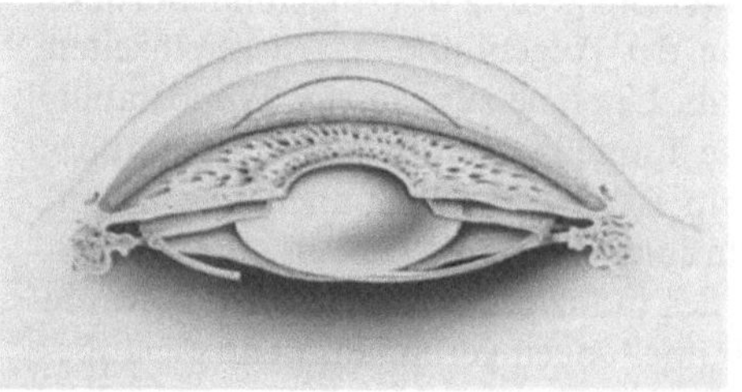

Abb. 4. Seitlich schmaler werdende korneale Lamelle mit Einschnitt zum Trabekelwerk und in die Sklera, eine Ursache der Vorderkammerhämorrhagie, passageren Hypotonie, Iriseinlagerung mit Sickerkissenbildung

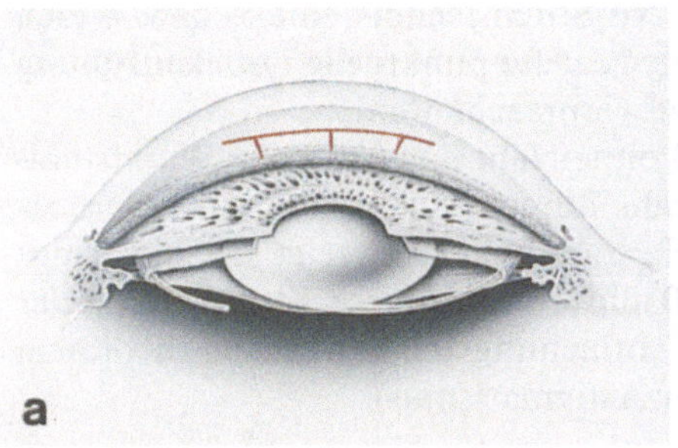
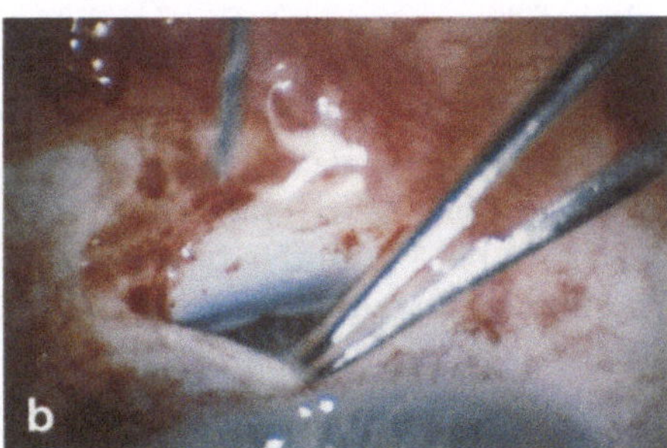

Abb. 5a, b. Radiäre Läsionen der kornealen Lamelle. Schematische (**a**) und intraoperative Situation bei der Wundrevision (**b**)

innere korneale Lamelle auf die äußere Skleralamelle. Der Tunnel ist verschlossen.

Bei unkorrekter Gestaltung dieser korneoskleralen Lamelle (d.h. am Boden des Tunnels) kann es zu postoperativen Komplikationen kommen. Typische Fehler sind zu schmale oder an den Inzisionsenden schmaler werdende Lamellen, die sich über das Trabekelwerk oder weit in die Sklera ausdehnen (Abb. 4). An diesen entlang kann das Blut aus den episkleralen Gefäßen in die Vorderkammer nachsickern. Die Iris kann sich einlagern mit Sickerkissenbildung. Radiäre Läsionen der korneoskleralen Lamelle (Abb. 5a) können z.B. durch scharfe Instrumente verursacht werden und so Wunddehiszenz bzw. passagere Hypotonie hervorrufen. Abbildung 5b zeigt die intraoperative Situation bei einer Revision wegen Wunddehiszenz mit Hypotonie.

Instrumentarium

Für eine präzise Gestaltung der Wundflächen sind geeignete Instrumentarien von großer Wichtigkeit. Da die Schnittführung hauptsächlich horizontal und tangential erfolgt, soll das Messer scharfe seitliche Kanten haben. Ein Diamantmesser ist dem Stahlmesser vorzuziehen, weil das letztere schnell stumpf werden kann. Für die Eröffnung der Vorderkammer ist eine Einmallanze mit scharfer Spitze am besten geeignet.

Für besondere Situationen wie tiefe Orbita, schlecht bewegliche Augen u.a. kann ein gebogenes Diamantmesser die lamelläre Präparation erleichtern.

3. Wundstabilität durch experimentelle Wundruptur

Experimente an enukleierten Augen haben gezeigt, daß eine 4–7-mm-Inzision einer Drucksteigerung über 800 mmHg standhalten kann. Bei großer Inzision bis 11 mm ist eine Druckerhöhung bis zu 600 mmHg erforderlich, um die Wunde zu rupturieren [23, 26]. Im Vergleich mit der klassischen korneoskleralen

Schnittführung mit Nahtfixation hat die No-Stitch-Technik eine 5- bzw. 4-fach höhere Stabilität. Lediglich durch externe, gezielte punktuelle Druckausübung oberhalb der Inzision kann eine Leckage verursacht werden.

Auch der korneale Lamellenverschluß ohne Naht hat eine hohe Wundstabilität. Die 4 mm bzw. 7 mm breite korneale Tunnelinzision kann einer Drucksteigerung bis 550 mmHg bzw. 300 mmHg standhalten. Es zeigt sich allerdings bei einer Druckerhöhung auf knapp 100 mmHg eine starke Verschiebung der äußeren Wundlamelle mit erheblicher Abflachung der Hornhaut in diesem Meridian (gleichbedeutend mit inversem Astigmatismus).

4. Klinische Ergebnisse

Klinische Ergebnisse basieren auf einer prospektiven Studie unserer Klinik mit 3429 Operationen, die wir in einer anderen Arbeit eingehend darstellten [32]. Abbildung 6 zeigt routinemäßige Schnittführungen unserer Klinik.

Intraoperativ hat die No-Stitch-Technik wesentliche Vorteile gegenüber der bisherigen Technik. Durch spontanen Wundverschluß operiert man praktisch immer in einem geschlossenen System. Bei Zwischenfällen wie plötzlicher Unruhe des Patienten, Effusion oder gar expulsiver Blutung kann man sich ohne weiteres Zutun auf einen zuverlässigen Wundverschluß verlassen. Wegen der besonderen Wundarchitektur kann darüber hinaus ein Irisprolaps vermieden werden. Auf der anderen Seite kann die zu tiefe Präparation in die Cornea eine Sichtbehinderung durch Hornhautquellung oder Descemetsche Fältelungen verursachen (Abb. 7), die vor allem bei der Kortexabsaugung in diesem Bereich Schwierigkeiten bereiten kann.

Postoperativ kann eine Reihe von Problemen, die mit dem alten Wundverschluß bzw. der Nahtfixation zusammenhängen, reduziert werden. Die Häufigkeit von Wunddehiszenz, Irisprolaps und Hypotonie wurde vom Prozent- in den Promille-Bereich verringert. Auch die Fibrinexsudation ist zurückgegangen und liegt bei 5%. Die Gefahr der Endophthalmitis [15, 30, 31] ist nicht

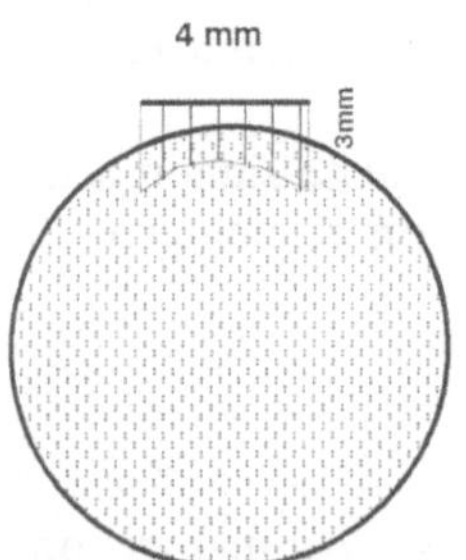

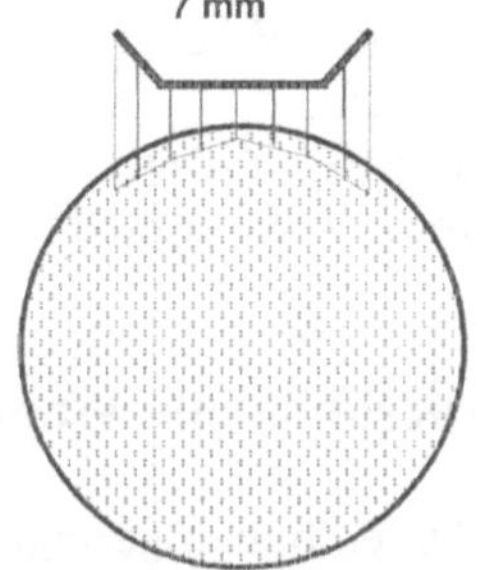

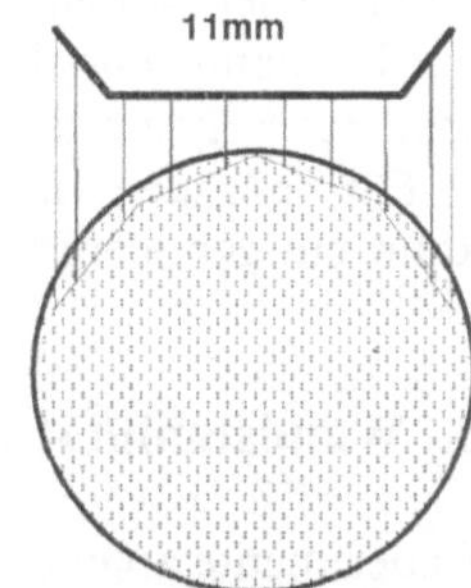

Abb. 6. Routine-Schnittführungen der Berliner Augenklinik (Klinikum Rudolf-Virchow)

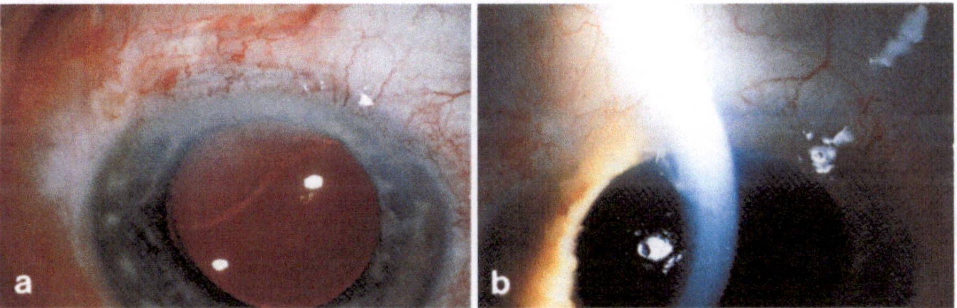

Abb. 7a, b. Korneale Komplikationen bei tiefer Tunnelung. Flächige Hornhautquellung (**a**), Descemetolyse (**b**)

vergrößert. Wir haben sogar bisher mit dieser Technik die niedrigste Inzidenz an Infektionen. Von den bisher durchgeführten knapp über 5000 Operationen kam es in einem einzigen Fall zu einer Endophthalmitis.

Passagere Hypotonie oder Vorderkammerhämorrhagie deuten darauf hin, daß die Wundlamelle nicht optimal präpariert worden ist. Mit entsprechender Erfahrung und geeigneten Instrumenten können diese Probleme gänzlich eliminiert werden.

Der induzierte Astigmatismus nach No-Stitch-Technik hat zwei Charakteristika: Er ist geringer und stabilisiert sich wesentlich früher, d.h. in der Regel zwischen der zweiten und der vierten postoperativen Woche [24]. Dies steht im Gegensatz zum Verschluß mit Kreuzstichnähten: hier bleibt der Astigmatismus oft jahrelang instabil.

Die sklerale bzw. korneosklerale Tunnelinzision ist in bezug auf einen induzierten Astigmatismus wenig empfindlich. Bei einer Beobachtungszeit von zwei Jahren zeigt sich, daß erst bei einer 7-mm-Inzision ein mittlerer Astigmatismus von knapp unter 1 dpt induziert wird. Bei 11-mm-Tunnelinzision ist eine Abflachung von durchschnittlich knapp 2 dpt in der Eingriffsachse zu erwarten.

Bei der kornealen Tunnelinzision ist der induzierte Astigmatismus empfindlicher. Eine Inzision von 3–3,5 mm induziert einen geringen Astigmatismus von 0,5–0,75 dpt. Bei Inzisionen ab 4 mm bis 7 mm ist ein hoher und schlecht kontrollierbarer Astigmatismus zwischen 2 und 6 dpt zu erwarten. Langfristige Beobachtungen von über 6 Monaten liegen bisher nicht vor.

Soll der induzierte Astigmatismus verringert oder kompensiert werden, so empfiehlt es sich, eine radiäre Naht zu legen. Meist kann eine solche Korrektur allerdings nur einen Teil des induzierten Astigmatismus ausgleichen. Liegt präoperativ bereits ein Astigmatismus vor, der korrigiert werden soll, so kann man diesen durch entsprechende Inzision mit der Eingriffsachse am Meridian stärkerer Hornhautkrümmung effektiv ausgleichen.

Die No-Stitch-Technik wurde von der Kleinschnitt-Chirurgie abgeleitet. Während die selbstschließende sklerale oder korneosklerale Tunnelinzision auch bei größerer Inzisionsbreite routinemäßig angewendet werden kann, ist die rein korneale Tunnelinzision für eine Schnittbreite bis 3,5 mm vorbehalten. Eine breitere korneale Inzision ist refraktiv empfindlich und kann bei dem kombinierten Eingriff wie Kataraktoperation und Astigmatismuskorrektur von Bedeutung sein.

Literatur

1. Armeniades CD, Boriek A, Knolle GE (1990) Effect of incision length, location and shape on local corneoscleral deformation during cataract surgery. J Cataract Refract Surg 16:83–87
2. Brauweiler HP, Kessler AS, Dühr R (1991) „No Stitch"-Cataractchirurgie für konventionelle PMMA-IOL. Ophthal Chirurgie 3
3. Davision JA (1993) Keratometric comparison of 4.0 mm and 5.5 mm scleral tunnel cataract incisions. J Cataract Refract Surg 19:3–8
4. Brint SF, Ostrick DM, Bryan JE (1991) Keratometric cylinder and visual performance following phacoemulsification and implantation with silicon small incision or PMMA intraocular lenses. J Cataract Refract Surg 17:32–36
5. Ernest PH, Kiessling LA, Lavery KT (1991) Relative strength of cataract incisions in cadaver eyes. J Cataract Refract Surg 17:668–671
6. Fine IH (1991) Architecture and construction of a self-sealing incision for cataract surgery. J Cataract Refract Surg 17:672–676
7. Fish JR (1991) Creation of a no-stitch cataract incision. J Cataract Refract Surg 17:713–715
8. Freeman JM (1991) Scleral stretch incision for cataract surgery. J Cataract Refract Surg 17:696–701
9. Gills JP, Sanders DR (1991) Use of small incisions to control induced astigmatism and inflammation following cataract surgery. J Cataract Refract Surg 17:740–744
10. Grabow HB (1991) Early results of 500 cases of no-stitch cataract surgery. J Cataract Refract Surg 17:726–730
11. Koch PS (1991) Structural analysis of cataract incision construction. J Cataract Refract Surg 17:661–667
12. Kondrot EC (1991) Rupturing pressure in cadaver eyes using three types of cataract incisions. J Cataract Refract Surg 17:745–748
13. Masket S (1987) Deep versus appositional suturing of the scleral pocket incision for astigmatic control in cataract surgery. J Cataract Refract Surg 13:131–135
14. Masket S (1989) Keratorefractive aspects of the scleral pocket incision and closure methode for cataract surgery. J Cataract Refract Surg 15:70–77
15. Nelson DB, Donnenfeld ED, Perry HD (1992) Sterile endophthalmitis after sutureless cataract surgery. Ophthalmology 99:1655–1657
16. Menapace R, Radax U, Amon M, Papapanos P (1991) Kleinschnitt-Kataraktchirurgie ohne Naht: Bericht über 100 konsekutive Fälle. Spektrum Augenheilkd 5/4:135–140
17. Neumann AC, McCarty GL, Sanders DR, Raanan MR (1989) Small incisions to control astigmatism during cataract surgery. J Cataract Refract Surg 15:78–84
18. Pallin SL (1991) Chevron sutureless closure: A preliminary report. J Cataract Refract Surg 17:706–709
19. Pham DT, Wollensak J, Wiemer C (1990) Ergebnisse der kapselsackfixierten weichen IOL (p-HEMA). In: Freyler H, Skorpik Ch, Grasl M (Hrsg) 4. Kongreß der Deutschen Gesellschaft für Intraokularlinsen-Implantation. Springer, Wien New York, S 105–110
20. Pham DT, Wollensak J, Welzl-Hinterkörner E (1990) Erfahrungen mit der p-HEMA Hinterkammerlinse. Fortschr Ophthalmol 87:144–146
21. Pham DT, Wollensak J, Wiemer C (1991) Implantation faltbarer Hinterkammerlinsen. Klin Mbl Augenheilk 198:181–184

22. Pham DT, Wollensak J, Linke C (1991) Erfahrungen mit der Silikon-Hinterkammerlinse Phaco Flex. In: Wenzel M, Reim M, Freyler H, Hartmann Ch (Hrsg) 5. Kongreß der Deutschsprachigen Gesellschaft für Intraokularlinsen-Implantation. Springer, Berlin Heidelberg New York, S 415–420
23. Pham DT, Wollensak J (1991) „No Stitch"-Kataraktchirurgie als Routineverfahren. Technik und Erfahrung nach 500 Fällen. Tagung der Berlin-Brandenburgischen Augenärztlichen Gesellschaft
24. Pham DT, Wollensak J (1992) „No Stitch"-Kataraktchirurgie als Routineverfahren. Klin Mbl Augenheilk 200:639–643
25. Pham DT, Wollensak J, Drosch S (1992) Frühpostoperativer cornealer Astigmatismus. Vergleich verschiedener Nahttechniken. Der Ophthalmologe 89:305–309
26. Pham DT, Wollensak J (1993) Wundkonstruktion der Kataraktchirurgie. Der Ophthalmologe (im Druck)
27. Sanders DR, Shepherd J, Ernest PH (1990) Effect of incision size and structure configuration on induced astigmatism and visual rehabilitation. In: Gills JP, Sanders DR (eds) Small incision cataract surgery, NJ, Slack, Inc, pp 57–88
28. Shepherd JR (1989) Induced astigmatism in small incision cataract surgery. J Cataract Refract Surg 15:85–88
29. Steinert RF, Brint SF, White SM, Fine IH (1991) Astigmatism after small incision cataract surgery: a prospective, randomized, multicenter comparison of 4 and 6.5 mm incisions. Ophthalmology 98:417–424
30. Stonecipher KG, Parmley VC, Jensen H, Rowsey JJ (1991) Infectious endophthalmitis following sutureless cataract surgery. Archiv Ophthalmol 109:1562–1563
31. Williams DL, Gills JP et al (1992) Infectious endophthalmitis following sutureless cataract surgery. Correspondence 110:913–915
32. Wollensak J, Pham DT, Kraffel D (1992) Postoperative Komplikationen der Kataraktchirurgie. Ergebnisse einer prospektiven Studie von 3429 Operationen mit unterschiedlichen Wundverschlüssen. Der Ophthalmologe (zur Publikation eingereicht)
33. Wollensak J, Pham DT, Seiler T (1993) Ist der operativ induzierte Astigmatismus bei der No Stitch Technik abhängig von der Inzisionsform? 7. Kongreß der DGII, Zürich, S 164–168

Zum derzeitigen Stand der Katarakt- und refraktiven Hornhautchirurgie –
Ergebnisse der Umfrage der DGII 1992

M. Wenzel und B. Gloor

Zusammenfassung. 1992 wurde wieder eine Umfrage der DGII durchgeführt. Die Angaben von 414 Augenärzten aus 189 Kliniken wurden ausgewertet. Über die Hälfte der Operateure aus dem deutschen Sprachraum bevorzugt inzwischen die Phakoemulsifikation. Die Zahl der refraktiven Hornhauteingriffe hat sich im Vergleich zu den Vorjahren mehr als verdoppelt.

Summary. A survey on the status of cataract and refractive surgery in 1992 has been carried out by the DGII. The data of 414 surgeons working in 189 eye-clinics were involved. More than 50% of the eye-surgeons preferred phaecoemulsification. Refractive corneal surgery is done twice as much as in the last years.

Einleitung

Mit den Umfragen der DGII wird der Wandel von Operationsgewohnheiten erfaßt. Ihr Sinn ist es nicht, Entwicklungen zu bewerten; vielmehr soll als Gegengewicht zur Themenauswahl von Kongressen, Zeitschriften und auch Produktwerbung gezeigt werden, inwieweit neue Praktiken den Eingang in den chirurgischen Alltag gefunden haben.

Ein Fragebogen zu Operationsgewohnheiten wurde im Oktober 1992 mit den Einladungen zum 7. Kongreß der DGII verschickt. Im Gegensatz zu den vorhergegangenen Umfragen bezogen sich die Fragen auf das laufende Jahr (1992) und nicht das vorige. Eine von der ESCRS geplante europaweite Umfrage, wie sie 1990 veröffentlicht wurde [1], ist nicht mehr geplant.

Wenn mehrere Ärzte an einem Haus operativ tätig sind, wurde meist mit einem gemeinsamen Bogen geantwortet. Mit den 189 beantworteten Bögen wurden die Daten von insgesamt 414 Kollegen erfaßt. Die Auswertungen beziehen sich auf die Häuser und nicht auf die Zahl der Ärzte. Die Daten wurden getrennt ausgewertet für Häuser, in denen überwiegend mit Phakoemulsifikation operiert wird, und für die übrigen.

Operationsmethode

An 98 Häusern wurde zu ≥50% mit Phakoemulsifikation (inkl. Phakofragmentation) operiert; an 88 Häusern wurde in >50% die Kernausleitung (EC) bevorzugt und in einem Haus die intrakapsuläre Operation (IC) bevorzugt.

Erstmals wurde jetzt im deutschen Sprachraum von der Mehrzahl der Operateure die Phakoemulsifikation bevorzugt [5, 7]. Operateure, die Phakoemulsifikation bevorzugen, operierten zusammen 82470 Katarakte. Die übrigen Augenärzte operierten zusammen 35461 Katarakte. In den USA bevorzugen etwa gleich viele Kollegen die Phakoemulsifikation, in Großbritannien hingegen nur etwa 2% der Ärzte [2, 3].

Kataraktoperateure an einem Haus

Wie in den letzten Jahren arbeiten in einem Haus meist 2 oder 3 Kollegen (Tabelle 1). In Häusern mit <50% Phakoemulsifikation operieren entweder wenige (≤2) oder besonders viele Kollegen (≥8) zusammen. In Häusern mit 3–7 Operateuren wird die Phakoemulsifikation bevorzugt (Tabelle 1). Auf den meisten Antwortbögen hat ein Kollege stellvertretend für alle Kollegen des Hauses geantwortet. Die Fragen wurden auf 170 Bögen (90%) beantwortet.

Herkunftsland

Insgesamt wurden 117931 Kataraktoperationen erfaßt. Davon wurden in Österreich 7476 Katarakte operiert, in der Schweiz 8964, in Deutschland 97411 (davon 12983 in den neuen Bundesländern). Bei einer erwarteten Teilnehmerquote von etwa 40%–50% werden die tatsächlichen Operationszahlen etwas mehr als doppelt so hoch liegen. Während sich die Zahl der jährlichen Kataraktoperationen von 1983–1985 und von 1985–1990 jeweils etwa verdoppelte, scheint sie jetzt eher konstant zu bleiben [5–7]. Im Vergleich zu der Umfrage von vor zwei Jahren [5] hat die Zahl der antwortenden Häuser in den neuen Bundesländern von 26 auf 17 um 1/3 abgenommen, gleichzeitig aber die Zahl der dort operierten Katarakte um 52% zugenommen.

Im Vergleich zum Vorjahr [7] haben an der Umfrage weniger Österreicher und Westdeutsche, dafür mehr Schweizer und Ostdeutsche teilgenommen (Tabelle 2). Ein Operateur arbeitete in Deutschland und im Ausland.

Tabelle 1. Kataraktoperateure an einem Haus

	Anzahl der Kataraktoperateure an einem Haus									
	1	2	3	4	5	6	7	8	9	10–12
Anzahl der Häuser: (Relativer Anteil):	32 (19%)	44 (26%)	34 (20%)	17 (10%)	12 (7%)	13 (8%)	5 (3%)	5 (3%)	2 (1%)	6 (3%)
Häuser mit ≥50% Phakoemulsifikation:	15	18	22	10	6	8	3	1	1	2
Häuser mit <50% Phakoemulsifikation:	17	26	12	7	6	5	2	4	1	4

Tabelle 2. Herkunftsland

	Herkunftsland der Antworten				
	A	CH	D(O)	D(W)	Andere/?
Anzahl der Häuser:	17	45	17	103	7
(Relativer Anteil):	(9%)	(24%)	(9%)	(54%)	(3%)
Häuser mit ≥50% Phakoemulsifikation:	9	17	5	64	3
Häuser mit <50% Phakoemulsifikation:	8	28	12	39	4

Tabelle 3. Operationsspektrum

	Anteil der Kataraktoperationen am Operationsspektrum									
	91–100%	81–90%	71–80%	61–70%	51–60%	41–50%	31–40%	21–30%	11–20%	0–10%
Anzahl der Häuser:	31	53	39	15	10	16	10	5	4	3
(Relativer Anteil):	(16%)	(28%)	(21%)	(8%)	(5%)	(9%)	(5%)	(3%)	(2%)	(2%)
Häuser mit ≥50% Phakoemusifikation:	18	27	20	6	7	7	7	–	4	1
Häuser mit <50% Phakoemulsifikation:	13	26	19	9	3	9	3	5	–	2

Operationsspektrum

Die Kataraktoperation bleibt die häufigste Operation in der Augenheilkunde. An den meisten Häusern waren über 80% aller „großen" Eingriffe am Auge Kataraktoperationen (Tabelle 3). Die Frage wurde auf 186 Bögen (98%) beantwortet.

Klingen zur korneo(-skleralen) Präparation

Die Hälfte der Kollegen benutzt verschiedenartige Klingen zur korneo(-skleralen) Präparation. Unabhängig von der Operationstechnik waren Einmalklingen die bevorzugten Instrumente. Zur Phakoemulsifikation wurde außerdem oft eine Diamantklinge gebraucht, zur Kernausleitung öfter eine geschliffene Stahlklinge (Tabelle 4). Die Frage wurde auf 184 Bögen (97%) beantwortet.

Bevorzugter Durchmesser der Linsenoptik

Der bevorzugte Linsendurchmesser lag bei 6,5 mm. Auch nach Phakoemulsifikation wurden überwiegend Linsen mit einem Durchmesser von 6 oder 6,5 mm

Tabelle 4. Klingen zur korneo(-skleralen) Präparation (Mehrfachnennungen möglich)

	Einmal-instrument	geschliffener Stahl	Diamant
Anzahl der Häuser:	103	78	73
(Relativer Anteil):	(57%)	(42%)	(40%)
davon: mit ≥50% Phakoemulsifikation	58	37	43
davon: mit <50% Phakoemulsifikation	45	41	30

Tabelle 5. Durchmesser der Linsenoptik (Mehrfachnennungen möglich)

	5 mm	5,5 mm	6 mm	6,5 mm	7 mm
Anzahl der Häuser:	14	10	66	77	38
(Relativer Anteil):	(8%)	(6%)	(37%)	(43%)	(21%)
Häuser mit ≥50% Phakoemulsifikation:	10	9	48	34	12
Häuser mit <50% Phakoemulsifikation:	4	1	18	43	26

implantiert (Tabelle 5). Im Gegensatz dazu ist in den USA [3] offenbar die 5×6-mm-Linse mit etwa 35% die am meisten bevorzugte. Die Frage wurde auf 179 Bögen (95%) beantwortet. Bei „5,5 mm" wurden 2 Antworten mit „5×6 mm" eingeordnet. Bei „6 mm" wurde eine Antwort mit „6,2 mm" eingeordnet. Bei „7 mm" wurde eine Antwort „7,5 mm" eingeordnet.

Faltbare Linsen

Trotz der neuen Operationstechniken bleibt PMMA bei fast allen Operateuren das bevorzugte Material für Implantate. Der Anteil der Kollegen, die zumindest vereinzelt weiche Linsen implantieren, liegt, wie schon vor zwei Jahren, bei etwa 20%. Doch gibt es in diesem Jahr deutlich mehr Kollegen, die nach Phakoemulsifikation überwiegend flexible Linsen implantieren (Tabelle 6). Ihr Anteil stieg von unter 1% (1991) auf etwa 14%. An 33 Häusern wurden Silikon-IOLs implantiert; an 3 Häusern wurden sowohl Silikon- als auch HEMA-IOLs implantiert, an einem Haus wurden nur HEMA-IOLs implantiert. Das Interesse an faltbaren Acryllinsen ist in Europa, im Gegensatz zu den USA, noch gering [3]. Die Frage wurde auf 187 Bögen (99%) beantwortet.

Multifokale Linsen

Das Interesse an multifokalen Linsen blieb auch in diesem Jahr eher gering [7]. An 13% der Kliniken waren im Median etwa 3% der Implantate multifokal (Tabelle 7). Die Frage wurde auf 187 Bögen (99%) beantwortet.

Tabelle 6. Faltbare Linsen

	Anteil der flexiblen Linsen an allen Implantaten						
	81–100%	61–80%	41–60%	21–40%	11–20%	<1–10%	0%
Anzahl der Häuser:	4	4	6	1	3	17	152
(Relativer Anteil):	(2%)	(2%)	(3%)	(1%)	(2%)	(9%)	(81%)
Häuser mit ≥50% Phakoemulsifikation:	4	4	6	1	3	15	65
Häuser mit <50% Phakoemulsifikation:	–	–	–	–	–	2	87

Tabelle 7. Multifokale Linsen

	Anteil der multifokalen Linsen an allen Implantaten						
	81–100%	61–80%	41–60%	21–40%	11–20%	<1–10%	0%
Anzahl der Häuser:	–	–	–	–	–	24	163
(Relativer Anteil):	–	–	–	–	–	(13%)	(87%)
Häuser mit ≥50% Phakoemulsifikation:	–	–	–	–	–	21	77
Häuser mit <50% Phakoemulsifikation:	–	–	–	–	–	3	86

Wundnaht

Nach der Phakoemulsifikation wird von etwa 1/3 der Operateure die korneo (-sklerale) Wunde nicht mehr genäht. Der Anteil der Kollegen, die nach Phakoemulsifikation in ≥50% auf die Naht verzichten, ist im Vergleich zum Vorjahr [6] von 37% auf 50% gestiegen (Tabelle 8). Die Frage wurde auf 185 Bögen (98%) beantwortet.

Ambulante Kataraktoperationen

Die ambulante Kataraktoperation bedeutet eine große Umstellung für das Abrechnungsverfahren und möglicherweise auch einen Qualitätsverlust in der postoperativen Nachsorge der Patienten. So wird die Kataraktoperation meist im Rahmen eines stationären Aufenthaltes durchgeführt. Der Anteil der Kliniken, an denen eine ambulante Operation möglich ist, stieg von 32% im vorigen Jahr auf 46% 1992 [7]. Nur selten wurden mehr als 10% der Patienten ambulant operiert (Tabelle 9). Die Frage wurde auf 185 Bögen (98%) beantwortet.

Tabelle 8. Wundnaht

	Anteil der Operationen mit korneo(-skleraler) Naht									
	91–100%	81–90%	71–80%	61–70%	51–60%	41–50%	31–40%	21–30%	11–20%	0–10%
Anzahl der Häuser:	112	11	6	3	3	10	2	2	6	30
Häuser mit ≥50% Phakoemulsifikation:	32	9	2	2	3	9	2	2	6	30
(Relativer Anteil):	(33%)	(9%)	(2%)	(2%)	(3%)	(9%)	(2%)	(2%)	(6%)	(31%)
Häuser mit <50% Phakoemulsifikation:	80	2	4	1	–	1	–	–	–	–

Tabelle 9. Ambulante Operationen

	91–100%	71–90%	61–70%	51–60%	41–50%	31–40%	21–30%	11–20%	1–10%	0%
Anzahl der Häuser:	13	2	2	3	3	–	3	10	49	100
(Relativer Anteil):	(7%)	(1%)	(1%)	(2%)	(2%)	–	(2%)	(5%)	(26%)	(54%)
Häuser mit ≥50% Phakoemulsifikation:	8	2	2	3	3	–	1	7	21	50
Häuser mit <50% Phakoemulsifikation:	5	–	–	–	–	–	2	3	28	50

Wartezeit auf eine unkomplizierte Kataraktoperation

Die mittlere Wartezeit bis zu einer unkomplizierten Kataraktoperation liegt unverändert zum Vorjahr meist bei etwa 3 Monaten (Tabelle 10). In zwei Häusern war die Wartezeit länger, wenn stationär operiert wurde. Die Frage wurde auf 185 Bögen (98%) beantwortet.

Linsenexplantationen

1992 wurden 410 Kunstlinsen explantiert, das sind 0,35% der implantierten Linsen. Bei einer ähnlichen Umfrage vor 3 Jahren lag die Explantationsquote noch bei 0,47%. Hauptgründe für die Explantation waren bullöse Keratopathie, chronischer Reizzustand und (Sub-)Luxation [4].

Refraktive Hornhautchirurgie

In 53 Häusern (28%) wurden Patienten vereinzelt sphärisch-refraktive Hornhautoperationen empfohlen. An 51 Augenkliniken/-abteilungen wurde refrak-

Tabelle 10. Wartezeit

	Mittlere Wartezeit auf eine Kataraktoperation in Monaten								
	0	1	2	3	4	5	6–8	9–12	15–36
Anzahl der Häuser:	5	33	41	30	17	10	17	18	4
(Relativer Anteil):	(3%)	(18%)	(22%)	(16%)	(9%)	(5%)	(9%)	(10%)	(2%)
Häuser mit ≥50% Phakoemulsifikation:	3	14	18	13	8	8	10	10	3
Häuser mit <50% Phakoemulsifikation:	2	19	23	17	9	2	7	8	1

Tabelle 11. Refraktive Hornhautchirurgie

Operationsart	Anzahl der Häuser mit refraktiver Hornhauchchirurgie	Anzahl der refraktiven Eingriffe
Astmatismusoperation	44	722
Radiäre Keratotomie	15	175
Epikeratophakie	12	117
Keratomileusis (u.a. Excimer Laser)	10	1316
Holmium-Laser	1	40
Zirkuläre Keratotomie	1	10

tive Hornhautchirurgie durchgeführt, davon an 22 nur Astigmatismuschirurgie (Tabelle 11). Insgesamt wurden 2441 refraktive Operationen durchgeführt. Das ist mehr als doppelt soviel wie in den letzten Jahren [5, 7]. Die Zunahme beruht überwiegend auf der steigenden Zahl der Eingriffe mit dem Excimer-Laser.

Danksagung. Es ist uns ein besonderes Anliegen, allen Kollegen, die an dieser Studie beteiligt waren, herzlich für ihre Kooperationsbereitschaft und Mithilfe zu danken.

Literatur

1. Bucher PJM (1990) The status of european cataract surgery. Eur J Implant Ref Surg 2:95–100
2. Hodgkins PR, Luff AJ, Morrell AJ, Botchway LT, Featherston TJ, Fielder AR (1992) Current practice of cataract extraction and anesthesia. Br J Ophthalmol 76:323–326
3. Leaming DV (1992) Practice styles and preferences of ASCRS members – 1991 survey. J Cataract Refract Surg 18:460–469
4. Nover A, Rochels R (1990) Explantierte Kunstlinsen – Ergebnisse einer bundesweiten Umfrage. In: Freyler H et al (Hrsg) 3. Kongreß der DGII. Springer, Wien, S 243–247

5. Reim M, Wenzel M, Bucher PJM (1991) Zum derzeitigen Stand der Kataraktchirurgie im deutschsprachigen Europa. In: Wenzel M et al (Hrsg) 5. Kongreß der DGII. Springer, Berlin Heidelberg New York, S 19–30
6. Wenzel M, Reim M (1987) Kataraktoperationen und Linsenimplantationen 1983–1985 – Ergebnisse einer Umfrage anläßlich der 84. Tagung der DOG in Aachen. Fortschr Ophthalmologie 84:450–452
7. Wenzel M, Neuhann Th (1993) Zum derzeitigen Stand der Katarakt- und refraktiven Hornhautchirurgie. In: Neuhann T et al (Hrsg) 6. Kongreß der DGII. Springer, Berlin Heidelberg New York, S 215–222

Die „Clear-Cornea-Cut“-Technik einfacher und besser!

M.U. Dardenne

Zusammenfassung. Es wurden 300 Fälle von Clear-Cornea-Cut mit einer mittleren Beobachtungszeit von ca. 3 Monaten untersucht. Erste Eindrücke zur OP-Technik sowie der Trend im p.o. Verlauf wurden verglichen: Eingang bei 12 Uhr und von der temporalen Seite her. Bei dem 12 Uhr-Eingang ist die Wunddichte bei einer Schnittlänge von 3 bis zu 7 mm noch sicher, während der mittlere Astigmatismus gegen die Regel bei −1,75 dpt lag.

Der temporale Zugang mit 3,0 mm Schnittlänge ist als eindeutig beste Möglichkeit sowohl was Wunddichte als auch den p.o. Astigmatismusverlauf betrifft, anzusehen. Hier betrug der Astigmatismus nämlich nur 0,5 dpt. Die Dichte der Wunde war allerdings bei Öffnungen über 5,5 mm nicht ganz zuverlässig, wenn nicht wenigstens ein Sicherheitsfaden gelegt wurde.

Als Fazit zeigte sich eine schnelle p.o. Rehabilitation und bei Verwendung von Faltlinsen eine mehr als genügende Sicherheit.

Summary. 300 cases of cataract surgery with clear cornea incision with a mean follow up time of 3 months have been evaluated. First impressions of the surgical technique as well as the post-operative are being compared, regarding the incision placed at the 12 o'clock position and temporal. The clear cornea incision at 12 o'clock is save from 3 up to 7 mm of length where as the mean astigmatism reached up to 1.75 dpts against the rule.

The temporal approach with 3 mm of length is the best possibility regarding wound stability and p.o. astigmatism. The mean induced astigmatism was no more than 0.5 dpts. The wound stability was not sufficient for cuts longer than 5.5 mm.

As a result we see the clear cornea cut as a very beautiful possibility regarding fast p.o. rehabilitation, especially combined with the new foldable lenses.

In den letzten Jahren ging der Trend in der Kataraktchirurgie immer stärker in Richtung einer „Minimal-Astigmatismus-Chirurgie.“ Nicht mehr die bloße Entfernung der getrübten Linse plus Implantation eines Allophakos ist das Ziel, sondern die möglichst schnelle Rehabilitation des Patienten sowie die Reduzierung intraoperativer Komplikationen. Verschiedene neue Schnittechniken und Wundkonstruktionen wurden erprobt, die alle denselben Zweck hatten: das Erreichen eines geringen induzierten Astigmatismus sowie hohe intraoperative Sicherheit. So unterschiedlich diese neuen „Single-“ oder „No-stitch“-Techniken waren, so zeigte sich doch bei allen, daß ein wesentlicher Anteil an der Dichtigkeit der Wunde in der Konstruktion der inneren Wundlippe zu suchen war. Zunächst von Paul Ernest in den USA und in Deutschland von Peter Brauweiler wurden dahingehende Untersuchungen vorgelegt. Howard Fine führte den Gedanken der inneren Korneallippe weiter und verzichtete mit dem

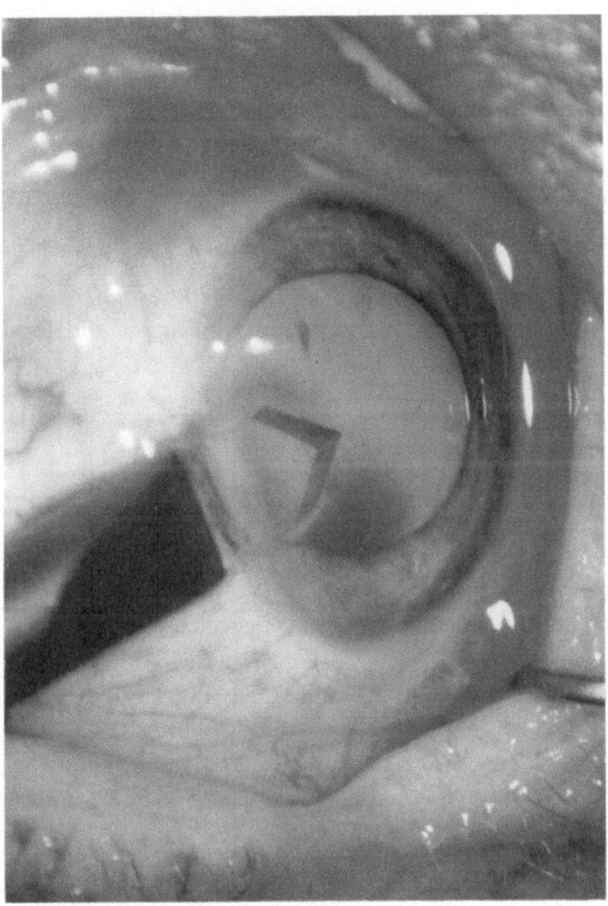

Abb. 1

Clear-Kornea-Cut auf den anfangs noch für notwendig erachteten Sklera-tunnel.

In unserer Arbeit untersuchten wir 300 Fälle von Clear-Cornea-Cuts, die in unserer Klinik seit November 1992 durchgeführt wurden. Da die mittlere Beobachtungszeit unter zwei Monaten liegt, können noch keine Aussagen zum langfristigen Astigmatismusverlauf gemacht werden. Es sollen lediglich erste Eindrücke zur OP-Technik sowie Trends im postoperativen Verlauf geschildert werden.

In Abbildung 1 erkennt man die prinzipielle Konstruktion des Schnittes: Ein 3,2 mm breiter Diamant wird in der klaren Cornea am Limbus lamellär auf etwa 2 mm intrastromal geführt, bevor die Vorderkammer eröffnet wird. Durch diesen Schnitt wird die Phakoemulsifikation durchgeführt; bei Bedarf wird die Öffnung zur Linsenimplantation erweitert.

Durch die im Vergleich zum Sklera längere Tunnelstrecke in der Hornhaut würde man Probleme bei der Phakoemulsifikation erwarten. Es ist jedoch eher das Gegenteil der Fall. Die Sicht ist lediglich im Schnittbereich etwas behindert. Durch die insgesamt deutlich geringere Tunnellänge läßt sich der Phakotip wesentlich einfacher manipulieren, was in der Summe unseres Erachtens zu einer Vereinfachung der Phako führt.

Auch die Linsenimplantation wird durch die geringere Tunnelstrecke, durch die manipuliert werden muß, erleichtert. Da der Tunnel nur in der gefäßfreien Kornea geführt wird, ist die Gefahr von Einblutungen in die Vorderkammer praktisch nicht gegeben.

Von entscheidender Bedeutung ist eine exakte Schnittführung auch bei der Erweiterung, da die Hornhautlamelle möglichst an allen Stellen gleich lang sein soll, um eine Ausfransung der Ränder und somit mögliche Wundinsuffizienzen zu verhindern.

Zwei verschiedene Zugangswege sowie zwei verschiedene Schnittbreiten wurden miteinander verglichen:

Gruppe 1 enthält die Fälle mit Zugang von 12 Uhr und einer Schnittbreite von 5,5 mm (2 Fälle 7 mm)
Gruppe 2 Zugang ebenfalls 12 Uhr, Schnittbreite 3,5 mm
Gruppe 3 Zugang temporal, Schnittbreite 5,5 mm
Gruppe 4 Zugang temporal, Schnittbreite 3,5 mm.

Bei der Auswertung der unterschiedlichen Techniken zeigten sich sehr schnell zwei Trends:

1. Der Zugang bei 12 Uhr ist dichter und stabiler bei externen Belastungen (v.a. Reiben am Auge). Es traten in keinem Fall Komplikationen wie Wundinsuffizienz oder gar Irisprolaps auf. In zwei Fällen implantierten wir sogar 7-mm-PMMA-Linsen durch einen Clear-Cornea-Cut.
2. Der temporale Zugang führt zu geringerem postoperativem Astigmatismus. Vor allem bei Schnittbreiten bis zu 3,5 mm zeigten sich sehr geringe Astigmatismuswerte, die über den bisherigen Beobachtungszeitraum stabil sind.

Tabelle 1. Schnittdichte

Schnittbreite	3-mm-Faltlinse	5,5-mm-PMMA-Linse
Eingang bei 12 Uhr	sicherer Wundverschluß	sicherer Wundverschluß
Eingang horizontal	sicherer Wundverschluß	Wundverschluß nicht belastbar

Tabelle 2. Astigmatismus

Schnittbreite	3-mm-Faltlinse	5,5-mm-PMMA-Linse
Eingang bei 12 Uhr	1,0 dpt	1,75 dpt
Eingang horizontal	0,5 dpt	1,5 dpt

Der Zugang von 12 Uhr zeigte Werte, die bis zu 4,0 dpt reichten. Aus diesem Grunde wurde dieser Weg von uns schnell wieder verlassen. Die Nachbeobachtung ergab allerdings, daß sich die Werte im Verlauf von jetzt bis zu 4 Monaten deutlich verringerten.

Die Tabellen 1 und 2 zeigen eine Übersicht über die vier Gruppen und deren Ergebnisse.

Als Fazit dieses ersten Erfahrungsberichts läßt sich sagen, daß der Clear-Cornea-Cut ein neuer Schritt in Richtung auf möglichst schnelle postoperative Rehabilitation ist. Vor allem im Hinblick auf die neuen Intraokularlinsen (Memory, Acrysof) scheint er uns durchaus zur zukünftigen Methode der Wahl werden zu können.

Literatur

Brauweiler HP (1992) Nahtfreier Wundverschluß für große Inzisionen, 6. Kongreß der DGII in München. Springer, Berlin Heidelberg New York Tokyo

Ernest P (1992) Die Konstruktion nahtfreier Wunden und ihre Stabilität, 6. Kongreß der DGII in München. Springer, Berlin Heidelberg New York Tokyo

Howard Fine I (1992) Self-sealing corneal tunnel incision for small-incision cataract surgery. Ocular surgery News, Vol 10, Nov 9; May 1, p 38f

Die „Clear Cornea Incision" für die Phakoemulsifikation

Vor- und Nachteile des nahtfreien Hornhautschnittes

T. Neuhann und Th. Neuhann

Zusammenfassung. Die nahtlose CCI sowie ein kleiner Phakotip mit steifem Infusionssleeve, Faltlinsen mit einer 6-mm-Optik, welche durch eine 4-, besser durch eine 3-mm-Inzision passen, ermöglichen eine noch raschere Rehabilitation nach der Kataraktoperation als bisher.

In den vorausgegangenen Beiträgen wurde bereits über Indikationen und postoperative Astigmatismusentwicklung bei der Clear Cornea Incision (= CCI) berichtet. Ich möchte Vor- und Nachteile der CCI, die ich seit August 92 routinemäßig bei mehr als 700 Eingriffen anwendete, mit den Vor- und Nachteilen der Skleral Pocket Incision (= SPI), die wir bisher bei über 15000 Fällen verwendeten, vergleichen.

Methodik

Während alle CCI am temporalen Hornhautrand präpariert wurden, lag der bevorzugte Zugang der SPI bei 12 Uhr. Bei beiden Inzisionen wird mit identischen Instrumenten ein 2-Stufenschnitt angelegt.

Vorteile

Daß keine Blutungen mehr, besonders aus den Emissarien der Kammerwasservenen, den Einblick erschweren, liegt auf der Hand. Ebenso erledigt sich die leidige Diskussion über einen möglichen Kauther-induzierten Astigmatismus wegen möglicher Gewebsschrumpfung. Ein postoperatives Hyphäma konnten wir bei dieser Schnittechnik bisher nicht beobachten. Daß Zügelnähte nicht mehr benötigt werden und daß das BSS besser abfließt, ist von eher marginaler Bedeutung.

Der Verbrauch von wenigeren Instrumenten und die kürzere OP-Zeit beeinflussen den wirtschaftlichen Aspekt von Kataraktoperationen eher positiv. Und daß solchen Aspekten in Zukunft mehr Aufmerksamkeit geschenkt werden muß, beweisen die jüngsten Entwicklungen in der Gesundheitspolitik nahezu aller westlichen Industriestaaten.

Aufgrund der größeren Entfernung zur Irisbasis gibt es keinen Irisprolaps mehr, was besonders bei kurzen bzw. hyperopen Augen wie auch bei engem vorderem Segment den Eingriff deutlich atraumatischer werden läßt. Die „instant vision cataract surgery“, in den Vereinigten Staaten aus Marketing-Gründen von größerer Bedeutung als hierzulande, ist mit Hilfe der topischen Anästhesie möglich geworden. Ob dies allerdings aus vielerlei Gründen wünschenswert ist, bedarf einer eigenen Diskussion.

Als äußerst angenehm empfinde ich die bessere Sicht durch die Kornea, da wegen des kürzeren Inzisionstunnels die HH-Falten wesentlich geringer ausfallen als bei der Skleratasche. Daß diese Falten bei der Sklerainzision störend sind, zeigt die Arbeit von Menapace et al. von der 1. Wiener Uni-Augenklinik, welche eine eigene Technik zur Vermeidung dieser Falten beschreiben. Der temporale Zugang ist sicher der einfachere und physiologischere, besonders bei tiefliegenden Augen; zudem ist die Oberlidbewegung senkrecht zum Schnitt. Und daß dieser Zugang der eher natürlichere und nicht neu ist, zeigen Abbildungen aus dem 16. Jahrhundert.

Bei voroperierten Glaukomaugen ist die temporal angelegte CCI der Zugang der Wahl für die Phako; und daß die Tropfanästhesie bei der CCI soviel besser wirkt als bei der skleralen Präparation, war mir neu und ist ein reiner Erfahrungswert.

Nachteile

Hitzeentwicklung des Phakotips war für das umgebende Gewebe noch nie vorteilhaft. Kommt es dennoch dazu, so sind die Veränderungen an der Kornea wesentlich schwerwiegender als an der Sklera. Hiroko Miyajima aus Tokio hat

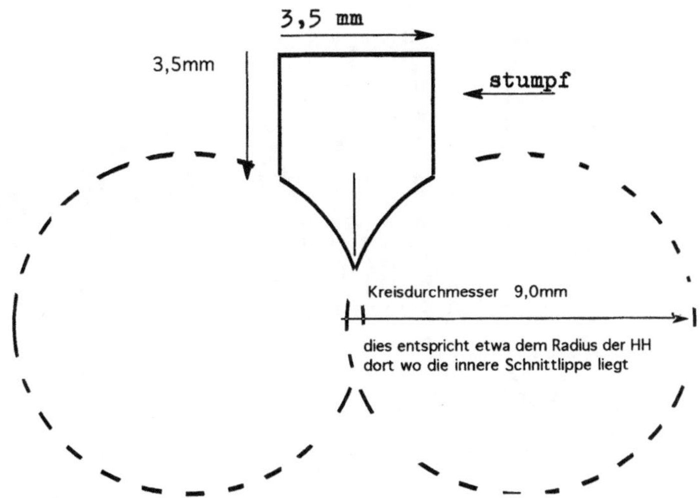

Abb. 1. Design eines neuen Keratoms für die CCI

hierzu eine sehr interessante Arbeit veröffentlicht. Vermeidung dieses Nachteils ist ein steifer Infusionssleeve des Phakotips.

Viel wichtiger als bei der SPI ist die Tatsache, daß die innere Wundlippe unbedingt limbusparallel sein muß, da der Inzisionstunnel ja kürzer ist als bei der SPI. Zur Vermeidung dieses Nachteils habe ich zusammen mit einem namhaften Instrumentenhersteller aus Heidelberg ein neues Keratom hierfür entwickelt (Abb. 1).

Große Kunstlinsen sind für die CCI nicht die idealen Implantate. Hier ist immer noch die sklerale Inzision der Zugang der Wahl.

Der wohl wichtigste Nachteil aber ist die unmittelbare postoperative mäßige Instabilität der Wunde, besonders gegen äußere unphysiologische Beanspruchung. Paul Ernest hat hierzu auf dem ASCRS-Meeting 1993 in Seattle neue Ergebnisse seiner „cadaver-eye study" präsentiert; Vermeidung dieses Nachteils ist die selektive Lidokklusion, mit deren Hilfe wir bisher keine postoperativen Komplikationen sahen.

Postoperativer HH-Astigmatismus

Bei den 4-mm-Schnitten waren die unmittelbar postoperativen K-Werte in 80% sphärisch, also besser als präoperativ. 11% hatten postoperativ exakt dieselben K-Werte, während 9% einen größeren HH-Astigmatismus hatten (Abb. 2).

3 Monate später war der Astigmatismus häufig geringer als präoperativ, niemals aber größer als 1 dpt. gegenüber den präoperativen Werten. Dies ist sicher eine interessante Beobachtung (Abb. 3).

Seit wenigen Wochen haben wir eine neue Faltlinse zur Verfügung, die durch eine 3-mm-Inzision paßt, die auch nach der Implantation 3 mm mißt. Hier hat

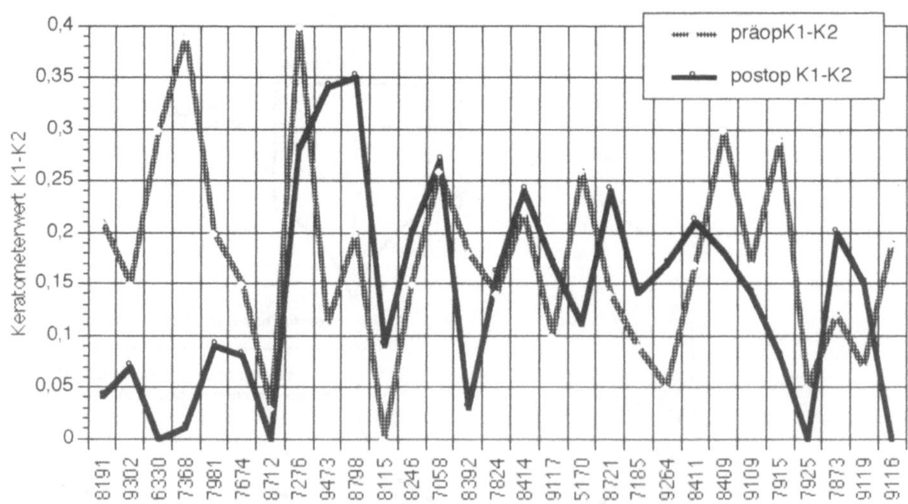

Abb. 2. Vergleich der prä- und postoperativen Keratometerwerte bei der 4-mm-CCI am 1.–5. postoperativen Tag

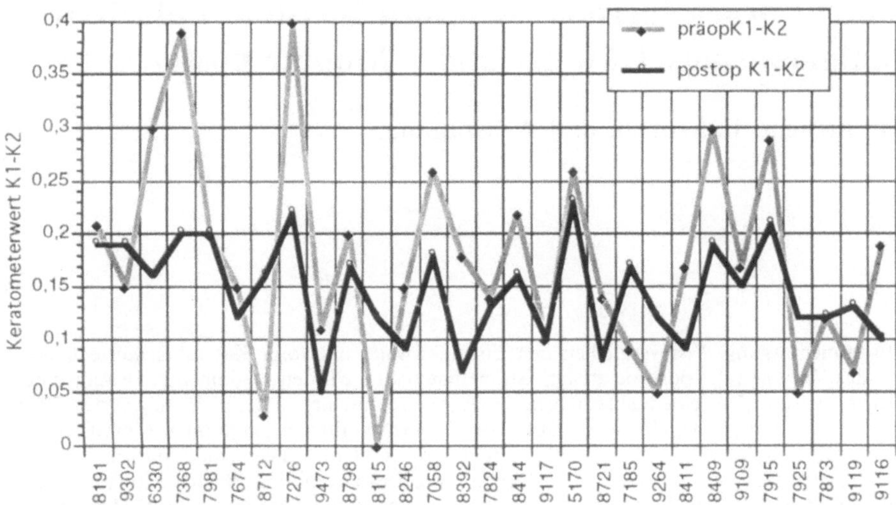

Abb. 3. Vergleich der prä- und postoperativen Keratometerwerte bei der 4-mm-CCI in der 10.–12. postoperativen Woche

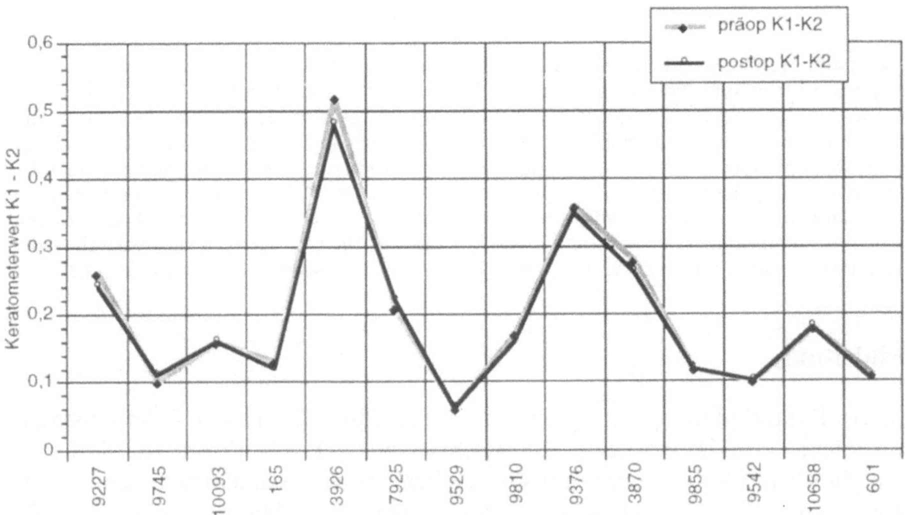

Abb. 4. Vergleich der prä- und postoperativen Keratometerwerte bei der 3-mm-CCI am 1.–5. postoperativen Tag

sich gezeigt, daß in bisher allen Fällen keine iatrogene Beeinflussung der präoperativen Keratometerwerte eintritt.

In der HH-Topographie läßt sich die CCI trotzdem nachweisen, ohne aber das optische Zentrum störend zu beeinflussen. Somit ist dieser kurze, stufige Hornhautschnitt, da Astigmatismus-neutral, eine Alternative zu den bisherigen Schnittverfahren, wobei der Chirurg jeweils Vor- und Nachteile der einzelnen Verfahren sorgsam abwägen muß.

Clear Cornea Incision – Frown Incision: Induzierter Astigmatismus 1 Monat und 3 Monate postoperativ

M. Juchem, F. Skorpik und A. Crammer

Zusammenfassung. Wir verglichen den Einfluß zweier nahtloser Kataraktschnittechniken auf das Verhalten des postoperativen Astigmatismus. Es wurden randomisiert 36 Augen der Frown Incision (FI), einem sklerokornealen Tunnelschnitt bei 12 h und 30 Augen der Clear Cornea Incision (CCI), einem rein kornealen Tunnelschnitt am temporalen Limbus, zugeführt. Die Schnittbreite betrug in allen Fällen 4,5 bis 5,0 mm. Die keratometrischen Daten wurden präoperativ, 1 Monat und 3 Monate postoperativ erhoben. Nach 3 Monaten zeigte die Mehrzahl der FI-Fälle (44,44%) einen waagrechten und die Mehrzahl der CCI-Fälle keinen Astigmatismus (46,67%). Bei den Augen, die sowohl prä- wie postoperativ einen Astigmatismus aufwiesen, hatte sich die Achse in der FI-Gruppe bei 13 von 20 Fällen gegen die Regel und in der CCI-Gruppe bei 9 von 14 Fällen mit der Regel gedreht. Es dreht also bei beiden Inzisionstechniken die Astigmatismusachse von der Schnittachse weg.

Summary. We compared the influence of 2 self sealing cataract-incisions on the behavior of postoperative keratometric astigmatism. 36 eyes were randomly assigned to sclerocorneal tunnel incision, Frown incision (FI), from 12 h and 30 eyes to clear cornea incision at the temporal limbus. Incision length was in both groups 4.5 to 5.0 mm. Keratometry readings were taken preoperatively, 1 month and 3 months postoperatively. After 3 months 44.44% of the FI-group had astigmatism against the rule and 46.67% of the CCI-group had no astigmatism. Eyes with pre- and postoperative astigmatism showed in 13 of 20 cases of the FI-group a shift against the rule and in 9 of 14 cases of the CCI-group a shift with the rule. The axis of astigmatism shifts away from the axis of the wound in both the groups.

Einleitung

In der Kataraktchirurgie sind derzeit hauptsächlich 2 nahtlose Schnittformen vertreten, der sklerokorneale Tunnelschnitt wie z.B. die Frown Incision (FI) und die Clear Cornea Incision (CCI). Neben der unterschiedlichen Schnittechnik ist auch die Lage des Schnittes bei beiden Methoden verschieden. Die FI wird oben, die CCI temporal am Auge angelegt. Ziel unserer Studie war es, den Einfluß beider Schnittformen auf die Hornhautarchitektur zu untersuchen. Als Parameter hierfür dienten die operativ induzierte Änderung der Höhe des Astigmatismus und die Drehung der Achse.

Material und Methoden

Bei 36 Augen wurde die FI durchgeführt, d.h., nach Eröffnung der Bindehaut wurde bei 12 h die Sklera bogenförmig eingeschnitten und mit einem Beaver blade bis 1,5 mm in die klare Hornhaut tunneliert, ehe mit einer Phakolanzette das Auge eröffnet wurde [1]. Bei 30 weiteren Augen wurde mit einem rundgeschliffenen Diamantmesser die Hornhaut am temporalen Limbus ungefähr 300 bis 400 μm tief eingeschnitten, 1,5 mm nach zentral tunneliert und dann eröffnet [2]. Bei beiden Gruppen betrug die Schnittbreite 4,5 bis 5,0 mm. In allen Fällen wurde nach der Phakoemulsifikation eine 809C-Pharmacia-PMMA-one-piece-Intraokularlinse mit einer 5-mm-Optik in den Kapselsack implantiert. Die Augen waren randomisiert der einen oder der anderen Technik zugeführt worden, ohne Berücksichtigung der präoperativen Achsenlage. Die Keratometerwerte wurden präoperativ, 1 Monat und 3 Monate postoperativ erhoben. Die operativ induzierten Änderungen des Astigmatismusverhaltens wurden nach der von Cravy [3] angegebenen Vektoranalyse untersucht. Achsenlagen von 0° bis 30° und von 150° bis 180° wurden als waagerecht, solche zwischen 31° und 60° bzw. zwischen 120° und 149° als schräg und solche größer als 60° und kleiner als 120° als senkrecht definiert.

Ergebnisse

Die Tabellen 1 und 2 zeigen, daß die Astigmatismuswerte sowohl nach FI wie nach CCI stabil sind. Die bei der FI-Gruppe leicht steigende und bei der CCI-Gruppe leicht fallende Tendenz sind nicht signifikant. Die individuellen Schwankungen sind höher als ein etwaiger Trend. Die Tabellen 3 und 4 zeigen die Verteilung der Achsenlage. Nach 3 Monaten überwogen in der FI-Gruppe die Augen mit waagerechtem (44,44%) und in der CCI-Gruppe diejenigen ohne Astigmatismus (46,67%). Da in prozentualen Aufschlüsselungen die Information über den individuellen Verlauf verlorengeht, wurden die respektiven Verlaufskurven in Abb. 1 und 2 dargestellt. Cravy [3] hat 2 Indikatoren aufge-

Tabelle 1. Höhe des Astigmatismus (dpt) präoperativ, 1 Monat und 3 Monate postoperativ in der FI-Gruppe (n = 36)

	X	Stdev	Median	Min.	Max.
präop.	0,98	1,29	0,54	0,0	5,17
1 Mo	0,98	1,21	0,57	0,0	5,10
3 Mo	1,08	1,18	0,77	0,0	5,34

Tabelle 2. Höhe des Astigmatismus (dpt.) präoperativ, 1 Monat und 3 Monate postoperativ in der CCI-Gruppe (n = 30)

	X	Stdev	Median	Min.	Max.
präop.	0,82	1,03	0,58	0,0	5,26
1 Mo	0,74	0,83	0,55	0,0	3,28
3 Mo	0,68	0,88	0,53	0,0	3,68

Tabelle 3. Verteilung der Astigmatismusachsen in der FI-Gruppe (n = 36). Die Zahlen in Klammern geben die Prozente an

	kein Ast.	senkrecht	waagrecht	schräg
präop.	5 (13,89)	12 (33,33)	18 (50,00)	1 (2,78)
1 Mo	14 (38,89)	7 (19,44)	14 (38,89)	1 (2,78)
3 Mo	12 (33,33)	8 (22,22)	16 (44,44)	0 (0,00)

Tabelle 4. Verteilung der Astigmatismusachsen in der CCI-Gruppe (n = 30). Die Zahlen in Klammern geben die Prozente an

	kein Ast.	senkrecht	waagrecht	schräg
präop.	9 (30,00)	8 (26,67)	11 (36,67)	2 (6,67)
1 Mo	10 (33,33)	17 (56,67)	1 (3,33)	2 (6,67)
3 Mo	14 (46,67)	11 (36,67)	5 (16,67)	0 (0,00)

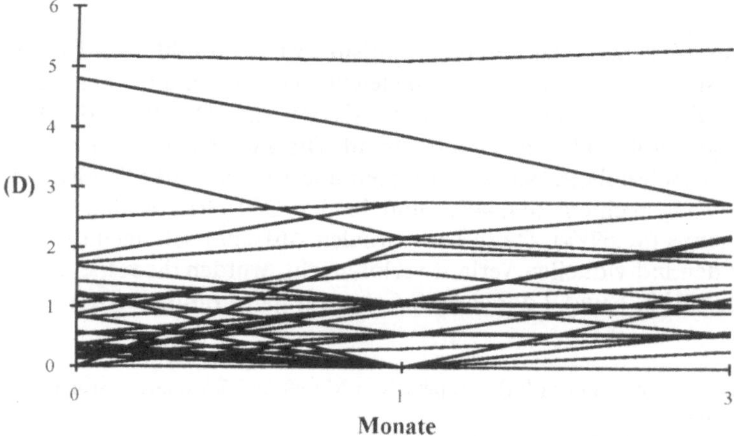

Abb. 1. Verlaufskurven Astigmatismus Frown

stellt, die die Änderung sowohl der Höhe des Astigmatismus als auch der Achsenlage berücksichtigen. Abbildungen 3 bis 6 zeigen die Resultate nach 1 und 3 Monaten. Es ist auch hier für beide Maßzahlen Kt und DK kein signifikanter Unterschied der Kurvenverläufe bei beiden Gruppen feststellbar. Betrachtet man die Augen, die prä- und postoperativ einen Astigmatismus aufwiesen, so dreht sich die Achse in der FI-Gruppe in 13 von 20 Fällen gegen die Regel und in der CCI-Gruppe in 9 von 14 Fällen mit der Regel.

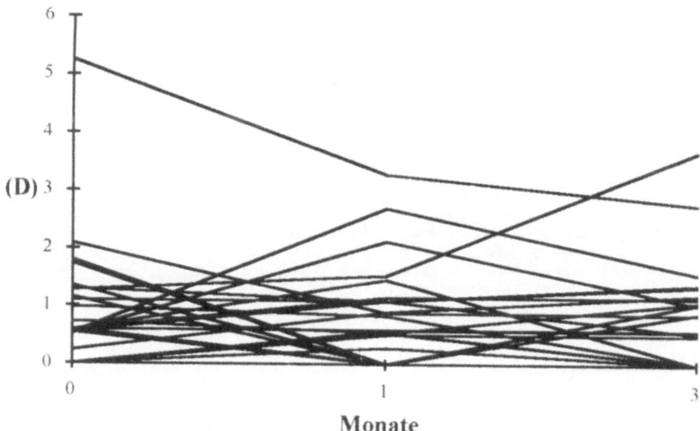

Abb. 2. Verlaufskurven Astigmatismus CCI

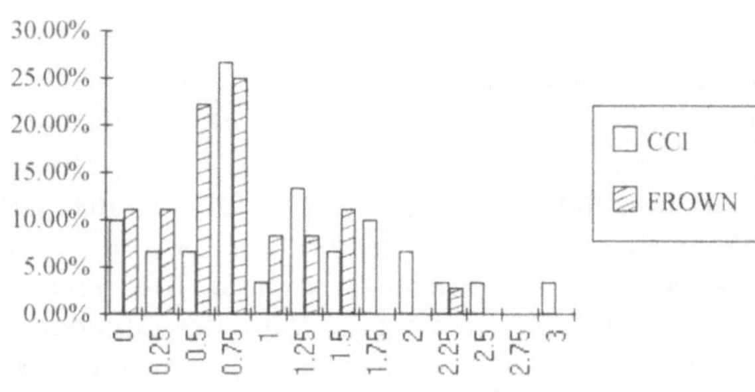

Abb. 3. Cravy's Kt (1 Monat)

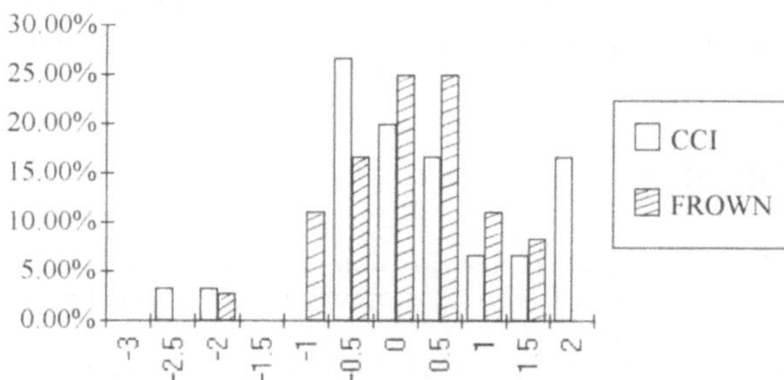

Abb. 4. Cravy's DK (1 Monat)

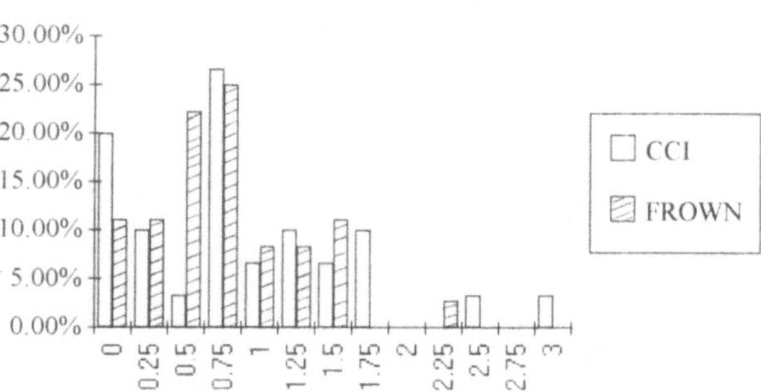

Abb. 5. Cravy's Kt (3 Monate)

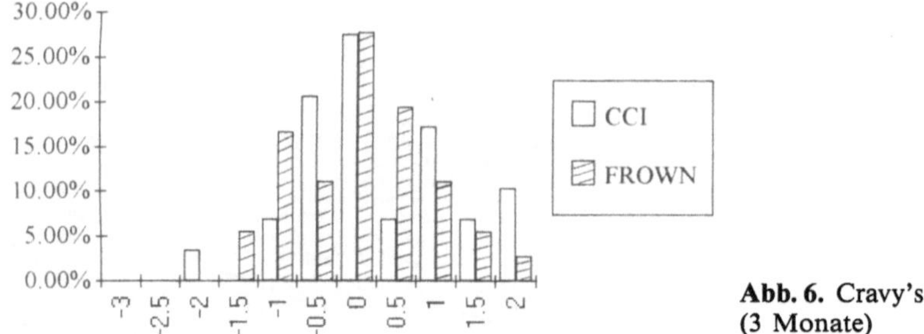

Abb. 6. Cravy's DK (3 Monate)

Diskussion

Beide nahtlosen Schnittformen gewährleisten bei kleiner Wundöffnung eine schnelle Rehabilitation durch stabile Astigmatismuswerte. Beide Schnittformen bewirken in gleicher Weise eine Drehung der Astigmatismusachse von der Schnittachse weg. Die FI mit Bindehauteröffnung und breiterer Wundfläche wäre für einen temporalen Zugang im Lidspaltenbereich nicht ideal, andererseits könnte eine eventuelle, wenn auch minimale postoperative korneale Stufenbildung am Limbus nach CCI bei 12 h beim Lidschlag störend wirken und zu Benetzungsproblemen führen. Operationstechnisch erscheint die FI daher für einen Zugang von oben und die CCI für einen seitlichen Zugang optimal. Da beide Schnittformen sich in ihren Effekten auf die Hornhautarchitektur ergänzen, wird man sich bei der Wahl des Zuganges neben operationstechnischen Überlegungen auch von dem präoperativen Astigmatismus leiten lassen. Ob es bei Vorliegen von schrägen Achsen empfehlenswert wäre, eine CCI in der Astigmatismusachse durchzuführen, bleibt zu beweisen.

Literatur

1. Singer JA (1991) Frown incision for minimizing induced astigmatism after small incision cataract surgery with rigid optic intraocular lens implantation. J Cataract Refract Surg 17:677–688
2. Fine H (1992) Clear cornea incision. Ocular Surgery News
3. Cravy TV (1979) Calculation of the change in corneal astigmatism following cataract extraction. Ophthalmic Surg 10:38–49

Erste Ergebnisse des postoperativen Astigmatismusverlaufes nach „Clear Cornea Incision" und Wundverschluß ohne Naht

T. Pfleger, P. Papapannos, C. Skorpik, R. Menapace und H. Weghaupt

Zusammenfassung. Eine prospektive Studie untersucht eine Gruppe von 49 konsekutiven Patienten nach Phakoemulsifikation und Implantation einer Hinterkammerlinse bezüglich ihres postoperativen Astigmatismusverlaufes über mindestens 3 Monate. Als Zugang in die Vorderkammer wurde eine sogenannte Clear-Cornea-Technik von temporal gewählt. Die Schnittlänge betrug je nach Linsentyp 4,0–5,2 mm. Der Wundverschluß wurde ohne Naht erreicht. Die Daten wurden an 5 Kontrollzeitpunkten erhoben und in bezug auf die Höhe und den Verlauf der Keratometriewerte ausgewertet. Es wurden der absolute und der induzierte Astigmatismus erfaßt. Die Achsenverläufe wurden analysiert und Untergruppen gebildet bzw. mittels Vektoranalyse die Richtung und Größe der auf die Kornea wirkenden Kräfte bestimmt. Bezogen auf den Ausgangswert lag bereits unmittelbar postoperativ ein geringer induzierter Ausgangswert Astigmatismus nach der Regel vor, welcher während des Beobachtungszeitraumes eine Rückbildung in Richtung des Ausgangswertes zeigte. In der Mehrzahl der Fälle blieb die Achsenlage konstant.

Summary. A prospective study examines a group of 49 consecutive cases each following phacoemulsification and posterior chamber lens implantation regarding its postoperative astigmatism during a minimum of 3 months. To enter the anterior chamber we performed a Clear Cornea technique from the temporal side. A self-sealing corneal valve was prepared. The length of the scleral incision was – depending on the type of IOL – 4.0 to 5.2 mm. Data were collected at 5 control times and evaluated with reference to the height and time shift of keratometric values. The absolute and induced astigmatism were calculated, vector analysis was performed in order to determine the intensity and direction of the power working on the cornea, axial changes were analysed and subgroups composed. Immediately after the operation we already had, related to the preoperative value, a small surgically induced astigmatism. It exhibited a shift towards "with-the-rule astigmatism", which, to a large extent, returned to its preoperative value. Most of the cases showed minimal axial changes.

Einleitung

Die Entwicklung der Kataraktchirurgie wurde in den letzten Jahren einerseits durch die Kleinschnittechnik mit Reduktion der Skleralschnittlänge und andererseits durch Entwicklung einer Operationstechnik, die einen Wundverschluß ohne Naht ermöglicht, geprägt. Die Kombination von beidem führte zu äußerst rascher visueller Rehabilitation des Patienten und geringem induziertem Astigmatismus [1–14]. Dieser zeigte bereits unmittelbar postoperativ aufgrund des fehlenden Nahtverschlusses eine Tendenz zu einer Achsendrehung gegen die Regel.

Die Clear-Cornea-Technik geht einen weiteren Schritt in Richtung Minimalchirurgie, vor allem deshalb, weil es durch den ausschließlich intrakorneal geführten Schnitt möglich ist, auf jegliche Kauterisierung zu verzichten. Außerdem entfallen, da die Operation in Tropfanästhesie durchgeführt werden kann, die Risiken einer Retrobulbäranästhesie. In dieser Arbeit untersuchen wir die ersten Ergebnisse des durch diese Technik postoperativ induzierten Astigmatismus.

Material und Methoden

Diese prospektive Studie untersucht eine Gruppe von 49 konsekutiven Kataraktpatienten nach Phakoemulsifikation und Implantation einer Hinterkammerlinse bezüglich ihres postoperativen Astigmatismusverlaufes über drei Monate. Als Zugang in die Vorderkammer wurde eine sogenannte Clear-Cornea-Technik gewählt, d.h. die Inzision wird rein intrakorneal geführt. Dabei wird, ähnlich der bekannten „No-stitch"-Technik, ein Dreistufenschnitt mit Präparation einer „kornealen Lippe" durchgeführt, welcher selbstschließend wirkt. Augen, bei denen die Wunde am Ende der Operation nicht optimal dicht war und bei denen es daher notwendig war, eine Hornhautnaht zu setzen, wurden von dieser Arbeit exkludiert. Die Schnittlänge betrug je nach implantiertem Linsentyp in Gruppe A und Gruppe C 4,0 mm und in Gruppe B 5,2 mm. In Gruppe A (23 Augen) und Gruppe B (21 Augen) wurde ein temporaler Zugang gewählt, in Gruppe C (5 Augen) wurde bei 12 Uhr in die Kornea eingegangen. Mittlerweile wählen wir ausschließlich den temporalen Zugang, da hier der korneale Durchmesser am größten ist und dadurch der intrakorneale Tunnel am weitesten vom Hornhautzentrum zu liegen kommt. Es wurde eine Tunnellänge von 1,5 – 2 mm angestrebt, da kürzere Tunnels die Wunde undicht belassen bzw. längere Tunnels zu intraoperativen Sichtbehinderungen führen können. Der erste Schnitt wurde Limbus-parallel mit einem Diamantmesser ausgeführt, die anschließende Präparation des Hornhauttunnels wurde in den ersten operierten Fällen mit einer Metallanze durchgeführt. Später kamen für die Präparation des Tunnels ausschließlich Diamantmesser zur Anwendung.

Intraoperativ wurde keine Astigmatismuskontrolle durchgeführt, und es wurde unabhängig vom präoperativen Astigmatismus operiert. Die Daten wurden an 5 Kontrollzeitpunkten erhoben und in bezug auf die Höhe und den Verlauf des absoluten und des induzierten Astigmatismus ausgewertet. Außerdem wurden die Verteilung der Achsenlagen und deren Veränderungen analysiert.

Ergebnisse

Zunächst betrachten wir die Höhe und den Verlauf der Mittelwerte des absoluten Astigmatismus – die Werte in Klammern repräsentieren die jeweilige Standardabweichung –, d.h. ohne Bezug zur Achsenlage des Zylinders. Wir sehen (Abb. 1) in der Gruppe A einen Ausgangswert von 0,71 dpt (0,52 dpt), in Grup-

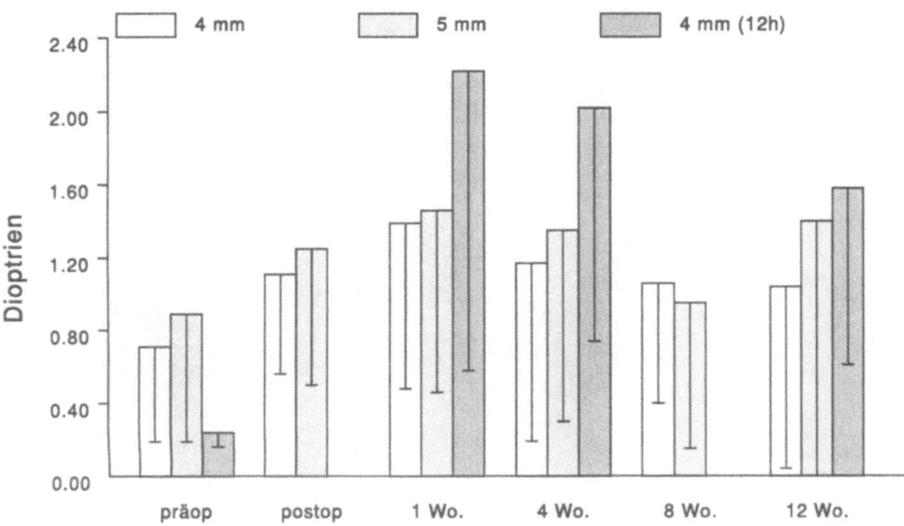

Abb. 1. Verlauf des absoluten Astigmatismus (ohne Bezug zur Achse) während des Beobachtungszeitraumes in Dioptrien

pe B 0,89 dpt (0,7 dpt) und in Gruppe C 0,24 dpt (0,08 dpt). Gruppe A und Gruppe B zeigen über den gesamten Beobachtungszeitraum einen nahezu parallelen Verlauf. Der mittlere postoperative Anstieg beträgt in den Gruppen A und B unter 0,5 dpt, nach 3 Monaten in Gruppe A 0,29 dpt (1,0 dpt) und in Gruppe B 0,47 dpt (1,5 dpt). In Gruppe C beträgt der mittlere Anstieg nach 3 Monaten allerdings 1,34 dpt (0,97 dpt).

Weiter erhoben wir die Mittelwerte und Standardabweichungen des induzierten Astigmatismus nach 1 und 3 Monaten. Die Berechnungen wurden nach 2 Methoden durchgeführt: 1. mittels Vektoranalyse nach Cravy und 2. mittels Vektoranalyse nach Jaffe. Bei Cravy (Abb. 2) zeigen die Gruppen A und B sowohl nach 1 als auch nach 3 Monaten einen positiv induzierten Astigmatismus, d.h. in Richtung einer Achsendrehung nach der Regel. Dieser beträgt in Gruppe A nach 1 Monat 0,20 dpt (1,25 dpt) und nach 3 Monaten 0,07 dpt (1,15 dpt). In Gruppe B liegt er sowohl nach 1 Monat mit im Mittel 0,85 dpt (0,89 dpt) als auch nach 3 Monaten mit 1,0 dpt (0,69 dpt) deutlich höher. In Gruppe C resultiert ein negativ induzierter Astigmatismus, d.h. in Richtung einer Achsendrehung gegen die Regel. Der Mittelwert liegt nach einem Monat mit −1,95 dpt (1,75 dpt) bzw. −1,15 dpt (1,58 dpt) nach 3 Monaten deutlich am höchsten.

Berechnet man den induzieirten Astigmatismus mittels Vektoranalyse nach Jaffe (Abb. 3) – diese Methode läßt keine negativen Werte zu –, so liegen die Mittelwerte in Gruppe A mit 0,83 dpt (0,80 dpt) nach 1 Monat und 0,78 dpt (0,81 dpt) nach 3 Monaten höher als bei Cravy. In Gruppe B zeigen sich Mittelwerte von 0,91 dpt (0,56 dpt) nach 1 bzw. 0,67 dpt (0,97 dpt) nach 3 Monaten. Gruppe C zeigt mit 1,87 dpt (1,31 dpt) nach 1 bzw. mit 1,5 dpt (0,9 dpt) wie-

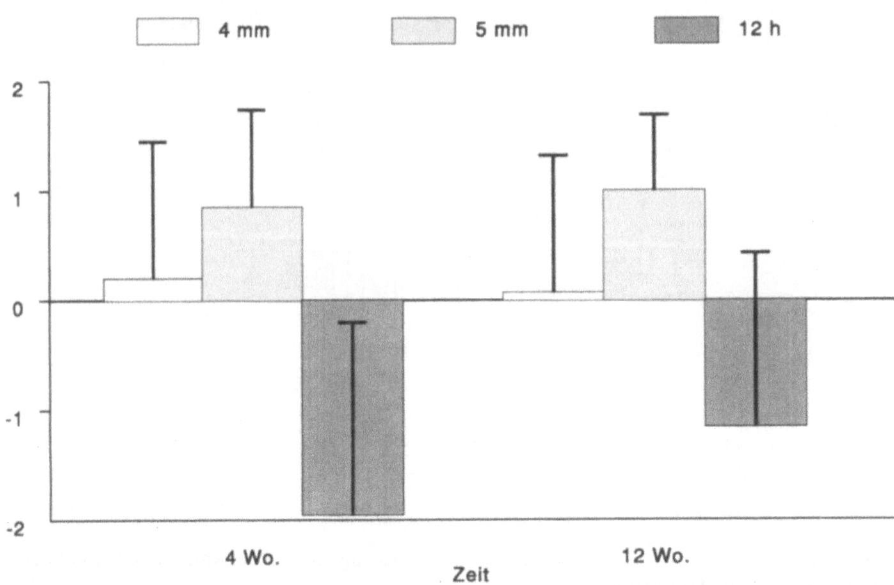

Abb. 2. Mittlerer induzierter Astigmatismus und Standardabweichung für den Beobachtungszeitraum in Dioptrien, berechnet mittels Vektoranalyse nach Cravy; negative Werte stehen für eine Achsenänderung in Richtung eines Astigmatismus gegen die Regel

derum deutlich höhere Mittelwerte als die Gruppen mit dem temporalen Zugang.

Die Verteilung des induzierten Astigmatismus nach 3 Monaten zeigt – sowohl nach Cravy als auch nach Jaffe berechnet – für Gruppe A ein deutliches Maximum zwischen 0 und +0,5 dpt bei relativer Normalverteilung. In Gruppe B liegt bei beiden Berechnungsarten das Maximum zwischen +0,5 und 1 dpt bei noch deutlicher Normalverteilung. In Gruppe C zeigen sich bei Cravy zwei Maxima zwischen +1,0 und +1,5 dpt.

Schließlich betrachten wird die Achsenverteilung des Zylinders der 3 Gruppen. Wir unterscheiden dabei 4 Gruppen: Achsenlagen nach der Regel, schiefe Achsenlagen, Achsenlagen gegen die Regel und sphärische Augen. Die Verteilung der Achsenlagen bleibt während des Beobachtungszeitraumes weitgehend konstant. In Gruppe A zeigt sich nach 3 Monaten eine geringe Zunahme von Achsenlagen nach der Regel bei gleichzeitiger geringer Abnahme von Achsenlagen gegen die Regel, in Gruppe B eine geringe Zunahme von schiefen Achsenlagen, und in Gruppe C zeigt sich zu allen Beobachtungszeitpunkten eine Abnahme von Achsenlagen nach der Regel. Insgesamt zeigen 3 Monate postoperativ jeweils mehr als 50% der Augen in den einzelnen Gruppen Achsenwechsel von weniger als 30°.

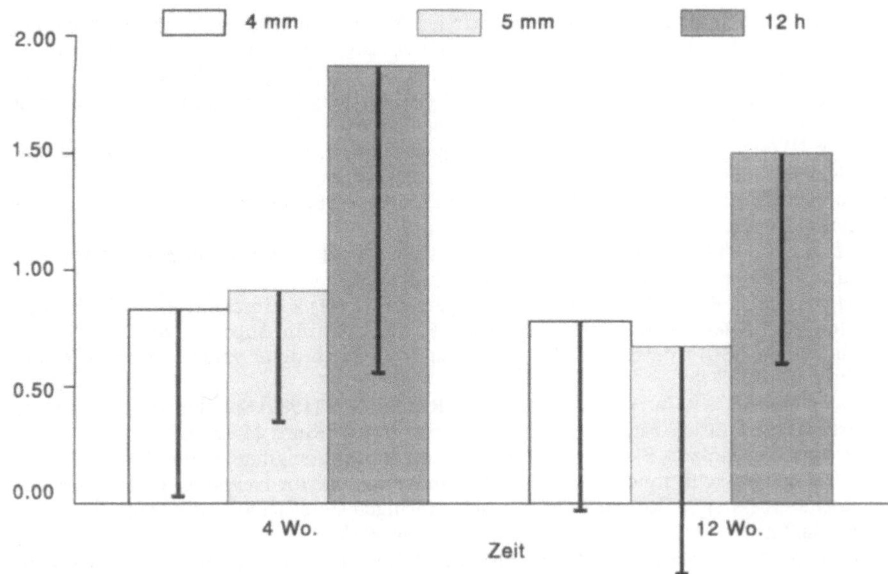

Abb. 3. Mittlerer induzierter Astigmatismus und Standardabweichung für den Beobachtungszeitraum in Dioptrien, berechnet mittels Vektoranalyse nach Jaffe

Diskussion

Insgesamt scheinen die ersten Ergebnisse, die auch die Lernkurve einbeziehen, vielversprechend. Der mittlere induzierte Astigmatismus liegt je nach angewandter Rechenmethode zwischen 0,5 und 1,5 dpt, wobei die Gruppe mit der kleineren Inzisionslänge geringere Werte aufweist. Ein weit höherer Astigmatismus zeigt sich bei einem Zugang von 12 Uhr; allerdings wurde diese Methode bereits verlassen. Weiter weisen alle Gruppen eine Tendenz zu einer Achsendrehung gegen die Wunde auf, wobei die Achsenwechsel in der Mehrzahl der Fälle weniger als 30° ausmachen.

Sowohl Höhe des induzierten Astigmatismus als auch Größe der Achsenwechsel scheinen vergleichbar gering wie bei anderen Kleinschnittechniken, insbesondere mit einem Wundverschluß ohne Naht. Trotzdem gilt es, größere Fallzahlen und längere Beobachtungszeiten abzuwarten, über die wir dann berichten werden.

Literatur

1. Artaria LG (1991) Visuelle Rehabilitation nach Kataraktchirurgie mit kleinem Schnitt. In: Schott K, Jakobi KW, Freyler H (Hrsg) 4. Kongreß der Deutschen Gesellschaft für Intraokularlinsen-Implantation. Springer, Berlin Heidelberg New York
2. Axt JC (1987) Longitudinal study of postoperative astigmatism. J Cataract Refract Surg 13:381–388

3. Ernest P (1992) Die Konstruktion nahtfreier Wunden und ihre Stabilität. In: Neuhann Th, Hartmann Ch, Rochels R (Hrsg) 6. Kongreß der Deutschsprachigen Gesellschaft für Intraokularlinsen-Implantation. Springer, Berlin Heidelberg New York
4. Ernest P, Kiessling LA, Lavery KT (1991) Relative strength of cataract incisions in cadaver eyes. J Cataract Refract Surg 17 Supplement:668–671
5. Fish JR (1991) Creation of a no-stitch cataract incision. J Cataract Refract Surg 17 Supplement:713–715
6. Jampel HD, Thompson JR, Baker CC, Stark WJ (1986) A computerized analysis after cataract surgery. Ophthalmic Surg 17:12–16
7. Masket S (1989) Keratorefractive aspects of the scleral pocket incision and closure for cataract surgery. J Cataract Refract Surg 15:85–88
8. Menapace R, Radax U, Amnon M, Papapanos P (1991) Kleinschnitt-Kataraktchirurgie ohne Naht: Bericht über 100 konsekutive Fälle. Spektrum Augenheilkd 5/4:135–140
9. Naeser K (1990) Conversion of keratometer readings to polar values. Cataract Refract Surg 16:741–745
10. Neumann AC, McCarty GR, Sanders DR, Raanan MG (1989) Small incisions to control astigmatism during cataract surgery. Cataract Refract Surg 15:82–87
11. Pfleger T, Scholz U, Skorpik C (1992) Postoperativer Astigmatismusverlauf bei Kleinschnittkataraktchirurgie und No-stitch-Wundverschluß. In: Neuhann T, Hartmann C, Rochels R (Hrsg) 6. Kongreß der Deutschsprachigen Gesellschaft für Intraokularlinsen-Implantation. Springer, Berlin Heidelberg New York
12. Richards SC, Brodstein RS et al (1988) Long-term course of surgically induced astigmatism. J Cataract Refract Surg 14:270–276
13. Shepherd JR (1989) Induced astigmatism in small incision cataract surgery. J Cataract Refract Surg 15:85–88
14. Steinert RF, Brint SF, White SM, Fine IH (1991) Astigmatism after small incision cataract surgery; a prospective, randomized, multicenter comparsion of 4- and 6.5 mm incisions. Ophthalmology 98:417–424

Indikationen zum Hornhauttunnelschnitt

U.M. Klemen

Zusammenfassung. Der Hornhauttunnelschnitt wurde primär zur Kataraktoperation in Augen nach fistulierenden Glaukomoperationen und bei Patienten mit fibrinolytischer Therapie empfohlen. Eigene Kurzzeitbeobachtungen zeigten zufriedenstellende Ergebnisse bezüglich Wunddichtheit und der Änderung des postoperativen Hornhautastigmatismus. Wir erprobten diese Technik auch noch in Augen mit traumatischer Katarakt und zur Sekundärimplantation von Vorderkammerlinsen.

Neben der Operationstechnik berichten wir über intra- und postoperative Komplikationen, sowie über Visusergebnisse und Hornhautastigmatismusänderungen in 31 Augen.

Summary. The CCI was found as the method of choice in eyes following fistulating glaucoma surgery and in patients with antiplatelet therapy. First short-time experiences using this technique show beneficial results regarding wound closure and alteration of the postoperative corneal astigmatism. We also performed CCI in eyes suffering from traumatic cataract and for secondary implantation of AC-IOL's into aphacic eyes. Beside the description of all steps of the surgical technique intra- and postoperative complications, visual acuity and alteration of the corneal astigmatism of 31 eyes are reported.

Einleitung

Die nahtlose, selbstheilende Schnittkonfiguration hat bei der Kataraktchirurgie eine sensationelle Verbreitung erfahren: Die Verlagerung der Tunneltechnik in die klare Hornhaut scheint eine logische, wenn auch zunächst mit Skepsis betrachtete Konsequenz, wobei die Angst sowohl vor evtl. Hornhautkomplikationen als auch vor einem Verlust der Astigmatismusneutralität die Hauptargumente dafür waren. Bis zum gegenwärtigen Zeitpunkt verfügen wir über intra- und postoperative Beobachtungen von insgesamt 34 Augen mit Hornhauttunnelschnittechnik, und das Ziel dieser Studie ist, über diese Erfahrungen zu berichten.

Krankengut und Operationsmethodik

34 Augen von 31 Patienten sind in diese Studie einbezogen. Die Eingriffe erfolgten zwischen Oktober 1992 und Januar 1993. Die durchschnittliche Beobachtungszeit beträgt 2 Monate und 9 Wochen, 18 Frauen stehen 13 Männern gegenüber, das Alter reicht von 34 bis 91 Jahre, im Durchschnitt 65 Jahre. Zur

Tabelle 1. Präoperative Befunde

Befund	Augen	%
Zustand nach fistulierender Glaukomoperation	21	61,8
Fibrinolytische Therapie	6	17,6
Traumatische Linsentrübung	4	11,8
Sekundärimplantation	2	8,8

Operationstechnik: limbusparallele Inzision mit dem RK-Messer in 0,35 mm Tiefe, Tunnelpräparation mit dem Diamentmesser, die Breite des Tunnels variierte je nach geplantem Linsentyp zwischen 4,5 und 6 mm, die maximale Länge betrug 2 mm. Nach Inzision mit der 3,2-mm-Einmallanzette wurde via Parazentese eine Kapsulorhexis durchgeführt. Es folgten Hydrodissektion, V-Stil-Phakoemulsifikation im Kapselsack, I/A von Kortexresten und Kapselpolitur und nach Schnitterweiterung ebenfalls mit dem Diamantmesser die Kapselsackfixierung der Intraokularlinse [3]. Nach der Wunddichtheitsprüfung durch Füllung der Vorderkammer via Parazentese war der Eingriff abgeschlossen.

Ergebnisse

1. Präoperative Untersuchungsergebnisse

Primär wurden jene Fälle, welche auch schon früher mittels Kornealschnitt kataraktoperiert worden sind, mit der Hornhauttunnelschnittechnik operiert (Zustand nach fistulierender Glaukomoperation, Pat. mit fibrinolytischer Therapie). Die zufriedenstellenden Ergebnisse dieser Gruppen brachten uns auf die Idee, auch Sekundärimplantation von VK und HKL sowie 2 Fälle mit traumatischen Linsentrübungen ebenfalls mit dieser Technik zu operieren.

2. Intraoperative Komplikationen

Nur in 2 Fällen war intraoperativ der Einblick durch ein Hornhautödem erschwert, und in 3 Fällen kam es zu Blutungen aus der Iris, nach Sphinkterotomie oder Iridotomie wegen extremer Miosis.

Tabelle 2. Intraoperative Komplikationen

Komplikation	Augen	%
Wunddehiszenz (Naht oder Klebung erforderlich)	0	–
Blutung	3	8,8
Keratopathie	2	5,8
Kapselruptur	0	–

3. Postoperative morphologische Ergebnisse (Tabelle 3)

4 Augen mit passagerer Keratopathie erfuhren eine spontane Heilung innerhalb von 3 Tagen. Die relativ hohe Zahl von Fibrinreaktionen und einem Fall mit Pseudotoxic-lens-Syndrom ist sicher auf unzureichende Kortexentfernung in der 12-Uhr-Position zurückzuführen. In keinem Fall war eine Rezentrierung des Implantates notwendig. Alle 6 Augen mit postoperativem Druckanstieg konnten mit lokaler Medikation kompensiert werden, 5 davon mußten trotz fistulierender Glaukomoperation schon vor der Kataraktoperation ihre lokale antiglaukomatöse Therapie erhalten.

4. Postoperativer Hornhautastigmatismus (Tabelle 4)

Innerhalb einer durchschnittlichen Beobachtungszeit von 2 Monaten entsprach die durchschnittliche Zunahme des Hornhautastigmatismus jenen Werten nach nahtloser Kataraktoperationstechnik. Nur in 1/5 aller Fälle lag diese Änderung über 1,5 dpt.

5. Postoperative Sehschärfe

(Tabelle 5) Alle Augen ohne pathologische Netzhaut- und Sehnervenveränderungen erreichten postoperativ eine Sehschärfe von mindestens 0,5, bei 5 Patienten mit Visus unter 0,4 konnten in 3 Fällen eine glaukomatöse Optikusatrophie und in 2 eine zentrale Netzhautveränderung als Ursache dafür verantwortlich gemacht werden.

Tabelle 3. Postoperative Komplikationen

Komplikation	Augen	%
Wunddehiszenz	0	–
Hornhautödem (bis 3 Tage)	4	11,6
bleibende Keratopathie	0	–
Fibrinreaktion	5	14,7
Pseudo-toxic-lens-Syndrom	1	2,9
Linsendezentrierung bis 1 mm	6	17,6
Linsendezentrierung >1 mm	0	–
Druckanstieg	5	14,7

Tabelle 4. Postoperativer Hornhautastigmatismus

Änderung (dpt)	Augen	%
0 – 1,5	26	73,5
1,75 – 3,0	7	20,6
>3,0	1	2,9

Tabelle 5. Sehschärfe

Visus	Augen	%
1,2 – 0,5	29	82,4
0,4 – 0,1	3	8,8
>0,1	2	5,8

Schlußfolgerungen

Unsere ersten Erfahrungen mit der Hornhauttunneltechnik bestätigt ihre weltweite Verbreitung und in immer größerem Maße generelle Anwendung [1, 2, 4]. Im Vergleich zur nahtlosen Kataraktoperationstechnik können wir folgende Vorteile definieren:

1. Optimale Sichtbarkeit aller Präparationsschnitte in der klaren Hornhaut,
2. keine Blutung aus der Inzision,
3. größtmögliche Wunddichtheit und
4. Integrität von Bindehaut und Sklera.

Während beim korneoskleralen Tunnel die Präparation im Bereich der Sklera im Unsichtbaren erfolgt und nichtgeplante Perforationen der hinteren Tunnelwand auftreten können, ist diese Komplikation beim Hornhauttunnelschnitt durch die optimale Sichtbarkeit eher unwahrscheinlich, ebenso störende Blutungen aus den skleralen Gefäßen. Infolge der optimalen Präparationsmöglichkeit ist auch eine ideale Wunddichtheit gewährleistet. Evtl. später notwendige fistulierende Glaukomoperationen sind durch fehlende Narben im Bindehaut- und Sklerabereich sicher unproblematischer durchzuführen als nach herkömmlicher nahtloser Kataraktoperationstechnik.

Diesen Vorteilen stehen aber auch Nachteile gegenüber:

1. Eingeschränkte Manipulationsbreite für Phakotip und Irrigationsansatz in oberer Hälfte
2. Schwierigkeit bei Umwandlung von Phakoemulsifikation in extrakapsuläre Kataraktoperation
3. Hornhautspätkomplikationen? (Endothelzellen?)
4. Schwierigkeit der Kombination mit einer fistulierenden Glaukomoperation.

Die eingeschränkte Manipulationsbreite ist durch die Verkleinerung des Winkels gegeben, der Drehpunkt liegt dem Zentrum näher. Dadurch treten gerade bei der Kortexentfernung unter der Inzision Schwierigkeiten auf.

Hornhautspätkomplikationen können infolge erst kurzzeitiger Erfahrungen nicht mit Sicherheit ausgeschlossen werden, Endothelzellbeobachtungen an einem repräsentativen Krankengut könnten weitere Aufschlüsse darüber bringen. Eine weitere Schwierigkeit kann sicher bei einer Schnitterweiterung zur Linsenkernentbindung bei extrem harten Kernen auftreten, besonders bezüglich möglicher Hornhautkomplikationen und postoperativem Hornhautastigmatismus.

Während ein peripheres Kolobom durch die Parazenteseöffnung leicht geschaffen werden kann, ist die einer Fistulationsöffnung bei der Hornhauttunneltechnik kaum möglich.

Unsere Kurzzeitergebnisse stimmen optimistisch: Weitere Verfeinerungen der Technik und der Instrumente könnten dazu führen, in Zukunft allen Patienten die Vorteile der Hornhauttunneltechnik anbieten zu können.

Literatur

1. Fine IH (1991) Architecture and construction of a self-sealing incision for cataract surgery. J Cataract Refract Surg 17, Suppl 91:672–677
2. Grabow HB (1991) Early results of 500 cases of no-stitch cataract surgery. J Cataract Refract Surg 17, Suppl 91:726–731
3. Klemen UM (1993) V-style phacoemulsification. J Cataract Refract Surg (im Druck)
4. Kondrot EC (1991) Rupturing pressure in cadaver eyes with three types of cataract incisions. J Cataract Refract Surg 17, Suppl 91:745–748

Ergebnisse nach kornealer und skleraler Kleinschnittchirurgie mit Linsenimplantationen

J. Kammann, G. Dornbach und R. Schüttrumpf

Zusammenfassung. Die im Dezember 1991 von uns entwickelte „Korneale No-Stitch-Technik“ als neue Operationsmethode im Rahmen der Kataraktchirurgie hat sich im Nachbeobachtungsraum von über einem Jahr bewährt. Die dargelegten Anwendungsgebiete sind breit gefächert. Die Ergebnisse bezüglich Astigmatismus- und Visusentwicklung sowie der aufgetretenen Komplikationen sind denen der skleralen No-Stitch-Technik gleichzusetzen. Die „Korneale No-Stitch-Technik“ erscheint uns aufgrund unserer Erfahrung als Routine-Operationsmethode geeignet.

Summary. The clear cornea no-stitch technique which was developed by us and first applied in December 1991, is a new operation technique in cataract surgery which has proved successful in a follow-up of more than one year. This technique can be applied with a multitude of indications. The results with regards to post-operative astigmatism and vision as well as the complication rate can be compared with those observed with the corneoscleral no-stitch technique. According to our experiences, the clear cornea no-stitch technique is suited as a routine operation technique.

Einleitung

In den letzten Jahren hat sich die Kleinschnittchirurgie auf dem Gebiet der Kataraktoperationen fest etabliert. Nicht bei allen Patienten zur Kataraktoperation ist jedoch ein Zugang zur Vorderkammer über die Sklera wünschenswert. Für diese Fälle haben wir an der Augenklinik des St. Johannes-Hospitals, Dortmund, im Dezember 1991 eine neue Methode mit Anlegen eines Korneatunnels und nahtlosem Wundverschluß [3] entwickelt. Wir verglichen die postoperativen Ergebnisse bis zu einem Jahr mit denen der skleralen Kleinschnittchirurgie.

Material und Methode

50 Augen (22, rechte, 28 linke) zur Kataraktoperation, bei denen wegen Gerinnungsstörung (n = 31), vorausgegangener fistulierender Glaukomoperation (n = 12), konservativ schwer einstellbaren Glaukoms (n = 5) oder sehr tiefliegender Augen (n = 3) ein skleraler Zugang ungünstig war, wurden nach Anlegen eines kornealen Tunnels mit einer gefalteten diskförmigen Silikonlinse (Typ 90D, Adatomed) versorgt. Das Durchschnittsalter der Patienten betrug 71,6±9,7 Jahre.

Ebenfalls 50 Augen (26 rechte und 24 linke) mit einem Durchschnittsalter der Patienten von 75,8±7,4 Jahren erhielten denselben Linsentyp durch einen Skleratunnel.

Nachuntersuchungen erfolgten nach 1 Woche, 1 Monat, 3 Monaten, 6 Monaten und einem Jahr.

1. Anlegen eines Korneatunnels

Inzision und Tunnelung der Kornea unmittelbar vor den Limbusgefäßen im temporal oberen Bereich in einer Tiefe von 0,3 mm, einer Breite von 3,5 mm, und einer Länge von 1,0 bis 1,5 mm.

2. Anlegen eines Skleratunnels

Nach Abtrennung der Bindehaut vom Limbus im temporal oberen Bereich Inzision und Tunnelung der Sklera 2 mm hinter den Limbusgefäßen in einer Länge von ca. 3 mm bis in die klare Hornhaut.

Die Intraokularlinse wurde nach Phakoemulsifikation unter Schutz von Methylzellulose gefaltet durch den Kornea- bzw. Skleratunnel in den Kapselsack implantiert. Durch Tonisierung des Bulbus verschloß sich die Wunde selbsttätig. Nach Sklerainzision wurde der abpräparierte Bindehautlappen durch Injektion von Dexamethason wieder an den Limbus gelegt.

Ergebnisse

Die durchschnittliche Visusentwicklung zeigt Tabelle 1. Nach einem Monat hatten in der Gruppe mit Korneatunnel 67,5%, in der Gruppe mit Skleratunnel 62,6% der Patienten einen Visus >0,5. Der durchschnittliche, operativ induzierte Astigmatismus (Abb. 1), ermittelt durch Vektoranalyse nach der Methode von Jaffe u. Clayman [2], zeigte in beiden Gruppen nur kleine Veränderungen. Unter Berücksichtigung der Achsendrehung (Methode nach Koch u. Russel [5], Tabelle 2) ergab sich für Kornealschnitte zu allen Zeitpunkten eine Dre-

Tabelle 1. Durchschnittliche Visusentwicklung

	präop.	1 Woche	1 Monat	3 Monate	6 Monate	1 Jahr
Kornealtunnel (n)	50	49	39	29	21	13
Visus	0,17	0,43	0,68	0,73	0,74	0,63
	±0,13	±0,21	±0,26	±0,23	±0,23	±0,24
Skleratunnel (n)	50	50	47	41	32	23
Visus	0,17	0,36	0,63	0,65	0,70	0,57
	±0,13	±0,18	±0,28	±0,26	±0,22	±0,22

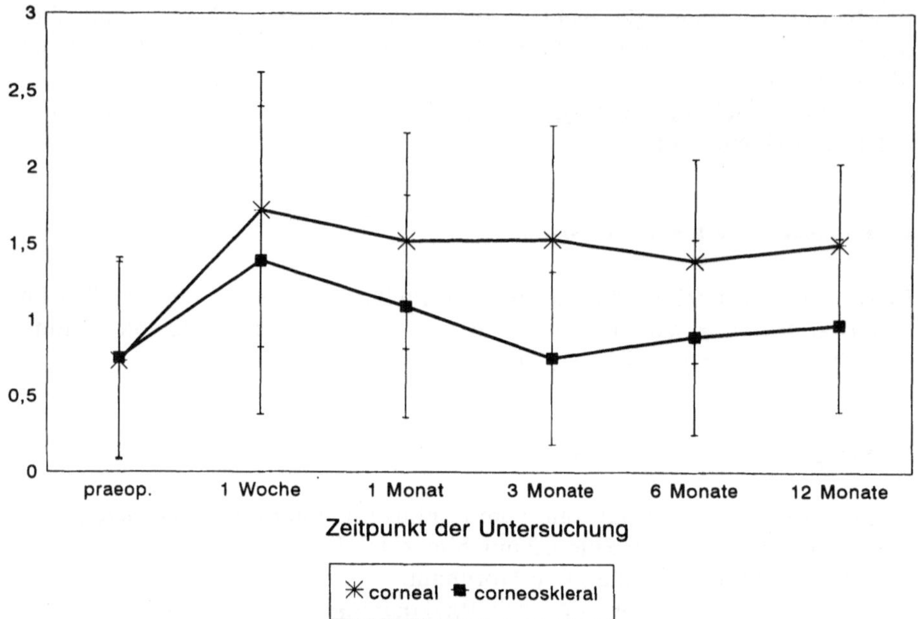

Abb. 1. Durchschnittlicher Astigmatismus (dpt)

Tabelle 2. Durchschnittlich induzierter Astigmatismus (dpt) (Vektoranalyse nach Jaffe)

	1 Woche	1 Monat	3 Monate	6 Monate	1 Jahr
Korneatunnel	1,33	1,22	1,08	1,2	1,09
	±0,85	±0,63	±0,52	±0,59	±0,43
Skleratunnel	1,08	0,79	0,63	0,6	0,56
	±0,85	±0,55	±0,41	±0,4	±0,37

hung gegen die Regel, für Skleralschnitte ab 3 Monaten durchschnittlich eine leichte Drehung nach der Regel. In der Gruppe mit Korneatunnel betrug die Achsendrehung nach einem Jahr bei 44,5% der Patienten 30–60° (Abb. 2). Gewöhnlich liegt die Achse am linken Auge bei ca. 60°, am rechten Auge bei ca. 120°. In der Gruppe mit Skleratunnel (Abb. 3) hatte sich die Achse nach einem Jahr bei 52,2% der Patienten nur um 0–15° verschoben.

An postoperativen Komplikationen traten in der Gruppe mit Kornealtunnel in 14,8% der Fälle ein behandlungsbedürftiges Hornhautödem und in 2 Fällen (3,3%) eine passagere Tensionserhöhung auf. In der Kontrollgruppe mit Skleratunnel fanden wir bei 13,2% ein Hornhautödem, in 7% eine Tensionserhöhung und in 1,5% eine Vorderkammereinblutung.

In beiden Gruppen wurden Wunddehiszenzen mit Hypotonie, die eine Fadennachlegung erforderten, nicht beobachtet.

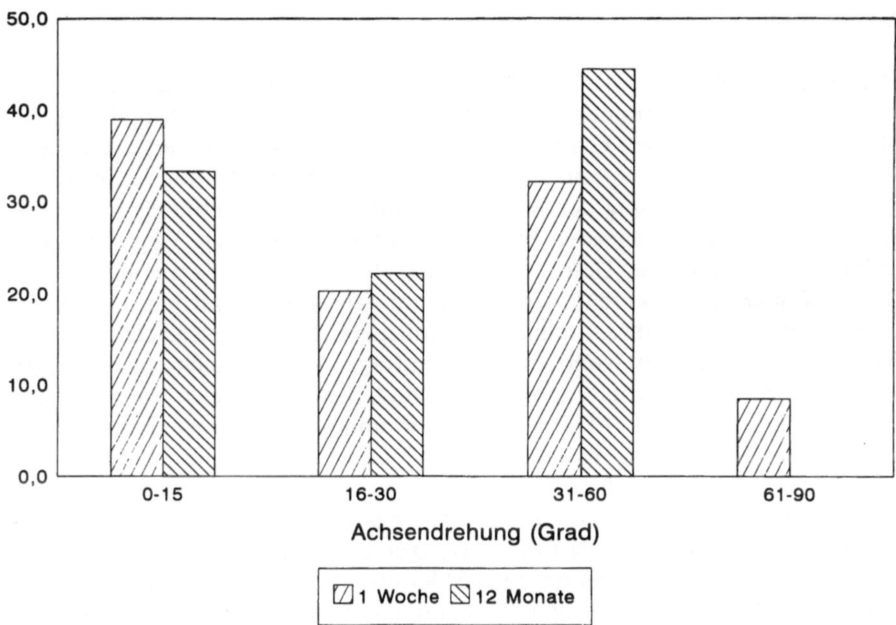

Abb. 2. Achsendrehung nach kornealer Inzision

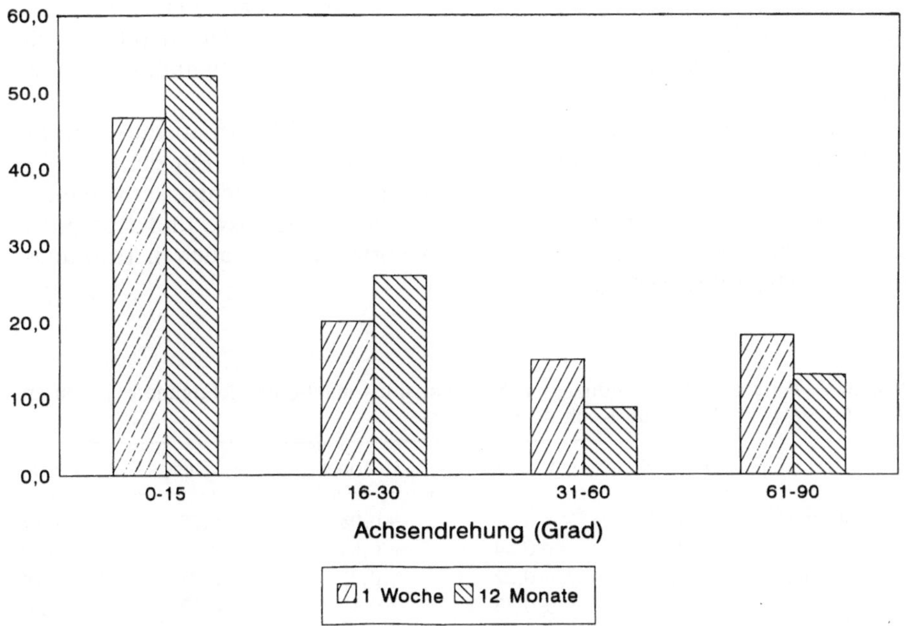

Abb. 3. Achsendrehung nach skleraler Inzision

Diskussion

Die „Korneale Kleinschnittchirurgie" eröffnet für Patienten, bei denen die Präparation eines Skleratunnels bisher nicht möglich war, neue Möglichkeiten. Nach vorausgegangener Glaukomoperation mit intaktem Filterkissen bietet sich der korneale Zugang an. Patienten mit Gerinnungsstörung können problemlos unter Umgehung der Retrobulbäranästhesie in Tropfanästhesie operiert werden. Bei tiefliegenden kleinen Augen wird der lange Weg durch den Skleratunnel mit starker Deformierung der Hornhaut und daraus resultierender schlechter Sicht während der Phakoemulsifikation vermieden. Postoperativ kommt es nach Korneatunnel im Schnittbereich zu einem leichten Ödem, das zum wasserdichten Wundverschluß beiträgt und sich nach einigen Tagen spontan zurückbildet. Ein Hyposphagma im Operationsbereich wie nach skleraler Inzision tritt nicht auf. Kleine Inzision und Rückverlagerung des Schnittes sind bezüglich der Astigmatismusentwicklung am günstigsten [1]. Unsere Ergebnisse zeigen ebenfalls nach Skleratunnel einen geringen Astigmatismus mit überwiegender Drehung der Achse wieder in ihre präoperative Lage (Abb. 3). Nach Tunnelung der Kornea ist nach einem Jahr der induzierte Astigmatismus etwa 0,5 dpt höher als nach Skleratunnel (Tabelle 3). Große Schwankungen mit Visusbeeinträchtigung, entstanden durch große Inzision und starken Nahtzug [4], wurden jedoch nicht beobachtet. Die Achslage entspricht wegen der Abflachung der Hornhaut in diesem Bereich meist der Lage der Inzision. Der Operateur hat also durch gezielte Positionierung des Korneatunnels Einfluß auf die Achslage des postoperativen Astigmatismus. Wir vermeiden die Inzision bei 12 h, da es hier durch den Lidschlag leicht zu einer Sperrung der skleralen oder kornealen Wunde mit Astigmatismusänderung oder möglicher Keimeinwanderung und Entwicklung einer Endophthalmitis kommen kann.

Zusammenfassend läßt sich sagen, daß sich für Astigmatismus-neutrale Operationen die sklerale Kleinschnittchirurgie bewährt hat. Für die Fälle, bei denen man eine Inzision der Sklera umgehen muß oder möchte, ist die nahtlose korneale Kleinschnittchirurgie eine bezüglich Ergebnisse und Komplikationsrate ebenbürtige Alternative, mit dem Vorteil, daß sie auch in Tropfanästhesie durchgeführt werden kann.

Tabelle 3. Durchschnittlich induzierter Astigmatismus mit Berücksichtigung der Achsendrehung (dpt) (Methode von Koch u. Russel)

	1 Woche	1 Monat	3 Monate	6 Monate	1 Jahr
Korneatunnel	−0,43	−0,21	−0,08	−0,25	−0,08
	±0,97	±0,94	±0,84	±0,96	±0,61
Skleratunnel	−0,51	−0,22	0,02	0,03	0,05
	±0,91	±0,73	±0,58	±0,62	±0,37

Negative Werte = Drehung gegen die Regel; positive Werte = Drehung nach der Regel

Literatur

1. Armeniades CD, Boriek A, Knolle GE Jr (1990) Effect of incision length, location, and shape on local corneoscleral deformation during cataract surgery. J Cataract Refract Surg 17:32–36
2. Jaffe NS, Clayman HM (1975) The pathophysiology of corneal astigmatism after cataract extraction. Trans Am Acad Ophthalmol Otolaryngol 79:OP 615–630
3. Kammann J, Dornbach G, Schüttrumpf R (1992) Indications and clinical results of corneal small incision surgery with lens implantation. International Ophthalmic Microsurgery Study Group 4.–8. Oktober, Bermudas
4. Kammann J, Dornbach G, Purschke R (1990) Intraokulare Linsenimplantation unter Antikoagulantientherapie. In: Freyler W et al (Hrsg) 3. Kongreß der Deutschen Gesellschaft für Intraokularlinsen-Implantation. Springer, Wien New York, S 423–428
5. Russel TJ (1991) A new formula for calculating changes in corneal astigmatism. Symposium on Cataract, IOL and Refractive Surgery, April 1991, Boston

Extrakapsuläre Hydrophragmentation, Kleinschnitt-Technik ohne Naht

C. Höing, C.-L. Schönfeld und A. Kampik

Zusammenfassung. Bei 61 Patienten wurde eine durch Hydrophragmentation modifizierte extrakapsuläre Kataraktextraktion durch einen 7-mm-Tunnelschnitt (ohne Naht) durchgeführt, wobei eine 7-mm-Optik-Hinterkammerlinse implantiert wurde. Dabei wird die Separierung der inneren von den äußeren Kernanteilen durch intranukleäre Spülung mit BSS als Hydrophragmentation bezeichnet. Der absolute postoperative Astigmatismus lag 0,5 dpt über dem präoperativ vorhandenen, der induzierte Astigmatismus beträgt etwa 1,0 dpt. Die Achsenlage des Astigmatismus tendierte zu einer Veränderung gegen die Regel. Die beschriebene Technik mit Implantation einer 7-mm-IOL zeigte vergleichbare Ergebnisse wie die Phakoemulsifikation mit kleinerer Schnittführung und kleinerer IOL.

Summary. A series of 61 patients underwent with hydrophragmentation modified extracapsular cataract-extraction through a 7 mm scleral tunnel incision (frown-incision, no-stitch technique). A PMMA lens with an optic diameter of 7 mm was implanted. The separation of the inner part of the nucleus from the outer part using a flattened irrigating needle is called "Hydrophragmentation". The absolute postoperative astigmatism was not more than 0.5 dpt greater than preoperatively, the induced astigmatism was about 1.0 dpt. There is a slight tendency of astigmatic shift against the rule. The described technique, implanting a 7 mm optic posterior chamber lens, revealed comparable results to those described with phacoemulsification, small incision and no-stitch technique, implanting small optic lenses.

Einleitung

Die Phakoemulsifikation mit Implantation einer kapselsack-fixierten Hinterkammerlinse hat sich zum „goldenen Standard" der Kataraktchirurgie entwickelt. Neben der Phakoemulsifikation, die sich streng genommen nur auf die Art der Linsenkernzerkleinerung bezieht, steht diese Technik heute auch synonym für kleine Schnittechniken und die Verwendung entweder kleiner Intraokularlinsen oder aber Faltlinsen.

Entgegen der Phakoemulsifikationstechnik hat sich die sogenannte extrakapsuläre Kataraktchirurgie nicht in gleicher Weise weiterentwickelt.

In dieser Arbeit wird eine modifizierte extrakapsuläre Kataraktchirurgietechnik vorgestellt. Hierbei wird über einen 7 mm breiten, sich selbst verschließenden Tunnelschnitt der Linsenkern ohne Phakoemulsifikation nach einer etwa 6 mm großen Kapsulorrhexis durch eine einfache Spültechnik in einen inneren und einen äußeren Kern zerteilt (= Hydrophragmentation) und entfernt.

Es wurde untersucht, ob diese Technik der Kataraktchirurgie gegenüber der Phakoemulsifikation im Hinblick auf Komplikationen oder postoperativen Astigmatismus vergleichbar ist.

Material und Methoden

Patienten: Es wurden 61 Patienten mit Katarakt konsekutiv untersucht (55% weibliche, 45% männliche, Durchschnittsalter 72 Jahre). Es lagen in vielen Fällen zusätzliche Augenerkrankungen vor. 2 Patienten waren wegen Glaucoma chronicum simplex (Trabekulektomie), 5 Patienten wegen einer Ablatio retinae (2 Patienten mit Vitrektomie, 3 Patienten mit Eindellung), 3 Patienten wegen Glaskörperblutung (Vitrektomie) voroperiert. Weitere Augenerkrankungen: 5 Pseudoexfoliationes lentis, 2 Contusiones bulbi, 2 Corneae guttatae und 1 Iridocyclitis mit zirkulären Synechien. 3 Patienten wurden in gleicher Sitzung in einer kombinierten Operation nach der Kataraktextraktion vitrektomiert (Impending macular hole, Ablatio retinae, Glaskörperblutung).

Technik: Alle Patienten wurden von einem Operateur (A. K.) mit gleicher Technik operiert. Es wurde ein 3 mm langer und 7 mm breiter Skleratunnel (frown-incision [8]) bis etwa an die zentrale Grenze des Hornhautrandschlingennetzes präpariert. Nach zirkulärer Kapsulorrhexis (ca. 6 mm) erfolgte die Hydrophragmentation der Katarakt. Dazu wurde der innere Linsenkern unter leichtem Spüldruck mit einer flachen Kanüle von dem äußeren Kernanteil getrennt und in die Vorderkammer luxiert. Der innere Linsenkern wurde dann unter Endothelschutz mittels einer viskoelastischen Substanz mit einer Spülschlinge durch den präparierten Skleratunnel entbunden. Danach wurden die äußeren Kernanteile durch leichten Spüldruck von Rindenanteilen gelöst und ebenfalls ausgespült. Die Rindenanteile wurden mit einem Saug-Spül-Gerät entfernt. Nach Polieren der Linsenkapsel erfolgte die Implantation einer plankonvexen PMMA-Linse mit 7-mm-Optik unter Endothelschutz in den Kapselsack. Die 7-mm-Optik sowie die plankonvexe Gestaltung der Optik wurde gewählt, weil damit die besten optischen Bedingungen für eine gleichzeitig durchzuführende Vitrektomie gegeben sind. Die Stellung der Vorderkammer und der Verschluß des skleralen Ventils erfolgte durch den Tunnelschnitt ohne zusätzliche Parazentese.

Untersuchungsparameter: Neben der präoperativen Routineuntersuchung und Biometrie wurden der Hornhautastigmatismus und dessen Achse bestimmt (Keratometer nach Javal-Schiötz, Modell Haag-Streit). Die postoperativen Astigmatismusmessungen erfolgten am 1. und 5. postoperativen Tag sowie nach 6 und 12 Wochen. Nach 6 Wochen wurden noch 53 Patienten und nach 12 Wochen noch 33 Patienten untersucht.

Zur Auswertung der Achsenlage und Verschiebung der Achse wurden 4 Gruppen definiert:

Gruppe I: Astigmatismus mit der Regel bei 0° ±22,5°
Gruppe II: Astigmatismus obliquus von 22,5°–67,5°
Gruppe III: Astigmatismus gegen die Regel bei 90° ±22,5°
Gruppe IV: Astigmatismus obliquus von 112,5°–157,5°

Die Berechnung des induzierten Astigmatismus wurde nach der von Jaffe [2] vorgeschlagenen Formel als Vektoranalyse unter Berücksichtigung der Achse und deren Verschiebung berechnet.

Ergebnisse

An intraoperativen Besonderheiten sind 4 Kapselverletzungen und 3 Verletzungen des Zonula-Apparates zu nennen. Diese sind zum Teil durch die oben genannten Vorerkrankungen und stattgehabten Voroperationen erklärt.

Postoperativ trat bei 3 Patienten ein passageres, kurzfristiges Hornhautödem auf (2 Patienten mit Cornea guttata), bei 2 Patienten eine postoperative Vorderkammerblutung (2 mm Hyphäma), bei 2 Patienten trat eine Bulbushypotonie auf, die sich in einem Fall am 3. postoperativen Tag spontan tonisierte, im zweiten Fall wurde eine Naht gelegt. Es trat kein Irisprolaps und keine Wunddehiszenz auf.

Abbildung 1 zeigt die Entwicklung des absoluten Astigmatismus der Hornhaut. Dargestellt sind Mittelwerte mit SEM (standard of the mean). Präoperativ lag der Astigmatismus im Mittel bei 0,8 dpt. Am ersten postoperativen Tag

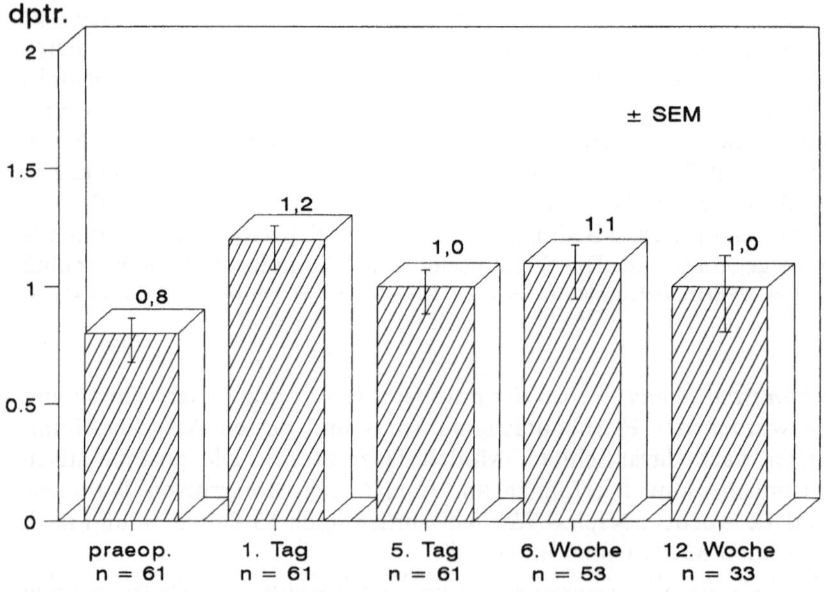

Abb. 1. Entwicklung des absoluten Astigmatismus der Hornhaut

Tabelle 1. Verteilung der Astigmatismuswerte nach der Achsenlage und deren postoperative Veränderung

	n = 61			n = 53	n = 31
	präop.	postop.	5. Tag	6. Wo.	12. Wo.
0	41%	22%	28%	19%	29%
I	21%	25%	20%	8%	6%
II	5%	8%	8%	4%	3%
III	33%	38%	39%	53%	48%
IV	0	7%	5%	17%	12%

wurde der Astigmatismus im Mittel mit 1,2 dpt gemessen und lag bei den Folgeuntersuchungen bis zur letzten Untersuchung nach drei Monaten um 1,0 dpt. Der Astigmatismus betrug im Mittel also postoperativ weniger als 0,5 dpt mehr als präoperativ.

Tabelle 1 stellt die Verteilung der Astigmatismuswerte nach der Achsenlage dar. 41% der Patienten hatten vor der Operation keinen Astigmatismus, 21% der Patienten hatten einen Astigmatismus mit der Regel, bei 33% der Patienten lag der Astigmatismus gegen die Regel. Einen Astigmatismus obliquus zeigten insgesamt 5%, wobei keiner der Patienten eine Achslage der Gruppe IV zwischen 112,5° und 157,5° aufwies.

Im postoperativen Verlauf reduzierte sich die Anzahl der Patienten ohne Astigmatismus auf 29%. Die Anzahl der Astigmatismen mit der Regel (Gruppe I) reduzierte sich auf 6% der Patienten, dagegen nahm die Anzahl der Patienten mit Astigmatismus gegen die Regel (Gruppe III) auf 48% zu. Die Entwicklung der schrägen Astigmatismen veränderte sich in der Gruppe II kaum, dagegen wurde der Astigmatismus in der Gruppe IV zwischen 112,5° und 157,5° häufiger.

Der induzierte Astigmatismus, berechnet nach der von Jaffe vorgeschlagenen Vektoranalyse, betrug etwa 1,0 dpt, bis zur letzten Untersuchung nach 3 Monaten war er im Mittel praktisch unverändert (Abb. 2).

Diskussion

Die Tendenz der Kataraktchirurgie führt in der letzten Zeit hin zur Kleinschnitt-Technik [1, 5]. Dabei ist bei entsprechender Schnittpräparation kein Nahtverschluß der skleralen Wunde erforderlich [7]. Neben einem geringeren postoperativen Astigmatismus können mit dieser Technik die Operationsdauer und die Lichtbelastung des Auges verringert werden. Typische Komplikationen, wie sie von kornealen Schnitten bekannt sind (Irisprolaps, Wunddehiszenz), konnten dadurch reduziert werden [7]. Mit der Phakoemulsifikation des Linsenkerns ist durch die unerweiterte kleine Tunnelschnittöffnung auch die Implantation von faltbaren Linsen möglich [5]. Der damit verbundene sehr

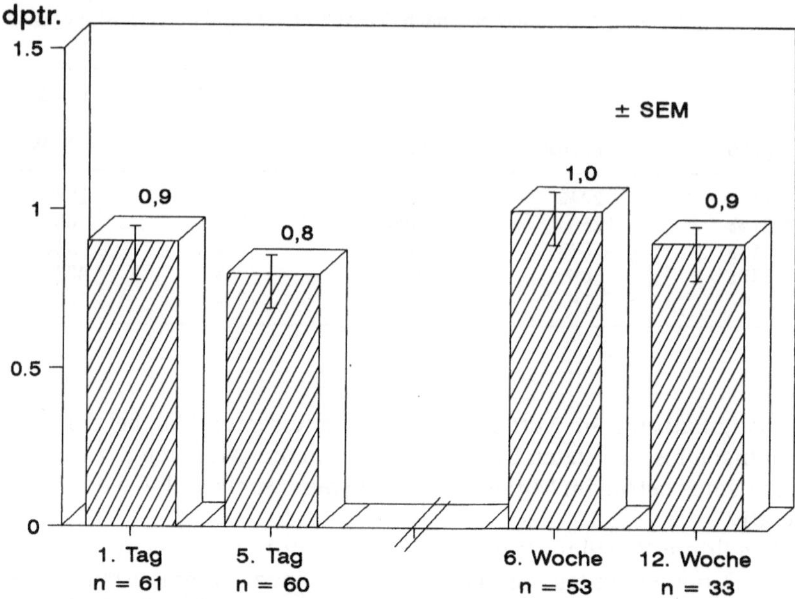

Abb. 2. Postoperativ induzierter Astigmatismus, Vektoranalyse nach Jaffe

kleine Tunnelschnitt führt eventuell zu noch geringeren postoperativen Astigmatismen. Koch [3] führte aus, daß jedoch auch breitere Tunnelschnitte „astigmatismusneutral" angelegt werden können, wenn diese weiter vom Limbus entfernt angelegt werden (incisional tunnel [3, 8]). Dabei spielt das Verhältnis Breite und Länge des Tunnels eine entscheidene Rolle.

Die für die extrakapsuläre Hydrophragmentation mit anschließender Kataraktextraktion notwendige größere Inzision von 6–7 mm kann somit ebenfalls astigmatismusneutral gelegt werden. Vorteil einer größeren Inzision ist dabei zum einen eine geringere Traumatisierung der Hornhaut, die durch die bei der Phakoemulsifikation notwendigen Hebelbewegungen entstehen, und zum zweiten die Möglichkeit der Implantation einer Linse mit großer Optik. Damit werden Nachteile kleiner Linsen, wie erhöhte Blendung bei weiter Pupille, Einbußen bei der Kontrastempfindlichkeit, schwierigere Zentrierung und vor allem der schlechtere Einblick in die Fundusperipherie, vermieden [5]. Später eventuell notwendige Netzhauteingriffe oder Untersuchungen (Foramensuche, Laserkoagulationen, Vitrektomie) werden dadurch wesentlich erschwert. Daher implantieren wir routinemäßig Hinterkammerlinsen mit 7 mm Optik.

Tatsächlich zeigt sich, daß der mit dieser Technik induzierte Astigmatismus von 1,0 dpt durchaus vergleichbar ist mit Astigmatismusinduktionen nach Phakoemulsifikation und Implantation kleinerer Linsen [1, 6].

Wie in anderen Arbeiten mit Tunnelschnittinzisionen und Phakoemulsifikation beschrieben [1], zeigt sich auch bei uns eine Verschiebung der Achsenlage des Astigmatismus gegen die Regel (Tabelle 1). In unserer Untersuchung war die Achsenlage ab der sechsten Woche annähernd stabil, so daß ab diesem Zeitpunkt die optimale Korrektur des Restastigmatismus möglich ist.

Weiterhin zeigen unsere Ergebnisse, daß eine Verschiebung der Achslage des Astigmatismus zum schrägen Astigmatismus zwischen 112,5° und 157,5° (Gruppe IV) häufiger ist als eine Verschiebung zum schrägen Astigmatismus von 22,5°–67,5° (Gruppe II). Dieses könnte damit erklärt werden, daß der sklerale Tunnelschnitt aus Sicht des Operateurs unabhängig vom Auge etwas nach rechts verlagert wurde.

Als Resultat dieser Studie läßt sich sagen:

Die heute geläufige Tunnelschnittinzision ohne Nahtverschluß ist als Zugang für die extrakapsuläre Kataraktextraktion mit Hydrophragmentation ebenso geeignet wie für Phakoemulsifikation. Bei dieser modifizierten extrakapsulären Kataraktextraktionstechnik mittels Hydrophragmentation werden Astigmatismen induziert, die mit denen bei Phakoemulsifikation mit Kleinschnittechnik vergleichbar sind.

Literatur

1. Damerow A (1992) Astigmatismus nach No-stitch-Kataraktchirurgie. In: Neuhann TH, Hartmann CH, Rochels R (Hrsg) 6. Kongreß der DGII. Springer, Berlin Heidelberg New York Tokyo, S 464–469
2. Jaffe NS, Clayman HM (1975) The pathophysiology of corneal astigmatism after cataract extraction. Trans Am Acad Ophthalmol Otolaryngol 79:615–630
3. Koch PS (1991) Structural analysis of cataract incision construction. J Cataract Refract Surg 17 (Suppl):661–667
4. McFarland MS (1990) McFarland surgical technique. In: Gills JP, Sanders DR (eds) Small-incision cataract surgery. Slack, Thorofare, USA, pp 107–116
5. Menapace R (1992) Intraokularlinsen für die Implantation durch kleine Inzisionen. In: Neuhann Th, Hartmann CH, Rochels R (Hrsg) 6. Kongreß der DGII. Springer, Berlin Heidelberg New York Tokyo, S 51–68
6. Papapanos PG, Menapace R, Amon M, Radax U (1992) Astigmatismusverlauf nach Kleinschnitt-Kataraktchirurgie ohne Naht mit flexiblen und Small-optic-PMMA-Linsen. Spektrum Augenheilkd 6/5:217–224
7. Pham DT, Wollensack J (1992) „No-Stitch"-Kataraktchirurgie als Routineverfahren. Klin Mbl Augenheilkd 200:639–643
8. Singer JA (1991) Frown incision for minimizing induced astigmatism after small incision cataract surgery with rigid optic intraocular lens implantation. J Catarct Refract Surg 17 (Suppl):661–667

Tropfanästhesie mit Tetracain bei Small-incision-Kataraktoperationen

H. Hofmann und D. Annen

Zusammenfassung. Wir operieren seit 1 Jahr unsere ambulanten Patienten fast ausschließlich unter Tetracain-Anästhesie. Die Methode und die damit gemachten Erfahrungen werden dargelegt. Die Ergebnisse zeigen, daß die Patienten diese Anästhesie eindeutig befürworten, da die Angst vor der Spritze unnötig wird und die Entlassung ohne Verband möglich wird.

Summary. For the past year we have operated practically all our out-patients under tetracain anaesthesia. With this anaesthesia it is possible to achieve analgesia without risking the complications of retrobulbar anaesthesia. The results show that patients clearly approve of this anaesthesia as it gives no cause for concern about injections and release from the clinic is possible without a bandage.

Einleitung

Unser Ziel war, die unbestrittenen Fortschritte in der heutigen Kataraktchirurgie zu nutzen und gleichzeitig vermehrt an den Patienten weiterzugeben. Durch Kleinschnittechnik ist ambulantes Operieren gut möglich. Weshalb die Patienten also von der Operation nicht sofort profitieren und sie sehen lassen? Die Stoßrichtung geht deshalb in Richtung „Instant-vision"-Operation. Außerdem ist die Spritzenangst als Operationshindernis noch weit verbreitet.

Material und Methoden

Wir berichten von den bis jetzt 63 Patienten, die mit Tetracain-Tropfen anästhesiert wurden. Dazu wurde Tetracain 1% (Laboratoires H. Fauré, BP 131, 07104 Annonay Cedex, France) als Einzeldosen zu 0,4 ml verwendet (42 Augen). Bei 21 Operationen brauchten wir eine Konzentration von 0,5%. Die Tropfen wurden durch den jeweiligen Chirurgen erstmals 20 min präoperativ verabreicht. Weitere Tropfen folgten 10 min und unmittelbar vor der Operation. Die Wirkung von Tetracain ist 10mal stärker als diejenige von Procain. Tetracain wird fermentativ abgebaut.

Regelmäßig fixierten wir den Bulbus mit einer Zügelnaht durch den rectus superior. Das Operationslicht wurde erst für die Rhexis auf maximale Leistung eingestellt. Die Bulbuseröffnung für die Phakoemulsifikation erfolgte entweder durch die Sklera (47 Augen) oder durch die Hornhaut „clear cornea"

(16 Augen). Wir verwendeten faltbare Silikon-Hinterkammerlinsen (Allergan AG). Postoperativ verzichteten wir auf eine subkonjunktivale Injektion, da die Spüllösung Gentamycin enthielt. Nach 34 Operationen legten wir eine Schutzlinse für 12 h auf (Oasis/Collagen Shield oder eine therapeutische Kontaktlinse der Firma Lunelle). 17 Augen erhielten stündlich Solcoseryl-Tropfen, bei 7 Augen wurde ein Salbenverband (Maxitrol/Spersacarpin) angewendet.

Ergebnisse

Bei 3 Patienten, die mit 0,5% Tetracain anästhesiert wurden, mußte wegen stechenden Schmerzen während der Operation Scandicain 2% parabulbär entlang dem rectus superior nachgespritzt werden. Bei der 1%-Konzentration traten keine Schmerzen auf, wenn die Patienten auch manchmal die Manipulationen spüren konnten. Auch fühlten sich die Patienten durch das Operationslicht nicht sonderlich geblendet, da wahrscheinlich die Netzhaut am Anfang der Operation ausgebleicht wurde.

Bei 16 Patienten, die nur mit Tropfen nachbehandelt wurden, mußte am ersten postoperativen Tag eine deutliche Stippung des Hornhautepithels beobachtet werden. Dies veranlaßte uns, die Augen mit einer weichen Schutzlinse zu versorgen. Danach war das Epithel stets unauffällig.

Diskussion

Mit dieser Anästhesie und der Small-incision-Phakoemulsifikation ist eine „Instant-vision"-Kataraktoperation möglich geworden, weshalb wir jetzt praktisch zu 100% mit dieser Methode operieren. Den Nachteilen einer größeren Motilität des Bulbus und dem erhöhten präoperativen Aufwand stehen eindeutige Vorteile gegenüber. Die Patienten sind vor allem erleichtert, daß die Injektion weggelassen werden kann, womit auch die zugehörigen Nachteile wie Bradykardie, Blutungen und Bindehautchemose verschwunden sind. Die ambulante Operation ist noch sicherer geworden, zumal der Patient bei der Entlassung wieder Stereosehen hat.

Hornhautendothelpermeabilität nach Phakoemulsifikation mit Hinterkammerlinsenimplantation: Korneoskleraler Zugang mit Naht vs. Skleratunnel ohne Naht

M. Göbbels, C. Inhetvin-Müller und M. Spitznas

Zusammenfassung. Die Präparation eines Skleratunnels, durch den hindurch Phakoemulsifikation und Linsenimplantation erfolgen, erlaubt den Verzicht auf einen Wundverschluß durch Naht und führt zu niedrigen postoperativen Astigmatismen. Fraglich ist jedoch, ob mit dieser Methode eine Steigerung der intraoperativen Traumatisierung des Hornhautendothels einhergeht. Ein objektiver und empfindlicher Parameter der intraoperativen Traumatisierung des Hornhautendothels ist die postoperative Erhöhung der Endothelpermeabilität gegenüber Fluoreszein, die sich fluorophotometrisch quantifizieren läßt. In der vorliegenden Studie wurde bei 69 Kataraktpatienten vor sowie 4 Tage nach Phakoemulsifikation mit Hinterkammerlinsenimplantation (gleicher Operateur; 7-mm-PMMA-HKL; Kapselsackfixation) fluorophotometrisch die Endothelpermeabilität überprüft, wobei die Eingriffe bei 37 Patienten durch einen korneoskleralen Zugang mit abschließendem Wundverschluß durch Naht bzw. bei 32 Patienten durch einen 7 mm breiten Skleratunnel ohne Naht erfolgten. In beiden Kollektiven kam es 4 Tage postoperativ zu einem signifikanten Anstieg der Endothelpermeabilität (korneoskleraler Zugang: +35,7%; P<0,0001 bzw. Skleratunnel: +54,6%; P<0,0001), wobei der Anstieg in der Skleratunnelgruppe jedoch signifikant größer war (P<0,0001). Die intraoperative Traumatisierung des Hornhautendothels scheint bei der Skleratunneltechnik größer zu sein als bei konventioneller Technik.

Summary. Damage of the endothelial cell layer secondary to surgical trauma results in increased endothelial permeability to sodium fluorescein and can be quantitatively evaluated in vivo by fluorophotometry. In the present study the endothelial damage consequent to phacoemulsification with implantation of a posterior chamber lens (PCL) was assessed by computerized fluorophotometry in the early postoperative period. The increase in endothelial permeability after no-stitch phacoemulsification through a scleral tunnel was compared with that occurring after conventional procedures employing a corneo-scleral incision. Endothelial permeability was determined in 69 cataract patients before as well as 4 days after phacoemulsification with PCL implantation (same surgeon; 7 mm-one-piece-PMMA-PCL; in-the-bag implantation). Thirty-seven of the cataract patients underwent phacoemulsification through a conventional limbal incision (3.0 mm) that was enlarged to 7 mm for PCL-implantation and sutured with 4 radial stitches. The other 32 patients underwent a no-stitch phacoemulsification procedure through a 7 mm large scleral tunnel. Four days after surgery, endothelial permeability was significantly increased in both groups (corneo-scleral incision +35.7°; P<0.0001; no-stitch phaco +54.6%; P<0.0001). The increase in postoperative endothelial permeability, however, was significantly greater in the no-stitch group (P<0.0001). Thus, phacoemulsification through a corneo-scleral tunnel appears to induce a more pronounced endothelial trauma when compared with the same procedure performed through a limbal approach.

Einleitung

Die Präparation eines Skleratunnels, durch den hindurch Phakoemulsifikation und Linsenimplantation erfolgen, erlaubt den Verzicht auf einen Wundverschluß durch Naht und führt im Vergleich zu konventionellen Techniken mit Naht zu einem in der Regel niedrigeren postoperativen Astigmatismus, zu einer geringeren postoperativen Irregularität der Hornhautoberfläche, zu einer rascheren optischen Rehabilitation und nicht zuletzt zu einer besseren unkorrigierten Sehschärfe der operierten Kataraktpatienten.

Andererseits ist bei der Skleratunneltechnik die Schnittfläche, und damit nicht zuletzt die Gewebetraumatisierung, erheblich größer als bei konventionellem korneoskleralem Zugang; bei Manipulationen mit Phako- oder A. I.-Tip im Tunnel wird die Hornhaut insgesamt mechanisch deutlich mehr belastet als bei konventionellem Zugang; zudem liegt die intraokulare Eintrittspforte des Tunnels weiter anterior und damit in engerer Nachbarschaft zur endothelialen Hornhautrückfläche; und nicht zuletzt neigt die IOL bei Implantation durch den Skleratunnel zur tangentialen endothelwärtigen Verkippung, was die Gefahr einer Endothelschädigung erhöht.

Es ergibt sich also die Frage, ob die No-stitch-Technik nicht trotz ihrer unbestreitbaren Vorteile im Vergleich zu konventionellen Techniken mit einer erhöhten Endotheltraumatisierung einhergeht.

Methodik

Ein empfindlicher Parameter für den Grad der intraoperativen Traumatisierung des Hornhautendothels ist die Beeinträchtigung der endothelialen Diffusionsbarrier in der unmittelbaren postoperativen Phase, die sich fluorophotometrisch objektiv und quantitativ messen läßt [1–3].

In der vorliegenden Studie wurde bei insgesamt 69 Kataraktpatienten im Alter zwischen 70 und 79 Jahren und mit mittelharten Kernkatarakten, die sich zur Operation ihres ersten Auges vorstellten, vor sowie 4 Tage nach Phakoemulsifikation mit Hinterkammerlinsenimplantation fluorophotometrisch die Endothelpermeabilität untersucht.

Alle Eingriffe wurden vom selben Operateur in standardisierter Weise durchgeführt, d. h. mit Kapsulorrhexis, Phakoemulsifikation im Kapselsack, Implantation einer 7-mm-one-piece-HKL unter Luft in den Kapselsack.

Allerdings wurden 37 Augen über einen korneoskleralen Zugang von 3,0 mm Breite, der zur Linsenimplantation auf 7 mm erweitert wurde, operiert und mit 4 radiären korneoskleralen Einzelnähten verschlossen.

Zweiunddreißig Augen wurden durch einen 7 mm breiten Korneoskleratunnel operiert und verblieben ohne Naht. In beiden Techniken hatte der Operateur vor Studienbeginn mehr als 500 Eingriffe durchgeführt.

Ergebnisse

Vier Tage postoperativ zeigte sich in beiden Kollektiven eine hochsignifikante Störung der Barrierenfunktion des Hornhautendothels ($P < 0{,}0001$), ausgedrückt als deutliche Steigerung der Endothelpermeabilität um mindestens ein Drittel des Ausgangswertes. Dieser postoperative Anstieg der Endothelpermeabilität war allerdings in der No-stitch-Gruppe (+54,6%) signifikant größer als in dem Kollektiv, das konventionell über einen korneoskleralen Zugang mit abschließender Naht operiert worden war (+35,7%; $P < 0{,}0001$) (s. Abb. 1, Tabelle 1).

Diskussion

Gewiß bedeuten die modernen No-stitch-Techniken einen wirklichen Fortschritt in der Kataraktchirurgie und werden auch vom Autor regelmäßig angewandt. Dennoch ist offenbar das intraoperative Endotheltrauma bei Katarakt-

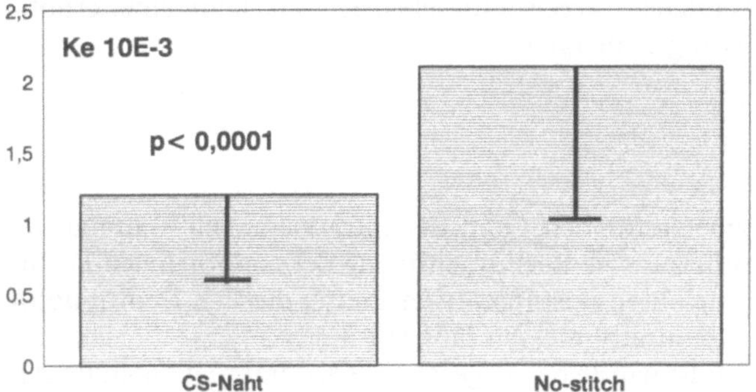

Abb. 1. Anstieg der Endothelpermeabilität 4 Tage nach Phakoemulsifikation mit Hinterkammerlinsenimplantation. Ke: kornealer Transferkoeffizient; CS-Naht: Kollektiv operiert mit korneoskleralem Zugang und abschließender korneoskleraler Naht; No-stitch: Kollektiv operiert mit korneoskleralem Tunnel ohne Naht

Tabelle 1. Endothelpermeabilität vor und nach Phakoemulsifikation mit Hinterkammerlinsenimplantation. Ke: kornealer Transferkoeffizient; CS-Naht: Kollektiv operiert mit korneoskleralem Zugang und abschließender korneoskleraler Naht; No-stitch: Kollektiv operiert mit Korneoskleraltunnel ohne Naht

Ke 10 E-3	präop.	4 Tage postop.
CS-Naht	$4{,}0 \pm 0{,}8$	$5{,}4 \pm 1{,}0$
n = 37		$P < 0{,}0001$
No-stitch	$3{,}9 \pm 1{,}2$	$6{,}0 \pm 1{,}4$
n = 32		$P < 0{,}0001$

operationen über einen Korneoskleratunnel im Durchschnitt meßbar größer als bei konventioneller Technik, auch wenn sich dies nach bisher vorliegenden Beobachtungen nicht in einem erhöhten Endothelzellverlust manifestiert [4]. Bei Patienten mit drohender Endotheldekompensation und operationswürdiger Katarakt sollte deshalb erwogen werden, die Katarakt eher über einen konventionellen limbalen Zugang als durch einen Korneoskleraltunnel zu entfernen.

Literatur

1. Ohrloff C, Schalnus R, Spitznas M (1986) Quantitative Kontrolle der Hornhautendothelfunktion durch Fluorophotometrie im vorderen Augensegment. Klin Mbl Augenheilk 189:24–27
2. Göbbels M, Wähning A, Spitznas M (1989) Endothelfunktion bei kontaktlinsenbedingten tiefen Hornhauttrübungen. Fortschr Ophthalmol 86:448–450
3. Göbbels M, Ohlhorst D, Spitznas M (1991) Endothelpermeabilität bei kontaktlinsenbedingten tiefen Hornhauttrübungen – eine fluorophotometrische Verlaufskontrolle. Contactologia 13:18–22
4. Busin M, Schmidt J, Koch J, Spitznas M (1993) Long-term results of sutureless phacoemulsification with implantation of a 7-mm polymethyl metacrylat intraocular lens. Arch Ophthalmol 111:351–359

Kann mit dem Wundverschluß bei der Kataraktchirurgie ein präoperativer Astigmatismus gegen die Regel korrigiert werden?

R. Grewing und U. Mester

Zusammenfassung. Durch modifizierte Techniken von Wundkonstruktion und -verschluß ist heute eine weitgehend Astigmatismus-neutrale Kataraktchirurgie möglich. Der vor der Operation bestehende Astigmatismus bleibt im wesentlichen unbeeinflußt. Oft ist es jedoch erstrebenswert, einen bestehenden Astigmatismus gegen die Regel im Rahmen der Kataraktchirurgie zu reduzieren. Wir haben daher die folgende Technik des Wundverschlusses hinsichtlich ihrer Astigmatismusneutralisierenden Wirkung untersucht: Am Ende der Kataraktoperation wird das äußere Blatt des Skleratunnels unter leichter Spannung in Inzisionshöhe mit einer radiären 10-0-Nylonnaht in der Achse des präoperativen Zylinders fixiert. Zusätzlich erfolgt eine Sicherung der Wundränder mit Fibrinkleber. Hierdurch sollte eine Beschleunigung der Wundstabilisierung vor Nachlassen der Nahtspannung erreicht werden.

An 77 Patienten wurde diese Operationstechnik angewandt. Als Vergleichskollektiv dienten 76 Patienten mit vergleichbarem präoperativen Astigmatismus gegen die Regel, bei denen jedoch lediglich Fibrinkleber zur Wundstabilisierung eingesetzt worden war. Die Nachbeobachtungszeit betrug 6 Monate. In der Gruppe mit einem präoperativen Astigmatismus gegen die Regel über 1 dpt konnte mit der kombinierten Naht-Klebetechnik eine signifikante Reduzierung des vorbestehenden Zylinders erreicht werden. Die nach Naeser berechnete Differenz zum Vergleichskollektiv betrug 0,73 dpt.

Summary. We evaluated the efficacy of a modified wound closure technique in reducing presurgical against-the-rule (ATR) astigmatism of 77 eyes during small incision cataract surgery: A radial 10-0 nylon suture was placed in the axis of the preexisting ATR cylinder producing tension on the roof of the scleral tunnel in the flat mendian stabilization of the scleral wound and conjunctival apposition were performed with fibrin glue. The fibrin sealant should counteract the loss of suture traction before wound healing had occurred. A control group of 76 patients with comparable preoperative ATR astigmatism was operated on in the same manner, but only fibrin glue and no suture was used for wound closure. In the sample with preoperative ATR cylinder greater than 1 dpt a statistically significant with-the rule shift could be produced ($P = 0.05$). The difference in induced astigmatism between the two groups using Naeser's method was 0.73 dpt.

Einleitung

Auch nach Einführung der Kleinschnittkataraktchirurgie verbleiben zahlreiche Parameter, die den postoperativen Astigmatismus beeinflussen. Optimierung von Größe, Form und Lage der Sklerainzision, die Technik der Skleratunnelbildung sowie verschiedene Arten des Wundverschlusses erlauben eine annähernd Astigmatismus-neutrale Operationstechnik. Weisen die Augen jedoch einen vorbestehenden Astigmatismus auf, so scheint es erstrebenswert, diesen im Rahmen der Kataraktchirurgie zu reduzieren. Von besonderer Bedeutung ist hierbei der präoperative Astigmatismus gegen die Regel (AGR), da bei der Skleratunneltechnik ohne Naht noch mit einer Verstärkung durch einen operativ induzierten AGR in der spätoperativen Phase gerechnet werden muß.

Zur Korrektur eines hohen vorbestehenden AGR ist besonders die transversale Keratotomie geeignet, welche gleichzeitig mit der Kataraktoperation oder – wie von uns bevorzugt – zweizeitig durchgeführt werden kann. Ein anderer Weg, den flacheren vertikalen Meridian zu beeinflussen, stellen Modifikationen der Wundkonstruktion und -adaptation dar. Dies erscheint vor allem bei mäßigen Astigmatismuswerten erstrebenswert. Nahttechniken allein haben sich jedoch in Langzeituntersuchungen als unzureichend erwiesen [1, 2]. Wir entwickelten daher eine neue Art der Wundadaptation zur Reduktion eines präoperativen AGR.

Material und Methoden

Ziel der vorliegenden Studie war die Überprüfung einer neuen Wundadaptation hinsichtlich der Reduktion eines präoperativen AGR von mindestens 0,25 dpt an 77 Augen. Die Kataraktoperationstechnik war in allen Fällen identisch: Nach Anlegen einer „frown incision" in der 12-h-Position in 2,5 mm Limbusabstand erfolgte die Präparation eines Skleratunnels bis in die klare Hornhaut. Anschließend wurde nach Kapsulorhexis und Phakoemulsifikation der Linse eine 6,5-mm-PMMA-Linse in den Kapselsack implantiert. Die Wundadaptation bestand aus zwei Schritten: 1. Legen einer radiären 10-0-Nylon-Einzelnaht in der Achse des präoperativen Zylinders (75°–105°). 2. Zusätzliche Adaptation der Skleralefzen in der durch die Naht erzielten Position mit Fibrinkleber (Immuno GmbH, Heidelberg).

Als Vergleichskollektiv dienten 76 Augen mit einem vergleichbaren präoperativen Astigmatismus, bei denen zur Wundadaptation lediglich Fibrinkleber verwendet worden war.

Die Berechnung des operativ induzierten Astigmatismus erfolgte 6 Monate postoperativ nach dem mathematischen Modell von Naeser [7].

Ergebnisse

Die 77 Augen, bei denen die Wundadaptation mit radiärer Naht und Fibrinkleber erfolgte, zeigten einen induzierten Astigmatismus von 0,21 dpt (Vergleichskollektiv: −0,21 dpt). Es bestand zwischen beiden Gruppen ein signifikanter Unterschied auf dem 5%-Niveau. Wurde der präoperative Astigmatismus in eine Gruppe mit präoperativem AGR von 1 dpt oder kleiner ($n = 38$; Vergleichskollektiv: $n = 60$) bzw. in eine Gruppe mit präoperativen AGR über 1 dpt unterteilt ($n = 39$; Vergleichskollektiv: $n = 16$) aufgeteilt, so bestand in der Gruppe ≤ 1 dpt kein signifikanter Unterschied zum Vergleichskollektiv. Die Augen mit einem präoperativen AGR > 1 dpt wiesen einen induzierten Astigmatismus von 0,48 dpt (Vergleichskollektiv: −0,25 dpt) auf ($P = 0{,}05$).

Diskussion

In den meisten Fällen der Kleinschnittkataraktchirurgie wird eine Astigmatismus-neutrale Operationstechnik angestrebt. Das astigmatische Endergebnis unterliegt dabei zahlreichen Faktoren: Lokalisation, Länge und Form der Sklerainzision, Länge des Skleratunnels, Art der Wundadaptation sowie der postoperativen Steroidgabe. Soll im Rahmen der Kataraktchirurgie ein präoperativer AGR korrigiert werden, so muß ein Shift mit der Regel induziert werden. Hierzu sind zwei Ansatzmöglichkeiten gegeben. Zum einen kann die Operation mit einem davon unabhängigen Eingriff, der transversalen Keratotomie, kombiniert werden – zum anderen kann das refraktive Ergebnis durch Modifikation der Wundkonstruktion und -adaptation beeinflußt werden. Maloney et al. [4–6] änderten zur Reduktion eines präoperativen AGR mehrere Parameter der Wundkonstruktion sowie des Wundverschlusses ab. Nachteil dieses Vorgehens ist, daß der Einfluß der einzelnen abgeänderten Variable unbekannt ist. So wurde in anderen Studien beispielsweise der Einfluß der Skleratunneltiefe [3] sowie die Effizienz einer Naht zur Reduktion eines präoperativen AGR in Frage gestellt.

Eine Naht kann in den ersten postoperativen Wochen einen deutlichen Shift mit der Regel induzieren. In den darauffolgenden Monaten kommt es jedoch zu einer Umkehr in einen Astigmatismus gegen die Regel [1]. Ursache hierfür ist ein mechanisches „Durchschneiden" der Naht durch das sklerale Gewebe sowie Biodegradation des Nahtmaterials. Um diesen Wirkungsverlust der Naht in der spätpostoperativen Phase zu verhindern, führten wir eine zusätzliche Adaptation der Skleralefzen mit Fibrinkleber durch. Fibrinkleber kann durch seine fibroblastenstimulierenden Eigenschaften die Kollagenfaserbildung beschleunigen. Bei Augen mit einem klinisch relevanten präoperativen AGR über 1 dpt ließ sich dadurch ein operativ induzierter Zylinder gegen die Regel auch in der spätpostoperativen Phase erhalten.

Die Fibrinkleberadaptation der skleralen Inzision wurde von uns in über 4500 Kleinschnittkataraktoperationen als Astigmatismus-neutrales Standardverfahren angewendet. Das technisch einfache Hinzufügen einer radiären 10-0-Nyloneinzelknopfnaht in der Achse des präoperativen Zylinders ermöglicht dabei eine Reduktion des präoperativen AGR.

Literatur

1. Gimbel HV, Raanan MG, DeLuca M (1992) Effect of suture material on postoperative astigmatism. J Cataract Refract Surg 18:42–50
2. Hall GW, Campion M, Sorenson CM, Monthofer S (1991) Reduction of corneal astigmatism at cataract surgery. J Cataract Refract Surg 17:407–414
3. John ME, Noblitt RL, Boleyn KL et al (1992) Effect of a superficial and a deep scleral pocket incision on the incidence of hyphema. J Cataract Refract Surg 18:495–499
4. Maloney WF, Grindle L, Sanders D, Pearcy D (1989) Astigmatic control for the cataract surgeon: a comprehensive review of surgically tailored astigmatism reduction (STAR). J Cataract Refract Surg 15:45–54

5. Maloney WF, Grindle L (1988) Textbook of phacoemulsification. Lasenda, Fallbrook, CA, pp 85–106
6. Maloney WF, Sanders DR, Pearcy DE (1990) Astigmatic keratotomy to correct preexisting astigmatism in cataract patients. J Cataract Refract Surg 16:297–304
7. Naeser K (1990) Conversion of keratometer readings to polar values. J Cataract Refract Surg 16:741–745

Astigmatismusentwicklung nach Kataraktchirurgie und Linsenimplantation ohne Naht

W. Heider und C. Ohrloff

Zusammenfassung. Von 45 mit Phakoemulsifikation, „No-stitch"-Technik und Implantation einer 6-mm-PMMA-Hinterkammerlinse operierten Augen wurden 30 nach 3 Monaten und 33 nach 6 Monaten bezüglich des kornealen Astigmatismus nachuntersucht. Die operative Astigmatismusinduktion wurde nach der Vektormethode von Jaffe und Clayman berechnet. Der mittlere induzierte Astigmatismus betrug 3 Monate postoperativ 0,91 dpt und 6 Monate postoperativ 1,02 dpt. Eine Korrelation zwischen der Höhe des induzierten Astigmatismus 6 Monate postoperativ und der axialen Bulbuslänge konnte nicht gefunden werden. Augen mit einem präoperativ höheren Astigmatismus zeigten jedoch 6 Monate postoperativ einen signifikant höheren induzierten Astigmatismus als Augen mit niedrigem präoperativen Astigmatismus.

Summary. 45 Eyes have been operated by phacoemulsification, "no-stitch" technique and implantation of a one-piece-PMMA PCL with 6.0 mm optic diameter. The surgically induced astigmatism has been calculated 3 and 6 months postoperatively by vector analysis method described by Jaffe and Clayman. The mean induced keratometric astigmatism has been 0.91 diopters (D) after 3 months and 1.02 D after 6 months. No correlation has been found between the height of induced astigmatism and the axial length of the operated eye. Eyes with greater preoperative keratometric astigmatism showed a significantly higher amount of surgically induced astigmatism than eyes with lower preoperative astigmatism.

Einleitung

In den letzten 3 Jahren fand die nahtlose Kataraktchirurgie bei Verwendung von starren PMMA-Intraokularlinsen mit Durchmessern von 6–7 mm zunehmende Verbreitung [1, 2, 5, 7, 8]. Die dabei angewandte Technik der Tunnelinzision oder des 3-Stufenschnittes bietet intraoperativ die Vorteile stabiler Vorderkammerverhältnisse und eines sofort abdichtenden Wundverschlusses. Postoperativ liegen die Vorzüge dieser Technik in einer geringeren Astigmatismusinduktion und dem schnellen Erreichen einer stabilen kornealen Topographie [2, 3, 6]. Um zu klären, in welchem Ausmaß die postoperative Astigmatismusentwicklung von vorgegebenen bulbusbedingten Faktoren abhängig ist, untersuchten wir mit nahtloser Technik operierte Augen 3 und 6 Monate postoperativ nach.

Patientengut und Methodik

45 Augen von 39 Patienten (Tabelle 1) konnten in die Studie einbezogen werden. Alle Augen waren von einem Operateur (W. H.) nach der in Tabelle 2 angegebenen standardisierten Methode operiert worden. Der dabei angewandte bogenförmige Tunnelschnitt hatte eine Breite von 6 mm, eine seitliche Länge von 5 mm und eine zentrale Länge von 3,5 mm (Abb. 1). 30 Augen konnten 3 Monate postoperativ und 33 Augen 6 Monate postoperativ nachuntersucht werden. Präoperativ und bei den Nachuntersuchungen wurde jeweils der korneale Astigmatismus mit dem Keratometer nach Javal bestimmt. Der operativ induzierte Astigmatismus wurde nach der Vektormethode von Jaffe u. Clayman [4] berechnet.

Tabelle 1. Patientengut

45 Augen, 3 Männer, 36 Frauen
Alter: $67 \pm 13{,}7$ Jahre

Tabelle 2. Operationsmethode

„Frown"-Inzision
Kapsulorhexis
Hydrodissektion
Phakoemulsifikation (Divide and Conquer)
Kapselsackimplantation
Hinterkammerlinse 6 mm „One piece" PMMA
„No-stitch"

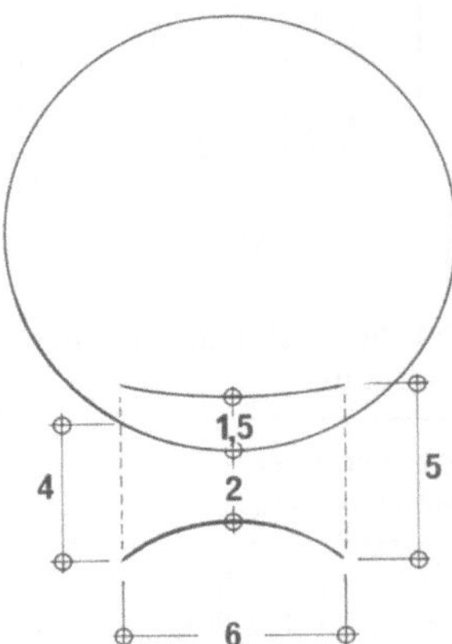

Abb. 1. Abmessungen in Millimetern des 3-Stufen-Tunnelschnittes zur Implantation von 6-mm-PMMA-Hinterkammerlinsen

Ergebnisse

Der absolute korneale Astigmatismus betrug präoperativ im Mittel 0,75 dpt, am 2. bis 3. postoperativen Tag 1,01 dpt, nach 3 Monaten 0,71 dpt und nach 6 Monaten 0,93 dpt. Letztere beiden Werte waren statistisch nicht signifikant unterschiedlich (P = 0,067). Die prozentuale Verteilung der absoluten Astigmatismuswerte 6 Monate postoperativ zeigt in 70% Werte bis 1 dpt und in 91% Werte bis 1,5 dpt (Abb. 2). Die Vektoranalyse ergibt nach 3 Monaten einen induzierten Astigmatismus von durchschnittlich 0,91 dpt und nach 6 Monaten von 1,02 dpt. Auch diese Werte sind statistisch nicht signifikant unterschiedlich (P = 0,43). Wenn man die Höhe des induzierten Astigmatismus nach 6 Monaten in Beziehung setzt zur jeweiligen axialen Bulbuslänge, zeigt sich bei einem Korrelationskoeffizienten von r = 0,257 keine signifikante Abhängigkeit (Abb. 3). Dagegen zeigt sich ein Zusammenhang zwischen dem induzierten Astigmatismus 6 Monate postoperativ und der Höhe des präoperati-

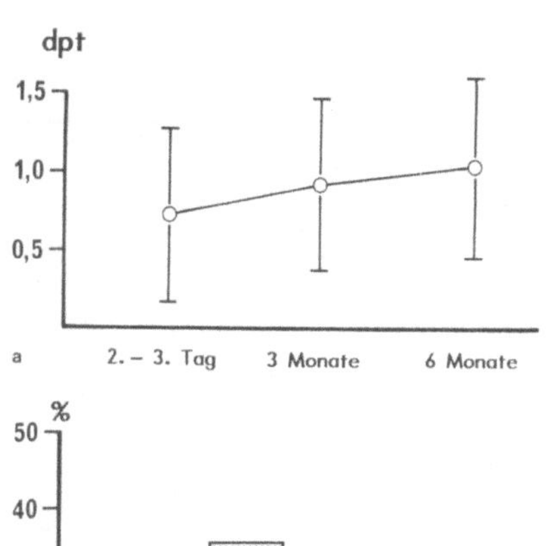

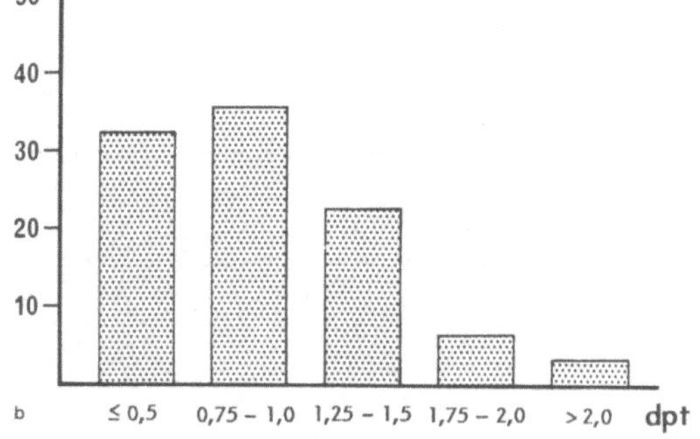

Abb. 2a, b. Zeitliche Entwicklung des durchschnittlichen absoluten Astigmatismus von insgesamt 46 Augen nach nahtloser Kataraktchirurgie. Prozentuale Verteilung des absoluten Astigmatismus 6 Monate postoperativ

Tabelle 3. Abhängigkeit des operativ induzierten Astigmatismus vom präoperativen Astigmatismus

Präoperativer Astigmatismus		Operativ induzierter Astigmatismus nach 6 Monaten
n = 11	≥ 1,0 dpt	1,32 ± 0,65 dpt
n = 22	< 1,0 dpt	0,87 ± 0,45 dpt

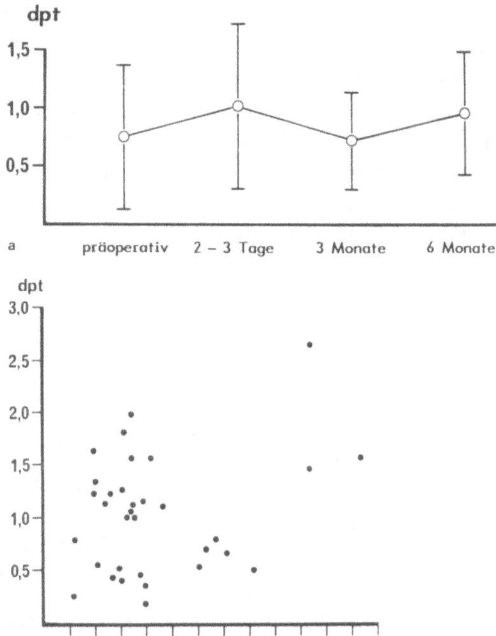

Abb. 3a, b. Entwicklung des durchschnittlichen operativ induzierten Astigmatismus (Vektormethode) nach nahtloser Kataraktchirurgie. Korrelation des operativ induzierten Astigmatismus 6 Monate postoperativ zur axialen Bulbuslänge

ven Astigmatismus. Eine Gruppe von 11 Augen mit einem präoperativen Astigmatismus von 1 dpt und mehr unterschied sich bei einem durchschnittlichen induzierten Astigmatismus von 1,32 dpt signifikant von einer Gruppe von 22 Augen mit einem präoperativen Astigmatismus unter einer 1 dpt bei einem mittleren induzierten Astigmatismus von 0,87 dpt (P = 0,029, Tabelle 3). Bei allen Augen war der Vektor der Astigmatismusänderung 6 Monate postoperativ in Richtung gegen die Regel gelegen.

Diskussion

Die Höhe des induzierten Astigmatismus unserer mittels „No-stitch"-Kataraktchirurgie operierten Augen und die nach spätestens 3 Monaten erreichte Stabilität ohne weiteren astigmatischen Spätshift in der Folgezeit stimmt mit den in der Literatur angegebenen Werten überein [5, 7, 8]. Die fehlende Abhängigkeit des induzierten Astigmatismus von der axialen Bulbuslänge weist darauf hin, daß auch dünnere Skleraverhältnisse höher myoper Augen bei korrekter Operationstechnik mit genügender skleraler Tunnellänge und ausreichend langer kornealer Wundlippe nicht zu stärkeren Veränderungen der kornealen Topographie führen müssen. Warum höhere präoperative Astigmatismuswerte in unserem Patientengut einen höheren induzierten Astigmatismus nach sich ziehen, läßt sich nicht ohne weiteres erklären. Vielleicht spielt bei höher astigmatischen Augen eine hypothetische größere Instabilität der Hornhaut und des Limbusgürtels eine Rolle.

Die Ergebnisse der postoperativen Astigmatismusentwicklung nach Kataraktoperation mit „No-stitch"-Technik zeigen, daß auch höhere axiale Bulbuslängen bei korrekter Operationstechnik keine Indikation für einen Wundverschluß mittels Naht sind. Die nachgewiesene Abhängigkeit des Ausmaßes der Astigmatismusinduktion vom präoperativen Astigmatismus erfordert für eine befriedigende Erklärung noch weitergehende Untersuchungen.

Literatur

1. Brauweiler HP, Kessler AS, Dühr R (1991) „No-Stitch"-Kataraktchirurgie für konventionelle PMMA-Intraokularlinsen. Ophthalmo-Chirurgie 3:75–82
2. Brauweiler HP (1993) Nahtfreier Wundverschluß für große Inzisionen. In: Neuhann T, Hartmann C, Rochels R (Hrsg) 6. Kongreß der Deutschsprachigen Gesellschaft für Intraokularlinsen-Implantation. Springer, Berlin Heidelberg New York, S 24–30
3. Ernest PH, Kiessling LA, Lavery KT (1991) Relative strength of cataract incisions in cadaver eyes. J Cataract Refract Surg 17:668–677
4. Jaffe NS, Clayman HM (1975) The pathophysiology of corneal astigmatism after cataract extraction. Trans Am Acad Ophthalmol Otolaryngol 79:615–630
5. Joergensen JS, Onzain JI, Müller-Bergh I (1993) Wundverschluß ohne Naht: Ergebnisse von 65 Fällen nach Kleinschnittkataraktextraktion mit einer Schnittöffnung von 6,5 mm. In: Neuhann T, Hartmann C, Rochels R (Hrsg) 6. Kongreß der Deutschsprachigen Gesellschaft für Intraokularlinsen-Implantation. Springer, Berlin Heidelberg New York, S 46–50
6. Koch PS (1991) Structural analysis of cataract incision construction. J Cataract Refract Surg 17:661–667
7. Pham DT, Wollensak J (1992) „No-stitch"-Kataraktchirurgie als Routineverfahren. Technik und Erfahrung. Klin Monatsbl Augenheilkd 200:639–643
8. Pham DT, Wollensak J, Drosch S (1993) Klinische Erfahrung nach 1000 No-stitch-Kataraktoperationen mit Standard-PMMA-Linse. In: Neuhann T, Hartmann C, Rochels R (Hrsg) 6. Kongreß der Deutschsprachigen Gesellschaft für Intraokularlinsen-Implantation. Springer, Berlin Heidelberg New York, S 31–36

Kleinschnitt-Kataraktchirurgie – Vektoranalytischer Vergleich unterschiedlicher Nahttechniken („cross-, one-, no-stitch") bei „frown incision"

T. Heinrich, H. Höh, S. Schalm, R. Kowoll und K.W. Ruprecht

Zusammenfassung. Die Kleinschnitt-Kataraktchirurgie wurde durch die Einführung des „No-stitch"-Wundverschlusses weiterentwickelt. So konnte die Operationsdauer reduziert werden, und es resultierte eine schnellere optische Rehabilitation der Patienten, da die postoperativen Astigmatismen geringer sind als bei herkömmlichem Wundverschluß mit Naht. Wir untersuchten 426 Patienten, welche mit Cross-, One- oder No-stitch-Technik bei gleichem intraokularem Zugang von einem Operateur operiert wurden. Ausgewertet wurde der Verlauf des induzierten Astigmatismus und die Komplikationsraten. Die No-stitch-Gruppe wies den geringsten postoperativen Astigmatismus mit der kleinsten Streuung nach einer Woche auf, während sich nach 4 Wochen keine signifikanten Unterschiede zwischen den Gruppen mehr zeigten. Die Komplikationsraten der drei verschiedenen Wundverschlüsse unterschieden sich nicht statistisch signifikant.

Summary. Small incision cataract surgery has been further developed by the introduction of the sutureless technique. This procedure has reduced operation time and facilitated visual rehabilitation of the patient by reducing the surgically induced astigmatism compared to the suture closure technique. We evaluated 426 patients operated with cross-, one- or no-stitch technique by one surgeon using the same interoperative approach. Patients were monitored for the postoperative induced astigmatism and postoperative complications. The no-stitch group showed the smallest postoperative astigmatism after one week with the least variation, whereas there was no significant difference between the groups after one month. There was also no significant difference between the incidence of complications in the three different wound closure techniques.

Einleitung

Nach Cross-titch- und One-stitch-Technik [7] resultiert gelegentlich ein höherer kornealer Astigmatismus nach der Regel, während bei No-stitch-Technik die Entstehung von Astigmatismen gegen die Regel beobachtet wird [5, 6, 10–12]. Einer längerfristigen Nachbeobachtung kommt so bei der Beurteilung der Refraktionsentwicklung eine wesentliche Bedeutung zu. Es ist zu prüfen, ob bei gleicher Schnittechnik [8] in Abhängigkeit von der Art des Wundverschlusses unterschiedliche Astigmatismusveränderungen und Inzidenzen der Komplikationsraten zu beobachten sind.

Patienten und Methodik

Es wurde eine konsekutive Serie von Kataraktoperationen eines Operateurs ausgewertet. Bei allen wurde der intraokulare Zugang mit der „frown incision" gewählt. Analysiert wurden die Daten von 174 Patienten, bei denen der Wundverschluß mittels Cross-stitch-Technik durchgeführt wurde, des weiteren 84 Patienten mit limbusparallelem One-stitch-Wundverschluß und 168 Patienten, bei denen die No-stitch-Technik eingesetzt wurde. Bei bilateral operierten Patienten wurde randomisiert ein Auge ausgewählt.

Die Datenerhebung erfolgte mit einem standardisierten Protokoll präoperativ, nach einer Woche und nach einem Monat. Das Protokoll umfaßte die wesentlichen demographischen Angaben, die internistischen und ophthalmologischen Erkrankungen sowie einen vollständigen ophthalmologischen Status. Die Bestimmung der Hornhautradien erfolgte mit dem Zeiss-Keratometer. Intra- und postoperative Komplikationen wurden ebenfalls standardisiert dokumentiert.

Die untersuchten Patienten stellten das typische Patientengut eines ophthalmologischen Zentrums dar. Der Median des Alters betrug 73 Jahre. Zwei Drittel der Patienten wiesen internistische Begleiterkrankungen auf, während 68% neben der Katarakt noch weitere augenärztliche Erkrankungen hatten, zumeist Glaukome oder diabetische Retinopathien.

Der durch die Operation induzierte Astigmatismus wurde vektoranalytisch berechnet. Die statistische Auswertung und Beschreibung erfolgte mit den üblichen Lage- und Streumaßen, dem Wilcoxon-Test und dem U-Test nach Wilcoxon, Mann und Whitney. Als Signifikanzniveau wurde ein α-Fehler von 0,05 bei zweiseitiger Fragestellung angenommen.

Ergebnisse

Die drei Vergleichsgruppen (cross-, one-, no-stitch) unterschieden sich in ihrer Ausgangscharakteristik nicht. In den Gruppen hatten etwa gleich viele Patienten internistische oder ophthalmologische Begleiterkrankungen, einen vergleichbaren Ausgangsvisus, gleiche Altersstruktur (Tabelle 1) und eine ähnliche Ausgangsrefraktion, wenn auch in der Cross-stitch-Gruppe mehr hyperope Patienten zu finden waren (Tabelle 2).

Die Patienten der No-stitch-Gruppe zeigten einen signifikant schnelleren Visusanstieg. Nach einer Woche war ihr Visusmedian mit 0,6 signifikant besser als in den beiden anderen Gruppen mit 0,5 (Abb. 1). Nach 4 Wochen findet sich

Tabelle 1. Patientendaten (Ausgangsbefunde)

	cross-stitch n = 174	one-stitch n = 84	no-stitch n = 168
Alter (Jahre)	73	74	72
Visus praeop.	0,2	0,25	0,25
Bulbuslänge (mm)	23,3	23,6	23,3
Tensio (mmHg)	15	14	15

Tabelle 2. Ausgangsrefraktion

	cross-stitch n = 174	one-stitch n = 84	no-stitch n = 168
Hyperopie	44%	33%	37%
Emmetropie	18%	20%	17%
Myopie	38%	47%	46%
Astigmatismus > 2 dpt	11%	8%	9%

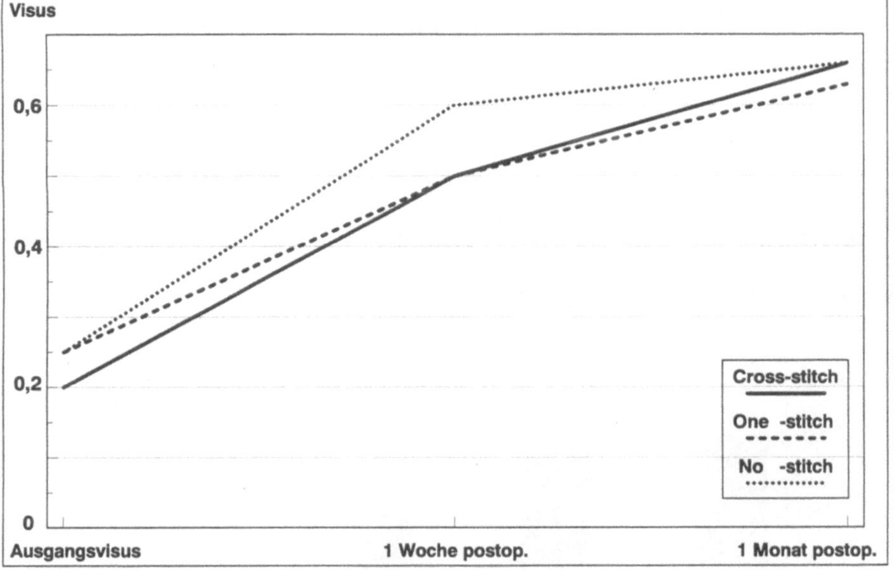

Abb. 1. Visusentwicklung

kein Unterschied mehr. Der Visus erreicht 0,66 (no-stitch und cross-stitch) bzw. 0,63 in der One-stitch-Gruppe.

Die vektoranalytisch bestimmte Astigmatismuszunahme war in allen Gruppen nach einer Woche am höchsten. Die Patienten der No-stitch-Gruppe zeigten jedoch eine signifikant niedrigere mediane Zunahme des kornealen Astigmatismus mit 1,5 dpt, im Vergleich zu 2,15 dpt bei One-stitch- und 2,85 dpt bei Cross-stitch-Wundverschluß. Nach einem Monat fanden sich nur noch deskriptive Unterschiede, mit niedrigster durchschnittlicher Zunahme des Astigmatismus (1,0 dpt) in der No-stitch- und Cross-stitch-Gruppe, während in der One-stitch-Gruppe der induzierte Astigmatismus sich nur auf 1,5 dpt reduzierte (Abb. 2). Dieser Unterschied war nicht signifikant. Die Streuung in der No-stitch-Gruppe war geringer, da bei diesen Patienten nach einer Woche nur 52% einen höheren induzierten Astigmatismus als 2 dpt aufwiesen, während in der Cross-stitch-Gruppe 70% und in der One-stitch-Gruppe 68% deutliche Astig-

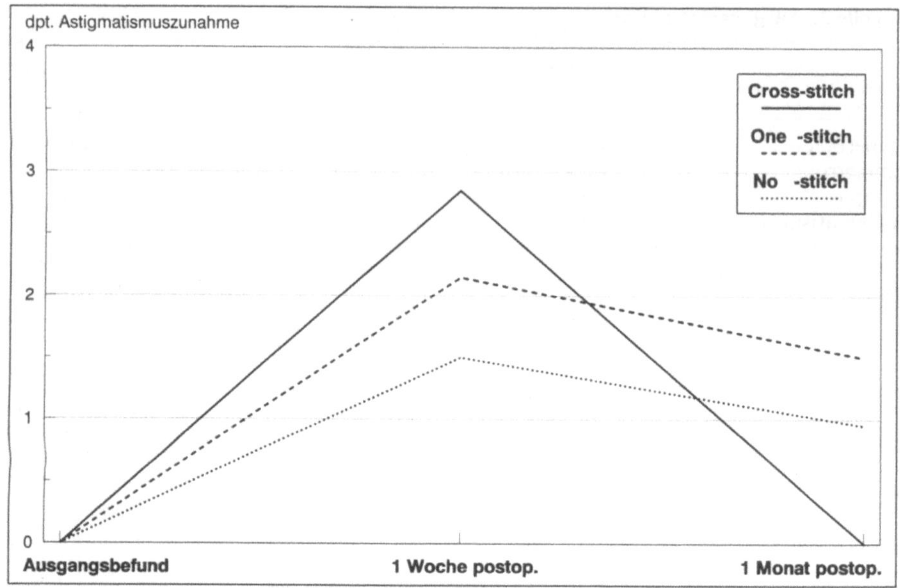

Abb. 2. Entwicklung des induzierten Astigmatismus

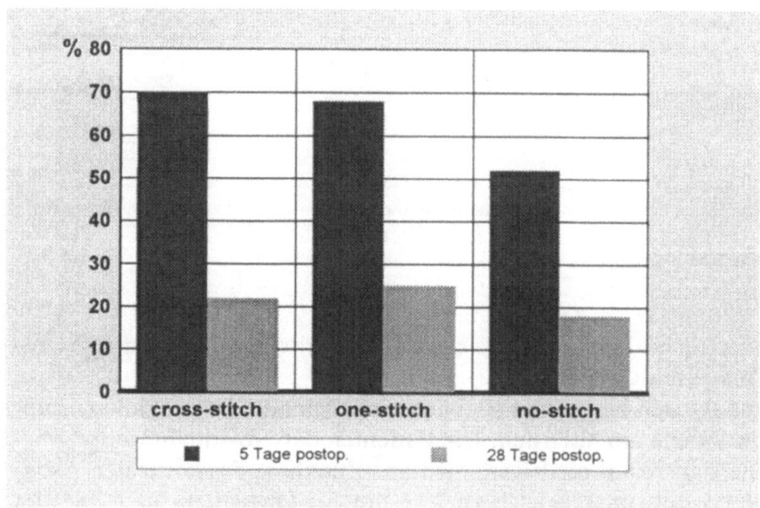

Abb. 3. Induzierte Astigmatismuszunahme über 2 dpt im Verlauf

matismuszunahmen verzeichnen mußten. Nach einem Monat hatten nur noch 20–25% der Patienten derart hohe induzierte Astigmatismen, die No-stitch-Gruppe wies mit nur 18% das beste Ergebnis auf (Abb. 3).

Die Richtung der Achsdrehung des induzierten Astigmatismus zeigte in Abhängigkeit vom gewählten Wundverschluß deutliche Unterschiede. Eine Woche

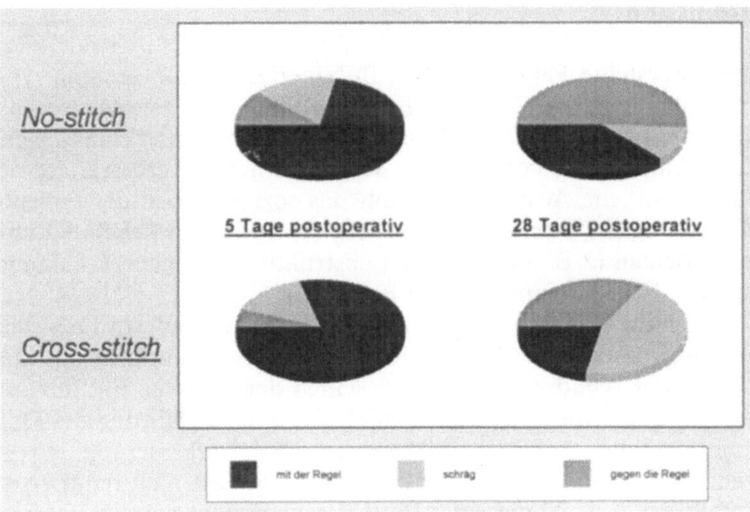

Abb. 4. Postoperative Achsenänderung des induzierten Astigmatismus

Tabelle 3. Inzidenzen der Komplikationsraten

	cross-stitch n = 174	one-stitch n = 68	no-stitch n = 168
Irisprolaps	0	1	4
Blutung	3	0	3
Filterkissen	2	1	3

postoperativ war die Achsenverteilung der drei untersuchten Gruppen ähnlich, die meisten Patienten (etwa 75% von allen Gruppen) hatten einen Astigmatismus mit der Regel. Nach einem Monat war der Anteil der Patienten mit einer Achsendrehung (des korrigierenden Minuszylinders) auf 90° hin mit 51% in der No-stitch-Gruppe am höchsten, während die Cross-stitch-Gruppe relativ viele schräge Astigmatismen (44%) aufwies (Abb. 4). Die One-stitch-Gruppe, welche aus Gründen der Übersichtlichkeit nicht in Abbildung 4 enthalten ist, hatte ein Verteilungsmuster zwischen dem No-stitch- und dem Cross-stitch-Wundverschluß mit 35% schrägen Astigmatismen und 41% Astigmatismen gegen die Regel nach 4 Wochen.

Die Inzidenzen der Komplikationsraten wiesen keine signifikanten Unterschiede zwischen den drei Techniken des Wundverschlusses auf (Tabelle 3). Die relativ hohe Inzidenz des Irisprolaps in der No-stitch-Gruppe wurde in der Anfangsphase beobachtet, nach Verbesserung der Präparationstechnik wurde kein Irisprolaps mehr festgestellt.

Diskussion

Das vorgestellte Patientengut ist in seiner Zusammensetzung typisch für ein ophthalmologisches Zentrum. Es handelt sich um ältere Menschen mit zahlreichen internistischen und ophthalmologischen Begleiterkrankungen. Durch die Kataraktoperation kommt es zu einer deutlichen Verbesserung der Sehkraft, was wesentliche Auswirkungen auf das soziale Leben der Patienten hat. Die Verkürzung der Operationsdauer und der optischen Rehabilitation ist bei vielen Patienten (z. B. mit chronisch obstruktiven Lungenerkrankungen) eine erhebliche Erleichterung für alle Beteiligten.

Durch die Kleinschnittechnik mit „frown incision" wird ein stabiler Wundverschluß erreicht [1–4, 6, 7], was die niedrigen Komplikationsraten beweisen. Die Art des Wundverschlusses hat keinen signifikanten Einfluß auf diese Inzidenzen, sondern ist vielmehr abhängig von der Erfahrung des Operateurs. So konnte bei den untersuchten Patienten durch Verbesserung der Präparationstechnik die Häufigkeit von Irisprolapsen auf fast Null reduziert werden. Die Gefahr der Ausbildung eines Filterkissens beträgt deutlich weniger als 1,5%, und nicht in jedem Fall ist ein zusätzlicher operativer Verschluß notwendig. Lediglich bei zwei der drei Patienten mit Filterkissen in der No-stitch-Gruppe war der Befund so ausgeprägt, daß eine operative Revision erforderlich wurde. Es kam bei keinem Patienten zu einer Bulbushypotonie, und bei einem Drittel der Patienten entstand das Filterkissen erst nach Entlassung [6].

Mit Hilfe der No-stitch-Technik kommt es aufgrund des niedrigen induzierten kornealen Astigmatismus schneller zu einem deutlichen Visusanstieg als in den anderen Gruppen, was die optische Rehabilitation fördert [5–7, 9–12]. Förderlich ist auch die Tatsache, daß die Streuung des induzierten Astigmatismus in dieser Gruppe am geringsten ist, so daß ein Ausgleich mit einem Brillenglas früher möglich ist. Obwohl es bei annähernd der Hälfte der Patienten zu einer Drehung der Astigmatismusachse gegen die Regel kommt [10, 11], behindert das die optische Rehabilitation nicht, da die induzierten Astigmatismen im ganzen gering sind.

Literatur

1. Ernest P (1993) Die Konstruktion nahtfreier Wunden und ihre Stabilität. In: Neuhann T, Hartmann C, Rochels R (Hrsg) 6. Kongreß der Deutschsprachigen Gesellschaft für Intraokularlinsen-Implantation. Springer, Berlin Heidelberg New York, S 19–23
2. Fine IH (1991) Architecture and construction of a self-sealing incision for cataract surgery. J Cataract Refract Surg 17:672–676
3. Fish JR (1991) Creation of a no-stitch cataract incision. J Cataract Refract Surg 17:713–715
4. Koch PS (1991) Structural analysis of cataract incision construction. J Cataract Refract Surg 17:661–667
5. Menapace R, Radax U, Amon M, Papapanos P (1991) Kleinschnitt-Kataraktchirurgie ohne Naht: Bericht über 100 konsekutive Fälle. Spektr Augenhkd 5/4:135–140
6. Pham DT, Wollensack J (1992) „No-stitch"-Kataraktchirurgie als Routineverfahren. Klin Mbl Augenkeilk 200:639–643

7. Shepherd JR (1989) Induced astigmatism in small incision cataract surgery. J Cataract Refract Surg 15:85–88
8. Singer JA (1991) Frown incision for minimizing induced astigmatism after small incision cataract surgery with rigid optic intraocular lens implantation. J Cataract Refract Surg 17:677–688
9. Steinert RF, Brint SF, White SM, Fine IH (1992) Astigmatism after small incision cataract surgery. Ophthalmology 98:417–424
10. Suzuki R, Tanaka K, Fujiwara N, Kurimoto S (1992) Postcataract against-the-rule astigmatism after phacoemulsification procedure. Doc Ophthalmol 80:157–166
11. Suzuki R, Tanaka K, Fujiwara N, Kurimoto S (1992) Outcome of preoperative against-the-rule astigmatism after phacoemulsification: characteristic changes over the time. Ophthalmologica 204:184–190
12. Suzuki R, Kurimoto S (1992) Astigmatism after phacoemulsification and aspiration procedures: BENT versus standard incision. Ophthalmologica 205:131–137

Kleinschnitt-Kataraktchirurgie – Vektoranalytischer Vergleich unterschiedlicher Schnitt-Techniken („Chevron"- versus „U"-Incision)

K. Hille, S. Koch und K. W. Ruprecht

Zusammenfassung. Zur Reduktion des postoperativen Astigmatismus bei Kleinschnitt-Kataraktoperationen stellen wir einen 3-mm-„U"-Tunnelschnitt vor, den wir mit einem 5-mm-„Chevron"-Tunnelschnitt verglichen. Retrospektiv werteten wir vektoranalytisch den induzierten Zylinder von 358 von einem Operateur (K. H.) in konsekutiver Serie operierten Patienten aus. 135mal wurde der „Chevron"-Tunnelschnitt mit Naht, 97mal ohne Naht, 125mal der „U"-Tunnelschnitt durchgeführt und jeweils eine PMMA-Hinterkammerlinse mit einer 6-mm-Optik implantiert. Eine Nachuntersuchung erfolgte nach 6 Tagen, 5 Wochen und 6 Monaten. Patienten, deren Starschnitt mit einer Naht versorgt wurde, wiesen die höchsten postoperativen Zylinderwerte, Patienten mit „U"-Schnitt die geringsten Zylinderwerte auf. Mit der „U"-Tunneltechnik lag der induzierte korneale Astigmatismus 6 Tage postoperativ statistisch signifikant niedriger als bei der No-stitch-„Chevron"-Incision.

Summary. We report on a 3 mm "U" tunnel incision to reduce the astigmatism following small incision cataract surgery. The results were compared to those of the 5 mm "Chevron" tunnel technique. 135 "Chevron" tunnel incisions with suture, 97 without suture and 125 "U" tunnel incisions were carried out consecutively by one surgeon (K. H.). In each case a PMMA posterior chamber lense with an optic diameter of 6 mm was implanted. The patients were reexamined 6 days, 5 weeks and 6 months after the operation. The induced astigmatism was determined by vector analysis using ceratometer values and refraction. The "Chevron" technique with suture induced the highest postoperative astigmatism, the "U" tunnel technique the lowest astigmatism. With the "U" tunnel technique the induced corneal astigmatism was significantly lower 6 days following cataract surgery than compared to those with a no-stitch "Chevron" incision.

Einleitung

In zunehmendem Maße setzt sich in der Kataraktchirurgie die Kleinschnitt-Technik durch, wobei Techniken mit Nahtfixation (one stitch) [4] durch Techniken ohne Naht (no stitch) [2, 3, 5] abgelöst werden. Auf diese Weise läßt sich der postoperative Astigmatismus reduzieren, jedoch nicht vollständig vermeiden. Unsere Fragestellung war, inwieweit durch eine Modifikation der Schnittführung stabilere Verhältnisse bezüglich des postoperativen Astigmatismus erreicht werden können.

Material und Methoden

Von einem Operateur (K. H.) wurden in einer konsekutiven Serie 358 Patienten in Kleinschnittechnik an einer Katarakt operiert (Phakoemulsifikation mit Implantation einer 6-mm-one-piece-PMMA-Hinterkammerlinse) und die Ergebnisse retrospektiv ausgewertet.

Bei 232 Patienten wurde die Operation über einen 5 mm breiten „Chevron"-Tunnelschnitt („V-Schnitt" [2]) durchgeführt (siehe Abb. 1). Bei 135 Patienten sicherten wir diesen Schnitt zusätzlich mit einer Kreuzstichnaht ab („V-Schnitt Kreuzstich"), bei 97 Patienten führten wir die Tunneltechnik ohne Naht durch („V-Schnitt no-stitch").

Bei 125 Patienten wurde eine U-Tunnel-Technik ohne Naht („U-Schnitt no-stitch", Abb. 1) angewandt. Dabei führten wir 1 mm vom Limbus entfernt einen U-förmigen Schnitt über etwas mehr als die halbe Skleradicke durch, dessen periphere Schenkel 3 mm Abstand haben. Von diesem Schnitt aus wird die Sklera jeweils auf einer Breite von 6 bis 1 mm in die klare Hornhaut hinein lamelliert.

Von jedem Patienten wurde bei der Auswertung nur ein Auge berücksichtigt, die Auswahl erfolgte zufallsmäßig. Nachuntersuchungen erfolgten nach 6 Tagen, 5 Wochen und 6 Monaten.

Den operativ induzierten Astigmatismus berechneten wir durch eine Vektoranalyse nach Jaffe [1] im karthesischen Koordinatensystem. Die Achse des Zylinders wurde klassifiziert: Achslagen $\leq 30°$ oder $\geq 150°$ bezeichnen wir als „nach der Regel", zwischen 60° und 120° als „gegen die Regel", andere als schräge Astigmatismen.

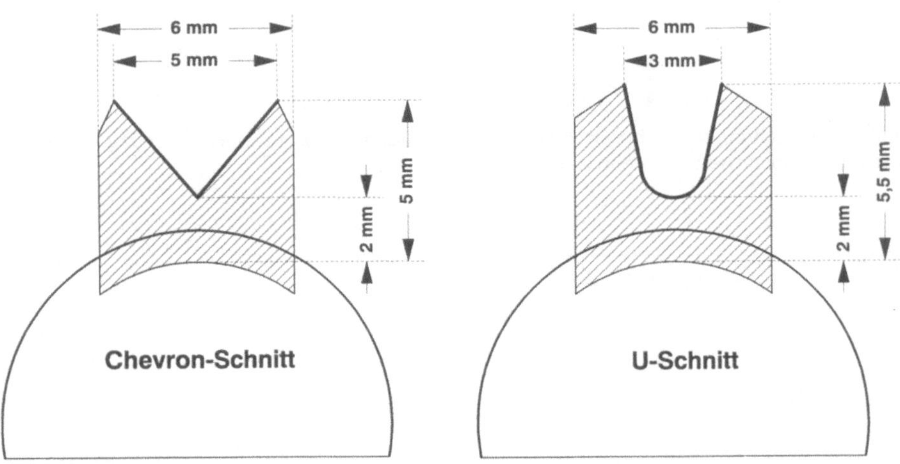

Abb. 1. Schematische Darstellung der „Chevron"-Tunnel-Inzision (links) und der „U"-Tunnel-Inzision (rechts)

Ergebnisse

Bezüglich der wesentlichen demographischen Daten und der ophthalmologischen Ausgangsbefunde zeigten die drei Gruppen keine signifikanten Unterschiede.

Bei Berechnung des induzierten Zylinders anhand der prä- und postoperativen Keratometerwerte fanden wir die höchsten Zylinder in der Gruppe mit Naht. Am geringsten fiel die korneale Astigmatismusänderung bei den Patienten mit „U"-Tunnelschnitt aus [statistisch signifikant (Wilcoxon Rangsummentest, p = 0,0018) gegenüber dem „Chevron"-Tunnelschnitt (Abb. 2)]. Nach 5 Wochen und 6 Monaten reduzierte sich der induzierte Zylinder in allen drei Gruppen.

Abbildung 3 zeigt die Lage der Achsen des induzierten Zylinders bei den drei Techniken. Die Achslage glich sich jedoch im Verlauf bei allen drei Grup-

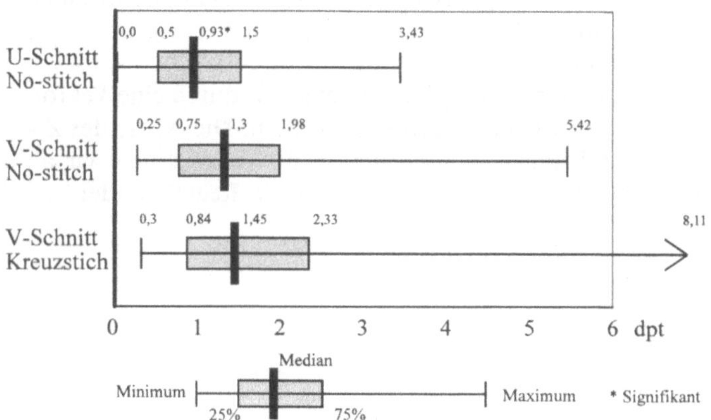

Abb. 2. Darstellung des induzierten kornealen Zylinders am 6. postoperativen Tag, bezogen auf die präoperativen Keratometerwerte (Zeiss)

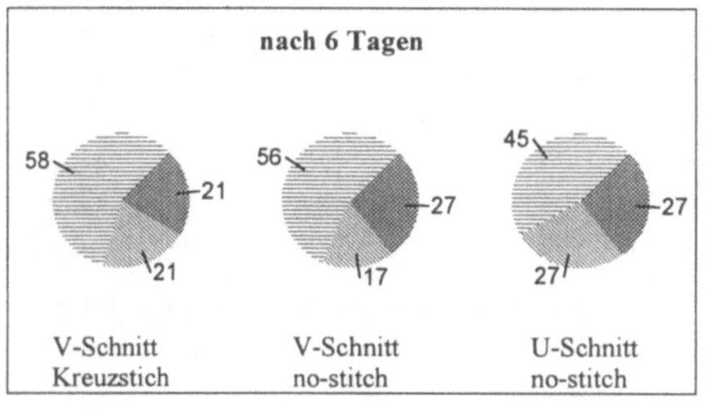

Abb. 3. Darstellung der Achse des induzierten kornealen Zylinders am 6. postoperativen Tag, bezogen auf die präoperativen Keratometerwerte (Zeiss) in Prozent

pen an, so daß nach 6 Monaten in der Hälfte der Fälle ein Astigmatismus gegen die Regel induziert wurde.

Diskussion

Pallin [2] hat die „Chevron"-Tunneltechnik als sichere Inzision für eine Kataraktextraktion ohne Naht angegeben. Um starre Linsen mit 6 mm Optik implantieren zu können, wurde seine Technik von uns gering modifiziert.

In einer Serie sicherten wir die Tunnelinzision zusätzlich mit einer Naht ab. Der induzierte Astigmatismus (Median) zeigte für diese Patienten die höchsten Werte (Abb. 2) mit der größten Streuung. Ursächlich für die Streuung ist die Fadenspannung, die einen nicht genau voraussagbaren Astigmatismus mit der Regel hervorruft. Erwartungsgemäß wurde durch den Kreuzstich direkt postoperativ in nahezu 2/3 der Fälle ein Astigmatismus mit der Regel induziert (Abb. 3).

Trotz der zusätzlichen Naht kam es zu einer Wundundichtigkeit, während wir dies bei den Patienten ohne Naht nicht beobachteten. Eine zusätzliche Naht stellt bei dieser Tunneltechnik somit keine zusätzliche Sicherheit dar und kann wegen des induzierten Astigmatismus nicht empfohlen werden.

In der Vorstellung, die effektive Schnittbreite zu verringern [6] und somit stabilere Wundverhältnisse zu schaffen, führten wir die sklerale Inzision U-förmig aus. Bei einer effektiven Schnittbreite von 2 bis 3 mm erhält man am Limbus genug Raum für Bewegungen der Phakospitze. Durch seitliche Lamellierung der Sklera kann dennoch eine 6 mm breite Optik durch diese Inzision implantiert werden. Mit dieser Technik erreichten wir den geringsten postoperativen Astigmatismus.

Die Stabilität der „U"-Inzision bezüglich des Astigmatismus kann durch die geringe Breite des Schnittes erklärt werden. Möglicherweise spielt auch ein Auseinanderweichen der U-Schenkel aufgrund des intraokularen Druckes und damit eine meridionale Verkürzung des Schnittes eine Rolle.

Nach 6 Monaten vermindern sich die Unterschiede zwischen den drei Gruppen bezüglich des Astigmatismus und der Achse. Jedoch kann insbesondere in der ersten postoperativen Phase durch die neu eingeführte 3-mm-„U"-Tunneltechnik der operativ induzierte Astigmatismus gesenkt werden. Sie gewährleistet einen stabilen Wundverschluß und ermöglicht eine frühzeitige optische Rehabilitation der Patienten.

Literatur

1. Jaffe NS, Clayman HM (1975) The pathology of corneal astigmatism after cataract extraction. Trans Am Acad Ophthal Otolaryngol 79:615–630
2. Pallin SL (1991) Chevron sutureless closure: A preliminary report. J Cataract Refract Surg 17:706–709
3. Papapannos P, Menapace R, Amon M, Radax U (1992) Astigmatismusverlauf nach Kleinschnitt-Kataraktchirurgie ohne Naht mit flexiblen und Small-Optic-PMMA-Linsen. Spektrum Augenheilkunde 6:217–224

4. Pfleger T, Menapace R, Amon M, Papapannos P (1992) Postoperativer Astigmatismus. 3,5 mm-Skleraltunnelschnitt und Implantation einer HEMA-Hinterkammerlinse vs. 7 mm-Skleralstufenschnitt und Implantation einer PMMA-Hinterkammerlinse. Ophthalmologe 89:329–337
5. Pham DT, Wollensak J (1992) „No-Stitch"-Kataraktchirurgie als Routineverfahren. Klin Mbl Augenheilkd 200:639–643
6. Siepser SB (1990) Sutureless cataract surgery, radial transverse incision. In: Gills JP, Sanders R (eds) Small-incision cataract surgery. SLAK Incorporated, pp 117–125

Vollständige Vektoranalyse des chirurgisch induzierten Astigmatismus

E.C. Küllenberg, H. Hermeking, A.E. Willwerth und E. Gerke

Zusammenfassung. Die Ergebnisse einer Vektoranalyse des induzierten Zylinders nach No-stitch-Kataraktchirurgie werden graphisch dargestellt. Die postoperative Langzeit-Fluktuation wird über eine Häufigkeitsverteilung analysiert, die die Änderung der 0°/90°-Vektorkomponente erfaßt. 50 Patienten wurden in eine prospektive Studie aufgenommen. Keratometrische Daten wurden präoperativ und 1 Tag, 5 Tage, 3 Monate und 1 Jahr postoperativ erhoben. In der postoperativen Frühphase zeigten die Patienten einen geringen induzierten Astigmatismus mit der Regel, der nach 3 Monaten und nach einem Jahr in einen geringen Astigmatismus gegen die Regel überging.

Summary. The results of a vector analysis of the induced cylinder after sutureless cataract surgery are displayed graphically including a frequency distribution of the astigmatic shift along the 0°/90°-axis. 50 Patients were enrolled in a prospective study. Keratometry was performed preoperatively and 1 day, 5 days, 3 months, and 1 year postoperatively. Initially the patients exhibited a small amount of with-the-rule astigmatism which shifted towards against-the-rule astigmatism 3 months and 1 year postoperatively.

Einleitung

Zur Analyse des chirurgisch induzierten Astigmatismus ist die Methode nach Jaffe u. Clayman gebräuchlich [1]. Die Methode nutzt bekannte Formeln der Vektorrechnung [2, 6].

Ziel der vorliegenden Arbeit war es, die Ergebnisse der Vektoranalyse anschaulich darzustellen. Insbesondere soll erkennbar sein, ob die analysierte Operationsmethode astigmatismusneutral ist, wie die Ergebnisse streuen und sich im zeitlichen Verlauf entwickeln.

Material und Methoden

Das TABO-Schema kann für die graphische Darstellung des induzierten Zylinders nicht verwendet werden. Vielmehr wird in der Vektoranalyse ein rektanguläres System genutzt, wobei sämtliche Achsenlagen verdoppelt werden müssen (Abb. 1 oben). Danach kann jeder Zylinderwert eindeutig dargestellt werden. Vorausgesetzt, daß die polaren Daten bekannt sind (Achsenlage, Zylinderbetrag), können die x- und die y-Koordinate berechnet werden.

Ein Astigmatismus mit der Regel wird als positiver Wert auf der x-Achse eingetragen, negative Werte entsprechen einem Astigmatismus gegen die Regel.

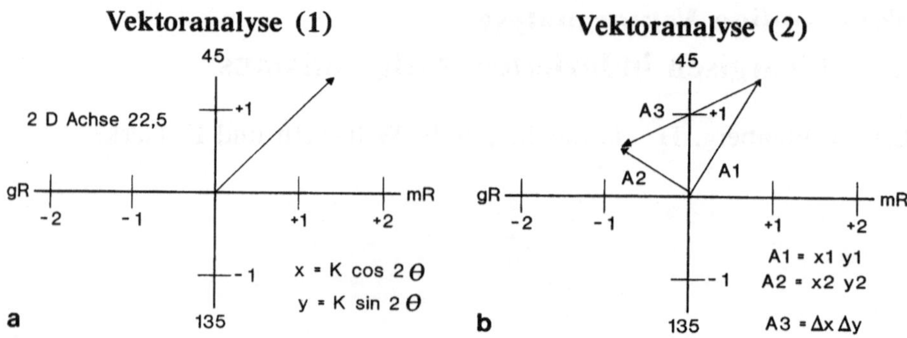

Abb. 1. a Vektorielle Darstellung eines Zylinders; **b** Präoperativer (A 1), postoperativer (A 2) und induzierter Zylinder (A 3) in vektorieller Darstellung

Analog entspricht ein positiver y-Wert einem Astigmatismus der Achsenlage 45 °, ein negativer y-Wert der Achsenlage 135 °.

$$A = K \text{ Achse } \theta = (x, y)$$

mit A = Astigmatismus
K = Zylinderbetrag in Dioptrien (dpt)
x = Vektorkomponente (dpt) mit der Regel/gegen die Regel
y = Vektorkomponente (dpt) 45 °/135 °

und $x = K \cos 2\theta$
$y = K \sin 2\theta$

Für einen beispielhaften Fall soll gelten (Abb. 1 unten):

A 1 = (x 1,y 1) = präoperativer Astigmatismus
A 2 = (x 2,y 2) = postoperativer Astigmatismus
A 3 = (x 3,y 3) = induzierter Astigmatismus.

Für den induzierten Astigmatismus gilt dann:

$$x3 = x1 - x2 \qquad y3 = y1 - y2$$

Wird eine Gruppe von n Patienten analysiert, kann die Durchschnittswertberechnung des induzierten Astigmatismus für die x- und y-Koordinaten getrennt erfolgen:

$$\overline{x3} = \sum_{n} x3/n$$

$$\overline{y3} = \sum_{n} y3/n$$

$$A3 = (\overline{x3}, \overline{y3}) = \text{durchschnittlicher induzierter Astigmatismus}$$

Die Standardabweichung der x- und y-Werte kann mit dem entsprechenden Algorithmus berechnet werden.

Umrechnung rektangulärer Werte in polare Daten:

$$K = \sqrt{x^2 + y^2}$$

$$\tan 2\theta = x/y$$

Stimmt der Winkel 2 θ nicht mit der Quadrantenlage des x- und y-Wertes überein, müssen nach Division durch 2 90° addiert werden, um die wahre Achsenlage θ des Zylinders zu erhalten.

Diese Form der graphischen Darstellung der Vektorrechnung wurde bei 50 Patienten angewandt, die im Sommer 1991 konsekutiv von einem Chirurgen

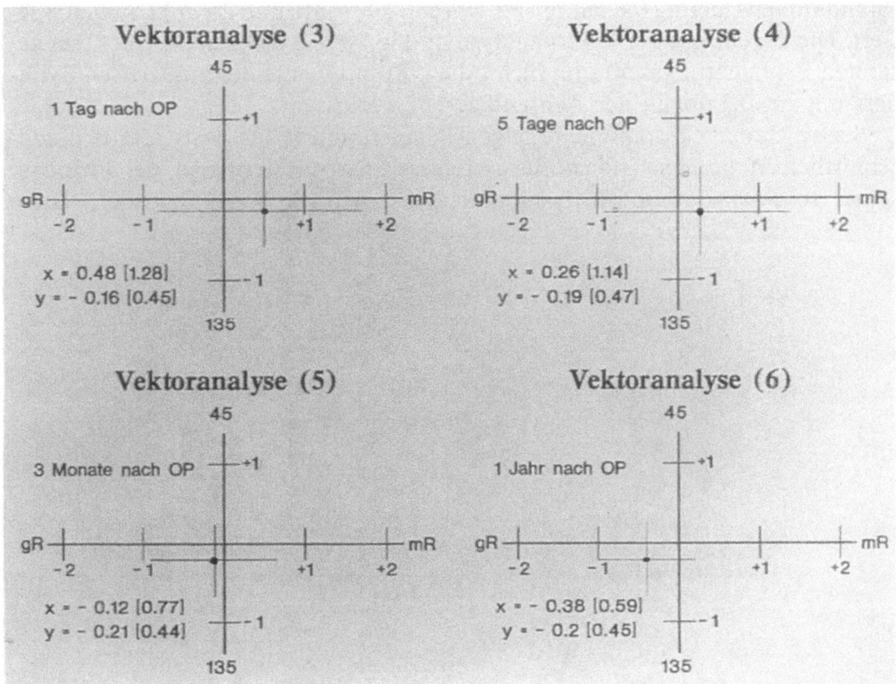

Abb. 2. Graphische Darstellung des durchschnittlichen induzierten Zylinders 1 Tag nach OP (n = 50), 5 Tage nach OP (n = 49), 3 Monate nach OP (n = 48) und 1 Jahr nach OP (n = 35). Abszisse und Ordinate: Zylinderwerte in Dioptrien (dpt). mR = Achsenlage 0°, gR = Achsenlage 90°. Mittlerer induzierter Zylinder in polarer Notation errechnet nach Jaffe und Clayman unter Berücksichtigung der Achse:

1 Tag nach OP: 0,51 D Achse 171
5 Tage nach OP: 0,32 D Achse 162
3 Monate nach OP: 0,24 D Achse 120
1 Jahr nach OP: 0,43 D Achse 104

• mittlerer induzierter Zylinder
——— Standardabweichung des x-Wertes
| Standardabweichung des y-Wertes

an unserer Klinik operiert wurden. Es wurde eine gebogene sklerale Tunnelinzision bei 12 h angelegt, die keine Naht erfordert. Anschließend wurde eine Phakoemulsifikation mit Implantation einer einstückigen PMMA-Linse in den Kapselsack durchgeführt. Der Durchmesser der Optik betrug 6,0 mm.

Der keratometrische Zylinder wurde präoperativ sowie am 1. und 5. Tag postoperativ bestimmt, weitere Kontrollen folgten 3 Monate und 1 Jahr nach OP. Die Messungen wurden mit dem Keratometer nach Javal-Schiötz durchgeführt.

Ergebnisse

Das Durchschnittsalter der Patienten zum OP-Zeitpunkt betrug 71,4 Jahre (Standardabweichung 9,8 Jahre). Es wurden 29 rechte und 21 linke Augen operiert. Die Ergebnisse der Vektoranalyse sind in Abb. 2 dargestellt. Über den gesamten Beobachtungszeitraum bleibt die y-Komponente des induzierten Zylinders mit ca. 0,2 dpt in der Achsenlage 135° konstant.

Bezüglich der x-Komponente zeigt sich am 1. und 5. Tag postoperativ durchschnittlich ein geringer induzierter Astigmatismus mit der Regel, der 3 Monate später zu einem minimalen Astigmatismus gegen die Regel fluktuiert. Diese

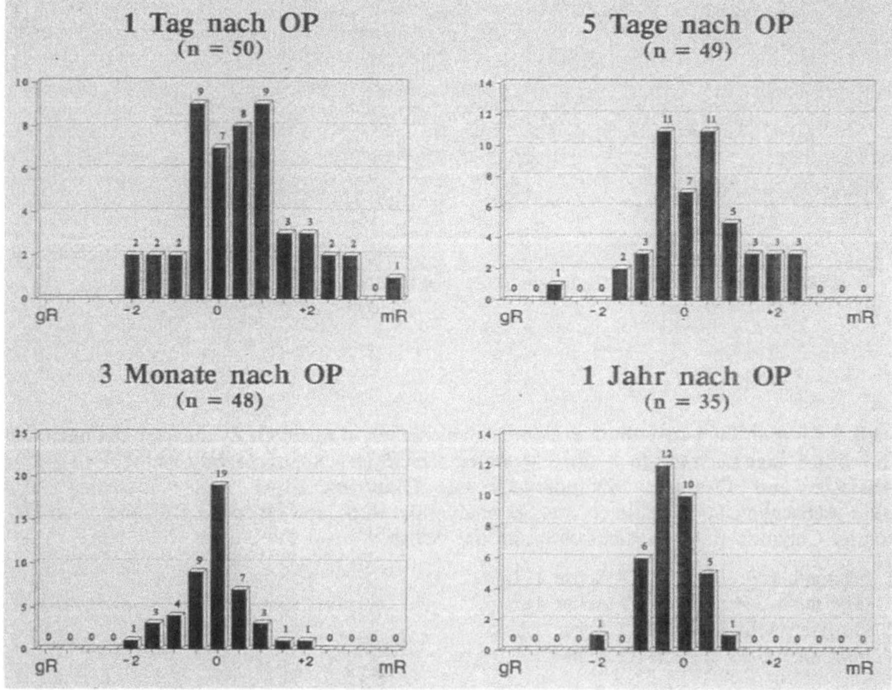

Abb. 3. Häufigkeitsverteilung der x-Komponente (mit der Regel/gegen die Regel) des induzierten Zylinders. Klassifikation der Ordinate in Schritten von 0,5 dpt

Tendenz setzt sich bis zu einem Jahr postoperativ weiter fort (Mittelwert 0,38 dpt). Die maximale Fluktuation gegen die Regel ergibt sich aus der Differenz zwischen den Resultaten einen Tag und ein Jahr postoperativ. Sie beträgt 0,86 dpt.

Die Streuung der Ergebnisse verringert sich mit zunehmender Beobachtungsdauer.

Abb. 3 gibt im zeitlichen Verlauf die Häufigkeitsverteilung der auf der x-Achse aufgetragenen Vektorkomponente mit der Regel/gegen die Regel wieder. In der frühen postoperativen Phase ergeben sich zweigipflige Verteilungen, nach 3 Monaten und 1 Jahr eine Normalverteilung.

Diskussion

Das Ergebnis der graphisch dargestellten Vektoranalyse des induzierten Astigmatismus von 50 Patienten nach bogenförmiger skleraler Tunnelinzision entspricht den Resultaten vorangegangener Studien [3–5]. Durch die graphische Darstellung im rektangulären System wird sowohl der Mittelwert als das Maß für die Astigmatismusneutralität einer Operationstechnik als auch die Kurz- und Langzeitstreuung des induzierten Zylinders anschaulich.

Die Häufigkeitsverteilung von Vektorkomponenten vervollständigt die statistische Analyse.

Literatur

1. Jaffe NS, Clayman HM (1975) The pathophysiology of corneal astigmatism after cataract extraction. Trans Am Acad Ophthalmol Otolaryngol 79: OP 615–630
2. Naylor EJ (1968) Astigmatic difference in refractive errors. Br J Ophthalmol 52:422–425
3. Pfleger T, Menapace R, Amon M, Papannos P (1992) Postoperativer Astigmatismus. 3,5 mm-Skleraltunnelschnitt und Implantation einer HEMA-Hinterkammerlinse vs. 7 mm-Skleralstufenschnitt und Implantation einer PMMA-Hinterkammerlinse. Ophthalmologe 89:329–337
4. Pham DT, Wollensak J, Drosch S (1992) Frühpostoperativer kornealer Astigmatismus. Vergleich verschiedener Nahttechniken. Ophthalmologe 89:305–309
5. Steinert RF, Brint SF, White SM, Fine HI (1991) Astigmatism after small incision cataract surgery. Ophthalmology 98:417–423
6. Stokes GG (1849) 19th Meeting of the British Association for the Advancement of Science. Trans Sect (1850):10

Ist die Schnittkonfiguration ausschlaggebend für den postoperativen Astigmatismus nach No-stitch-Technik?

J. Wollensak, D.T. Pham, T. Seiler und Ch. Blondin

Zusammenfassung. *Hintergrund*: In den letzten Jahren wurde berichtet, daß der zum Limbus konkave Starschnitt die Inzisionsform der Wahl bezüglich des postoperativen Astigmatismus bei der No-stitch-Technik darstellt. Andererseits fanden wir in der Literatur bisher keine Studie, die diese Annahme beweist.

Methoden: In eine prospektive Studie wurden 45 Augen aufgenommen, bei denen eine Kataraktextraktion (Phako) und Implantation einer 6,5 mm PMMA IOL durchgeführt wurde. Es wurden drei Untergruppen gebildet, die sich in der Konstruktion der äußeren Inzision unterschieden: lineare Inzision, zum Limbus parallele und zum Limbus konkave Inzision.

Ergebnisse: Wir konnten keinen statistisch signifikanten Unterschied zwischen den drei Gruppen finden, was die durch die Operation verursachte Veränderung des Astigmatismus frühpostoperativ (2 Tage postop.) und spätpostoperativ (2 Monate postop.) anbetrifft.

Zusammenfassung: Die Form der äußeren Wundkonstruktion scheint keinen Einfluß auf den refraktiven Effekt des Starschnittes zu haben. Andere Parameter wie Schnittlänge und Länge des Tunnels mögen für die Veränderung des Astigmatismus durch die Operation ausschlaggebend sein.

Summary. *Background*: Frown incisions have been heralded to be the wound configuration of choice regarding postoperative astigmatism after no-stitch cataract extraction. However, there is no study in the literature proving this assumption.

Methods: In a prospective study, 45 eyes were included that underwent no-stitch cataract surgery (phaco) with implantation of a 6.5 mm PMMA IOL. The study group was subdivided in 3 groups differing in the construction of the external incision: frown incision, linear incision, and limbus parallel incision.

Results: There was no statistical significant difference among the three groups in the astigmatic change early postoperatively (2 days post-op.) and late postoperatively (2 months post-op.).

Conclusion: The shape of the outer wound construction does not influence the refractive outcome of no-stitch cataract surgery. Other parameters like incision length and the depth of the tunnel may determine the postoperative astigmatic change.

Einleitung

Mit der Einführung des selbstschließenden Wundverschlusses ist die Kataraktchirurgie in eine weitere Phase der Entwicklung eingetreten. War bisher der operativ induzierte Astigmatismus wesentlich durch die Art und Festigkeit des

Nahtverschlusses bedingt [1], wird er nun hauptsächlich von der Wundkonstruktion des Starschnittes bestimmt.

Geradezu euphorisch wird, insbesondere in der amerikanischen Literatur, die Überlegenheit der zum Limbus konkaven „frown-incision" vertreten [2], wobei allerdings weniger harte Daten zur Argumentation herangezogen werden als spekulative Brückenmodelle, deren biomechanische Grundlagen nicht nachvollziehbar sind [3].

In der vorliegenden Arbeit wurde deshalb die konkave Inzision mit einer linearen und zum Limbus konvexen Schnittführung prospektiv verglichen und ihre Auswirkungen auf den früh- und postoperativ induzierten Astigmatismus untersucht.

Patientengut und Methoden

Der Hornhautastigmatismus wurde in 45 Augen frühpostoperativ, 3 Tage nach der Kataraktoperation, und spätpostoperativ, 2 Monate nach der Operation, erhoben und die Veränderung gegenüber präoperativ berechnet. Die Hornhautdaten wurden mit dem Ophthalmometer (Zeiss, Oberkochen) bestimmt. Der präoperative Astigmatismus mußte dabei regulär sein und unter einer Dioptrie liegen. Die zu operierenden konsekutiven Augen wurden präoperativ 3 Gruppen randomisiert zugeteilt, die jeweils mit unterschiedlicher Schnittkonfiguration operiert wurden (Gruppengröße $n_1 = 14$, $n_2 = 16$, $n_3 = 15$).

Operationstechnik

Alle Patienten wurden mit der Phakoemulsifikationstechnik operiert, und in allen Fällen wurden One-piece-PMMA-Linsen (Mod. 751 A, Pharmacia) implantiert. Es wurde immer ein selbstschließender Wundverschluß mit einer mittleren Tunnellänge von mindestens 2,5 mm erreicht. Die 3 Gruppen unterschieden sich in der Krümmung der äußeren, skleralen Inzision im Vergleich zur Krümmung des Limbus (Abb. 1): konkav zum Limbus (frown-Incision), gerader Schnitt (lineare Inzision) und konvex zum Limbus (limbusparallel). Die Mitte des äußeren Schnittes lag 2 mm von der weiß-grauen Linie des kornealen Limbus entfernt, und der Schnitt war 6,5 mm lang. In allen Fällen wurde der Zugang von oben (90 °C) gewählt. Zusatznähte waren nicht erforderlich,

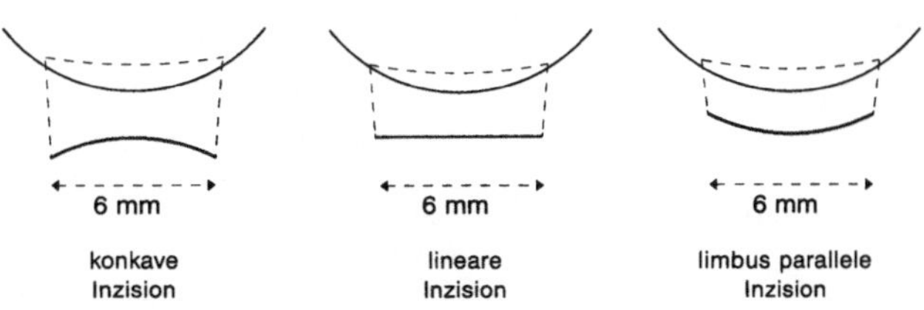

Abb. 1

und in keinem Fall traten intra- oder postoperative Komplikationen auf. Alle Eingriffe wurden von 2 Operateuren (T. P., T. S.) durchgeführt.

Datenanalyse

Die Berechnung der Astigmatismusänderung geschah mittels der Vektoranalyse von Naylor und Jaffe. Diese Methode ist exakt für den Betrag der Astigmatismusänderung. An Stelle der Achsenangaben halten wir die Bestimmung der Komponenten in Richtung „mit der Regel" und „gegen die Regel" für klinisch aussagekräftiger [10]. Benutzt wurden die Formeln

$$A_D = \sqrt{A_0^2 + A_1^2 - 2A_1 \cdot A_0 \cos 2(\varnothing_0 - \varnothing_1)} ,$$

$$A_M = A_D \sin^2 \varnothing_D ,$$

$$A_G = A_D \cos^2 \varnothing_D ,$$

wobei A_0 und $\varnothing_0$ der Astigmatismus und seine Achse präoperativ, A_1 und $\varnothing_1$ postoperativ und A_D und $\varnothing_D$ den Betrag der Astigmatismusänderung und deren Achse bedeuten. Signifikanzbetrachtungen wurden mit dem zweiseitigen t-Test für ungepaarte Stichproben durchgeführt.

Ergebnisse

Der durch den selbstschließenden Wundverschluß erzeugte Astigmatismus liegt im Durchschnitt bei allen Schnittformen bei 1 dpt und darunter.

Die Beträge der früh- und spätpostoperativen Astigmatismusänderungen sind in Tabelle 1 dargestellt. Weder zum früh- noch zum spätpostoperativen Zeitpunkt finden sich statistisch signifikante Unterschiede, obwohl im Trend die frühpostoperative Astigmatismusänderung beim konkaven Schnitt größer ist als beim konvexen Schnitt (P = 0,03).

Auch die Verteilung der Astigmatismusänderung nach den Richtungen „mit der Regel" und „gegen die Regel" zeigt keine statistischen Signifikanzen (Tabelle 2). Insgesamt zeigt bei allen Schnittformen die Astigmatismusänderung in

Tabelle 1. Änderungen des Astigmatismus in Dioptrien durch No-stitch-Technik

Schnittform	präoperativ-frühpostoperativ	präoperativ-spätpostoperativ
Konvex (limbusparallel)	0,66 ± 0,36	0,98 ± 0,52
Linear	0,99 ± 0,75	0,83 ± 0,77
Konkav (frown)	1,08 ± 0,59	0,94 ± 0,48

Tabelle 2. Verteilung des Astigmatismus in Dioptrien in die Komponenten „mit der Regel" A_M und „gegen die Regel" A_G

Schnittform	präoperativ A_M	frühpostoperativ A_G	präoperativ A_M	spätpostoperativ A_G
Konvex	0,12 ± 0,17	0,54 ± 0,4	0,1 ± 0,24	0,88 ± 0,56
Linear	0,2 ± 0,28	0,79 ± 0,79	0,02 ± 0,23	0,73 ± 0,81
Konkav	0,18 ± 0,18	0,9 ± 0,69	0,02 ± 0,05	0,93 ± 0,47

Richtung „gegen die Regel", wobei dieses Verhalten spätpostoperativ ausgeprägter ist als frühpostoperativ.

Diskussion

Die moderne Kataraktchirurgie hat einen Stand erreicht, der geprägt ist durch schrittweise Minimalisierung der Risiken und Maximalisierung der funktionellen Ergebnisse bzw. der frühen Rehabilitation der operierten Patienten. Der neueste Schritt in diese Richtung ist nach der Implantation von Intraokularlinsen und der Phakoemulsifikation der selbstschließende Wundverschluß [4]. Der verringerte postoperative Astigmatismus sowie die Reduzierung der intraoperativen Komplikationen, wie z. B. expulsive Blutung und Irisprolaps, sind dokumentierte Vorteile dieser Technik [5, 6].

Nicht geklärt war bisher die optimale Schnittgeometrie. Wurden bei der konventionellen Technik mit Nahtverschluß meist limbusparallele Schnittkonfigurationen verwendet, so kam mit der No-stitch-Technik die zum Limbus konkave Schnittführung (frown-incision) auf [7, 8]. Obwohl eine systematische Untersuchung bisher ausstand, wurde diese Schnittkonfiguration aufgrund von Brückenmodellen dennoch als die biomechanisch Sinnvollste angesehen [2, 3]. Die vorliegende Studie zeigt jedoch, daß auch andere Schnittführungen zum gleichen Ergebnis in bezug auf den induzierten Astigmatismus führen: Es wird in jedem Fall ein geringer Astigmatismus von 0,5 bis 1,0 dpt „gegen die Regel" erzeugt. Es besteht lediglich ein Trend zu etwas größeren anfänglichen, aber dafür stabilen Zylinderwerten beim konkaven Schnitt.

Daß die Form der äußeren skleralen Inzision, insbesondere der konkave Schnitt (frown), nur eine untergeordnete Rolle bei der Induktion des postoperativen Astigmatismus spielt, wurde neuerdings auch durch experimentelle Untersuchungen bestätigt [9]. Hierbei zeigte sich, daß auch unterschiedliche Längen der skleralen Inzision von 1,4 bis 6 mm keine Instabilität in der kornealen Topographie verursachen.

Die Verschiebung in Richtung „gegen die Regel" ist nicht immer erwünscht, insbesondere dann, wenn präoperativ bereits ein Astigmatismus „gegen die Regel" besteht. Um der Astigmatismusverstärkung vorzubeugen, können in solchen Fällen die Schnittkanten mit Nähten adaptiert oder ein lateraler Zugang gewählt werden. Obwohl die letztere Methode insbesondere zu Beginn etwas umständlich und aufwendig ist, wird auch der laterale Zugang bald zur Routine. Jedenfalls führt er früher zu stabilen Refraktionsverhältnissen als der Nahtverschluß, bei dem noch viele Monate und oft Jahre postoperativ der Astigmatismus sich noch ändert.

Literatur

1. Pham DT, Wollensak J, Drosch S (1992) Frühpostoperativer kornealer Astigmatismus. Vergleich verschiedener Nahttechniken. Ophthalmologe 89:305–309
2. Singer JA (1991) Frown incision for minimizing induced astigmatism after small-incision cataract surgery with rigid optic intraocular lens implantation. J Cataract Refract Surg 17:677–688
3. Koch PS (1991) Structural analysis of cataract incision construction. J Cataract Refract Surg 17:668–671
4. McFarland MS (1991) McFarland Surgical Technique. In: Gills JP, Sanders DR (eds) Small-incision cataract surgery. Slack, pp 107–116
5. Grabow HB (1991) Early results of 500 cases of no-stitch cataract surgery. J Cataract Refract Surg 17:726–730
6. Pham DT, Wollensak J (1992) „No-Stitch"-Kataraktchirurgie als Routineverfahren. Klin Mbl Augenheilk 200:639–643
7. Brauweiler HP, Kessler AS, Dühr R (1991) „No-Stitch"-Kataraktchirurgie für konventionelle PMMA-IOL. Ophthalmochirurgie 3:75–82
8. Busin M, Schmidt J, Koch J, Spitznas M (1993) Longterm results of sutureless phacoemulsification with implantation of a 7-mm-PMMA-IOL. Arch Ophth 111: 333–338
9. Frieling E, Steinert RG (1993) Intrinsic stability of "self-sealing" unsutured cataract wound. Arch Ophthalmol 111:381–383
10. Seiler T, Wollensak J (1993) Über die mathematische Darstellung des postoperativen regulären Hornhautastigmatismus. Klin Monatsbl Augenheilk 202 (im Druck)

Healon GV zur Phakoemulsifikation

Eine prospektive klinische Studie

A. Heinrich, A. Keller, B. Eckhardt und W. Hütz

Zusammenfassung. Eine prospektive klinische Studie untersucht an 50 Augen die Anwendung von Healon GV zur Phakoemulsifikation. Die intraoperativen Eigenschaften werden vom Operateur nach standardisierten Kriterien bewertet. Die postoperativen Kontrollen überwachen den intraokularen Druck, den intraokularen Reizzustand, Hornhautveränderungen und Visus bis zu 1 Monat postoperativ. Die durchweg positive intraoperative Bewertung von Healon GV in allen Kriterien zeigt die Vorteile der 10fach erhöhten Viskosität: längere Verweildauer in der Vorderkammer, bessere Stabilisierung des vorderen Augenabschnittes auch bei GK-Druck sowie die deutlich verbesserte Entfaltung des Kapselsacks zur kontrollierten Positionierung beider IOL-Heptiken. Die postoperative Überwachung zeigte innerhalb eines Monats keine negativen Auswirkungen. Da Healon GV zum OP-Ende möglichst vollständig aus der Vorderkammer entfernt wurde, blieben zunächst zu befürchtende gravierende Augendruckanstiege aus.

Summary. The application and tolerance of a new viscoelastic substance with higher viscosity (Healon GV) in phacoemulsifications and IOL implantation was investigated in a prospective clinical study in 50 patients. Compared to conventional Healon, Healon GV has a very much longer residence time in the anterior chamber. Capsulorhexis as well as specific capsular sac implantation in optimally unfolded capsula laminae can therefore be carried out very much better. Moreover, there is reliable protection of the endothelium during the entire phase of phacoemulsification. In order to avoid postoperative rises in pressure, complete removal of the substance by means of irrigation/aspiration is necessary. The average IOL was 16.5 mmHg preoperatively, 19.9 mmHg 6 h after the operation, 18.2 mmHg 24 h after the operation, 14.0 mmHg 5 days after the operation and 14.6 mmHg 1 month after the operation.

Pressure-lowering medication administered for more than one month was only required in 5 patients in whom glaucoma had already been diagnosed. In addition, Diamox was administered in three further patients on the first postoperative day. After 1 month, only 3 eyes showed a slight state of intraocular irritation. Circumscribed epithelial edema was found in 15 patients on the first day, only in 1 patient on the fifth day although all 15 cases showed a cornea guttata.

Einleitung

Seit einigen Monaten wird mit Healon GV eine neue viskoelastische Substanz angeboten, deren Viskosität die des konventionellen Healons um das 10fache übersteigt [1, 3]. Die von uns durchgeführte prospektive klinische Studie untersucht die intraoperative Handhabung sowie die Verträglichkeit von Healon GV.

Methodik

An 50 Augen wurde nach zirkulärer Kapsulorhexis eine Phakoemulsifikation mit Implantation einer kapselsackfixierten Hinterkammerlinse durchgeführt.

Vom Operateur wurden die intraoperativen Eigenschaften von Healon GV nach standardisierten Kriterien protokolliert. Im einzelnen wurde die Vorderkammertiefe bei Kapsulorhexis und IOL-Implantation, die Healon-Verweildauer in der Vorderkammer während Phakoemulsifikation und die zur Implantation wichtige Entfaltung der Kapselblätter bewertet. Ebenso beachtet wurde die Handhabung der Substanz bei Injektion in die Vorderkammer sowie bei der zum Operationsende ausgiebig durchgeführten Entfernung aus der Vorderkammer.

Neben einer präoperativen Registrierung von Visus, Augeninnendruck und Hornhautbeschaffenheit (C. guttata?) erfolgte eine postoperative Nachbeobachtung an insgesamt 4 Terminen (4 und 24 h sowie 5 Tage und abschließend 1 Monat postoperativ). An allen angesprochenen Terminen wurde der Augeninnendruck registriert. Der Grad eines eventuell vorhandenen Hornhautödems wurde am 1. und 5. Tag sowie nach 1 Monat verzeichnet. Der intraokulare Reizzustand (Tyndall-Phänomen, Vorderkammer-Zellbefund) wurde am 5. Tag und nach 1 Monat registriert, der beste Visus zur abschließenden Untersuchung nach 1 Monat.

Ergebnisse

Die intraoperative Beurteilung von Healon GV fiel durchweg positiv aus: Die Vorderkammertiefe zur Kapsulorhexis bzw. zur IOL-Implantation und die Entfaltung des Kapselsacks zur sicheren Kapselsack-Implantation wurde unter Healon GV in allen Fällen als sehr gut bewertet.

Die Verweildauer der viskoelastischen Substanz in der Vorderkammer war gegenüber dem herkömmlichen Healon deutlich verlängert: Bei 32 Patienten war Healon GV während der Hälfte der Phako-Zeit gut sichtbar, in 4 Fällen sogar während 3/4 der Zeit.

Die Sichtbarkeit von Phako-Tip, Linse und Linsenkapsel wurde bei 47 von 50 Patienten als sehr gut bezeichnet, bei 3 Patienten als gut. Bei 34 Augen traten während der Phakoemulsifikation Luftblasen lediglich in geringem Ausmaß auf. Kernfragmente wurden nur in einem Fall im Healon GV eingefangen.

Die Injektion dieser hochviskösen Substanz wurde unter Anwendung der beiliegenden 27-g-Kanüle durchweg als einfach bis sehr einfach bezeichnet. Eine Nachinjektion zur Kapsulorhexis war nicht notwendig. Nur bei 2 Augen war eine Nachinjektion von Healon GV zur Phakoemulsifikation bzw. bei der IOL-Implantation erforderlich. Die benötigte Menge Healon GV betrug im Mittel 0,38 ml. Maximal wurden 0,5 ml, minimal 0,2 ml verbraucht.

Die IOL-Implantation – insbesondere die sichere Kapselsack-Positionierung der zweiten Haptik – wurde durch die optimale Entfaltung des Kapselsacks in allen Fällen deutlich erleichtert.

Am Ende der Operation wurde Healon GV möglichst vollständig aus der Vorderkammer entfernt. Das hierzu ausgiebig durchgeführte Irrigations-Aspirations-Manöver war lediglich in 4 von 50 Fällen aufgrund der hohen Viskosität etwas erschwert.

Im Mittelpunkt der postoperativen Kontrolle stand der Augeninnendruck, da postoperative Druckanstiege bereits von der Verwendung des niedriger viskösen, konventionellen Healons bekannt sind und beschrieben wurden.

Der Intraokulare Druck (IOD) betrug präoperativ im Mittel 16,5 mmHg ± 2,8, postoperativ nach 6 h durchschnittlich 19,9 mmHg ± 8,4. Druckspitzen bis maximal 44 mmHg, die kurzfristig mit Diamox abgefangen werden mußten, fanden sich nur bei 3 Patienten. Nach 24 h lag der mittlere IOD bei 18,2 mmHg ± 7,6 und nach 5 Tagen bereits bei 14,0 mmHg ± 5,2. 1 Monat postoperativ betrug der IOD im Mittel 14,6 mmHg ± 3,9, wobei eine drucksenkende Medikation (β-Blocker bzw. Pilocarpin) nur bei 5 bereits vorab bekannten Glaukom-Patienten erforderlich war.

Obwohl 15 von 50 Augen eine Cornea guttata aufwiesen, war ein umschriebenes Epithelödem am 5. Tag nach OP nur in einem Fall zu finden. Der postoperative intraokulare Reizzustand war nach Anwendung von Healon GV in keiner Weise auffällig. Nach 1 Monat wiesen lediglich noch 3 von 50 Augen einen diskreten intraokularen Reizzustand auf (vereinzelte Zellen im Kammerwasser).

Diskussion

Sowohl die Untersuchung der intraoperativen Eigenschaften als auch die Überwachung des postoperativen Heilungsverlaufs führten zu einer durchweg positiven Bewertung dieser neuen viskoelastischen Substanz (vgl. 6). Durch eine deutlich verlängerte intraokulare Verweildauer während Phakoemulsifikation wird unter anderem ein besserer Endothelschutz erzielt. Die optimale Entfaltung des Kapselsacks bewirkt in allen Fällen eine sichere Kapselsack-Positionierung beider HKL-Haptiken, wie auch die Nachuntersuchung nach 1 Monat in maximaler Mydriasis bestätigte.

Befürchtete unerwünschte Nebenwirkungen – in erster Linie postoperative Augeninnendruckanstiege – blieben aus (vgl. [4, 5]). Dies führen wir entscheidend darauf zurück, daß zum Operationsende Healon GV möglichst ausgiebig aus der Vorderkammer entfernt wird [2].

Literatur

1. Arshinoff S (1991) The physical properties of ophthalmic viscoelastics in cataract surgery. Ophthalmic Practice 9:7–12
2. Assia EI, Apple DJ, Lim ES, Morgan RC, Tsai JC (1992) Removal of viscoelastic materials after experimental cataract surgery in vitro. J Cataract Refract Surg 18(1):3–6
3. Eisner G (1989) Rheology of viscoelastic tools: The basis for understanding new developments in viscosurgery. Eur J Implant Ref Surg 1(6):221–224

4. Kusman B et al (1983) Sodium hyaluronate (Healon) and intraocular pressure. In: Miller D, Stegman R (eds) Healon: A guide to its use in ophthalmic surgery. John Wiley, pp 195–205
5. Morrill J (1991) Study shows Healon GV as safe as Healon. Ocular Surg News, September 15, 1991
6. Obstbaum SA (1990) Greater viscosity sodium Hyaluronate provides clinical benefits. Ocular Surg News, June 15, 1990

Transsklerale Hinterkammerlinsenfixation ohne Skleralappen – Vereinfachung der Technik für die Linseneinpflanzung bei komplizierter Katarakt-Extraktion

H. Mittelviefhaus und K. Wiek

Zusammenfassung. Es wird eine vereinfachte Technik der transskleralen Nahtfixation von Hinterkammerlinsen gezeigt, bei der die Fixationsfäden auch ohne Skleralappen sicher in der Sklera versenkt werden. Die Sklera-Schlitztechnik wurde speziell für die komplizierte Kataraktoperation mit Kapselruptur und Glaskörperverlust entwickelt, weil die Präparation von Skleralappen in dieser Situation durch die Instabilität des Augapfels erschwert wird. Die Technik hat sich bei 20 konsekutiven Patienten mit transskleraler Hinterkammerlinsenfixation bewährt.

Summary. A new technique of transscleral suture fixation of posterior chamber lenses is described. This scleral slit technique attempts to simplify the procedure in cases of complicated cataract surgery with vitreous loss. Sling-sutures are hooked to both haptics of the posterior chamber lens and are burried within scleral tissue without scleral flaps. The new technique has originally been developed for cases of complicated cataract extraction. However, it was tested in secondary lens implantation and anterior chamber lens (AC-IOL) exchange with simultaneous perforating keratoplasty as well. Up to now twenty patients were operated. Considering the technical problems occurring during cataract surgery with vitreous loss this scleral slit technique will be an useful alternative to techniques which require preparation of scleral flaps even in a destabilized eye.

Einleitung

Wenn bei einer transskleralen Hinterkammerlinsenfixation die Befestigungsfäden nicht ausreichend in der Sklera versenkt werden, kann es zu Bindehautirritationen kommen [2, 4, 6]. Außerdem besteht das Risiko einer fortgeleiteten Endophthalmitis [1, 3, 7]. Bei einer komplizierten Kataraktextraktion ist die Präparation von Skleralappen technisch schwierig, weil der Augapfel durch den Verlust des Kapselapparates und die vordere Vitrektomie instabil geworden ist. Trotz eines passageren Wundverschlusses und trotz Verwendung einer scharfen Klinge gelingt die Präparation deshalb nicht immer. Wir haben die Technik der transskleralen Nahtfixation von Hinterkammerlinsen mit dem Schlingenfaden [5] soweit fortentwickelt, daß die Fixationsfäden auch ohne Skleralappen sicher in der Sklera versenkt werden können.

Patienten

Zwischen Juni 1992 und Dezember 1992 wurden 20 konsekutive Patienten, bei denen eine Hinterkammerlinse durch transsklerale Nähte fixiert wurde, mit der neuen Operationstechnik operiert. Die Technik wurde speziell für die Situation einer Kapselruptur entwickelt. Da eine ausgedehnte Kapselruptur sehr selten ist, wurde die Technik zunächst bei 15 sekundären Hinterkammerlinseneinnähungen erprobt, inzwischen aber auch bei 5 Patienten mit einer Kapselruptur eingesetzt.

Operationsmethode

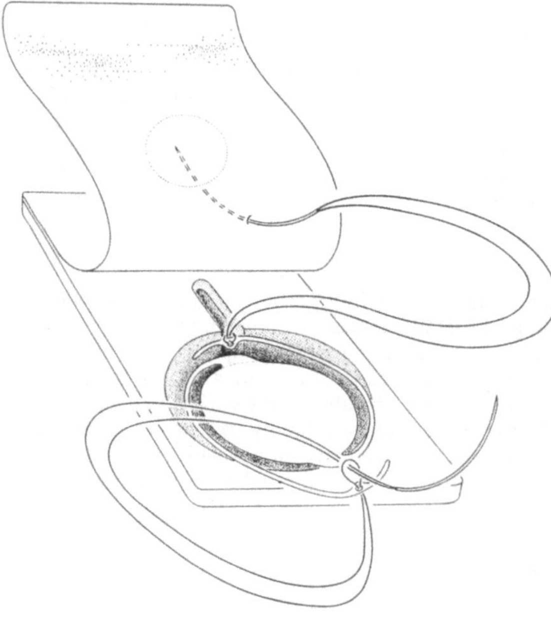

Abb. 1. Die Schlingenfäden werden ohne Knoten an den Fixationslöchern am Scheitelpunkt der Haptiken befestigt. Die Intraokularlinse muß dabei nicht aus dem Aufbewahrungsbehälter der Linse genommen werden. Der erste Fixationsfaden wird am Aufbewahrungsbehälter festgesteckt

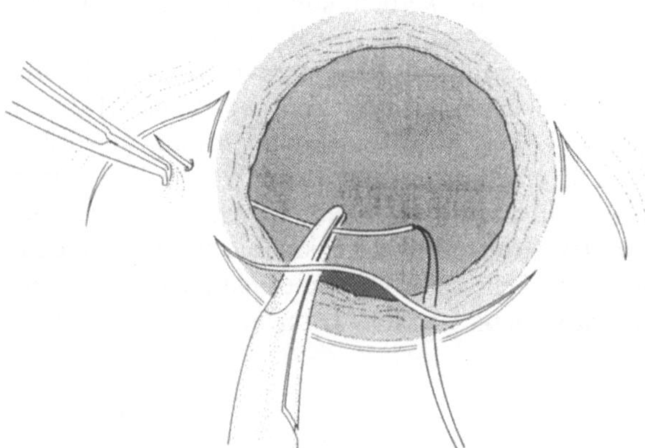

Abb. 2. Die Nadel wird unter dem Irisgewebe hinweg im Bereich des Sulcus ciliaris durch die Sklera gestochen. Dabei wird mit einer Kolibri-Pinzette gegengehalten

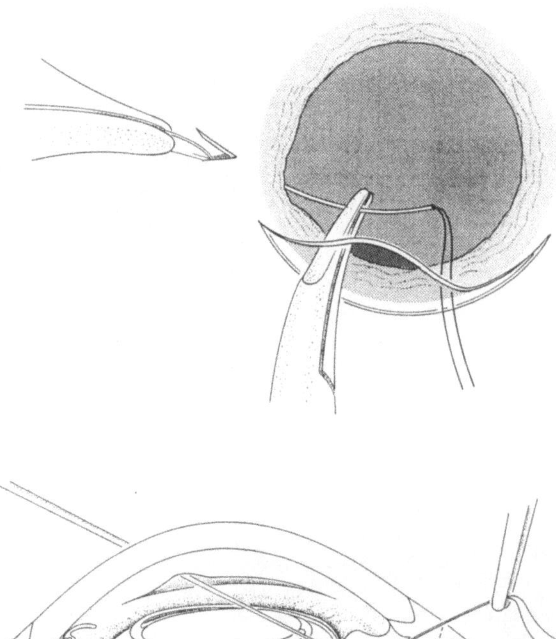

Abb. 3. Bei noch in der Sklera steckender Nadel wird ein 0,5 mm langer und halbe Skleradicke tiefer Skleraschlitz angelegt. Die Nadel dient dabei als Widerlager

Abb. 4. Positionierung der Linsenhaptik mit Hilfe eines Positionierungshäkchens und unter leichtem Zug am Fixationsfaden. Die Fixationslöcher an den Haptiken der Intraokularlinsen können durch die daran angeschlungenen blauen Fixationsfäden leicht identifiziert werden

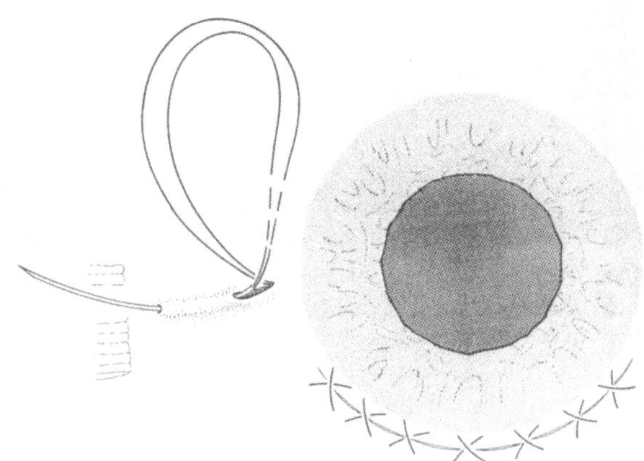

Abb. 5. Nach Verschluß der korneoskleralen Wunde und Tonisierung des Augapfels wird die Nadel erneut in den Skleraschlitz eingestochen

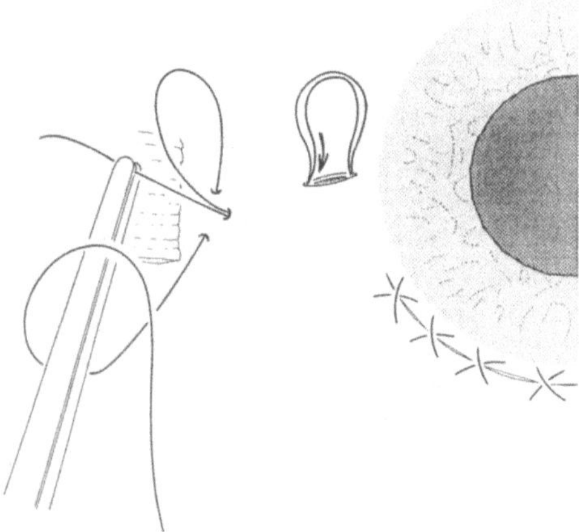

Abb. 6. Entfernt von der transskleralen Durchstichstelle wird die Sklera noch einmal oberflächlich durchstochen und der Fixationsfaden endgültig geknotet

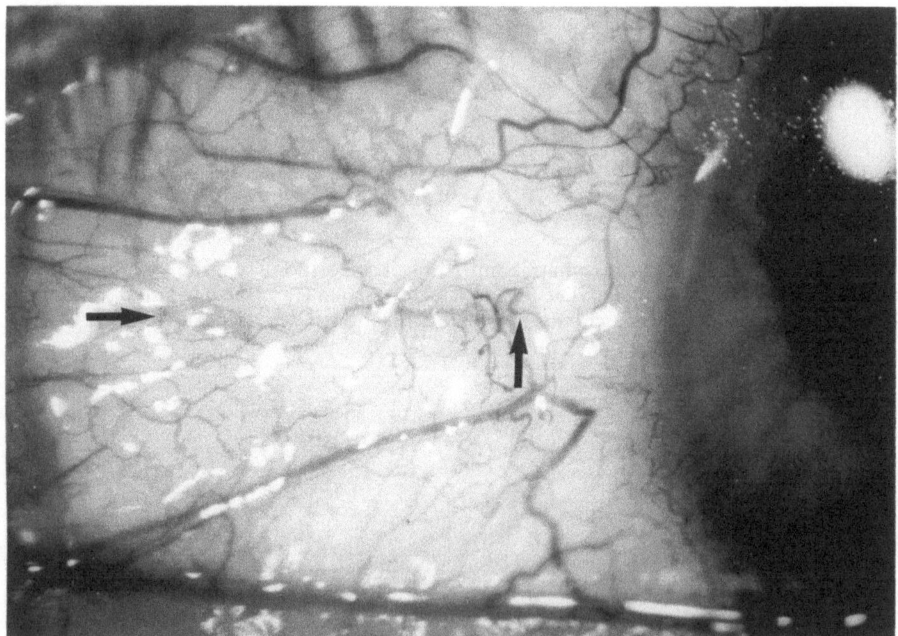

Abb. 7. An den Durchstichstellen durch die Sklera sind die Fixationsfäden von Skleragewebe und Bindehaut verdeckt (↑). Die Knoten liegen entfernt davon und sind mit Bindehaut und dem an dieser Stelle dickeren Tenongewebe bedeckt (←)

Ergebnisse

Für die Befestigung der Hinterkammerlinsen wurden 10-0 Polypropylen-Schlingenfäden (EH 7900 G, EH 7899 G) mit CIF-4, oder STC-6-Nadeln der Firma Ethicon®, Norderstedt, verwandt. Die STC-6-Nadel hat den Nachteil, daß sie gebogen werden muß. Bei keinem der Patienten kam es während der Nachbeobachtungszeit von bis zu 8 Monaten zu Bindehautreizungen.

Diskussion

Die Sklera-Schlitztechnik erlaubt es, auf die Präparation von Skleralappen zu verzichten. Sie schützt trotzdem vor einer Dochtfunktion der Fixationsfäden. Außerdem verhindert sie Bindehautirritationen, die bei Techniken ohne Skleralappen im Bereich der limbusnahen Durchstichstelle durch die Fixationsfäden verursacht werden [2, 4, 6]. Die Technik eignet sich besonders bei instabilem Bulbus, also vor allem bei komplizierter Kataraktextraktion mit Glaskörperverlust. In dieser Situation sollte der transsklerale Durchstich von innen nach außen geführt werden, um den Sulcus ciliaris möglichst sicher zu treffen [8]. Die Methode ist technisch einfacher und weniger zeitaufwendig als alle bisher beschriebenen Verfahren, die für die sekundäre Hinterkammerlinseneinnähung entwickelt wurden. Als Nahtmaterial empfehlen wir einen Schlingenfaden, der seit neuestem auch mit schärferen gebogenen Nadeln, der CTC-6-L-Spatulanadel von Ethicon®, Norderstedt, oder der PC-9-Nadeln von Alcon®, Freiburg,* erhältlich ist.

Literatur

1. Epstein E (1989) Suture problems. J Cataract Refract Surg 15:116
2. Heidemann DG, Dunn SP (1992) Transsclerally sutured intraocular lenses in penetrating keratoplasty. Am J Ophthalmol 113:619–625
3. Heilskov T, Joondeph BC, Olson KR, Blankenship GW (1989) Late endothalmitis after transscleral fixation of a posterior chamber intraocular lens. Arch Ophthalmol 107:1427
4. Holland EJ, Daya SM, Evangelista A, Ketcham JM, Lubniewski AJ, Doughman DJ, Lane SS (1992) Penetrating keratoplasty and transscleral fixation of posterior chamber lens. Am J Ophthalmol 114:182–187
5. Mittelviefhaus H (1992) A modified technique of transscleral suture fixation of posterior chamber lenses. Ophthalmic Surg 7:496–498
6. Mittelviefhaus H (1993) Technische Details bei der transskleralen Hinterkammerlinsenfixation – Skleralappen- und Knotentechnik. In: Neuhann Th, Hartmann Ch, Rochels R (Hrsg) 6. Kongreß der Deutschsprachigen Gesellschaft für Intraokularlinsen Implantation. Springer, Berlin Heidelberg New York Tokyo, S 190–195
7. Schechter RJ (1990) Suture-wick endophthalmitis with sutured posterior chamber intraocular lenses. J Cataract Refract Surg 16:755–756
8. Althaus C, Sundmacher R (1992) Transscleral suture fixation of posterior chamber lenses through the ciliary sulcus: endoscopic comparison of different suture techniques. German J Ophthalmol 1:117–121

* Die Autoren haben keine finanziellen Interessen an den Produkten der Firmen Alcon® und Ethicon®.

Sulkusnahtfixierte Hinterkammerlinsenimplantation

Indikationen, Ergebnisse und Komplikationen bei 56 Augen nach 12 Monaten

A. A. Bialasiewicz, K. Janßen, K. Hillermann, W. Förster und H. Busse

Zusammenfassung. Im Zeitraum von April 1991 bis Dezember 1992 wurden 64 Patienten (66 Augen) mit einer sulkusnahtfixierten Hinterkammerlinsenimplantation versorgt. 56 Augen von 55 Patienten wurden nach durchschnittlich 12 Monaten nachuntersucht. 53 Augen hatten einen (unterschiedlich starken) Visusanstieg. Die Refraktion lag durchschnittlich bei +1,25 dpt sph. und −2,5 dpt cyl. Drei Augen erreichten keinen besseren als den präoperativen Visus (expulsive Blutung, Amotio retinae bei zwei Patienten mit Trauma bzw. Marfan-Syndrom). Langzeitergebnisse müssen zur endgültigen Beurteilung der Sinnfälligkeit der Operationsmethode noch abgewartet werden.

Summary. From April 1991 until December 1992 64 patients (66 eyes) had received a ciliary sulcus sutured intraocular lens. 56 eyes of 55 patients were followed up after an average interval of 12 months. 53 eyes experienced an increase in visual acuity, however disparate. Refraction was +1.25 dpt sph. and −2.5 dpt cyl. Three eyes did not achieve a better than preoperative visual acuity due to expulsive hemorrhage and retinal detachments after trauma and in Marfan's syndrome. Long-term results have to be considered before the surgical method may be defined beneficial.

Einleitung

Die Implantation von Hinterkammerlinsen bei fehlender hinterer Linsenkapsel oder Zonuladefekt über mehr als 6 h bietet gegenüber Vorderkammerlinsen den zumindest theoretischen Vorteil der Vermeidung von Komplikationen wie Goniosynechien (mit sekundärem Winkelblockglaukom) oder Hornhautendotheldekompensation (Heidemann 1992; Lass 1990; Soong 1991; Sundmacher 1991).

Patienten und Operationsmethoden

Im Zeitraum von April 1991 bis Dezember 1992 wurden insgesamt 64 Patienten (66 Augen) mit einer sulkusnahtfixierten Hinterkammerlinsenimplantation versorgt. 56 Augen von 55 Patienten mit einer Beobachtungszeit von 3–23 Monaten (durchschnittlich 12,2 Monate) konnten nachuntersucht werden. Bei 16 Patienten war eine intrakapsuläre Kataraktextraktion, bei 17 eine intrakapsuläre Kataraktextraktion mit Vorderkammerlinsenimplantation, bei 10 eine traumatische Katarakt mit Perforation der hinteren Linsenkapsel, bei 7 eine

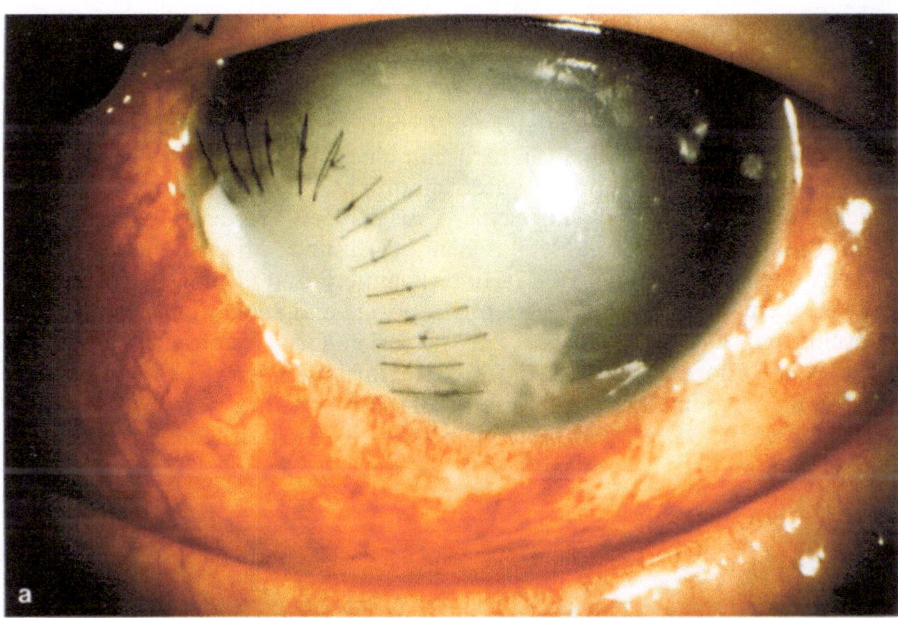

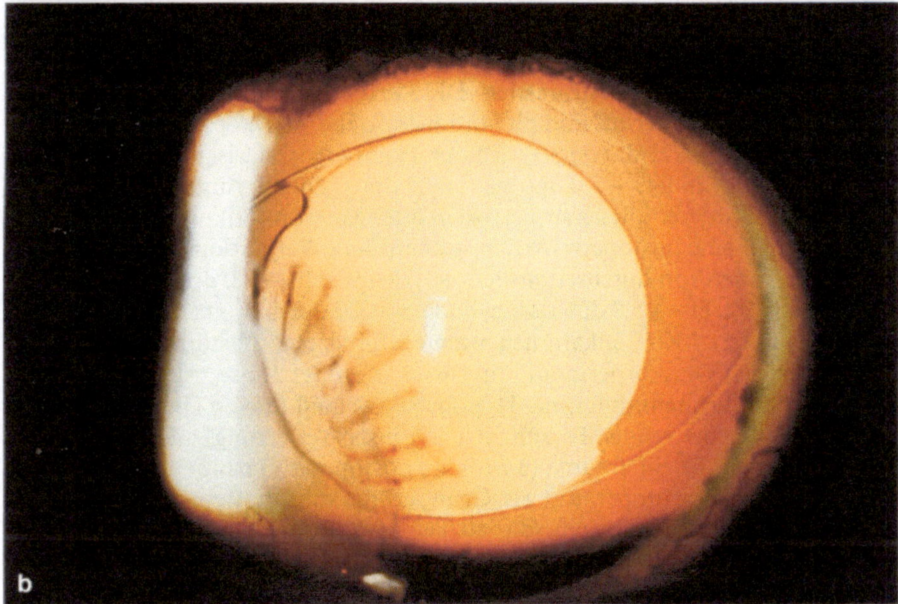

Abb. 1a. Pat. B.F., *11.05.1961, mit quellenden Linsenmassen nach primär versorgter perforierender Hornhaut-Sklera-Iris-Linsen-Verletzung mit traumatischer Aniridie und breitflächiger Zerreißung der hinteren und vorderen Linsenkapsel. Visus LA: Lichtschein-intakte Lokalisation. Tensio: 12 mmHg appl.

Abb. 1b. Pat. B.F., *11.05.1961, zwei Monate nach Linsenabsaugung und sulkusnahtfixierter Hinterkammerlinsenimplantation. Visus LA sc 0,4 bei epiretinaler Gliose. Tensio: 14 mmHg appl.

Kontusionskatarakt mit Zonuladefekt über 6 h, bei 4 eine (Sub-)luxatio lentis nach intraokularen Eingriffen und bei 2 Patienten ein primärer Hinterkapseldefekt vorangegangen. 33mal erfolgte eine Sulkusnahtfixation, 21mal mit kombinierter allogener perforierender Keratoplastik, einmal mit Autorotationskeratoplastik und einmal simultan mit einer Nasenschleimhauttransplantation. Die Operationstechnik wurde modifiziert nach Sundmacher (1991) durchgeführt, und zwar mit einer ausgiebigen vorderen Vitrektomie, 10×0-Prolene-Nähten in Sklerataschen bei 8 und 2 h als Halterung für PMMA-one-piece-Allergan PC 57-Hinterkammerlinsen (7-mm-Optik) und einer perioperativen intravenösen Cephalosporin- und subkonjunktivalen Gentamycingabe. Die Indikationen zur perforierenden Keratoplastik mit 32 10×0-Nylon-Einzelkopfnähten oder einer fortlaufenden 10×0-Nylon-Naht wurden nach Naumann (1988) gestellt. Die Trepangrößen waren 6,5×6,8 mm und 7,0×7,5 mm. Die Operationszeit betrug durchschnittlich 85 min, für die geplanten kombinierten Eingriffe durchschnittlich 95 min.

Ergebnisse

Drei der 56 operierten Augen erreichten keinen besseren als den präoperativen (Lichtschein mit intakter Lokalisation) Visus. 53 Augen hatten je nach begrenzenden pathologischen Vorbefunden (Glaukome, retinale Pathologie) einen unterschiedlich starken Visusanstieg. Die Refraktion bei den 33 sulkusnahtfixierten Hinterkammerlinsenimplantationen ohne Keratoplastik lag durchschnittlich bei +1,25 dpt sph./−2,5 dpt cyl. (von sphärisch: −4,25 dpt bis +5,0 dpt und cylinder: −5,0 dpt bis −0,25 dpt.). Die 23 Augen mit Operationen mit kombinierter allogener perforierender Keratoplastik und anderen Eingriffen hatten eine postoperative durchschnittliche Refraktion mit 18mal noch liegendem Faden von durchschnittlich +1,75 dpt sph./−2,0 dpt cyl. (von sphärisch: −3,0 dpt bis +5,0 dpt und cylinder: −7,0 dpt bis −0,25 dpt).

Die schwersten Komplikationen waren einmal eine postoperative massive Blutung in den Glaskörperraum mit Dislokation der Linse, Aderhautamotio, ausgeprägte Fibrinreaktion ohne Hypopyon zweimal (davon einmal bei einem Kind nach perforierender Hornhaut-Iris-Linsen-Verletzung), Amotio retinae bei 2 Patienten, die ein Trauma (3 Monate postoperativ) bzw. ein Marfan-Syndrom (6 Monate postoperativ) als Grunderkrankung hatten. Leichte Hinterkammerlinsendezentrierungen, die zu keiner Visusbeeinträchtigung führten, wurden zweimal festgestellt, und eine extern durchgeführte akzidentelle Pfostenfadenentfernung mit Dezentrierung der Linse und erfolgreicher Re-Operation wurde einmal beobachtet. – Transplantatreaktionen konnten im beschriebenen Zeitraum nicht festgestellt werden. Die Häufigkeit visusbedrohender Komplikationen im Beobachtungszeitraum lag daher bei 7/56 Augen, entsprechend 12,5%.

Diskussion

Die sulkusnahtfixierte Hinterkammerlinsenimplantation mit vorderer Vitrektomie ist technisch durchführbar und kann ausgewählten Patienten eine signifikante Visusverbesserung ermöglichen.

In dieser Studie wurden bei einer Nachbeobachtungszeit von durchschnittlich 12,2 Monaten bei 7 Patienten schwere Komplikationen gesehen. Das entspricht der in der Literatur angegebenen Zahl von 12,5% (Heidemann 1992; Sundmacher 1991). Im Gegensatz zu früheren Berichten trat in der vorliegenden Studie bei keinem der Patienten ein neues Sekundärglaukom auf. Vorbestehende Druckerhöhungen waren operativ kontrolliert worden.

Linsenimplantationen mit 12- und 24-Monatsbeobachtungen sind noch in den Rahmen der Kurzzeitstudien einzureihen. Daher müssen Langzeitergebnisse noch abgewartet werden, um endgültige Schlußfolgerungen für diese Art der Operationsmethode ziehen zu können. Endothelzellbestimmungen sind notwendig, konnten jedoch aus logistischen Gründen in dieser Patientengruppe nicht durchgeführt werden. Auch muß die endgültige Refraktion der angestrebten wahrscheinlich noch durch refraktive Hornhauteingriffe wie beispielsweise die phototherapeutische Keratektomie angenähert werden, insbesondere nach Fadenentfernung nach perforierender Keratoplastik.

Literatur

Heidemann DG, Dunn SP (1992) Transsclerally sutured intraocular lenses in penetrating keratoplasty. Am J Ophthalmol 113:619–625

Lass JH, DeSantis DM, Reinhart WJ, Hossain TS, Hom DL (1990) Clinical and morphometric results of penetrating keratoplasty with one-piece anterior-chamber or suture-fixated posterior-chamber lenses in the absence of lens capsule. Arch Ophthalmol 108:1427–1431

Naumann GOH, Sautter H (1988) Chirurgie der Kornea. In: Mackensen W, Neubauer H (Hrsg) Kirschnersche Operationslehre. Springer, Berlin Heidelberg New York

Soong HK, Musch DC, Kowal V, Sugar A, Meyer RF (1989) Implantation of posterior chamber intraokular lenses in the absence of lens capsule during penetrating keratoplasty. Arch Ophthalmol 107:660–665

Sundmacher R, Althaus C, Wester R (1991) Experience with transscleral fixation of posterior chamber lenses. Graefes Arch Clin Exp Ophthalmol 229:512–516

Triple Procedure bei Glaukom

Technik und Operationsergebnisse

S. Hoffmann und H.P. Brauweiler

Zusammenfassung. 95 Augen von 75 Patienten mit Katarakt und durch progrediente Gesichtsfeldausfälle gekennzeichnetem Glaukom wurden kombiniert operiert. Das operative Vorgehen bestand im Anlegen einer Skleralamelle, bimanueller Phakoemulsifikation, Hinterkammerlinsenimplantation (6 mm, PMMA) in den Kapselsack, Sklerektomie und Iridektomie. Der Intraokulardruck wurde von 23,0 mmHg präoperativ auf 15,2 mmHg bei einer mittleren Nachbeobachtungszeit von 9,2 Monaten gesenkt. Drucksenkende Zweiteingriffe waren in drei Fällen notwendig. In 57% der Fälle war der Intraokulardruck ohne antiglaukomatöse Therapie normalisiert. Die Ergebnisse sprechen für ein einzeitiges Vorgehen bei gleichzeitigem Vorliegen von Katarakt und nichtreguliertem Glaukom.

Summary. 95 glaucoma triple surgeries (combined trabeculectomy, phacoemulsification and posterior chamber intraocular lens implantation) were reviewed. Reduction of intraocular pressure was from 23.0 mmHg preoperatively to 15.2 mmHg postoperatively at 9.2 months. 57% of the eyes had intraocular pressures less than 20 mmHg without medications. The combined procedure is recommended for patients with cataract and uncontrolled glaucoma.

Einleitung

Das häufige Zusammentreffen von Glaukom und Katarakt im höheren Lebensalter legt die Kombination ihrer operativen Behandlungsmöglichkeiten nahe.

Patienten und Methode

Von August 1990 bis Mai 1992 wurden konsekutiv 95 Augen von 75 Patienten (32 Männer, 43 Frauen) operiert, bei denen eine Phakoemulsifikation mit Hinterkammerlinsenimplantation und eine Trabekulektomie kombiniert wurde. Das mittlere Patientenalter betrug 76,7 (31 bis 93) Jahre. Postoperativ wird ein Zeitraum von im Mittel 9,2 Monaten (3 bis 18 Monate) überblickt.

Indikation zur Operation war in unterschiedlicher Gewichtung das Vorliegen einer Katarakt sowie eines Glaukoms mit progredienten Gesichtsfeldausfällen. In 3 Fällen lag unmittelbar präoperativ ein akuter Druckanstieg auf Werte über 45 mmHg vor. Die Glaukomanamnese betrug im Mittel 12,9 Jahre. Bei 33,9% der Patienten zeigte sich eine maximal exkavierte Papille (C/D-Ratio $\geq 0,9$).

Primäre Offenwinkelglaukome fanden sich bei 87,2% der Patienten, Engwinkelglaukome in 6,2%. Bei den Sekundärglaukomen (7,4%) fanden sich je

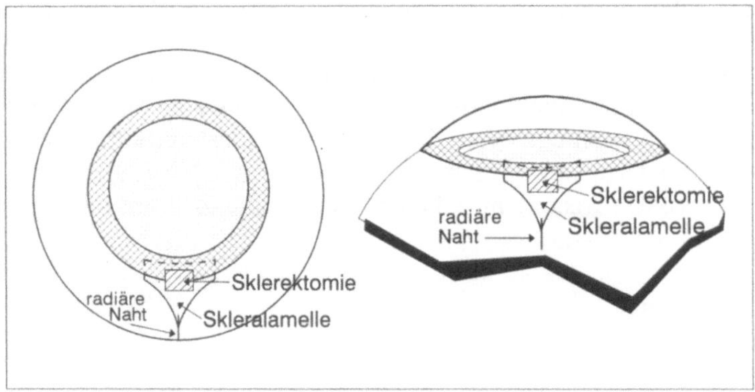

Abb. 1. Aufsicht und Seitenansicht des Operationssitus

zwei phakogener, pseudoexfoliativer und postiritischer Genese, sowie ein hämorrhagisches Glaukom.

Zahlreiche Augen waren voroperiert. Neben 14 Argonlasertrabekuloplastiken waren 4 Laseriridotomien, 4 periphere Iridektomien, 4 Trabekulektomien und eine Zyklokryokoagulation vorbeschrieben.

Der kombinierte Eingriff erfolgte in Peribulbäranästhesie und bestand aus folgenden Schritten:

- Bindehauteröffnung am Limbus von 10 bis 2 h
- Präparation einer dreieckigen Skleralamelle mit Basis zum Limbus (Abb. 1)
- Kapsulorhexis (ggf. nach vorangehender Synechiolyse)
- Hydrodissektion und Hydrodelineation des Kerns
- Endothelschutz durch viskoelastisches Material
- bimanuelle Phakoemulsifikation
- Kapselsackimplantation
- Sklerektomie und periphere Iridektomie
- radiäre Einzelnaht der Skleralamelle
- Bindehautnaht.

Die postoperative Therapie bestand in der Gabe Cortison- und Antibiotika-haltiger Augentropfen (6–8×/d). In 23,4% der Fälle wurde zusätzlich Dexamethason subkonjunktival appliziert.

Ergebnisse

Frühpostoperativ kam es bei 20 Patienten zu einer Fibrinbildung in der Vorderkammer. Bei ebenfalls 20 Patienten trat ein Hyphäma auf, wobei bei einem Patienten eine Vorderkammerspülung am zweiten postoperativen Tag erforderlich war. In 3 Fällen fand sich eine vorübergehende Hypotonie des Bulbus, in einem eine Aderhautamotio. In einem anderen Fall erforderte ein frühpostoperativer Druckanstieg eine Retrabekulektomie am 8. postoperativen Tag.

Während der weiteren Nachbeobachtungszeit kam es in 2 Fällen zum Auftreten von Präzipitaten auf der Kunstlinse, die eine Nd-YAG-LASER-„Politur“ notwendig machten. Weiterhin wurden 2 Aderhautamotiones, ein Iris-capture und drei Druckanstiege beobachtet. Letztere erforderten in einem Fall eine Sickerkissenrevision, in 2 Fällen wurde eine Zyklokryokoagulation durchgeführt.

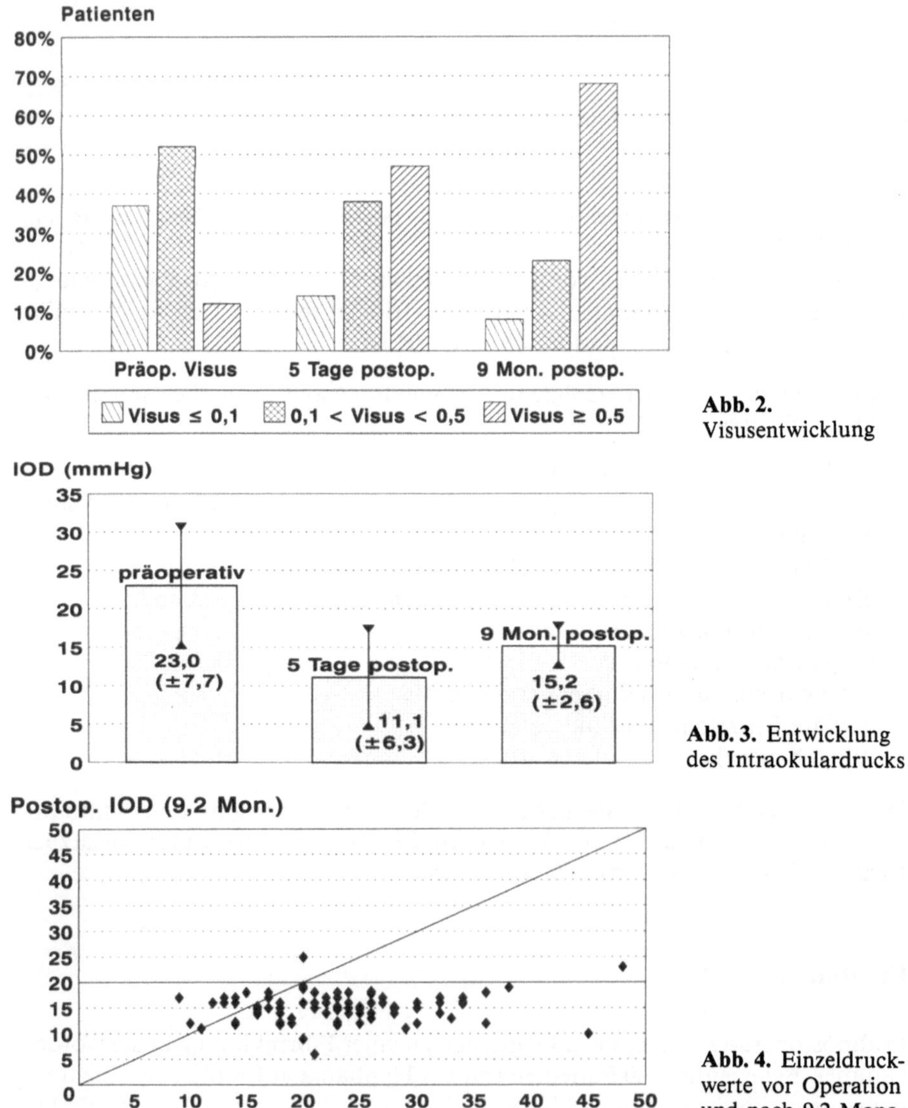

Abb. 2. Visusentwicklung

Abb. 3. Entwicklung des Intraokulardrucks

Abb. 4. Einzeldruckwerte vor Operation und nach 9,2 Monaten

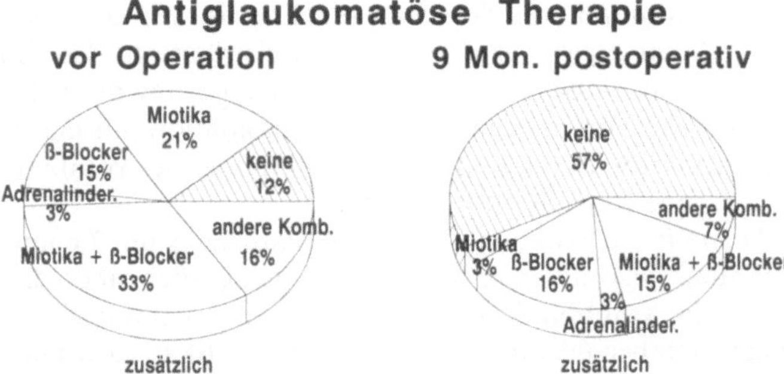

Abb. 5. Antiglaukomatöse Therapie vor und nach Operation

Postoperativ kam es erwartungsgemäß zu einem deutlichen Visusanstieg. Der Anteil der Patienten mit einem Visus von 0,5 oder besser stieg von 12% präoperativ auf 68% postoperativ, nach 5 Tagen erreichten bereits 47% der Patienten eine entsprechende Sehschärfe (Abb. 2).

Der Augeninnendruck konnte von einem präoperativen Mittelwert von 23,0 mmHg (±7,7) um 7,8 auf 15,2 mmHg (±2,6) nach im Mittel 9,2 Monaten gesenkt werden. Unmittelbar postoperativ lag dieser Wert bei 11,1 mmHg (±6,3) (Abb. 3). Die graphische Darstellung der Einzelwerte (Abb. 4) zeigt, daß, von zwei Ausnahmen abgesehen, sämtliche spätpostoperativen Werte unter 20 mmHg lagen. In 57% der Fälle war postoperativ keine antiglaukomatöse Medikation mehr erforderlich (Abb. 5).

Diskussion

Bei der einzeitigen Phakoemulsifikation, Hinterkammerlinsenimplantation und Trabekulektomie kam es in der frühen postoperativen Phase bei je 20 von 95 operierten Augen zur Bildung von Fibrin in der Vorderkammer oder zum Auftreten eines Hyphämas. Die Erklärung für die vermehrte Fibrinbildung bei glaukomgeschädigten Augen liegt in der bei diesen Augen ausgeprägten Störung der Blut-Kammerwasser-Schranke. Die früh auftretenden Reizzustände waren durch intensive Lokaltherapie bei allen Patienten zu beherrschen. Bei der gehäuft auftretenden zellulären Reaktion tritt die zelluläre Entzündungsreaktion differentialdiagnostisch deutlich zurück hinter dem Auftreten von Erythrozyten in der Vorderkammer aufgrund von operationsbedingten Verletzungen kleiner Gefäße bei Trabekulektomie und Sklerotomie. Eine Aufhebung der Vorderkammer wurde in keinem Fall beobachtet. Die bei der Pseudophakie gewonnene Vorderkammertiefe mag hierfür eine Erklärung sein. Die Komplikationsrate beim kombinierten Vorgehen liegt insgesamt nicht höher als bei alleiniger Trabekulektomie [1].

Bei den Augen mit einem postoperativen Visus von 0,1 und weniger (Abb. 2) lag entweder eine zusätzliche Makulaerkrankung oder eine weit fortgeschrittene glaukomatöse Schädigung vor.

Die Kombination der Trabekulektomie mit der modernen Kleinschnitt-Kataraktchirurgie bei Ultraschallemulsifikation des Linsenkerns erfordert lediglich eine äußerst atraumatische Erweiterung des Schnittes. Darin liegt der wesentliche Vorteil gegenüber der Kombination mit der extrakapsulären Kataraktextraktion durch Kernextraktion [5] oder des kombinierten Vorgehens über 2 operative Zugänge [2].

Die mittlere Senkung des Intraokulardrucks um 7,6 mmHg bei dem zur Anwendung gekommenen Verfahren liegt deutlich über der Drucksenkung, die durch die Kombination einer nichtfiltrierenden antiglaukomatösen Operation (Pearce trabeculectomy) mit Phakoemulsifikation erreicht wird. Pasquale u. Smith [5] geben diese mit 4,4 mmHg nach einem Jahr an.

Postoperativ konnten 57% der Patienten auf eine weitere medikamentöse Glaukomtherapie verzichten. Bei den übrigen konnte der Umfang der Therapie, insbesondere der Kombinationstherapie, deutlich reduziert werden, was erfahrungsgemäß mit einem Anstieg der Compliance einhergeht. Ähnliche Ergebnisse hatten Lyle u. Jin [3] mit einer Therapiefreiheit in 57,9% der Fälle bei einer vergleichbaren Patientengruppe und einem Nachbeobachtungszeitraum von einem Jahr.

Das beschriebene Verfahren der kombinierten Phakoemulsifikation, Hinterkammerlinsenimplantation und Trabekulektomie bei Glaukom und Katarakt durch einen einzigen operativen Zugang bietet gegenüber einem zweizeitigen Vorgehen operationstechnisch den Vorteil, daß weder ein aufgrund vorangegangener Glaukomoperation vorhandenes Sickerkissen zu berücksichtigen ist, noch mit einer bei Zweiteingriffen erhöhten Vernarbungstendenz zu rechnen ist.

Für den Patienten stellt die kombinierte Operation in der Regel keine wesentliche Mehrbelastung im Vergleich zur Katarakt- oder Glaukomoperation alleine dar. Die Zeit der Hospitalisation und Rehabilitation ist gegenüber dem zweizeitigen Vorgehen jedoch deutlich verkürzt.

Literatur

1. Hansen L, Hoffmann F (1987) Kombination von Phakoemulsifikation und Trabekulektomie. Klin Mbl Augenheilk 190:476–481
2. Longstaff S, Wormald RPL, Mazover A, Hitchings RA (1990) Glaucoma triple procedures. Ophthalmic Surg 21:786–793
3. Lyle WA, Jin JC (1991) Comparison of a 3- and 6-mm incision in combined phacoemulsification and trabeculectomy. Am J Ophthalmol 111:189–196
4. Parker JS et al (1992) Combined trabeculectomy, cataract extraction, and foldable lens implantation. J Cataract Refract Surg 18:282–285
5. Pasquale LR, Smith SG (1992) Surgical outcome of phacoemulsification combined with the Pearce trabeculectomy in patients with glaucoma. J Cataract Refract Surg 18:301–305
6. Skorpik C, Paroussis P, Gnad HD, Menapace R (1987) Trabeculectomy and intraocular Lens implantation. J Cataract Refract Surg 13:39–42

Einseitige Katarakt und stumpfes Trauma

Epidemiologische, anamnestische und klinische Befunde

M. Blum, M. Tetz, C. Greiner und H. E. Völcker

Zusammenfassung. In einer retrospektiven Studie wurden die Daten von 84 Patienten ausgewertet, die an der Universitäts-Augenklinik Heidelberg zwischen 1987 und 1992 an einer Katarakt operiert worden waren. Einschlußkriterien waren eine einseitige Katarakt mit Traumaanamnese bzw. mit typischen traumabedingten morphologischen Veränderungen des vorderen oder hinteren Augenabschnitts. Das Durchschnittsalter betrug 56,1 Jahre. 77,4% der Patienten waren männlichen und 22,6% weiblichen Geschlechts. 86,9% der Patienten machten Angaben über ein stumpfes Bulbustrauma, bei 13,1% war anamnestisch trotz eindeutiger morphologischer Befunde kein Trauma eruierbar. Zusätzlich zur Linsentrübung bestand bei 18,3% der Patienten eine Kammerwinkeldeformität. 26,4% wiesen Irisdefekte mit Sphinkterrissen, traumatischer Mydriasis oder Iridodialysen auf. Zonulaschäden mit Subluxation und Luxation der Linse wurden bei 35,2% der Patienten gefunden, ein Sekundärglaukom bei 14,4%. Operativ wurden 84,7% der Patienten mit einer Hinterkammerlinse versorgt. 82,1% erreichten hierdurch einen postoperativen Visus von 0,65 (±0,31). Von 15,3% aphak verbliebenen Patienten erreichten 2/3 nach optischer Korrektur einen Visus von 0,49 (±0,25). 8,2% der Patienten wiesen schwere Fundusveränderungen oder Schäden des Nervus opticus auf und wurden kurativ Katarakt-extrahiert.

Summary. In a retrospective study the data of 84 patients were analyzed. All patients had undergone surgery for a traumatic cataract at the Department of Ophthalmology at the University of Heidelberg between 1987 and 1992. Inclusion criteria comprised a monocular cataract with a history of blunt ocular trauma and/or typical traumatic morphologic changes to the eye. Mean patient's age was 56.1 years. 77.4% of patients were male and 22.6% were female. Patient's history was positive for blunt ocular trauma in 86.9%. The remainder denied any trauma to the eye despite the presence of typical traumatic changes. In addition to a cataract there was traumatic angle recession in 18.3%, iris defects in 26.4% including sphincter damage, traumatic mydriasis, or iridodialysis. Zonular defects were seen with 35.2% of eyes and secondary glaucoma was present in 14.4%. A posterior chamber intraocular lens was implanted in 84.7% leading to an average postoperative visual acuity of 20/30 (0.65±0.31). Of the 15.3% aphakic eyes, 2/3 achieved a corrected visual acuity of 20/40 (0.49±0.25). A total of 8.2% of all eyes showed marked retinal or optic nerve damage. Cataract surgery was curative in these eyes.

Einleitung

Eine einseitige Katarakt ist insbesondere bei jüngeren Patienten häufig die Folge eines stumpfen Bulbustraumas. Kommen diese Patienten erst in einem weit fortgeschrittenen Stadium zur operativen Versorgung, ist die typische Morphologie der Cataracta traumatica oft nicht mehr nachweisbar. Bei Erhebung der Anamnese kann ein länger zurückliegendes Trauma dem Patienten nicht mehr in Erinnerung sein, andererseits werden Tätlichkeiten nicht von allen Patienten bei Befragung angegeben. Angesichts einer erhöhten Komplikationsrate bei operativen Eingriffen an traumatisch vorgeschädigten Augen [10, 12] ist bei einseitigen Linsentrübungen die umfassende Interpretation von Anamnese und morphologischem Befund wichtig zur Einschätzung von Operationsrisiko und -vorgehensweise.

Patienten und Methode

In einer retrospektiven Studie wurden die Daten von über 100 Patienten erfaßt, die zwischen 1987 und 1992 an der Universitäts-Augenklinik Heidelberg an einer einseitigen Katarakt operiert worden waren. Einschlußkriterien waren eine einseitige Katarakt mit entsprechender Traumaanamnese. Bei fehlender Traumaanamnese waren morphologisch eindeutig traumabedingte Befunde ausreichend. Als solche wurden an der Linse Vossiusscher Ring, Cataracta capsularis traumatica, Cataracta nodiformis, invertierte Cataracta complicata traumatica (Vogt) sowie Nahttrübungen und Kontusionsrosetten gewertet [18]. Sphinkterrisse, eindeutige Kammerwinkeldeformitäten und Retinopathia sklopetaria galten ebenfalls als Hinweise auf ein stattgehabtes Trauma. Erfaßt wurden Alter und Geschlecht der Patienten, Art und Zeitpunkt des Traumas, der präoperative morphologische Befund, Visus und Refraktion. Postoperativ wurden erneut Visus und Refraktion erhoben. Ursachen für reduzierte Visusergebnisse wurden festgehalten.

Ergebnisse

Insgesamt konnten die Daten von 84 Patienten mit einem Durchschnittsalter von 56,1 (±15,6) ausgewertet werden. Hiervon waren 65 Patienten (77,4%) männlich und 19 (22,6%) weiblich. In 44 Fällen (52,3%) war das rechte, in 40 Fällen (47,6%) das linke Auge betroffen. Bei 2 Patienten handelte es sich um ein Oculus ultimus, bei weiteren 3 Patienten bestand am operierten Auge zusätzlich eine Amblyopie.

73 Patienten (86,9%) konnten Angaben zum erfolgten Trauma machen. Eine Übersicht über die Traumaursachen findet sich in Tabelle 1. Die Zeitangaben waren insbesondere bei den in der Kindheit erfolgten Traumata sowie bei

Tabelle 1. Verletzungsursachem bei stumpfen Bulbustrauma in Prozent (n = 84)

1. Trauma in Kindheit	22,7%
2. Haus, Sport, Freizeit	29,8%
3. Arbeitsunfall	5,9%
4. Tätlichkeiten	15,4%
5. Sonstiges	13,1%
6. Keine Angaben	13,1%

den Tätlichkeiten ungenau. Viele Patienten stellten sich erst mit einer fortgeschrittenen Linsentrübung vor, so daß eine präzise Aussage über die Zeitspanne zwischen Trauma, Kataraktentstehung und operativer Versorgung oft nicht möglich war. Eine deutliche Häufung findet sich jedoch bei einem Operationszeitpunkt zwischen 10–15 Jahren nach dem Trauma. Insgesamt 11 Patienten verneinten die Frage nach einem Trauma, obwohl am Bulbus eindeutige Folgen einer stumpfen Gewalteinwirkung sichtbar waren. Hierbei handelte es sich um 4 Männer und um 7 Frauen.

Bei 18,3% der Patienten fand sich zusätzlich zur Linsentrübung eine Kammerwinkeldeformität. In 26,4% konnten Schäden des Irisdiaphragmas in Form von Sphinkterrissen, traumatischer Mydriasis und Iridodialysen nachgewiesen werden. Zonulaschäden mit Subluxation oder Luxation der Linse fanden sich bei 35,2%, ein Sekundärglaukom bei 14,4% der Patienten.

Präoperativ ließ sich nur bei 39 Patienten (45,9%) ein quantifizierbarer Visus erheben, der bei 0,19 (±0,17) lag. Bei den anderen 45 Patienten (54,1%) war nur ein Visus von Lichtscheinwahrnehmung und Handbewegungen nachweisbar.

Eine Hinterkammerlinse wurde bei 72 Patienten (84,7%) implantiert, hiervon 2mal mit Skleralnahtfixation und bei 2 weiteren Patienten in einem zweizeitigen Vorgehen als Sekundärimplantation. 12 Patienten verblieben aphak. Von den mit HKL versorgten Patienten erreichten 69 (82,1%) einen Visus von 0,65 (±0,31). Aus der Gruppe der Aphakien erreichten 9 Patienten (10,7%) nach optischer Korrektur einen durchschnittlichen Visus von 0,49 (±0,25). In 7 Fällen (8,2%) mit schweren Fundusveränderungen bzw. einer posttraumatischen Optikusatrophie wurde die Kataraktextraktion kurativ durchgeführt.

Diskussion

In der vorgelegten Untersuchung entspricht das Geschlechtsverhältnis Männer : Frauen dem Faktor 3 : 1. Diese Prävalenz des männlichen Geschlechts bei traumatischen Augenschäden findet sich auch in anderen Studien aus Europa und Nordamerika [10, 20, 21]. Das Alter zum Operationszeitpunkt ist mit 56,1 Jahren deutlich niedriger als bei altersbedingten Linsentrübungen, liegt aber weit über dem Durchschnittsalter bei perforierenden Verletzungen [7, 10]. Diese Zeitverschiebung ist durch die Notwendigkeit der früheren operativen Intervention bei perforierenden Verletzungen unter Beteiligung der Linsenkapsel erklärt. Die relativ spätere Vorstellung zur operativen Versorgung nach stumpfem Trauma geht mit häufig besonders schlechten präoperativen Visusangaben – bei über 50% der Patienten nur Lichtscheinwahrnehmung und Handbewegungen – einher. Schwierigkeiten entstehen bei der genauen Erfassung des Traumazeitpunkts und der Kataraktentstehung, da hier in der Regel nur subjektive anamnestische Aussagen des Patienten zur Verfügung stehen.

Bei den anamnestischen Angaben zum Trauma ist der geringe Anteil an Berufsunfällen auffällig. In der jüngeren Literatur wurde auf die Verlagerung der schweren Traumata in den Haus-, Sport- und Freizeitbereich hingewiesen, der

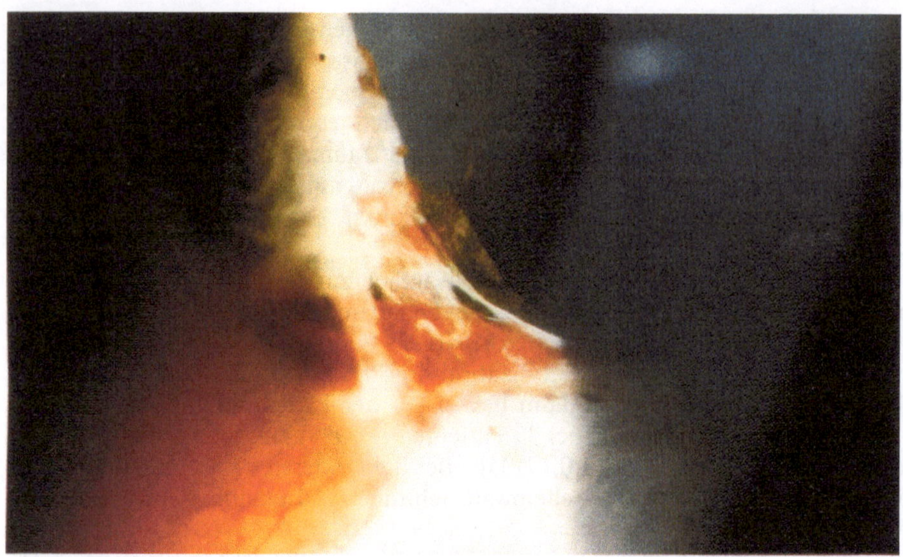

Abb. 1. Frischer Sphinkterriß 2 Wochen nach stumpfem Trauma durch einen Gummispanner

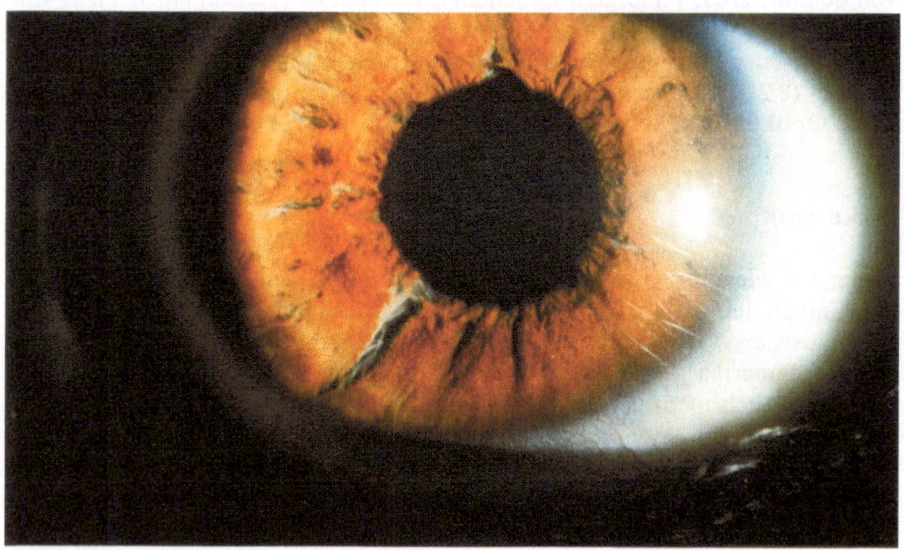

Abb. 2. Alter Sphinkterriß bei 8 h

auch in unseren Zahlen zum Ausdruck kommt [4, 14]. Tätlichkeiten scheinen in der deutschen Literatur einen Stellenwert von 10–20% einzunehmen [4, 14]. Im amerikanischen Schrifttum werden wesentlich höhere Prozentzahlen bis zu 48% genannt, wobei eine häufigere Betroffenheit des linken Auges berichtet

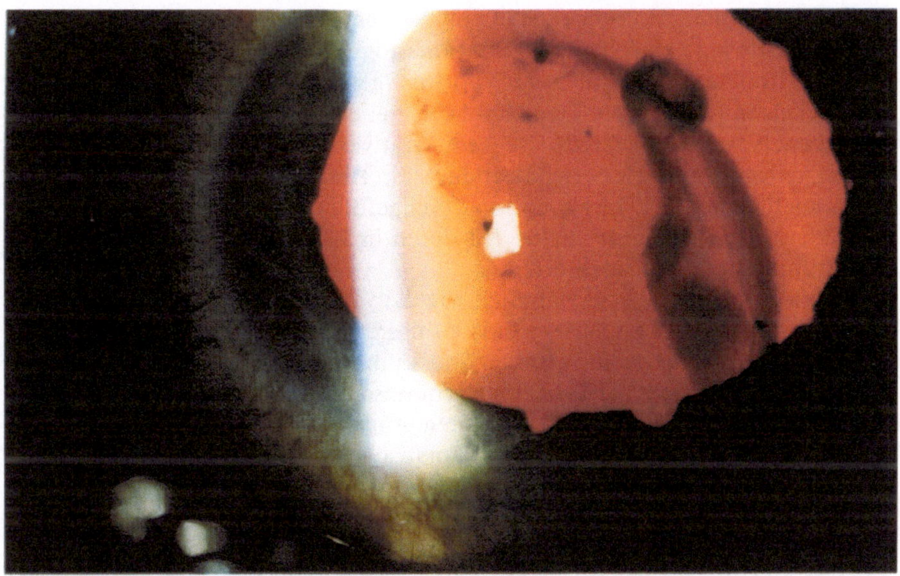

Abb. 3. Subluxierte Linse mit traumatischer Katarakt im regredienten Licht

wird [3, 5]. Interessanterweise kehrte sich das Geschlechtsverhältnis zugunsten der weiblichen Patienten in der Gruppe ohne Traumaangabe praktisch um. Von insgesamt 19 weiblichen Patienten machten 7 trotz eindeutiger Morphologie keine Angabe über ein Trauma. Dieser bisher in der ophthalmologischen Literatur kaum beschriebene Sachverhalt ist in anderen Fachgebieten durchaus bekannt [15, 19].

Bei den beschriebenen morphologischen Veränderungen ist ein vergleichsweise geringer Anteil an Kammerwinkeldeformitäten auffällig. In der Literatur werden zwischen 12% und 100% Kammerwinkeldeformitäten bei Patienten mit Contusio bulbi gefunden [8, 11, 17]. Diese unterschiedlichen Angaben beruhen wohl auf unterschiedlichen Patientenselektionen. Da bei der Bewertung von Kammerwinkelveränderungen die subjektive Interpretation des Untersuchers eine Rolle spielt, wurden in unserer Studie nur eindeutige Befunde berücksichtigt. Ein Viertel der Patienten hatte Schäden im Bereich des Irisdiaphragmas. Auch hier ist in der vorliegenden Literatur eine Schwankung von 5% bis 48% zu verzeichnen [4, 9, 20]. Mit Zonulaschädigungen bei einem Drittel der Patienten werden deutlich mehr Subluxationen und Luxationen der Linse gefunden als in anderen Quellen [4, 9, 20]. Dies ist zum Teil durch unser Auswahlkriterium „einseitige Katarakt" zu erklären. In einer Studie mit vergleichbarem Auswahlkriterium wurden sogar noch höhere Anteile gefunden [10]. Das Auftreten eines Sekundärglaukoms in 14,4% der Patienten liegt höher als die von Blanton gefundenen 7%, jedoch deutlich unter der von Heydenreich berichteten Quote von 35% [2, 6].

Mit der Implantation einer HKL ist bei der überwiegenden Mehrzahl der Patienten eine gute visuelle Rehabilitation möglich. Mit 84,7% lag die Anzahl der HKL-Implantationen über der von Aust genannten und sehr dicht an der von Michelson für stumpfe Traumata beschriebenen Anzahl [1, 10]. Die aphak verbliebenen Augen sind teilweise den kurativen Kataraktextraktionen zuzuordnen, teilweise handelt es sich aber auch um Kinder und junge Patienten, bei denen noch keine HKL-Implantation durchgeführt wurde. Die Zahl der HKL-Implantationen insgesamt dürfte sich durch in Zukunft durchzuführende Sekundärimplantationen noch erhöhen.

Die Visusergebnisse liegen ähnlich wie die von Schnaudigel [13] genannten Resultate. Die besseren Visusergebnisse unserer Patienten könnten u. a. durch die Kombination von perforierenden und stumpfen Traumata bei anderen Autoren bedingt sein. Mit 8,2% liegt auch in unserem Krankengut der Anteil pathologischer Veränderungen des hinteren Augenabschnittes bzw. des Nervus opticus deutlich unter der Rate der traumatischen Veränderungen bei perforierenden Verletzungen [16].

Bei ausführlicher Anamneseerhebung lassen sich bei über 80% der Patienten mit einseitiger Katarakt stattgehabte Traumata erfragen. Mehr als die Hälfte dieser Augen weist neben der Linsentrübung weitere Verletzungsfolgen auf. Bei umfassender Interpretation von Anamnese und morphologischem Befund lassen sich durch Implantation von Hinterkammerlinsen gute visuelle Rehabilitationsergebnisse erzielen.

Literatur

1. Aust W, Böhmer E (1989) Ergebnisse nach Linsenimplantation bei Verletzungsstar. In: Lang GK, Jacobi KW, Schott K (Hrsg) 2. Kongreß der Deutschen Gesellschaft für Intraokularlinsen-Implantation. Enke, Stuttgart, S 110–113
2. Blanton FM (1965) Anterior chamber angle recession and secondary glaucoma. Arch Ophthalmol 72:39–43
3. Corder DM, Samadani EE, Spoor TC, McHenry JG (1992) Ocular trauma: visual outcome and incidence of enucleation. Invest Ophthalmol Vis Sci 33:783
4. Dietrich TM, Kleinschmidt R, Meyer HJ (1992) Veränderte Ursachen und Folgen schwerer Augenverletzungen. Klin Mbl Augenheilk 201:216–220
5. Hamill MB (1992) The etiology of ocular injuries in an urban population. Invest Ophthalmol Vis Sci 33:783
6. Heydenreich A (1966) Das traumatische Sekundärglaukom. Klin Mbl Augenheilk 148:161–174
7. Jain VK, Mead MD (1992) Visual outcome in penetrating ocular trauma. Invest Ophthalmol Vis Sci 33:783
8. Kaufman JH, Tolpin DW (1974) Glaucoma after traumatic angle recession. A ten-year prospective study. Am J Ophthalmol 78:648–654
9. Kreutzer PH (1983) Verletzungsfolgen nach Augenprellungen. Ergebnisse einer Studie über 313 Fälle. Klin Mbl Augenheilk 182:206–209
10. Michelson G, Händel A, Naumann GOH (1992) Operatives Vorgehen und Verlauf bei Cataracta traumatica. In: Neuhann T, Hartmann C, Rochels R (Hrsg) 6. Kongreß der Deutschen Gesellschaft für Intraokularlinsen-Implantation. Springer, Berlin Heidelberg New York, S 240–243

11. Mooney D (1973) Angle recession and secondary glaucoma. Brit J Ophthalmol 57: 608–612
12. Naumann GOH, Völcker HE (1984) Surgery for traumatic cataract. In: McSteele AD, Drews RC (eds) Cataract Surgery. Butterworths, London Boston Durban, pp 168–183
13. Schnaudigel OE, Heider W, Seez KJ (1989) Linsenimplantation bei traumatischer Katarakt. In: Freyler H, Skorpik CH, Grasl M (Hrsg) 3. Kongreß der Deutschen Gesellschaft für Intraokularlinsen-Implantation. Springer, Wien New York, S 213–216
14. Schütte G, Reim M (1987) Augenverletzungen durch Brillengläser. Klin Mbl Augenheilk 191:237–239
15. Szinovacz ME (1983) Using couple data as a methodological tool: The case of marital violence. Journal of Marriage and the Family 45:633–644
16. Tetz M, Blum M, Greiner C, Völcker HE (1992) Traumatische Katarakte bei 72 Patienten. Ophthalmologe 89 (Suppl 1):135
17. Thiel HJ, Anden G, Pülhorn G (1980) Kammerwinkelveränderungen und Augeninnendruck nach Bulbuskontusionen. Klin Mbl Augenheilk 177:165–173
18. Völcker HE (1984) Kontusionskatarakt und Linsenluxation. Fortschr Ophthalmol 81:308–311
19. Wahl K (1990) Studien über Gewalt in Familien. Juventa, Weinheim München
20. Wollensak J, Tavakolian U, Seiler T (1984) Spätergebnisse bei Contusio bulbi. Fortschr Ophthalmol 81:80–82
21. Zagelbaum B, Tostanoski J, Hersh P (1992) Urban eye trauma. Invest Ophthalmol Vis Sci 33:783

Kataraktchirurgie

Alternative Fixierungen und Plazierungen der IOL

Zentrierung intrakapsulärer IOLs in Abhängigkeit vom Schrumpfungsverhalten der Linsenvorderkapsel nach Kapsulorhexis

C. Althaus, C. Nerlich, T. Reinhard und R. Sundmacher

Zusammenfassung. In 401 Augen wurden 4 verschiedene One-piece-PMMA-Hinterkammerlinsen (HKLs) unterschiedlichen Gesamtdurchmessers in den Kapselsack implantiert. Vorausgegangen war entweder eine intakte Kapsulorhexis oder eine Kapsulorhexis mit *einem* radiären Riß. Bei intakter Kapsulorhexis hat die unterschiedlich ausgeprägte Schrumpfung der Vorderkapselöffnungsfläche keinen Einfluß auf die Zentrierung der 4 verschiedenen HKLs. Alle 4 HKL-Typen zentrierten dauerhaft gleich gut. Bei Vorliegen *eines* radiären Risses jedoch war bereits am ersten postoperativen Tag die Zentrierung aller Typen deutlich schlechter als bei intakter Rhexis. Nach 2 Monaten dezentrierten die kleineren HKLs noch ausgeprägter, lagestabil blieb lediglich die HKL mit dem größten Gesamtdurchmesser.

Summary. 401 eyes received one of four different one-piece PMMA posterior chamber intraocular lenses (PCLs) into the capsular bag after capsulorhexis. The capsulorhexis was either continuous or had one radial tear at most. On the first day and after 2 months postoperatively the capsular opening was photodocumented and the centration of the lens was evaluated. The amount of shrinkage of the anterior capsule did not correlate with the degree of decentration. All 4 PCL-types centered well after continuous capsulorhexis. However, when one radial tear occurred, centration was worse already on the first postoperative day. After 2 months only the PCL with the largest diameter remained stable, whereas all smaller PCLs decentered significantly more.

Einleitung

Die kontinuierliche anteriore Kapsulorhexis hat sich bei der Phakoemulsifikation und auch bei der Kernexpression als Kapseleröffnungsmethode der Wahl durchgesetzt. Sie erlaubt eine sichere intrakapsuläre Implantation mit bereits intraoperativ guter HKL-Zentrierung [4, 6–8, 13]. Die intakte Rhexis verhindert in der postoperativen Phase der Kapselsackumbauprozesse eine sekundäre HKL-Dezentrierung oder Subluxation. Bei Kernexpression nach kontinuierlicher intakter Kapsulorhexis legen viele Operateure vor der Kernexpression gezielt *einen* radiären Entlastungsriß an [1, 4, 6, 10].

Die somit mögliche kontrollierte und postoperativ stabile Kapselsackfixation erlaubte es, den Gesamtdurchmesser der HKL dem Restdurchmesser des leeren Kapselsackes von etwa 10 mm anzupassen [11]. Die ursprünglich zur Sulkusfixation entwickelten „großen" HKLs mit bis zu 14 mm Gesamtdurchmesser wurden zunehmend durch kleinere Durchmesser bis zu 10 mm ersetzt [8, 11].

Unsere Studie sollte die Frage beantworten, ob diese kleineren HKL-Typen nach intrakapsulärer Implantation bei intakter Kapsulorhexis und auch noch bei *einem* radiären Riß ebenso gut zentrieren und zentriert bleiben wie die HKL-Typen mit einem größeren Durchmesser.

Material und Methode

In 401 Augen wurde eine von 4 verschiedenen HKL-Typen implantiert. Die wichtigsten Kennziffern der Linsendesigns sind in Tabelle 1 wiedergegeben. Alle 4 Linsen sind vom Hersteller auch für die Implantation in den Kapselsack bei *einem* radiären Riß freigegeben.

Die Augen wurden konsekutiv operiert, wobei der HKL-Typ intraoperativ zufällig zugeteilt wurde. Voraussetzung war, daß die Pupille intraoperativ gut erweiterbar war, um eine Photodokumentation der Kapsulorhexisöffnung zu erlauben. Es wurde angestrebt, die Kapsulorhexis rund und zentral auszuführen, so daß der Vorderkapselrand die HKL-Optik zirkulär möglichst gleichmäßig bedeckte. Nach der Implantation der HKL wurde in die mit einem Viskoelastikum gestellte Vorderkammer ein Meßspatel an den Kapsulorhexisrand geführt und photodokumentiert. Am ersten postoperativen Tag und nach 2 Monaten wurde der Kapsulorhexisrand unter standardisierten Bedingungen photodokumentiert. Nach planimetrischer Berechnung der Vorderkapselöffnungsfläche wurden die Flächen am ersten postoperativen Tag und nach 2 Monaten verglichen. Nach 2 Monaten soll der dynamische Teil der Vorderkapselumbauprozesse, die charakteristischerweise eine ausgeprägte Schrumpfung des Kap-

Tabelle 1. Implantierte One-piece-PMMA-HKL-Typen (n = 401)

HKL-Typ	n	Durchmesser (mm)	Optik (mm)	Angulation
Morcher 48	101	13,5	7,0	10°
Morcher 48A	100	12,0	7,0	10°
3M Style 202	100	12,0	5×6	6°
Adatomed 75 ST	100	10,0 11,0 (≤20 dpt)	7,0	10°

Tabelle 2. Operative und okuläre Ausgangsparameter. (KR = Kapsulorhexis; KR-Fläche = Vorderkapselöffnungsfläche nach KR)

Parameter	Morcher 48	Morcher 48A	3M 202	Adatomed 75ST
Phako	92	90	93	97
ECCE	9	10	7	3
KR intakt	85	87	87	90
KR mit 1 Riß	16	13	13	10
Achsenlänge in mm	23,39 ± 1,83	23,37 ± 1,56	23,25 ± 1,22	23,21 ± 1,30
IOL-Stärke in dpt	23,2 ± 3,9	22,9 ± 3,4	23,3 ± 2,6	23,9 ± 2,6
KR-Fläche in mm^2	23,0 ± 5,2	22,1 ± 4,6	19,7 ± 4,6	23,2 ± 4,3
KR-Durchmesser in mm	5,4	5,3	5,0	5,4

Tabelle 3. Kapselöffnung (KR) nach intakter Kapsulorhexis

	Morcher 48	Morcher 48A	3M 202	Adatomed 75ST
KR (1 Tag) in mm^2	23,0 ± 5,2	22,1 ± 4,6	19,7 ± 4,6	23,2 ± 4,3
KR (2 Monate) in mm^2	18,3 ± 4,9	16,5 ± 5,6	17,5 ± 6,3	20,9 ± 4,6
in % von KR 1	80,9 ± 17,4	75,9 ± 20,6	89,5 ± 14,9	89,2 ± 13,6

sulorhexisrißrandes aufweisen, weitgehend abgeschlossen sein [10]. Zur gleichen Zeit erfolgte die Bestimmung der Zentrierung der HKL mittels der von Guyton 1990 veröffentlichten Purkinje-Bildchen-Methode an einem nach seinen Angaben modifizierten Perimeter [9, 12].

Ergebnisse

Die Verteilung der wichtigsten okulären und operativen Parameter in den vier Gruppen zeigt Tabelle 2. Es bestehen keine signifikanten Unterschiede zwischen den einzelnen Gruppen.

Bei Vorderkapselöffnung durch eine intakte Kapsulorhexis kommt es in der weit überwiegenden Zahl der Fälle nach 2 Monaten zu einer Verkleinerung der Vorderkapselöffnung. Das Ausmaß dieser Schrumpfung ist in den verschiedenen HKL-Gruppen annähernd gleich. Tabelle 3 stellt die Mittelwerte der postoperativen Ausgangsöffnung denen nach 2 Monaten gegenüber.

Das Ausmaß der Schrumpfung des Kapsulorhexisrandes korreliert nicht mit der Achsenlänge des Auges und auch nicht mit der Ausgangsgröße der Kapsulorhexis.

Bei *intakter* Kapsulorhexis ist die Dezentrierung bei allen HKL-Typen unabhängig vom Ausmaß der Vorderkapselschrumpfung (Abb. 1). Unabhängig davon ob optimale Zentrierung oder ein Dezentrierungsgrad vorliegt, besteht keine Korrelation mit der Schrumpfung der Vorderkapselöffnung. Die mittlere Dezentrierung am ersten postoperativen Tag ist bei allen 4 Typen gering (Abb. 2). Die HKL von 3M und die von Adatomed scheinen etwas schlechter zu zentrieren, doch sind die Unterschiede nicht signifikant (Wilcoxon U-Test). Auch nach 2 Monaten ist kein signifikanter Unterschied zu finden.

Nach Kapsulorhexis mit *einem* radiären Riß ist die unmittelbar postoperative Zentrierung *aller* HKL-Typen gegenüber der Zentrierung nach intakter Kapsulorhexis signifikant schlechter (Abb. 3). Zudem verhalten sich die HKLs 2 Monate postoperativ nicht mehr gleich. Lediglich die große HKL mit einem Gesamtdurchmesser von 13,5 mm bleibt auf ihrem Ausgangsniveau lagestabil, die HKLs mit einem kleineren Durchmesser dezentrieren zunehmend und signifikant stärker. Besonders bemerkenswert ist die Tatsache, daß nur eine dieser Dezentrierungen durch das Herausrotieren einer Haptik aus dem Kapselsack durch den radiären Riß verursacht wurde. Die anderen Dezentrierungen beruhen allein auf einer Verschiebung der HKL im Kapselsack.

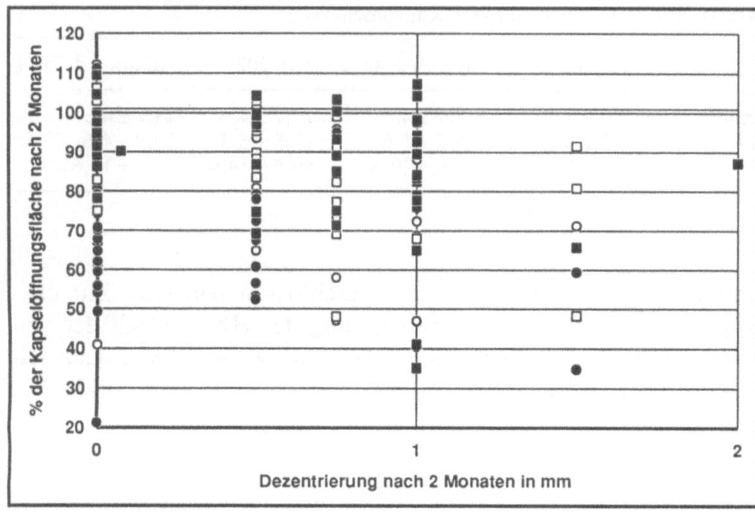

Abb. 1. Abhängigkeit der Dezentrierung von der Schrumpfung der Kapselöffnungsfläche nach intakter Kapsulorhexis. ● = Morcher 48; ○ = Morcher 48A; ■ = Alcon/3M Style 202; □ = Adatomed 75ST

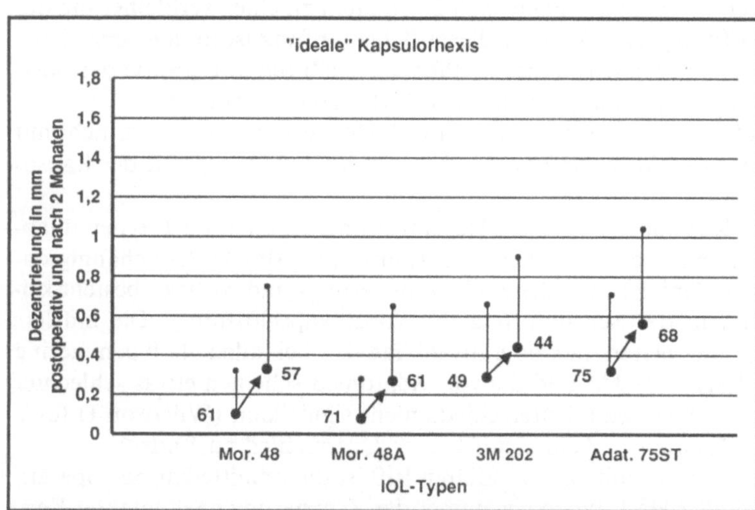

Abb. 2. Dezentrierung der verschiedenen HKL-Typen nach runder, zentraler, die Optik am Rand bedeckender Kapsulorhexis am ersten Tag und 2 Monate postoperativ im Mittel mit Standardabweichung und n

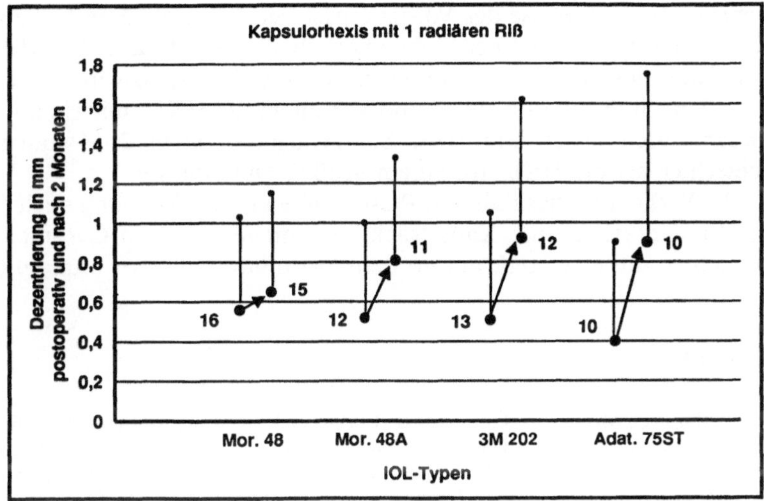

Abb. 3. Dezentrierung der verschiedenen HKL-Typen nach Kapsulorhexis mit einem radiären Riß am ersten Tag und 2 Monate postoperativ im Mittel mit Standardabweichung und n

Diskussion

Die Zentrierung von Kapselsack-implantierten HKLs nach Kapsulorhexis ist sowohl bei intakter Rhexis als auch bei einem radiären Riß besser als bei den früher üblichen Dosenöffner- oder Briefkastenschlitztechniken [1, 4, 5, 13]. Bei diesen älteren Techniken kam es in einem sehr hohen Prozentsatz zu *mindestens* 2 radiären Einrissen in der Vorderkapsel bis zum Äquator des Kapselsackes, was ein Herausrutschen einer Haptik begünstigte. Dies konnte auch durchaus noch nach einer längeren Zeit im Rahmen der postoperativ innerhalb der ersten Wochen ablaufenden Wundheilungsprozesse im Kapselsack auftreten. Die daraus folgende asymmetrische Haptiklage (Kapselsack/Sulcus ciliaris) war verantwortlich für klinisch relevante Dezentrierungen bis hin zu Subluxationen [2, 3, 10]. Kleinere HKL-Durchmesser waren bei einer solchen asymmetrischen Haptiklage besonders dezentrierungsgefährdet [1]. Der sichere Einsatz kleinerer Gesamtdurchmesser war erst bei einer intakten Rhexis möglich. Unsere Studie belegt, daß auch kleinere Gesamtdurchmesser bei intakter Rhexisöffnung sowohl unmittelbar postoperativ als auch nach 2 Monaten sehr gut zentrieren. Hier bestehen keine signifikanten Unterschiede zwischen den vier verschiedenen HKL-Typen (Abb. 2).

Nicht so bei Vorliegen auch nur *eines* radiären Risses. Bereits unmittelbar postoperativ am 1. Tag ist die Zentrierung aller HKL-Typen deutlich schlechter als bei intakter Rhexis (Abb. 3). In nur einem Fall kam es im postoperativen Verlauf bis zu 2 Monaten zu einer Dezentrierung aufgrund eines postoperativen Herausrotierens einer Haptik aus dem radiären Riß in den Sulcus ciliaris. Alle anderen Dezentrierungen kamen durch asymmetrisch ablaufende

Schrumpfungsprozesse der Vorderkapsel bei einem radiären Riß zustande. Im Kapselsack wirken hierbei nicht unerhebliche Kräfte auf die HKL-Haptiken ein. Sind diese Kräfte asymmmetrisch ausgerichtet, so wird einer Dezentrierung Vorschub geleistet. Hier sind vor allem die HKLs mit einem reduzierten Gesamtdurchmesser betroffen. Sie zentrierten nach 2 Monaten erheblich schlechter als die HKL mit einem großen Durchmesser.

Bei Vorliegen eines radiären Risses sollte unserer Meinung nach deshalb auf die Implantation einer Kapselsacklinse mit reduziertem Gesamtdurchmesser verzichtet und eine HKL mit großem Gesamtdurchmesser implantiert werden.

Literatur

1. Althaus C, Möller M, Sundmacher R (1991) Kleine Hinterkammerlinse mit Prolenehaptik versus große Monopiece-Hinterkammerlinse – Untersuchung der Positionsstabilität an 763 Fällen. In: Wenzel M, Reim M, Freyler H, Hartmann Ch (Hrsg) 5. Kongreß der Deutschen Gesellschaft für Intraokularlinsen-Implantation, Bd. 5. Springer, Berlin Heidelberg New York, S 303–311
2. Apple DJ, Park SB, Merkley KH, Brems RN, Richards SC, Langley KE, Piest KL, Isenberg RA (1986) Posterior chamber intraocular lenses in a series of 75 autopsy eyes. Part I: Loop location. J Cataract Refract Surg 12:358–362
3. Arnott EJ (1989) Lens decentration. Eur J Implant Ref Surg 1:201–203
4. Colvard DM, Dunn SA (1990) Intraocular lens centration with continuous tear capsulotomy. J Cataract Refract Surg 16:312–314
5. Davison JA (1986) Analysis of capsular bag defects and intraocular lens position for consistent centration. J Cataract Refract Surg 12:124–129
6. Duncker G, Wetzel W (1991) Linsenposition nach 400 konsekutiven Phakoemulsifikationen mit geplanter Kapselsackfixierung. In: Schott K, Jacobi KW, Freyler H (Hrsg) 4. Kongreß der Deutschen Gesellschaft für Intraokularlinsen-Implantation, Bd 4. Springer, Berlin Heidelberg New York, S 113–119
7. Gimbel HV, Neuhann T (1990) Development, advantages, and methods of the continuous circular capsulorhexis technique. J Cataract Refract Surg 16:31–37
8. Greite JH, Kammann JP, Tsinopoulos I, Kreiner CF (1991) Die ST-Linse – Eine Ganzkörperlinse zur spannungsfreien endokapsulären Fixation. In: Schott K, Jacobi KW, Freyler H (Hrsg) 4. Kongreß der Deutschen Gesellschaft für Intraokularlinsen-Implantation, Bd 4. Springer, Berlin Heidelberg New York, S 5–12
9. Guyton DL, Uozato H, Wisnicki HJ (1990) Rapid determination of intraocular lens tilt and decentration through the undilated pupil. Ophthalmology 97:1259–1264
10. Hartmann C, Kriegelstein GK (1990) Morphologie der Kapselsackschrumpfung in Abhängigkeit von der Kapseleröffnungstechnik, vom Linsendesign und von der Sulcus-/Saccusfixation. Klin Mbl Augenheilk 197:302–310
11. Imkamp E, Effert R, Fleckhaus S, Böhmer H (1991) Vergleichende Untersuchungen zum Kapselsackdurchmesser und zur Kapselsackverformung nach Kapsulorhexis und großer, anteriorer Kapsulotomie mit Hinterkammerlinsenimplantation. In: Schott K, Jacobi KW, Freyler H (Hrsg) 4. Kongreß der Deutschen Gesellschaft für Intraokularlinsen-Implantation, Bd 4. Springer, Berlin Heidelberg New York, S 52–56
12. Phillips P, Perez-Emmanuelli J, Rosskothen HD, Koester CJ (1988) Measurement of intraocular lens decentration and tilt in vivo. J Cataract Refract Surg 14:129–135
13. Weidle EG, Riemann S, Lisch W (1989) Zentrierverhalten kapselsackfixierter Hinterkammerlinsen nach Kapsulorhexis. In: Freyler H, Skorpik C, Grasl M (Hrsg) 3. Kongreß der Deutschen Gesellschaft für Intraokularlinsen-Implantation, Bd 3. Springer, Wien New York, S 182–189

Zentrierungsverhalten von 5-mm-PMMA-Hinterkammerlinsen

K.-H. Emmerich und S. Müller

Zusammenfassung. Bei 104 Augen mit einer Mindestnachbeobachtungszeit von 3 Monaten zeigt sich ein hervorragendes Zentrierungsverhalten von 5-mm-PMMA-Hinterkammerlinsen, eine geringfügige Dezentrierung fand sich nur bei 3 der untersuchten Augen. Störende optische Erscheinungen wurden von keinem Patienten angegeben. Der Einblick auf die Fundusperipherie war in allen Fällen uneingeschränkt gut; Kontrollen dieser Ergebnisse nach Ablauf von 12 Monaten sind vorgesehen. Hierbei soll beurteilt werden, ob der Vorteil einer schnellen postoperativen Rehabilitation erhalten bleibt oder eventuelle Nachteile (Dezentrierung, störende optische Eigenschaften) nach Implantation von PMMA-Hinterkammerlinsen mit kleinem Optikdurchmesser langfristig zu erwarten sind.

Summary. In 104 cases with a 3-months follow-up period, 5 mm-PMMA-posterior-chamber-lenses show an excellent centration. Only in 3 cases, small decentration without optical conplainments had to be seen.

Einleitung

Die Attraktivität einer möglichst kleinen Schnittöffnung – schnelle Rehabilitation, kürzerer nachoperativer Heilungsverlauf – hat bei PMMA-Linsen zu der Entwicklung kleinerer Durchmesser der Linsenoptik bis hin zu einer Größe von 5 mm geführt. Als Vorteil gilt die Einsatzmöglichkeit in der Technik der Kleinschnitt-Kataraktchirurgie. Voraussetzung hierfür ist jedoch ein ideales Zentrierungsverhalten in Zusammenhang mit einer entsprechenden Operationstechnik. Aus diesem Grunde wurde das Zentrierungsverhalten von 5-mm-PMMA-Hinterkammerlinsen (Pharmacia 809 P) an 104 konsekutiv operierten Augen mit einer Mindestnachbeobachtungszeit von 3 Monaten überprüft.

Material und Methodik

Bei 104 Augen wurde eine Phakoemulsifikation und HKL-Implantation von einem Operateur mit folgender Technik durchgeführt: Skleratunnelschnitt, Kapsulorhexis, Phakoemulsifikation und endokapsuläre Implantation einer Hinterkammerlinse mit einem Optikdurchmesser von 5 mm (Pharmacia 809 P). Mit einer Mindestnachbeobachtungsdauer von 3 Monaten (mittlere Nachbeobachtungszeit 3,9 Monate) wurden alle operierten Patienten nachuntersucht,

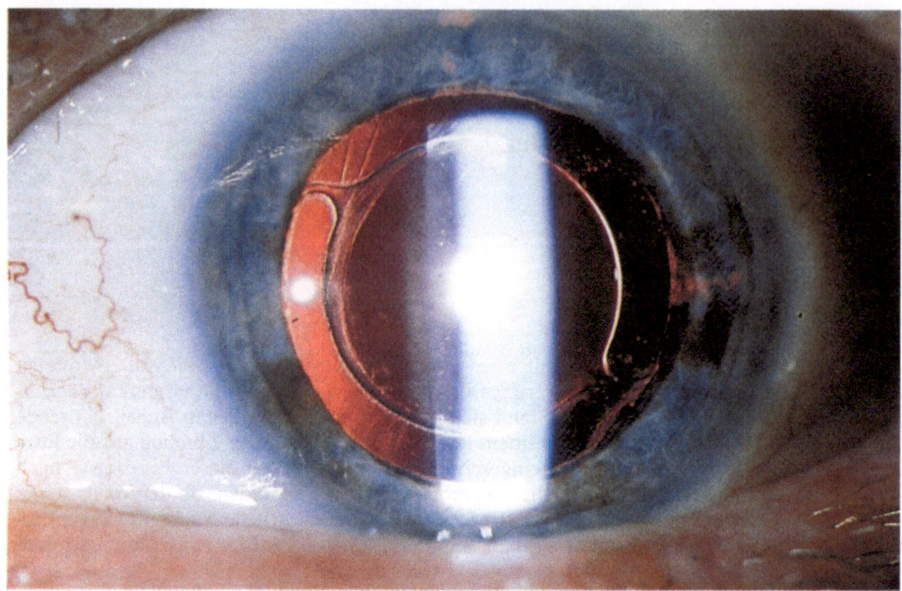

Abb. 1. Ideale Zentrierung einer 5-mm-PMMA-HKL, 3 Monate postoperativ (Gruppe 1)

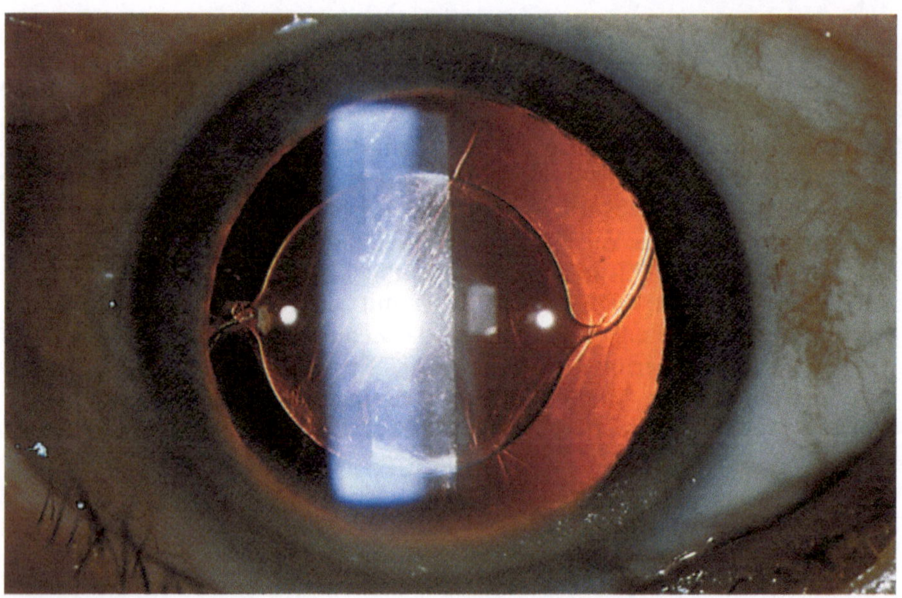

Abb. 2. Gute Zentrierung einer 5-mm-PMMA-HKL, 14 Wochen postoperativ (Gruppe 2)

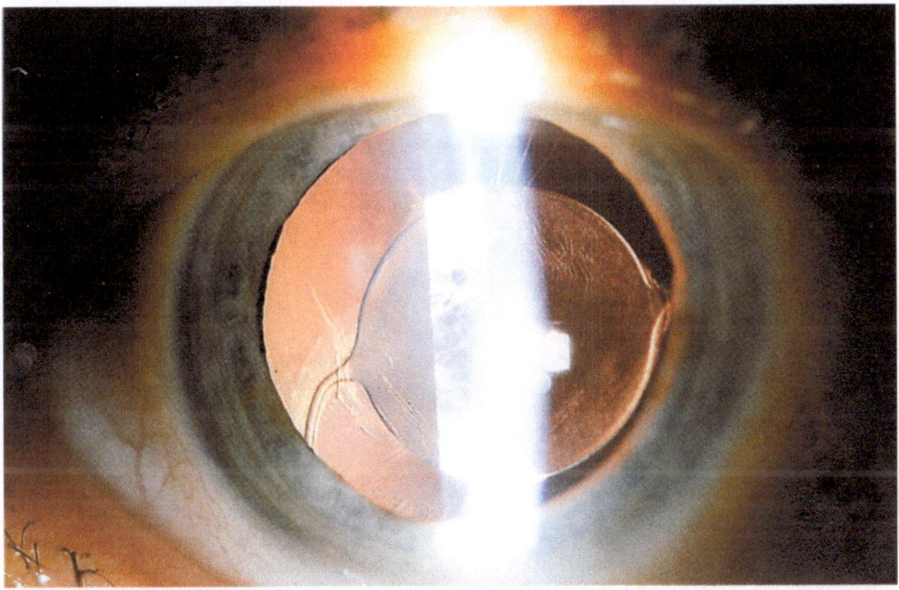

Abb. 3. Mäßige Zentrierung einer 5-mm-PMMA-HKL, 13 Wochen postoperativ (Gruppe 3)

die Zentrierung der Intraokularlinse überprüft und hiernach in folgende Gruppen eingeteilt:

Gruppe 1 ideale Zentrierung (Abb. 1)
Gruppe 2 gute Zentrierung (maximale Abweichung weniger als 1 mm) (Abb. 2)
Gruppe 3 mäßige Zentrierung (Abweichung von 1,0 – 1,5 mm, Linsenrand in Miosis nicht sichtbar; Abb. 3).

Ergebnisse

Nach einer mittleren Nachbeobachtungszeit von 3,9 Monaten zeigt sich bei 70% der untersuchten Patienten (n = 73, Gruppe 1) eine ideale Zentrierung der implantierten PMMA-Linsen mit 5 mm Optikdurchmesser. Bei 27% der Patienten (n = 28, Gruppe 2) fand sich eine gute Zentrierung mit einer geringfügigen Abweichung von maximal 1 mm. Bei 3 Patienten (Gruppe 3) zeigte sich in der Kontrolluntersuchung eine mäßige Dezentrierung aus der vertikalen Mitte von 1 – 1,5 mm. In keinem Fall war bei medikamentös unbeeinflußter Pupille der Rand der Linsenoptik sichtbar. Subjektive Beschwerden wie vermehrte Blendungsempfindlichkeit oder Störungen des Dämmerungs- bzw. Dunkelsehens wurden auf ausdrückliches Befragen hin von keinem Patienten geäußert.

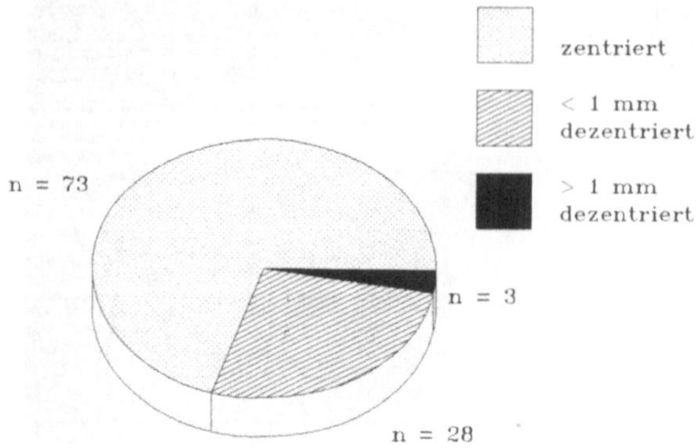

Abb. 4. Zentrierungsverhalten von 5-mm-PMMA-HKL (n = 104)

Literatur

1. Menapace R (1992) Intraokularlinsen für die Implantation durch kleine Inzisionen. In: Neuhann TH, Hartmann Ch, Rochels R (Hrsg) 6. Kongreß der Deutschsprachigen Gesellschaft für Intraokularlinsen-Implantation. Springer, Berlin Heidelberg New York, S 51–58
2. Amon M, Menapace R, Papapanos P, Radax U (1992) Clinical results with three different kinds of small-incision PMMA-IOLs. Abstrakt Symposium on Cataract, IOL and Refractive Surgery, 12.–15.4.1992, San Diego
3. Ernest PH (1990) Introduction to sutureless surgery. In: Gills JP, Sanders DR (eds) Small-incision cataract surgery. Slack, Thorofare, NJ, pp 103–105
4. Skoprik CH (1991) Kleinschnitt-Kataraktchirurgie. In: Wenzel M, Reim M, Freyler H, Hartmann Ch (Hrsg) 5. Kongreß der Deutschsprachigen Gesellschaft für Intraokularlinsen-Implantation. Springer, Berlin Heidelberg New York, S 275–282
5. Pharm DT, Wollensak J (1992) „No-stitch"-Kataraktchirurgie als Routineverfahren, Technik und Erfahrung. In: Klin Mbl Augenheilk 200:639–643
6. Klemen UM, Fridrich K (1991) PMMA Hinterkammerlinsenimplantation bei Kleinschnittechnik. In: Wenzel W, Reim M, Freyler H, Hartmann Ch (Hrsg) 5. Kongreß der Deutschsprachigen Gesellschaft für Intraokularlinsen-Implantation. Springer, Berlin Heidelberg New York, S 293–302

Untersuchung der Verformung eines Kapselsackmodells durch Intraokularlinsen mit durchschnittlich 12 mm Gesamtdurchmesser

A. Heine, J. Stave und R. Guthoff

Zusammenfassung. 73 verschiedene Intraokularlinsen mit konventioneller offener oder geschlossener Haptik wurden in Kapselsackmodelle mit den Durchmessern 8,5 mm, 9,5 mm und 10,5 mm implantiert. Die biomechanischen Eigenschaften dieser aus Silikonkautschukmembranen hergestellten Modelle entsprechen weitgehend einem durch Rhexis eröffneten, von Kern und Rinde gereinigtem menschlichen Kapselsack, der noch im Zonulaapparat verankert ist.

Die entstehende Verformung wurde mit einer Videokamera erfaßt und durch interaktive Messungen charakterisiert. Zur vereinfachten Beschreibung diente ein Quotient aus größtem und kleinstem Äquatordurchmesser nach Implantation.

Des weiteren wurde versucht, durch Bestimmung einfacher geometrischer Größen, die im entspannten Zustand erfaßt werden können, das Verformungsverhalten eines Implantates zu charakterisieren (Geometrieparameter). Ein Vergleich der ermittelten Verformungsquotienten durch Intraokularlinsen bis 13 mm Gesamtdurchmesser mit denen größerer Implantate ergab eine signifikant geringere Verformung der Kapselsackmodelle durch die kleineren Intraokularlinsen. Besonders geringe Verformungsquotienten wurden durch Intraokularlinsen mit einem großen „Geometrieparameter" erzielt. Dieser „Geometrieparameter" hat einen Maximalwert unter folgenden Bedingungen: 1. großer Optikdurchmesser, 2. geringer Gesamtdurchmesser und 3. Kontakt zwischen Kapselsackäquator und Haptik über einen großen Sektor.

Bei Auswahl eines Implantates nach diesen Kriterien kann mit großer Wahrscheinlichkeit eine postoperative Falten- und Nachstarbildung der hinteren Linsenkapsel reduziert werden, die auch heute noch die häufigste Langzeitkomplikation nach extrakapsulärer Kataraktoperation darstellt.

Summary. A total of 73 individual IOL's with conventionally open or closed haptic loops were alternatively implanted into capsular bag models with diameters of 8.5, 9.5 and 10.5 mm, respectively.

The biomechanical properties of these models made from silicone rubber membranes are similar to human capsular bags from which nucleus and cortex were removed and which were still being fixed to the zonular fibres.

The developing deformation of the capsular bag model following the implantation was registered by interactive measurement using a video camera. In order to simplify the degree of deformation a quotient of the largest and the smallest diameter was used. Moreover, the deformation properties of the individual implantates were characterised by determination of common geometric parameters, which were registered prior to implantation. Comparing the deformation quotients induced by the intraocular lenses measuring maximum 13 mm in diameter with those of bigger implantates, resulted in a significant lower deformation by the smaller types of intraocular lenses. Especially small deformation quotients were obtained by IOL's with a big geometric parameter. This geometric parameter achieves it's maximal value under the following conditions: 1. big optic diameter, 2. small total diameter, 3. most intensive attachment between the equator of the capsular bag and the haptic loop.

Selection of the implantates according to these criterias renders it possible to reduce postoperative capsular bag opacification, which nowadays still represent the most frequently complication after extracapsular cataract extraction.

Einleitung

Der Kapselsack gilt derzeit als der beste Ort für eine Kunstlinsenimplantation. Er bietet viele Vorteile gegenüber allen früher angewandten Methode der Intraokularlinsenfixierung, insbesondere auch gegenüber der Sulcus-ciliaris-Fixation [1]. Ein Problem ist jedoch auch heute noch ungelöst: Die axiale Nachstarbildung als häufigste Langzeitkomplikation nach Kataraktoperation. Um diese postoperative Nachstarbildung zu verhindern, gilt eine möglichst zirkuläre Ausspannung des Kapselsackes im Äquatorbereich, verbunden mit einer faltenfreien Ausspannung des hinteren Kapselblattes als wirksame Prophylaxe. Dieser Zusammenhang konnte bisher nur tierexperimentell nachgewiesen werden [2]. Daß infolge der biomechanischen Wechselwirkung der Kunstlinse mit dem Kapselsack eine Verformung besonders der Äquatorregion entsteht, ist bekannt. Diese Verformung ist jedoch an biologischem Material sehr schwierig zu quantifizieren: 1. Der Kapselsackdurchmesser schwankt nach Messungen von Galand in Abhängigkeit von der Bulbusgröße beträchtlich [3]. 2. Es sind keine Meßmethoden bekannt, die sicher in vivo einsetzbar sind. Wir haben daher ein künstliches Kapselsackmodell für unsere Untersuchungen verwendet [4].

Ziel der Untersuchungen war es herauszufinden, welche künstlichen Linsen mit konventioneller offener oder geschlossener Haptik die kreisrunde Form des Kapselsackäquators am wenigsten verändern und somit die Spannung gleichmäßig an den Implantationsort verteilen.

Des weiteren wurde versucht, durch einfache geometrische Größen, die im entspannten Zustand erfaßt werden können, das Verformungsverhalten eines Implantats zu charakterisieren („Geometrieparameter“).

Material und Methode

Es wurden 73 verschiedene Intraokularlinsen aus PMMA mit konventioneller Haptik nacheinander in künstliche Kapselsackmodelle mit den Durchmessern 8,5 mm, 9,5 mm und 10,5 mm implantiert. Die mechanischen Eigenschaften dieser aus Silikonkautschukmembranen hergestellten Modelle entsprechen weitgehend einem durch Rhexis eröffneten, von Kern und Rinde gereinigtem menschlichen Kapselsack [4]. Die Modelle haben eine definierte Wandstärke von 0,127 mm, eine Höhe von 3,0 mm und einen Durchmesser von 8,5 mm, 9,5 mm oder 10,5 mm. In diese Modelle wurden die Intraokularlinsen zentrisch implantiert. Die entstandende Verformung wurde mit einer Videokamera erfaßt und durch interaktive Messungen charakterisiert. Zur vereinfachten Beschreibung der Verformung dient ein Quotient aus größtem und kleinstem Äquatordurchmesser nach Implantation:

$$\text{Verformungsquotient} = \frac{a}{b} \, .$$

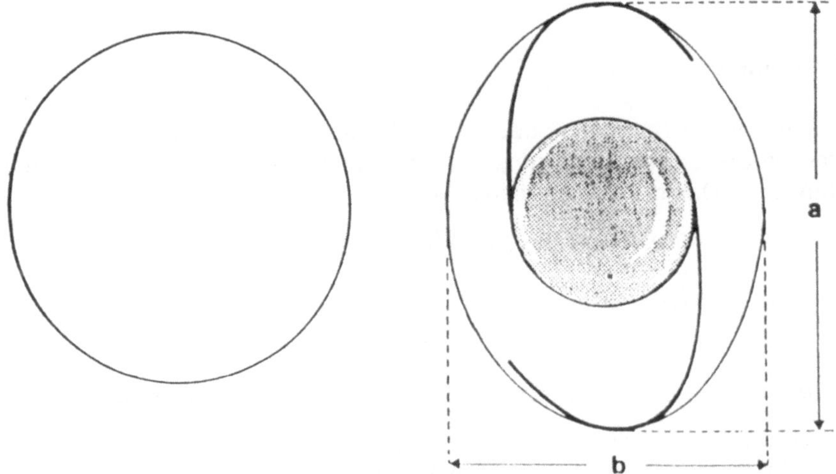

Abb. 1. Verformungsquotient

Um diejenigen Intraokularlinsen zu charakterisieren, die einen geringen Verformungsquotienten hervorrufen, bestimmten wir von jeder C-Schlingen- und J-Schlingen-Linse einen „Geometrieparameter" C vor der Implantation.

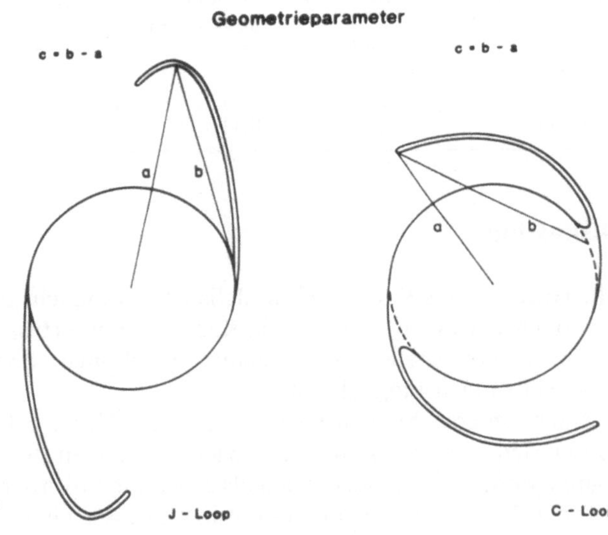

Abb. 2. „Geometrieparameter" $C = b - a$

Dieser Geometrieparameter ist die Differenz aus dem halben Gesamtdurchmesser a (= Optikmittelpunkt – größter Haptikabstand) und der Strecke b (= Strecke zwischen Haptikansatz an der Optik – maximaler Haptikabstand).

Unsere Meßergebnisse stellen eine Erweiterung der an einem selektierten Linsenkollektiv bei der Erprobung dieses Kapselsackmodells gewonnenen Ergebnisse dar.

Ergebnisse

Wir teilten die Implantate nach ihrem Gesamtdurchmesser in 2 Gruppen ein. Bei den Ergebnissen der Gruppe 1 und 2 sind bereits die in einer Vorstudie entstandenen Daten miteingeflossen [4].

Gruppe 1 Intraokularlinsen mit 13,5 mm und 14,0 mm Gesamtdurchmesser n = 73

Gruppe 2 Intraokularlinsen bis 13 mm Gesamtdurchmesser n = 53.

Tabelle 1. Verformungsquotienten von Gruppe 1 (13,5 und 14 mm Gesamtdurchmesser)

Durchmesser Kapselsackmodell	Mittelwert	Standard-abweichung	Minimum	Maximum	n = Anzahl
9,5 mm	1,39	0,19	1,09	1,92	68
10,5 mm	1,35	0,13	1,12	1,64	73

Tabelle 2. Verformungsquotienten von Gruppe 2 (bis 13 mm Gesamtdurchmesser)

Durchmesser Kapselsackmodell	Mittelwert	Standard-abweichung	Minimum	Maximum	n = Anzahl
8,5 mm	1,27	0,11	1,0	1,42	49
9,5 mm	1,21	0,11	1,0	1,42	51
10,5 mm	1,15	0,11	1,0	1,33	53

Diskussion

Mit Hilfe unseres Kapselsackmodells ist es möglich, in vitro einige Parameter der Wechselwirkung Kapselsack/Kunstlinse zu erfassen.

Ein weiterer Vorteil von Modelluntersuchungen besteht darin, daß beliebig viele Messungen möglich sind.

Nach Untersuchungen von Effert et al. [5], ist bekannt, daß C-Schlingen-Linsen den Kapselsack an den Stellen, wo er von der Haptik maximal ausgespannt wird, geringer verformen als J-Schlingen-Linsen. Wir konnten nachweisen, daß Linsen mit einem Gesamtdurchmesser bis 13 mm Kapselsackmodelle

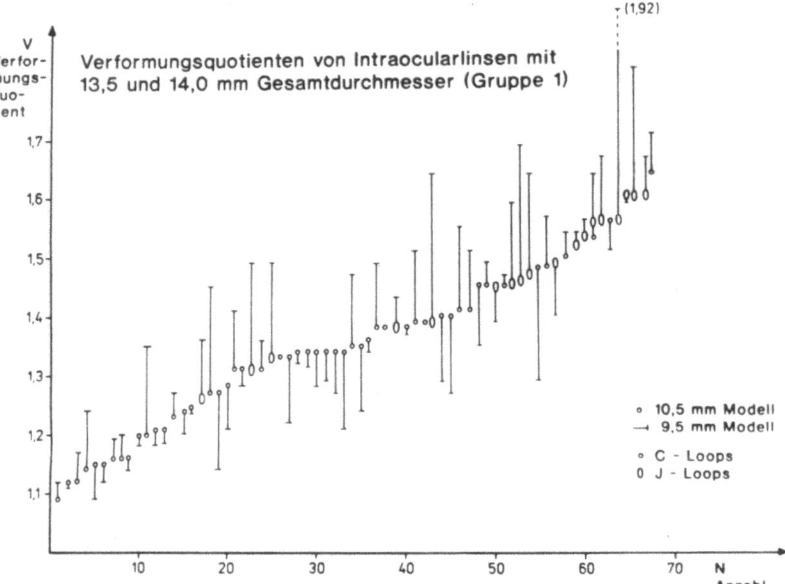

Abb. 3. Verformungsquotienten der Gruppe 1

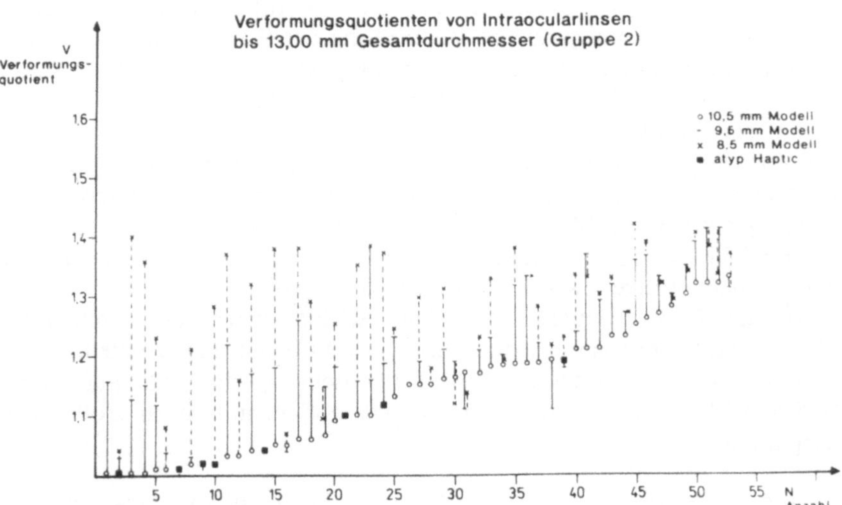

Abb. 4. Verformungsquotienten der Gruppe 2

signifikant geringer verformen als größere Implantate. Die Unterschiede der Kapselsackverformung waren erstaunlich groß. Nur ein Drittel der 13,5 und 14,0 mm großen Linsen erreichten Verformungsquotienten, die im Bereich der kleineren Linsen lagen.

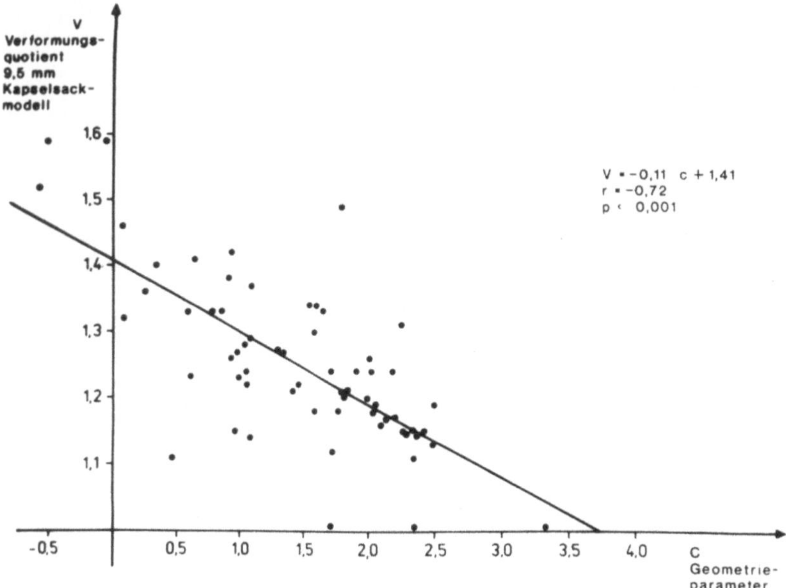

Abb. 5. Korrelation Geometrieparameter-Verformungsquotient (9,5-mm-Modell)

Die statistische Untersuchung mit dem t-Test für unabhängige Stichproben ergab eine signifikant geringere Verformung der 9,5-mm- und 10,5-mm-Kapselsackmodelle durch die „kleineren" Intraokularlinsen, Irrtumswahrscheinlichkeit $p<0{,}001$. Wie aus der graphischen Darstellung (Abb. 4) ersichtlich, nimmt bei den kleineren Linsen fast generell bei kleinerem Kapselsackmodell der Verformungsquotient zu. Bei den Linsen mit größerem Gesamtdurchmesser kam es bei insgesamt 29 der 73 untersuchten Typen zu einer geringeren Verformung des 9,5-mm-Modells gegenüber dem 10,5-mm-Modell (Abb. 3). Hierbei handelte es sich überwiegend um Linsen mit großer Optik, langer Haptik und kleinem Winkel zwischen Optik und Haptik.

Mit dem Geometrieparameter gelang es, eine Korrelation zwischen resultierendem Verformungsquotienten und Linsendesign herzustellen. Auf dem $p<0{,}001$-Niveau korrelierte sowohl bei dem 9,5-mm- als auch bei dem 10,5-mm-Modell ein kleiner Verformungsquotient mit einem großen Geometrieparameter:

9,5-mm-Modell $V=-0{,}11\cdot C+1{,}14$ $p<0{,}001$ $r=-0{,}72$

10,5-mm-Modell $V=-0{,}0084\cdot C+1{,}34$ $p<0{,}001$ $r=-0{,}49$

Aufgrund der negativen Korrelation zwischen Verformungsquotient und Geometrieparameter konnten wir feststellen, daß Linsen mit großem Geometrieparameter die geringste Verformung hervorrufen. Der Geometrieparameter hat einen Maximalwert unter folgenden Bedingungen:

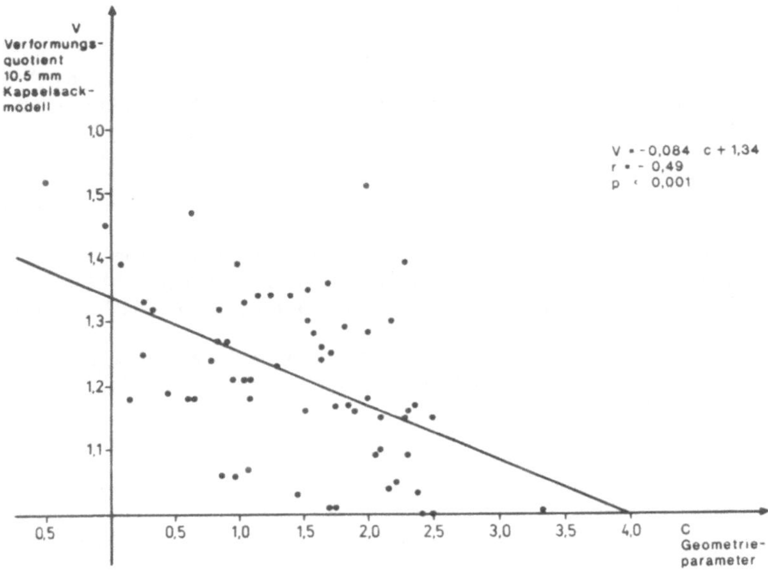

Abb. 6. Korrelation Geometrieparameter-Verformungsquotient (10,5-mm-Modell)

- großer Optikdurchmesser
- geringer Gesamtdurchmesser
- Kontakt zwischen Linsenäquator und Haptik über einen möglichst großen Sektor.

Die so charakterisierten Linsen erzielen ebenso wie Linsen mit atypischer, kreisrunder Haptik, die auf eine Vorspannung zur Fixierung des Implantates verzichten, kleine Verformungsquotienten. Die Implantation dieser Linsen bewirkt nicht nur eine geringe Verformung des Kapselsackes, sondern würde bei Sulcus-ciliaris-Fixation, wie sie nach Untersuchungen von McDonnel et al. [6] in 37% der Fälle bei beiden Haptiken vorkommt, eine geringere Irritation des Gewebes hervorrufen.

Es wäre darüber hinaus denkbar, daß ein ausgedehnter Kontakt zwischen Linsenhaptik und Kapselsackäquator die germinative Zone der Linsenepithelien stört und so zu einer Reduktion der Nachstarbildung beiträgt. Kapselfibrose und Fältelung der hinteren Kapsel sind bekanntlich Hauptursache für die postoperative Herabsetzung der Sehschärfe [7, 8].

Durch unser vereinfachtes Modell können einige Parameter, z. B. Form der Kapsulorhexis, Rückstellelastizität der Haptik, nicht erfaßt werden. Um diese Parameter einzubeziehen, wäre ein komplizierteres experimentelles oder mathematisches Modell notwendig. Inwieweit die gewonnenen Ergebnisse klinisch relevant sind, bleibt nachfolgenden Studien vorbehalten.

Literatur

1. Apple DJ, Reidy JJ, Googe JM, Mamalis N, Novak LC, Loftfield K, Olson RJ (1985) A comparison of ciliary sulcus and capsular bag fixation of posterior chamber intraocular lenses. Am Intra-ocular Impl Soc J 11:44–63
2. Apple DJ, Tetz MR, Hansen SO (1987) Intercapsular implantation of various posterior chamber lens styles. Animal test results. Ophthal Fract 5:100–104; 132–134
3. Galand A, Bonhomme L, Collee M (1984) Direct measurement of the capsular bag. Am Intra-okular Impl Soc J 10:475–476
4. Guthoff R, Gustmann J, Draeger J (1992) Ein Kapselsackmodell zur Optimierung von Kunstlinsenhaptiken – Erste vergleichende Untersuchungen an 74 Intraokularlinsen. In: Neuhann T, Hartmann C, Rochels R (Hrsg) 6. Kongreß der DGII. Springer, Berlin Heidelberg New York, S 149–155
5. Effert R, Danassis M, Heim T (1989) Verformung des Kapselsackes nach Implantation von intraocularen Linsen. In: Freyler H, Scorpik C, Grasl M (Hrsg) 3. Kongreß der DGII. Springer, Wien New York, S 87–92
6. McDonnel PJ, Champion R, Green R (1987) Location and composition of haptics of posterior chamber intraocular lenses. Ophthalmology 94:136–142
7. McDonnel PJ, Stark WJ, Green R (1984) Posterior capsule opacification: A specular microscopic study. Ophthalmology 91:853–856
8. Green WR, McDonnel PJ (1985) Opacification of the posterior capsule. Trans Am Ophthalmol Soc 104:727–739

Experimentelle Untersuchungen zum Zentrier- und Kippverhalten verschiedener Linsenhaptik-Geometrien

B. Neppert, J. Draeger, R. Guthoff und G. Busch

Zusammenfassung. Intraokularlinsen mit zirkulärer Haptik sollen die gleichmäßige kreisförmige Kapselsackausspannung zur Verhinderung von Dezentrierung und Tilting garantieren. Hier wurden 2 unter dieser Zielsetzung konstruierte Intraokularlinsen einer konventionellen Linse mit Zweipunkthaptik gegenübergestellt. In den dynamometrischen Messungen wurden alle 3 Haptiken radiär und sagittal komprimiert und die entstehenden Rückstellkräfte gemessen. In der radiären Messung ergaben sich die kleinsten Kraftdifferenzen entlang der Meßpunkte an der äußeren Zirkumferenz bei der neuen Zirkulärhaptik-Linse. In den ersten klinischen Beobachtungen ist eine geringe Dezentrierungsrate zu verzeichnen. Die dynamometrisch ermittelten Rückstellkräfte nach Sagittalkompression am äußeren Haptikbügel sind bei diesem Linsenmodell zirkulär gleichförmig niedrig. Ob die spezielle Hochkantprofilierung der Haptikbügel und die damit gewonnene Torsionssteifigkeit klinisch die Häufigkeit des Tiltings signifikant senken kann, bleibt weiteren Untersuchungen vorbehalten.

Summary. Intraocular lenses with circular haptic should garantee the homogeneous circular tensioning of the capsular sack in order to avoid decentration and tilting. Two intraocular lenses constructed for this purpose were compared to one conventional lens with a two-point haptic. All 3 haptics were radially and sagittally compressed and the resulting counter-resistance forces were measured by electronic dynamometry. The differences in the forces after radial compression along the outer circumference of the new circular haptic lens were the smallest compared to the 2 other lenses. In our first clinical trials only a small decentration rate is found. The counter-resisting forces after sagittal compression of the outer haptic loop are homogeneously low in this special lens model. It could not yet be proven if the special vertical rectangular profile of the haptic loops could significantly reduce the tilting rate in patients.

Einleitung

Bei der Implantation von Intraokularlinsen wird die möglichst gleichmäßige Ausspannung des Kapselsackes über 360° angestrebt. Zu diesem Zweck sind Haptiken zur zirkulären Ausspannung entwickelt worden, die von der klassischen J- und C-Schlingenform deutlich abweichen (Anis 1980; Binkhorst 1985). Sie sollen einerseits durch die faltenfreie vollständige Ausspannung der Hinterkapsel die Nachstarrate verringern (Jacobi 1985; Apple et al. 1987; Villjalmsson et al. 1992). Außerdem soll die unerwünschte Verkippung, die für das Iris-capture-Phänomen prädisponierend wirkt, verhindert werden.

Bei der Konstruktion einer neuen Zirkulärhaptik-IOL wurde eine größere Stabilität um die Querachse zu erreichen versucht, indem der Querschnitt der Haptik-Filamente einem hochkant gestellten Rechteck vergleichbar geformt

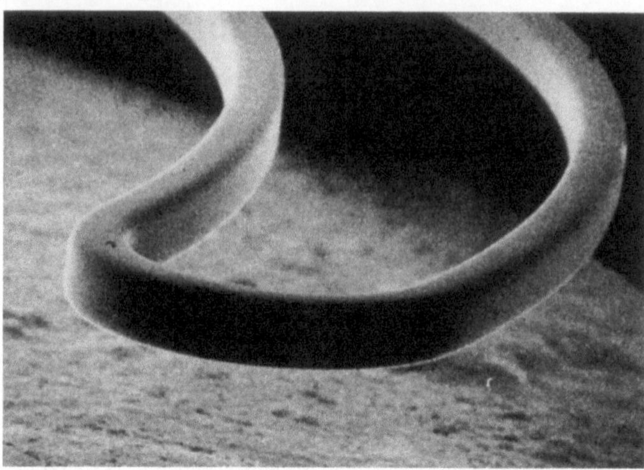

Abb. 1. Rasterelektronenmikroskopische Aufnahme der Haptik der neuen Zirkulärhaptik-Linse

wurde, so daß trotz offener Schlingen eine erhöhte Torsionssteifigkeit entstand (Abb. 1).

Methodik

In diesen Experimenten wurden 3 Hinterkammer-IOLs mit verschiedene Haptikgeometrien, nämlich eine J-Schlingen-Linse als Beispiel für Zweipunkthaptik-IOLs und 2 verschiedene Zirkulärhaptiklinsen (genannt Nr. 1 und Nr. 2) untersucht. Es erfolgte die kurzfristige radiäre und sagittale Kompression um jeweils 0,5 mm und die Messung der Rückstellkräfte am elektronischen Dynamometer (Draeger et al. 1989).

1. Radiäre Kompression

Für diese Messungen wurden alle Linsen in einem Kapselsackmodell mit einem Durchmesser von 10,5 mm vorkomprimiert. Die resultierenden Rückstellkräfte wurden in den folgenden Graphiken den Meßpunkten an der Linsenhaptik zugeordnet und als Kraftvektoren dargestellt.

Ergebnisse. Die radiären Rückstellkräfte bei der Zweipunkthaptiklinse variieren erwartungsgemäß erheblich, je nachdem, ob die Messung an der Haptik, direkt am Optikrand oder nur am Modellkapselsack stattfindet (Abb. 2).

Bei der gemessenen Zirkulärhaptik-IOL Nr. 1 entstehen ähnliche Unterschiede bei radiärer Belastung. Hierbei zeigt sich die größte Nachgiebigkeit

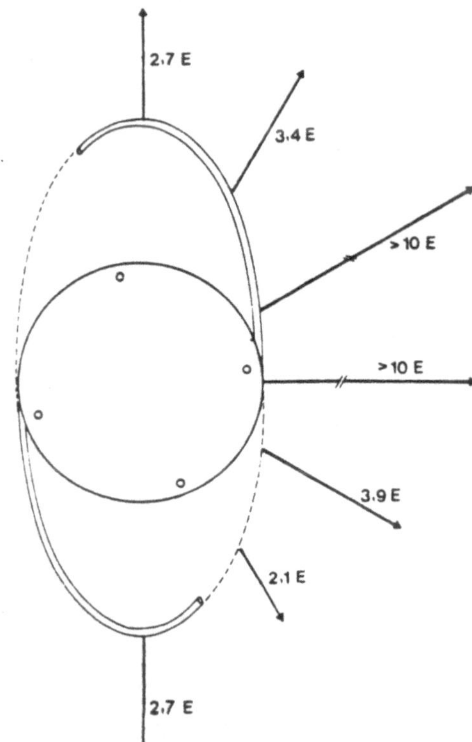

Abb. 2. Vektordiagramm der Rückstellkräfte bei radiärer Kompression um 0,5 mm: Zweipunkthaptik-Linse

entsprechend den geringsten Rückstellkräften am Ende der Bügel, die nach Implantation in der 12-h-Position zu liegen kommen (Abb. 3).

Bei der neukonstruierten Zirkulärhaptik-IOL Nr. 2 („Tulpen-Linse"), deren Optik sich erst nach zirkulärer Kompression auf Kapselsackdurchmesser zentriert, wurden mit und ohne Vorkompression durch das 10,5-mm-Kapselsackmodell die jeweils stärksten Rückstellkräfte in der 12-h-Position gefunden. Die Differenzen zwischen den maximalen und minimalen Rückstellkräften waren im Vergleich zu den beiden anderen Linsen am geringsten (Abb. 4).

2. Sagittale Kompression

Ergebnisse. Im Hinblick auf klinische Relevanz wurden bei den Zweipunkthaptiken nur die Rückstellkräfte nach sagittaler Kompression an den Bügelenden ausgewertet. Die dortige Abstützung im Kapselsackäquator ist durch vergleichsweise geringe Nachgiebigkeit beider Haptiken recht gut, und dadurch wird diese Linse gegen Verkippung in der Querachse stabilisiert (Abb. 5).

Bei der Zirkulärhaptik-Linse Nr. 1 sind die Rückstellkräfte in der 6-h-Position zwar erheblich, in der oberen Zirkumferenz jedoch extrem gering, so daß

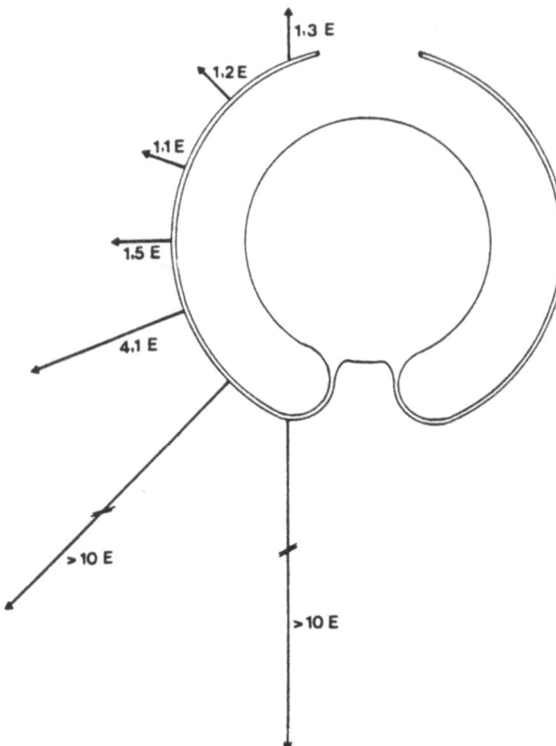

Abb. 3. Vektordiagramm der Rückstellkräfte bei radiärer Kompression um 0,5 mm: Zirkulärhaptik-Linse Nr. 1

von einer ausgesprochen niedrigen Stabilität um die Querachse ausgegangen werden muß (Abb. 6).

Die weiterentwickelte Zirkulärhaptik-Linse Nr. 2 weist an ihrem äußeren Haptikbügel fast gleichförmig niedrige Rückstellkräfte gegenüber sagittaler Kompression auf. Eine Messung der Rückstellkräfte des inneren oder beider Haptikbügel gelang mit dem Dynamometer nicht zufriedenstellend. Ein Einfluß der ovalären Haptikquerschnitte ließ sich unter unseren Meßbedingungen ebenfalls nicht nachweisen, weil die Abstützung dieses Hochkantprofils im Kapselsackäquator nicht naturgetreu simuliert werden konnte (Abb. 7).

Diskussion

Die Zweipunkthaptik-IOLs führen zu einer ovalären Kapselsackausspannung, die allerdings ihre Zentrierung in der frühen postoperativen Phase typischerweise nicht beeinträchtigt. Auch nach Abklingen der Kapselsackschrumpfungsphase ist nach unseren stichprobenartigen Nachuntersuchungen (etwa 30–36 Monate postoperativ) eine allenfalls mäßige, klinisch inapparente Dezentrierung meist nach oben oder temporal oben zu beobachten gewesen.

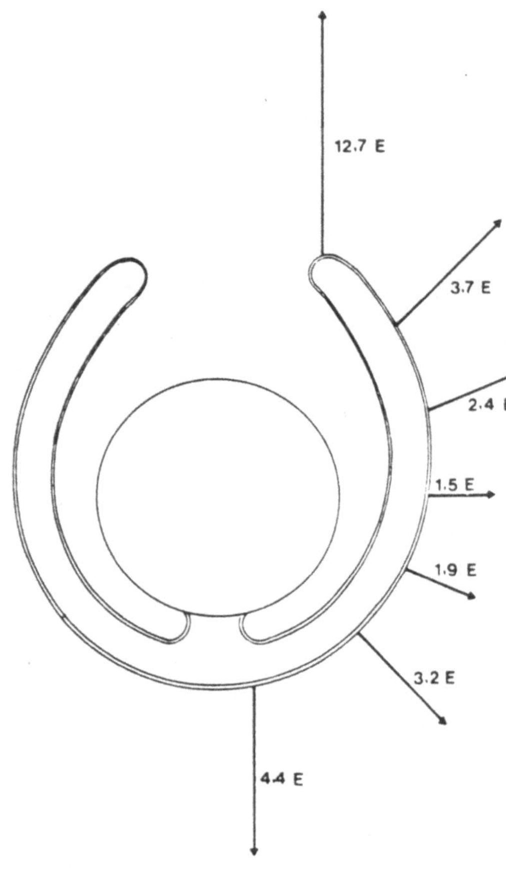

Abb. 4. Vektordiagramm der Rückstellkräfte bei radiärer Kompression um 0,5 mm: Zirkulärhaptik-Linse Nr. 2

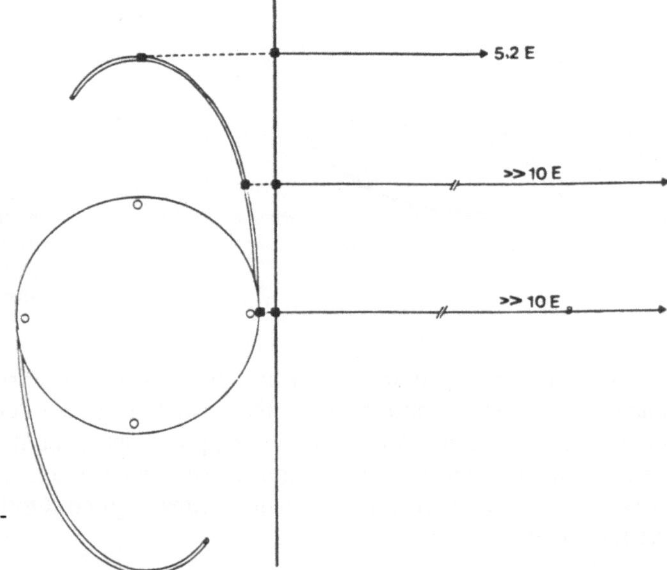

Abb. 5. Vektordiagramm der Rückstellkräfte bei sagittaler Kompression um 0,5 mm: Zweipunkthaptik-Linse

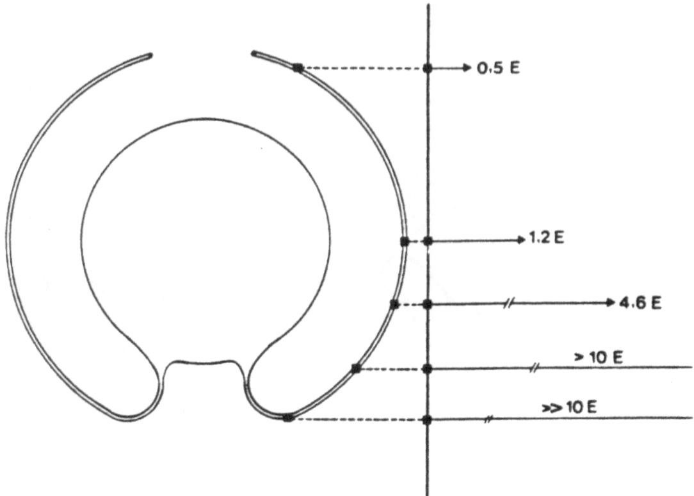

Abb. 6. Vektordiagramm der Rückstellkräfte bei sagittaler Kompression um 0,5 mm: Zirkulärhaptik-Linse Nr. 1

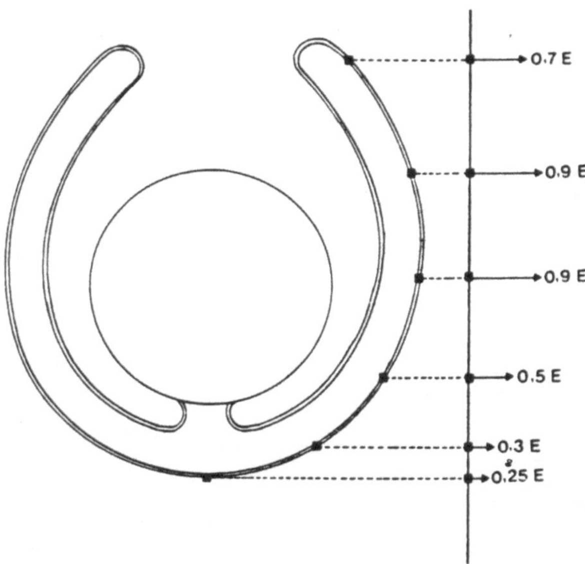

Abb. 7. Vektordiagramm der Rückstellkräfte bei sagittaler Kompression um 0,5 mm: Zirkulärhaptik-Linse Nr. 2

Die getestete Zirkulärhaptik-Linse Nr. 1 neigt zu stärkerer Dezentrierung nach oben, entsprechend ihrer größeren Nachgiebigkeit der Haptikbügelenden in der 12-h-Position. Auch eine Verkippung der oberen Linsenhälfte wurde häufiger als bei den beiden anderen Linsentypen gesehen. Das Vollbild eines Iris-Captures ist allerdings aufgrund ihres großen Optikdurchmessers von 6,5 mm relativ selten.

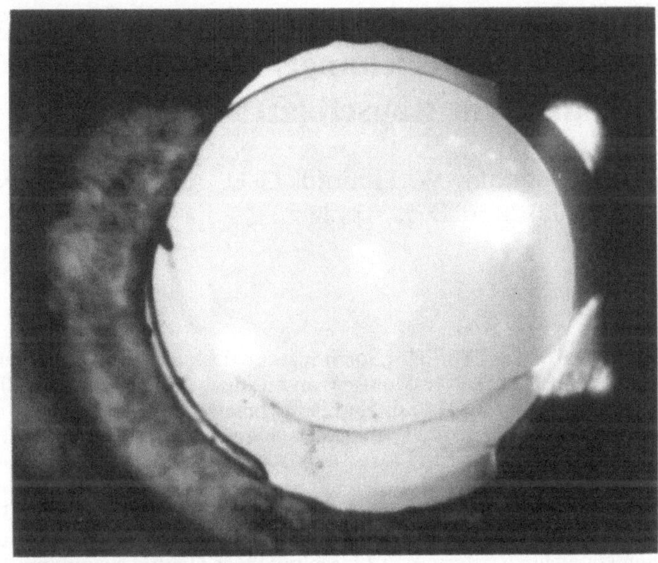

Abb. 8. Foto einer Zirkulärhaptik-Linse Nr. 2 in situ

Wir bevorzugen inzwischen die „Tulpen-Linse" wegen deren Fähigkeit zur Selbstzentrierung und zirkulären Kapselsackausspannung. In den bisherigen klinischen Nachbeobachtungen (3 – 10 Monate postoperativ) wurde kein Fall von Iris-Capture beobachtet. Bei einwandfreier klinischer Verträglichkeit stellt diese Kapselsack-IOL bei der extrakapsulären Kataraktextraktion eine gute Alternative zu herkömmlichen Zweipunkthaptiklinsen dar (Abb. 8).

Literatur

Anis AY (1980) The Anis posterior chamber capsular lens. Contact intraocular Lens med J 6:286 – 290

Apple DJ, Tetz MR, Hansen SO (1987) Intracapsular implantation of various posterior chamber lens styles. Animal test results. Ophthalmol Fract 5:100 – 104; 132 – 134

Binkhorst CD (1985) Safe all-in-the-bag-pseudophakia with a new lens design (the moustache lens). Doc Ophthalmol 59:57 – 69

Jacobi KW (1985) Extracapsular surgery: How it was, how it is. Choice Mod Lect; Eur J Intraocular Implant Surg 4:99 – 112

Draeger J, Guthoff R, Abramo F (1989) Zur Biomechanik der IOL-Haptik. Vergleichende Messungen von Elastizitäts- und Rückstellkraft in Abhängigkeit von Materialeigenschaften und Konstruktion. In: Lang GK, Ruprecht KW, Jacobi KW (Hrsg) 2. Kongreß der Deutschen Gesellschaft für Intraokularlinsen-Implantation. Enke, Stuttgart, S 4 – 44

McDonnell PJ, Zarbin MA, Green WR (1983) Posterior capsule opacification in pseudophakic eyes. Ophthalmology 90:1548 – 1553

Villjalmsson GA, Lucas BC (1992) Zur Nachstarinzidenz sulkus- versus kapselsackfixierter Hinterkammerlinsen. Klin Monatsbl Augenheilkd 200:167 – 170

Einfluß von Optikgeometrie und Haptikabwinklung auf die Lagebeziehungen von IOL und hinterem Kapselblatt *

T. A. Wesendahl, W. Hunold, G. U. Auffarth, T. J. Newland, C. Blotnick und D. J. Apple

Zusammenfassung. Mit der „Small-incision"-Technik bevorzugen viele Chirurgen Intraokularlinsen mit Haptikabwinklungen von nur noch 5 °, 3 ° oder sogar 0 °. Gleichzeitig erscheinen immer häufiger IOLs mit Haptikdurchmessern von nur noch 11 oder 11,5 mm. Mehrere klinische und tierexperimentelle Untersuchungen bestätigen den hemmenden Einfluß eines engen Kontaktes zwischen Linsenrückfläche und Hinterkapsel auf die Nachstarentwicklung. Wir untersuchten mit Hilfe der modifizierten Miyake-Technik an enukleierten Post-mortem-Augen den Einfluß unterschiedlicher Haptikabwinklungen und Haptikdurchmesser auf die Lagebeziehungen zwischen IOL und hinterem Kapselblatt. Mit unserer Versuchsanordnung konnten wir zeigen, daß Linsen mit einer Haptikabwinklung von weniger als 10 ° keinen sicheren Kontakt von IOL-Rückfläche und Hinterkapsel sicherstellen können. Lediglich Durchmesser von 12,5 mm, kombiniert mit Abwinklungen von 10 ° und 15 °, sicherten einen stabilen Kontakt dieser Grenzflächen.

Summary. With the advent of small incision surgery many surgeons now tend to implant IOLs with down sized optic diameter and haptics angulated anteriorly at less than 5 °, 3 °, or even 1 °. At the same time, numerous clinical and animal studies support the inhibitory effect of a close contact between IOL and posterior capsule on the formation of PCO. Using a modified Miyake technique, IOLs with haptics angulated anteriorly at 1 °, 5 °, 10 °, and 15 ° and different haptic diameters were implanted into the capsular bag. By use of this technique we were able to demonstrate the influence of haptic angulation and haptic diameter on the IOL position in relation to the posterior capsule. Haptics angulated anteriorly less than 10 ° could not achieve stable contact of IOL and posterior capsule. Only IOLs with 10 ° and 15 ° combined with a total diameter of 12.5 mm could attain a firm contact with the posterior capsule.

Einleitung

Eine noch weitgehend ungelöste Komplikation moderner Kataraktchirurgie ist die Entwicklung der Hinterkapseltrübung im Anschluß an eine extrakapsuläre Kataraktextraktion [1, 4]. Mit der Einführung moderner Operationstechniken wie z. B. der Kleinschnittechnik, bevorzugen viele Chirurgen Intraokularlinsen, mit geringen Haptikabwinklungen von 5 °, 3 ° oder sogar 0 °.

Unabhängig davon konnte in mehreren klinischen und tierexperimentellen Studien gezeigt werden, daß ein enger Kontakt von IOL-Rückfläche und Hin-

* Diese Studie wurde gefördert durch ein Forschungsstipendium der Deutschen Forschungsgemeinschaft We 1676/1-1 (Dr. Wesendahl); an unrestricted grant from Research to Prevent Blindness Inc. New York, NY.

terkapsel die Eintrübung der Hinterkapsel im Anschluß an eine extrakapsuläre Kataraktextraktion hemmend beeinflussen kann [7–11].

Wir untersuchten mit Hilfe der modifizierten Miyake-Technik den Einfluß unterschiedlicher Haptikdurchmesser und Haptikabwinklungen auf den Kontaktbereich von IOL-Rückfläche und Hinterkapsel.

Material und Methode

Wir präparierten 8 enukleierte menschliche Autopsieaugen für die modifizierte Miyake-Technik. Nach Entfernung von Hornhaut und Iris wurde die Vorderkapsel in CCC-Technik geöffnet und die kristalline Linse mit dem Phakotip entfernt. Kortexreste wurden mit dem Saug-Spül-Handgriff entfernt und die Linsenkapsel anschließend bei niedriger Aspirationsstellung von verbleibenden Epithelzellen gereinigt.

In jedes so vorbereitete Auge wurden Intraokularlinsen eines einzigen Herstellers in den Kapselsack implantiert. Diese Linsen unterschieden sich lediglich in ihrem Haptikdurchmesser sowie der Haptikabwinklung gegenüber der Optikebene. Die Haptikdurchmesser betrugen 11,5 bzw. 12,5 mm. Die Haptikabwinklungen betrugen 1°, 5°, 10° und 15°. Die Haptikkonfiguration entspricht einem modifizierten C.

Nach Implantation der Intraokularlinsen in den Kapselsack werden diese mit 0,1 ml einer fluoreszingefärbten Swinger-Kornmehl-Lösung überschichtet. Diese Lösung enthält 15% Dextran 70 sowie 0,5% Fluoreszen. Sie ist schwerer als BSS und umfließt daher die IOL-Optik, sinkt nach unten und füllt den Raum zwischen Linsenrückfläche und Hinterkapsel. Das in der Lösung enthaltene Dextran bindet Fluoreszen und erschwert dadurch dessen Durchtritt durch den Kapselsack in den Glaskörperraum.

Wird der Kapselsack von unten mit einem Kobaltblau-Licht bestrahlt, wird das enthaltene Fluoreszen erregt und fluoresziert. Die Linsen wurden vor der Implantation in den Kapselsack mit einer wenige μm dicken Metallschicht beschichtet. Diese Schicht ist dünn genug, um nicht mit den mechanischen Eigenschaften der Haptik zu interferieren, macht die Linsenoptik jedoch lichtundurchlässig. Die Beschichtung der IOL-Optik ermöglicht daher eine Differenzierung der Fluoreszenz oberhalb und unterhalb der Linsenoptik. Bei Bestrahlung des Kapselsackes von unten wird nur der Anteil des Fluoreszens zwischen IOL und Hinterkapsel erregt und macht den Spaltraum zwischen IOL-Rückfläche und hinterem Kapselblatt sichtbar. Fluoreszen oberhalb der Optik hat keinen Einfluß auf die sichtbare Fluoreszenz, da der Lichteinfall von der Optikbeschichtung verhindert wird. Die Stärke der zwischen IOL und Hinterkapsel sichtbaren Fluoreszenz ist ein Maß für die Breite des zwischen beiden Strukturen verbliebenen Spaltraumes.

Jede IOL-Implantation wurde mit einer Videoanlage aufgezeichnet. Die Videooptik wurde dabei von unten auf den Kapselsack fokussiert. Auf diese Weise konnte der Spaltraum zwischen IOL und Hinterkapsel gut sichtbar gemacht werden. Die aufgezeichneten Videosequenzen wurden anschließend 3 unabhängigen Begutachtern vorgespielt, die für jedes der 8 Augen eine Rangfolge der Fluoreszenzstärke aufstellten. Aus den einzelnen Ranglisten wurde ein Mittelwert gebildet.

Ergebnisse

Tabelle 1 zeigt unsere Ergebnisse, die wir an 8 menschlichen Autopsieaugen gewonnen haben in der Reihenfolge abnehmender Fluoreszenz.

Tabelle 1. Ergebnisse von 8 Post-mortem-Augen in der Reihenfolge abnehmender Fluoreszenz. Lediglich die letzten beiden Kombinationen konnten einen engen Kontakt von IOL und posteriorer Kapsel sichern

Fluoreszenz	Haptikdurchmesser (mm)	Haptikabwinklung (°)
starke Fluoreszenz	11,5	1
↓	11,5	5
	11,5	10
	12,5	1
	12,5	5
	11,5	15
	12,5	10
keine Fluoreszenz	12,5	15

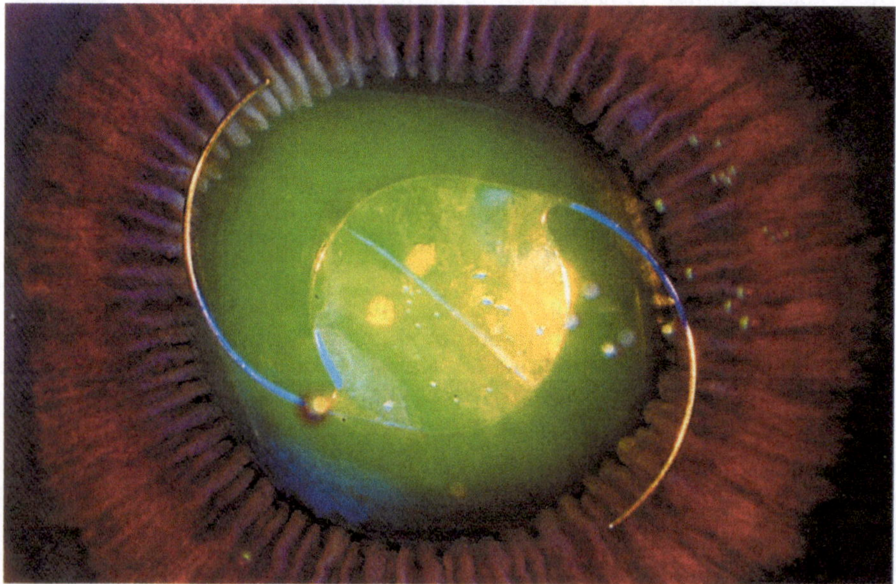

Abb. 1. IOL mit 5-mm-Optik, 11,5 mm Gesamtdurchmesser und 1 ° Haptikabwinklung. Die Fluoreszenz hinter der IOL-Optik repräsentiert den Spaltraum zwischen IOL und Hinterkapsel

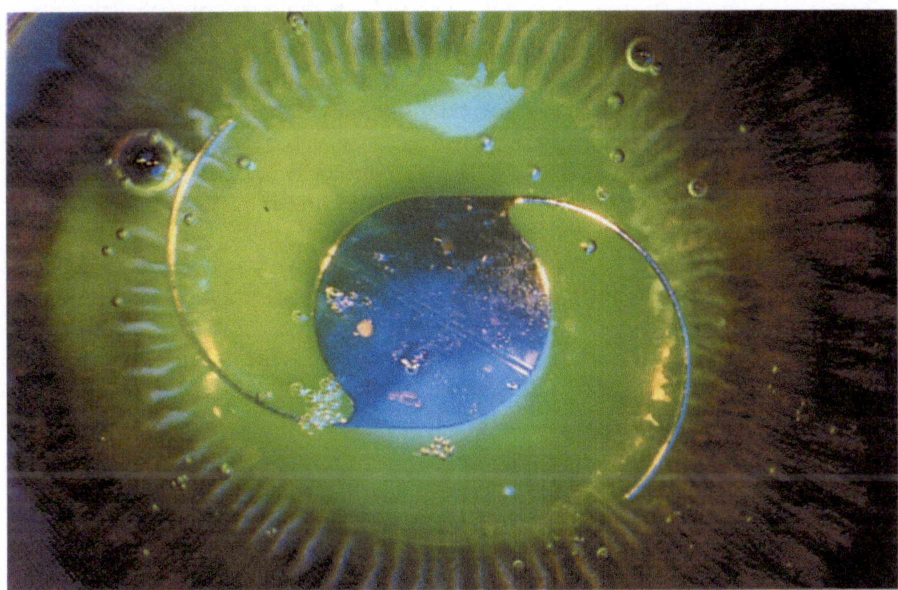

Abb. 2. IOL mit 5-mm-Optik, 12,5 mm Gesamtdurchmesser und 10 °. Die Optik liegt der Hinterkapsel vollständig an. Fluoreszenz hinter der Optik ist nicht sichtbar

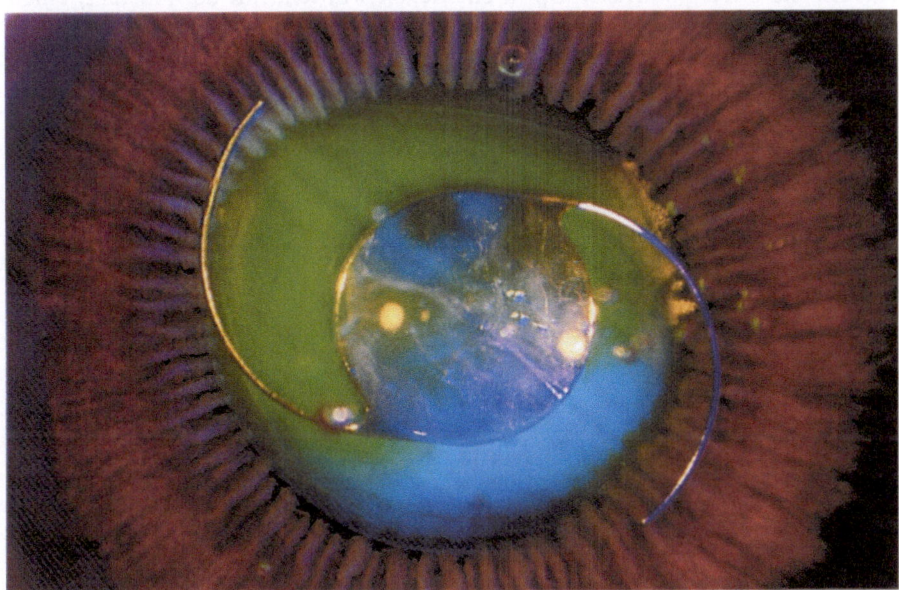

Abb. 3. IOL mit 5-mm-Optik, 11,5 mm Gesamtdurchmesser und 15 °. Trotz der starken Haptikneigung liegt die Optik der Hinterkapsel nicht vollständig an, erkennbar an der noch vorhandenen Fluoreszenz

11,5-mm-Linsen schnitten generell schlechter ab (Abb. 1). Ein Haptikdurchmesser von 12,5 mm bietet einen besseren Kontakt zum hinteren Kapselblatt, wobei allerdings erst Abwinklungen von 10° bzw. 15° die Optik in ausreichendem Maße gegen die Hinterkapsel drücken, um so einen engen Kontakt sicherzustellen (Abb. 2).

Haptikneigungen geringer als 10° waren in jedem Fall, ob mit 11,5 mm oder 12,5 mm Haptikdurchmesser, nicht ausreichend, um einen Kontakt von IOL und Hinterkapsel sicherzustellen (Abb. 1).

Selbst ein Winkel von 15° bei einem Durchmesser von 11,5 mm konnte keine vollständige Anlagerung von IOL-Rückfläche und Kapselblatt erreichen (Abb. 3).

Lediglich der Gesamtdurchmesser von 12,5 mm in Kombination mit einer Haptikneigung von 10° bzw. 15° konnte einen guten Kontakt von IOL und hinterem Kapselblatt garantieren (Abb. 2).

Diskussion

In den letzten Jahren haben mehrere klinische, aber auch tierexperimentelle Untersuchungen zeigen können, daß ein enger Kontakt der IOL-Rückfläche zur Hinterkapsel die Eintrübung des hinteren Kapselblattes im positiven Sinne, vermutlich durch rein mechanische Blockade, beeinflussen kann [1, 3–6].

Diese und viele andere Arbeiten haben dazu geführt, daß IOLs mit konvexer Rückfläche oder bikonvexer Optik entwickelt wurden, mit der Absicht, einen Kontakt von IOL-Optik der Hinterkapsel zu erreichen.

Unsere Ergebnisse zeigen jedoch, daß eine bikonvexe Optik allein kein Garant für den Kontakt von IOL und Hinterkapsel darstellt. Erst die Kombination von konvexer IOL-Rückfläche, entsprechend großem Gesamtdurchmesser von mehr als 11,5 mm und einer Haptikabwinklung von mindestens 10° können einen Kontakt von IOL-Optik und Hinterkapsel sicherstellen.

Literatur

1. Anis A (1980) The Anis posterior chamber capsular lens. Contact Intraocul Lens Med J 6:286–290
2. Apple D, Solomon K, Tetz M et al (1992) Posterior capsule opacification. Surv Ophthalmol 37:73–116
3. Born C, Ryan D (1990) Effect of intraocular lens optic design on posterior capsular opacification. J Cataract Refract Surg 16:188–192
4. Downing J (1986) Long-term discussion rates after placing posterior chamber lenses with the convex surface posterior. J Cataract Refract Surg 12:651–654
5. Götting J, Knorz MC, Seiberth V, Münch D (1991) Nachstarrate mit biconvexen und konvexplanen IOLs – Eine prospektive Studie. In: Wenzel M, Reim M, Freyler H, Hartman C (eds) 5. Kongreß der Deutschen Gesellschaft für Intraokularlinsen-Implantation. Springer, Berlin Heidelberg New York
6. Hansen S, Solomon K, McKnight G et al (1988) Posterior capsular opacification and intraocular lens decentration. Part I. Comparison of various posterior chamber lens designs implanted in the rabbit model. J Cataract Refract Surg 14:605–613

7. Lowes M (1990) The effect of posterior vaulting of intraocular lens implantates on capsular opacification. Eur J Implant Refract Surg 2:47–52
8. Santos B, DelMonte M, Pastora R et al (1987) Comparative study of the effects of optic design on lens epithelium in vitro. J Cataract Refract Surg 13:127–130
9. Sellmann T, Lindstrom R (1988) Effect of plano-convex posterior chamber lens on capsular opacification from Elschnig pearl formation. J Cataract Refract Surg 14:68–72
10. Sterling S, Wood T (1986) Effect of intraocular lens convexity on posterior capsule opacification. J Cataract Refract Surg 12:655–657
11. Tetz M, O'Morchoe D, Gwin T et al (1988) Posterior capsular opacification and intraocular lens decentration. Part II. Experimental findings on a prototype circular intraocular lens design. J Cataract Refract Surg 14:614–623

Einfluß der Kapsulorhexisgröße auf die Nachstarentstehung*

T. A. Wesendahl, G. U. Auffarth, T. J. Newland, S. Brown und D. J. Apple

Zusammenfassung. Die Nachstarbildung im Anschluß an eine Kataraktoperation ist die häufigste Komplikation moderner Kataraktchirurgie. Der Einfluß der Kapsulorhexis auf die Nachstarentstehung ist mehrfach diskutiert worden, doch besteht bis heute weitgehende Unklarheit über die optimale Größe. Wir führten an 20 Augen von 10 Neuseeland-Albinokaninchen eine ECCE nach CCC und Phakoemulsifikation durch. Es wurden zwei Gruppen unterschieden, wobei in jeweils einem Auge eine 4-mm- und im Partnerauge eine 8-mm CCC angestrebt wurde. Implantiert wurde eine One-piece-PMMA-IOL mit einer 7,0 mm bikonvexen Optik, einem Gesamtdurchmesser von 14 mm und einer Haptikabwinklung von 10°. Postoperativ betrugen die Kapsulorhexisgrößen in der 4-mm-Gruppe 4,3 ± 0,6 mm und im Partnerauge 7,7 ± 0,4 mm. Unterschiedliche Kapsulorhexisgrößen hatten keinen Einfluß auf die Nachstarentwicklung. Große Kapselöffnungen zeigten jedoch häufiger Iriskomplikationen.

Summary. Posterior capsular opacification is one of the most common complications of modern cataract surgery. A basic remaining question that needs to be answered is whether the anterior capsulectomy should have a diameter greater or less than the IOL optic. We performed continuous curvilinear capsulorhexis (CCC) and phacoemulsification on 10 New Zealand rabbits to investigate the influence of the capsulectomy on the formation of PCO. Each rabbit had bilateral cataract extraction with a 4 mm CCC in one eye and a 8 mm CCC in the partner eye. All eyes received a one piece PMMA IOL with an optic diameter of 7 mm in the bag. Postoperatively the CCC diameters were 4.3 ± 0,6 mm and 7.7 ± 0.4 mm respectively. Different capsulotomy sizes had no influence on the PCO formation. However, large capsulotomies showed a higher incidence of iris complications.

Einleitung

Die Eintrübung der hinteren Linsenkapsel nach extrakapsulärer Kataraktextraktion (ECCE) ist die häufigste Komplikation moderner Kataraktchirurgie. Noch unbekannt ist der Einfluß der Kapsulotomiegröße auf die PCO-Entwicklung. Eine größere Kapselöffnung erlaubt einen direkten Kontakt von Vorder- und Hinterkapsel, eine kleinere Kapselöffnung trennt die Epithelzellen des vorderen Kapselblattes von der Hinterkapsel, da die Vorderkapsel der IOL-Optik aufliegt [1, 6].

* Diese Studie wurde gefördert durch ein Forschungsstipendium der Deutschen Forschungsgemeinschaft Bonn-Bad Godesberg We 1676/1-1 (Dr. Wesendahl); an unrestricted grant from Research to Prevent Blindness Inc. New York, NY.

Wir operierten 20 Augen von 10 Albinokaninchen, wobei zwei Gruppen mit unterschiedlich großen Kapselöffnungen unterschieden wurden.

Material und Methode

Zehn junge Neuseelandalbinokaninchen mit einem Gewicht von 2,0–3,0 kg wurden beidseits kataraktoperiert. Ein Auge wurde mit einer continuous curvilinear capsulorhexis (CCC) von ca. 4 mm, das Partnerauge mit einer 8-mm-CCC operiert. Nach Phakoemulsifikation wurde eine Intraokularlinse (IOL) in den Kapselsack implantiert. Bis zum 14. postoperativen Tag erhielten alle Tiere lokale Steroide in den Bindehautsack.

Die Tiere wurden 1 Woche, 2, 4, 8, 10 und 12 Wochen postoperativ am Spalt untersucht. Je nach Ausprägungsgrad der Befunde wurde ein Punktwert von 0 bis 4 entsprechend des McDonald-Shadduck-Schemas vergeben, wobei 0 dem geringsten und 4 dem höchsten Ausprägungsgrad entspricht.

Drei Monate postoperativ wurden die Tiere eingeschläfert, die Bulbi enukleiert und in 10% Formalinlösung fixiert. Ausdehnungsgrad und Dichte der hinteren Linsentrübung wurden unter Verwendung des von Hansen et al. (1988) entwickelten Bewertungsschemas dokumentiert.

Ergebnis

19 Bulbi, 10 mit kleiner Kapsulorhexis sowie 9 mit großer Kapsulorhexis wurden untersucht. Ein Auge wurde wegen Hornhauttrübung und intraokularer Drucksteigerung von der Untersuchung ausgeschlossen.

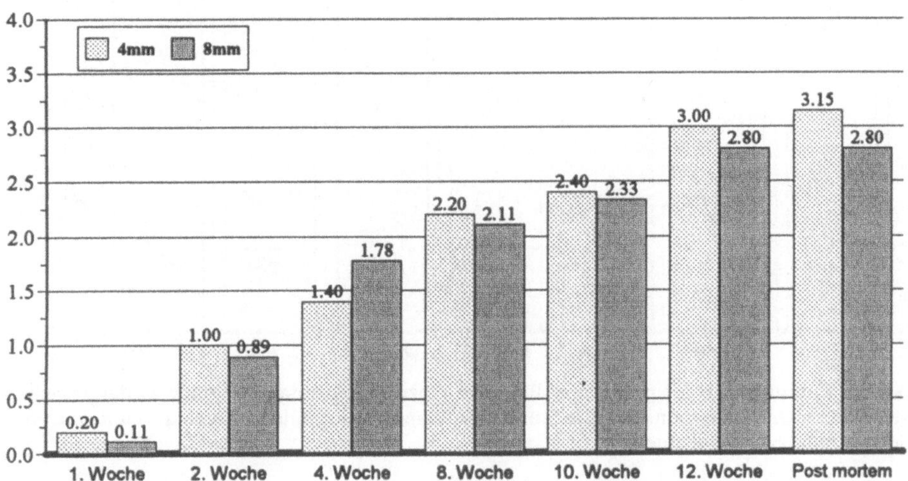

Abb. 1. Dargestellt sind die Mittelwerte der Hinterkapseltrübung zu den jeweiligen Untersuchungszeitpunkten. Die erste Säule repräsentiert die 4-mm-Gruppe, die zweite die 8-mm-Gruppe

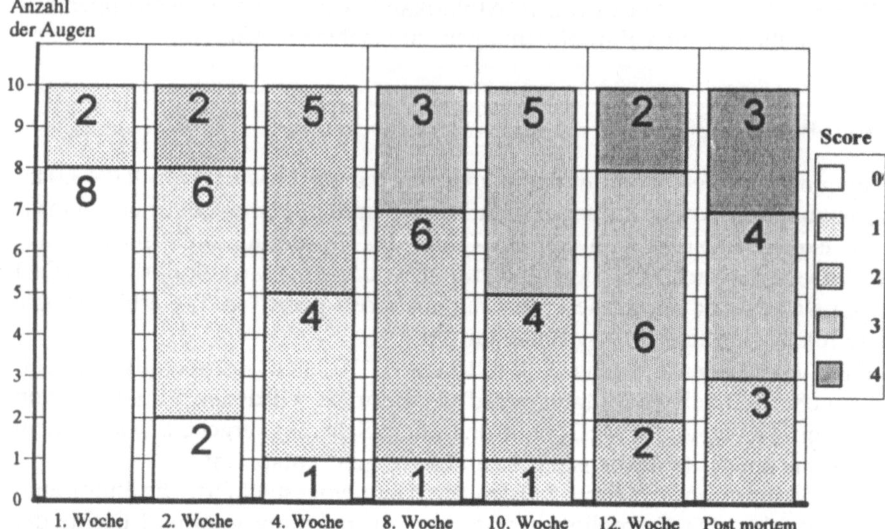

Abb. 2. Kumulative Häufigkeitsdarstellung der einzelnen Ausprägungsgrade zu den jeweiligen Untersuchungszeitpunkten. Die Stärke der Ausprägungsgrade ist durch die zunehmende Schwärzung gekennzeichnet

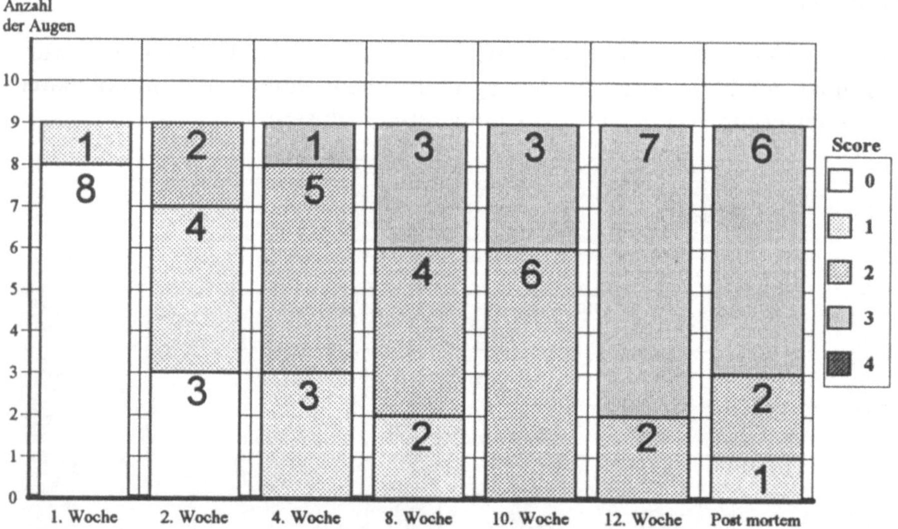

Abb. 3. Kumulative Häufigkeitsdarstellung der einzelnen Ausprägungsgrade zu den jeweiligen Untersuchungszeitpunkten. Die Stärke der Ausprägungsgrade ist durch die zunehmende Schwärzung gekennzeichnet

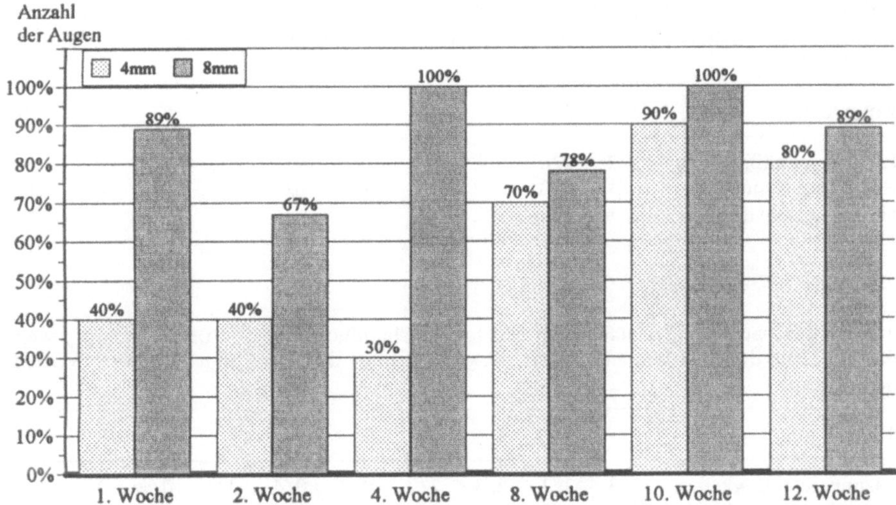

Abb. 4. Dargestellt ist die Häufigkeit von Iriskomplikationen in % zu den jeweiligen Untersuchungszeitpunkten. Die erste Säule repräsentiert die 4-mm-Gruppe, die zweite die 8-mm-Gruppe

Tabelle 1. Graduierungen nach dem McDonald-Shadduck-System. Angegeben ist jeweils das Ergebnis der Spaltlampenuntersuchung der 4-mm- und der 8-mm-Gruppe 1 Woche postoperativ

4 mm/8 mm	1	2	3	4	5	6	7	8	9	10
Irisunregelmäßigkeiten	2/2	0/2	2/3	0/0	2/0	1/1	0/0	0/#	0/0	0/0
Posteriore Synechien	1/0	0/0	0/1	0/0	0/1	1/1	0/1	0/#	0/1	0/1
Hinterkapseltrübung	0/0	0/0	0/0	0/0	0/0	0/0	1/0	0/#	1/0	0/1

Tabelle 2. Graduierungen nach dem McDonald-Shadduck-System. Angegeben ist jeweils das Ergebnis der Spaltlampenuntersuchung der 4-mm- und der 8-mm-Gruppe 2 Wochen postoperativ

4 mm/8 mm	1	2	3	4	5	6	7	8	9	10
Irisunregelmäßigkeiten	0/0	0/2	0/2	0/2	2/0	0/2	0/2	2/#	2/2	0/2
Posteriore Synechien	0/1	1/1	0/3	0/0	1/1	0/1	0/1	1/#	0/2	0/1
Hinterkapseltrübung	1/0	1/1	1/1	0/0	0/0	1/1	2/2	1/#	2/1	1/2

Die Größe der Kapsulorhexis betrug in der 4-mm-Gruppe durchschnittlich 4,3 ± 0,6 mm. Der Mittelwert in der 8-mm-Gruppe betrug 7,7 ± 0,4 mm. Der Durchmesser der implantierten Linsenoptik betrug 7 mm. Im Falle der großen Kapsulorhexis hatte somit das anteriore Kapselblatt direkten Kontakt mit der Hinterkapsel, während im Falle der 4-mm-CCC Vorder- und Hinterkapsel durch die Linsenoptik getrennt waren.

Tabelle 3. Graduierungen nach dem McDonald-Shadduck-System. Angegeben ist jeweils das Ergebnis der Spaltlampenuntersuchung der 4-mm- und der 8-mm-Gruppe 4 Wochen postoperativ

4 mm/8 mm	1	2	3	4	5	6	7	8	9	10
Irisunregelmäßigkeiten	0/2	0/0	0/2	0/3	0/0	0/2	0/2	2/#	0/2	0/2
Posteriore Synechien	0/1	0/0	0/2	1/3	1/0	0/1	0/1	0/#	0/1	0/1
Hinterkapseltrübung	2/1	1/2	2/2	1/2	0/1	1/1	2/2	2/#	2/1	2/3

Tabelle 4. Graduierungen nach dem McDonald-Shadduck-System. Angegeben ist jeweils das Ergebnis der Spaltlampenuntersuchung der 4-mm- und der 8-mm-Gruppe 8 Wochen postoperativ

4 mm/8 mm	1	2	3	4	5	6	7	8	9	10
Irisunregelmäßigkeiten	2/3	2/3	2/3	2/2	0/3	0/4	0/2	0/#	2/1	0/3
Posteriore Synechien	2/2	1/3	0/2	2/1	2/2	0/4	0/3	0/#	2/0	0/3
Hinterkapseltrübung	2/1	2/2	2/2	2/2	1/1	2/2	3/3	3/#	2/3	3/3

Tabelle 5. Graduierungen nach dem McDonald-Shadduck-System. Ergebnis der Spaltlampenuntersuchung der 4-mm- und der 8-mm-Gruppe 10 Wochen postoperativ

4 mm/8 mm	1	2	3	4	5	6	7	8	9	10
Irisunregelmäßigkeiten	3/2	1/3	3/1	0/0	2/0	0/3	1/3	2/#	2/0	2/0
Posteriore Synechien	2/1	/0	3/1	0/0	0/0	1/3	3/2	1/#	/0	2/0
Hinterkapseltrübung	3/2	2/3	3/2	3/3	3/2	3/3	2/2	2/#	2/2	1/2

Tabelle 6. Graduierungen nach dem McDonald-Shadduck-System. Angegeben ist jeweils das Ergebnis der Spaltlampenuntersuchung der 4-mm- und der 8-mm-Gruppe 12 Wochen postoperativ

4 mm/8 mm	1	2	3	4	5	6	7	8	9	10
Irisunregelmäßigkeiten	3/0	1/2	3/2	4/0	1/2	0/3	0/4	2/#	3/0	0/0
Posteriore Synechien	2/0	2/4	3/0	#/1	2/2	0/4	0/4	1/#	#/0	1/1
Hinterkapseltrübung	4/2	2/3	2/3	4/3	3/3	3/3	3/2	3/#	3/3	3/3

Abb. 5a. Operationssitus nach Anlegen der 5-mm-Kapsulotomie

Abb. 5b. Spaltlampenmikroskopie 2 Wochen postoperativ

Abb. 5c. Miyake-Ansicht postmortem. Dargestellt ist der Kapselsack mit implantierter IOL in der Ansicht von hinten

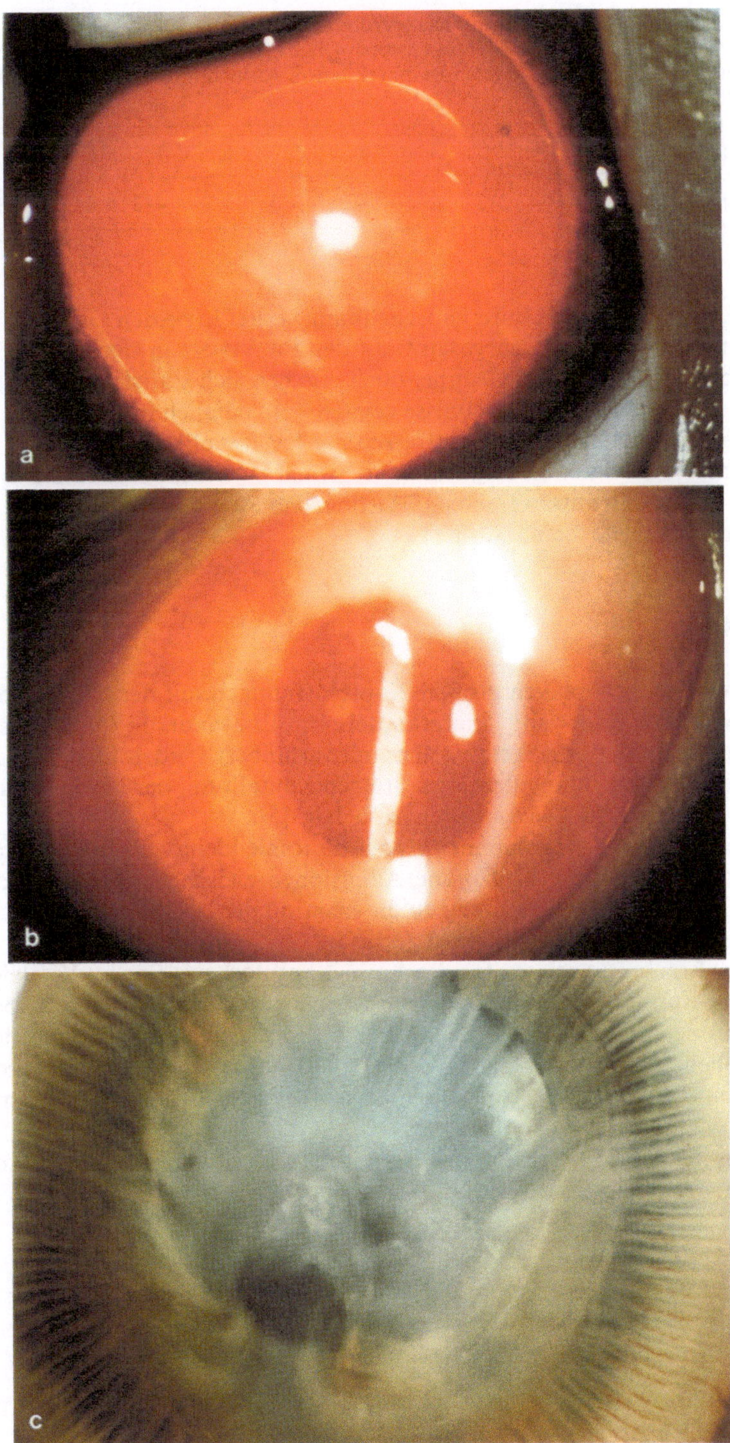
a
b
c

Tabelle 7. Graduierungen der Hinterkapseltrübung nach Hansen und Tetz. Angegeben ist das Ergebnis der 4-mm- und der 8-mm-Gruppe. Die Ergebnisse basieren auf der pathologischen Untersuchung der enukleierten Bulbi mit einem Auflichtmikroskop nach Durchtrennung der Bulbi am Äquator

4 mm/8 mm	1	2	3	4	5	6	7	8	9	10
Hinterkapseltrübung	4/1	2/3	2/2	4/3	3/3	3/3	4/3	3/2	3/3	3/3

Die Entwicklung der Hinterkapseltrübung verlief in beiden Gruppen (4 und 8 mm) nahezu identisch. Insgesamt lag der Punktwert in der 4-mm-Gruppe etwas über dem der 8-mm-Gruppe, doch ergaben sich statistisch keine Unterschiede. Unterschiedliche Ergebnisse zeigten sich lediglich innerhalb der ersten 4 Wochen postoperativ in der Häufigkeit der Iriskomplikationen. Bulbi mit einer 8-mm-CCC zeigten häufiger Irisunregelmäßigkeiten, posteriore Synechien und Iris-capture-Syndrom (Abb. 4). Postmortem konnten diese Befunde bestätigt werden (Tabelle 7 und Abb. 1).

Diskussion

Einige Autoren bevorzugen größere Kapselöffnungen mit der Möglichkeit zur Adhäsion von Vorder- und Hinterkapsel. Die Einwanderung von Linsenepithelzellen in die optische Achse soll damit verhindert werden [3, 4, 7]. Linsenepithelzellen haben dann allerdings direkten Kontakt mit der Hinterkapsel und können diese ohne Schwierigkeiten besiedeln [5].

Andere Autoren favorisieren eine Kapsulotomie kleiner als der Optikdurchmesser der implantierten IOL. Die Adhäsionen zwischen Kapsulorhexisrand und IOL sichert ihrer Meinung nach die Fixation der IOL und hält die Linsenepithelzellen von der Hinterkapsel fern [5].

Unsere Ergebnisse zeigten für die 4-mm-Kapsulorhexis eine im Vergleich mit der 8-mm-Kapsulorhexis minimal stärkere Ausprägung der Hinterkapseltrübung. Bei der untersuchten Anzahl von Versuchstieren (n = 10) und der Art der erhobenen Daten war dieser Unterschied statistisch jedoch nicht signifikant. Klinisch konnte auch kein Unterschied in der Trübungsform entdeckt werden.

Augen mit 8-mm-Kapsulotomie zeigten häufiger postoperative Iriskomplikationen. Der Unterschied war auch bei der relativ kleinen Anzahl von Tieren

Abb. 6a. Operationssitus nach Anlegen der 7-mm-Kapsulotomie

Abb. 6b. Spaltlampenmikroskopie 2 Wochen postoperativ

Abb. 6c. Miyake-Ansicht postmortem. Dargestellt ist der Kapselsack mit implantierter IOL in der Ansicht von hinten

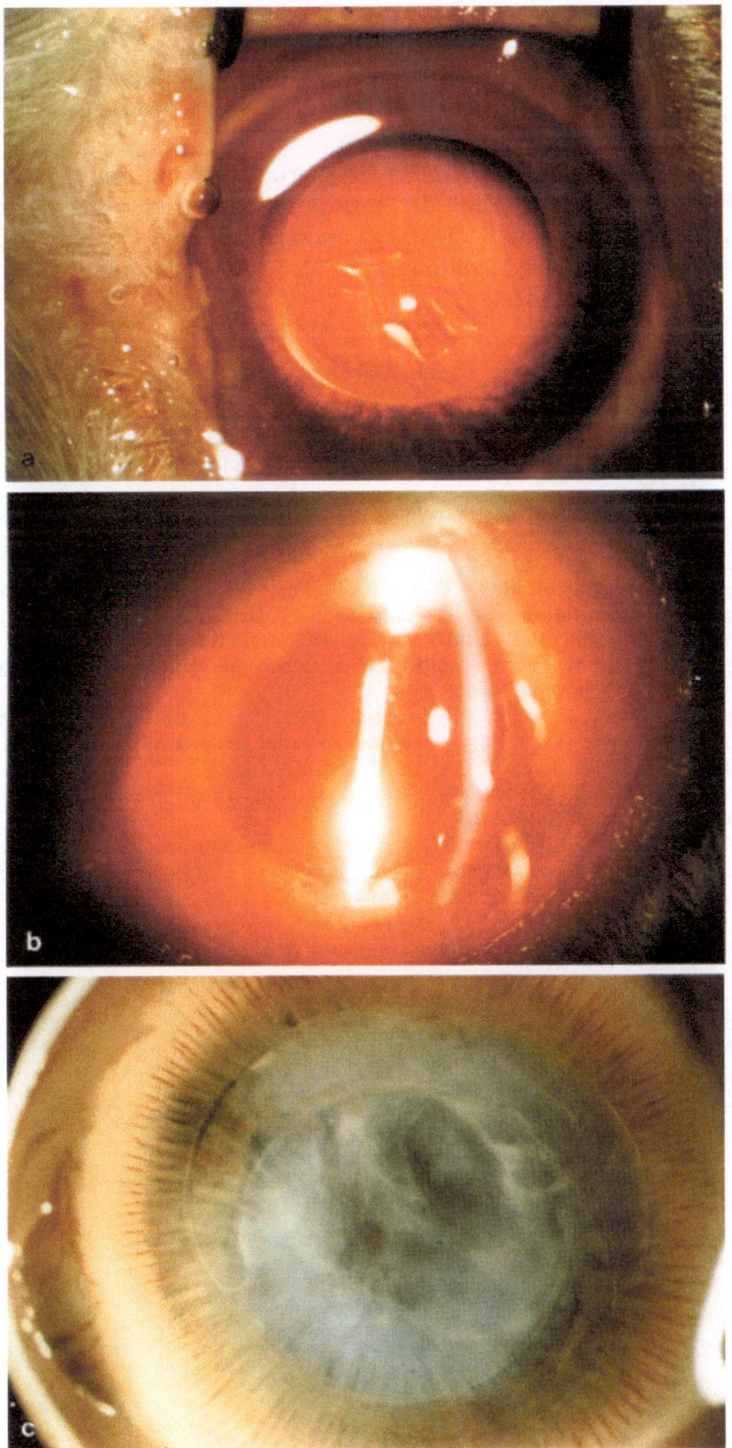
a
b
c

signifikant. Zwischen der 4. und 8. postoperativen Woche zeigten sich Synechien, Pupillenunregelmäßigkeiten und Iris-capture-Syndrom häufiger in der 8-mm-Gruppe. Während der restlichen 8 Wochen bestand weiterhin ein Unterschied zugunsten der 4-mm-Gruppe, statistisch ließ sich diese Differenz jedoch nicht mehr bestätigen.

Legt man die vorgestellten Ergebnisse zugrunde, so müssen wir festhalten, daß sich ein eindeutiger Einfluß der Kapsulorhexisgröße auf die Nachstarentwicklung zumindest klinisch nicht nachweisen ließ, eine kleinere Kapselöffnung verursachte allerdings, zumindest in den ersten postoperativen Wochen, weniger Iriskomplikationen.

Literatur

1. Apple D, Solomon K, Tetz M et al (1992) Posterior capsule opacification. Surv Ophthalmol 37:73–116
2. Frezzotti R, Caporossi A, Mastrangelo D et al (1990) Pathogenesis of posterior capsule opacification. Part II: Histopathological and in vitro culture findings. J Cataract Refract Surg 16:353–360
3. Hansen S, Solomon K, McKnight G et al (1988) Posterior capsular opacification and intraocular lens decentration. Part I: Comparison of various posterior chamber lens designs implanted in the rabbit model. J Cataract Refract Surg 14:605–613
4. McDonnell P, Stark W, Green W (1984) Posterior capsule opacification: A specular microscopic study. Ophthalmology 91:853–856
5. Nagamoto T, Miki E, Kurosaka D, Miyajima H (1992) Lens epithelial expansion rate onto the posterior capsule (Video) presented at the annual meeting of the American Society of Cataract and Refractive Surgery, San Diego, California
6. Solomon K, Legler U, Kostick A (1992) Capsular opacification after cataract surgery. Curr Opin Ophthalmol 3:46–51
7. Tetz M, O'Morchoe D, Gwin T et al (1988) Posterior capsular opacification and intraocular lens decentration. Part II: Experimental findings on a prototype circular intraocular lens design. J Cataract Refract Surg 14:614–623

IOL-Implantationsort bei Silikonöltamponade

R. Effert und E. Imkamp

Zusammenfassung. Bei n = 14 Patienten wurde vor bzw. nach Silikonöltamponade des Glaskörperraums eine Kunstlinse implantiert. Bei 6 Patienten erfolgte die Implantation unmittelbar vor der Silikonölchirurgie, bei den restlichen 8 Patienten 3–6 Monate nach der Operation. In allen Fällen wurde eine Phakoemulsifikation durchgeführt. 6mal erfolgte die Implantation in den Kapselsack, 2mal wurde nur ein Bügel in den Sulcus plaziert, in den restlichen Fällen wurde eine Sulkusfixierung erreicht. Postoperativ kam es unabhängig vom Implantationsort regelhaft zu einem ausgeprägten Vorderkammerreizzustand, und in allen Fällen entwickelte sich innerhalb weniger Monate ein erheblicher Nachstar. Dieser mußte mit dem YAG-Laser oder im Rahmen einer zweiten Operation entfernt werden. In 5 Fällen kam es zu einer Synechierung des Pupillarsaumes mit der IOL. Aufgrund der ausgeprägten Nachstarbildung nach Kataraktoperation mit IOL-Implantation empfiehlt es sich, bei mit Silikonöl gefüllten Augen die Kunstlinse in den Sulcus zu implantieren. Bei dieser Lokalisation gelingt die Entfernung der Vorder- bzw. Hinterkapsel am vollständigsten.

Summary. IOL-implantation was performed on 14 patients preceeding or following silicone oil tamponade of the vitreous cavity. In 6 cases IOL-implantation was done immediately before silicone oil surgery, in 8 cases IOL-implantation was done 3 to 6 months after silicone oil surgery. In 6 cases the IOL was placed into the capsular bag, in 2 cases one haptic was placed in the ciliary sulcus. In 6 cases both haptics were placed symmetrically in the ciliary sulcus. The postoperative course showed significant posterior capsular opacification in all cases and an increased inflammatory response. YAG-Laser discision of the posterior capsule or surgical discision needed to be done in all cases. 5 patients developed posterior synechiae with the implant. Due to the significant early opacification of the posterior capsule after IOL-implantation in silicone oil filled eyes we recommend fixation of the implant in the ciliary sulcus. Under these circumstances we achieved the removal of the anterior and posterior capsule easily.

Einführung

Die typischen Komplikationen nach Tamponade des Glaskörperraumes mit Silikonöl sind das Sekundärglaukom, die bandförmige Keratopathie und die Silikonölkatarakt. Ein Sekundärglaukom tritt nur selten auf [3]. Bei Aphakie verhindert die Einführung der basalen Iridektomie nach Ando [1] eine Keratopathie. Es gibt aber bis heute keine Möglichkeit, um die Eintrübung der Linse zu verzögern. In den in Rede stehenden Fällen werden in zunehmendem Maße auch Kunstlinsen implantiert, wobei die neuen Implantationstechniken in der Kataraktchirurgie, wie z. B. die Tunneltechnik, die intraoperativen Komplikationen deutlich reduzieren [4]. Wir berichten über unsere Erfahrungen nach Kunstlinsenimplantation im Rahmen der Silikonöltamponade.

Methode

Bei n = 14 Patienten wurde vor bzw. nach Silikonöltamponade des Glaskörperraums eine Kunstlinse implantiert. Bei 4 Patienten erfolgte die Implantation unmittelbar vor der Silikonölchirurgie, bei den restlichen 10 Patienten 3–6 Monate danach. In allen Fällen wurde eine Phakoemulsifikation durchgeführt. 6 mal erfolgte die Implantation in den Kapselsack, 2mal wurde nur ein Bügel in den Sulcus plaziert, 7mal wurde eine symmetrische Sulkusimplantation erreicht.

Postoperativ kam es zu einem ausgeprägten Vorderkammerreizzustand, und in allen Fällen entwickelte sich innerhalb weniger Monate ein dichter Nachstar, der mit dem YAG-Laser oder im Rahmen einer Nachoperation entfernt werden mußte. In 5 Fällen kam es zu einer Synechierung des Pupillarsaumes mit der IOL. Abbildung 1 zeigt eine Photographie nach YAG-Laserdiszision. Die Linse sitzt im Kapselsack. Es ist zu einer ausgeprägten Hinterkapseltrübung gekommen, die mit dem YAG-Laser nur mühsam geöffnet werden konnte. Ferner ist eine Synechierung der Iris mit der Kunstlinse zu erkennen.

Diskussion

In der Regel wurden bisher bei Fällen komplizierter Netzhautablösung mit Silikonöltamponade keine Kunstlinsen implantiert. Statt dessen wurde empfohlen, die Linse über die Pars-plana-Region in toto zu entfernen [7]. Das hat den Vorteil, daß das vordere Segment nicht eröffnet werden muß und die gesamte Nachstarproblematik nicht mehr auftritt. Allerdings besteht nach Silikonöltamponade eine Hyperopie von ca. 7–8 dpt. Diese Hyperopie kann durch eine

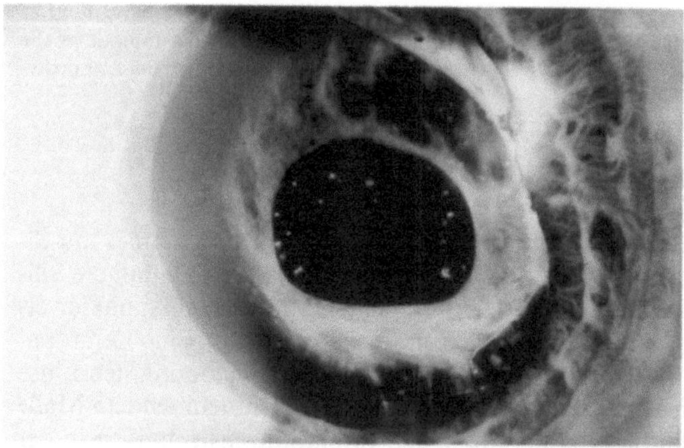

Abb. 1. Nachstarbildung nach IOL-Implantation in den Kapselsack bei Silikonöltamponade. Die Iris ist mit der IOL synechiert. Die zentrale Öffnung wurde mit dem YAG-Laser geschaffen

Kunstlinse deutlich abgeschwächt werden [2], so daß mit einem besseren Sehkomfort zu rechnen ist, insbesondere in Fällen mit gutem Sehvermögen des zweiten Auges. Durch die neuen Operationstechniken in der Kataraktchirurgie (Phakoemulsifikation) wird aber zunehmend häufiger die ursprüngliche Linse belassen und erst später entfernt. Hierbei empfiehlt sich bei kleiner korneoskleraler Öffnung eine Phakoemulsifikation [5, 6].

Die Tunneltechnik ermöglicht es, beide Operationen in einer Sitzung durchzuführen. Bei korrekter Präparation eines limbusfernen Tunnels treten intraoperative Komplikationen wie Ölverlust durch den korneoskleralen Zugang nicht mehr auf. Auch schützt eine Tamponade des Glaskörperraumes mit Perfluordekalin die Netzhaut während der IOL-Implantation.

Andererseits beobachtet man nach Silikonöltamponade eine exzessive Nachstarbildung, so daß es sinnvoll ist, weite Teile der Vorder- und Hinterkapsel zu entfernen. Dies gelingt unserer Erfahrung nach am besten, wenn die Linsen im Gegensatz zur einfachen IOL-Implantation wieder im Sulcus ciliaris fixiert werden. Die Nachstarbildung ist häufig so exzessiv, daß die Diszision mit dem YAG-Laser schwierig ist oder gar nicht gelingt. Es empfiehlt sich deshalb, einzeitig vorzugehen, wenn bei bestehender Katarakt die Silikonölinjektion ohnehin geplant ist. Nach Präparation eines limbusfernen Tunnels und Phakoemulsifikation wird die Intraokularlinse in den Sulcus plaziert. Anschließend erfolgt die vitreoretinale Chirurgie; vor der Silikonölinjektion wird die Hinterkapsel durch den Pars-plana-Zugang mit dem Schneidegerät entfernt.

Die Abb. 2 zeigt einen solchen Fall, bei dem die Hinterkapsel vor der Silikonölinjektion durch die Pars plana entfernt worden ist. Trotzdem ist es zu einer Synechierung der Pupille in der 12-h-Position gekommen.

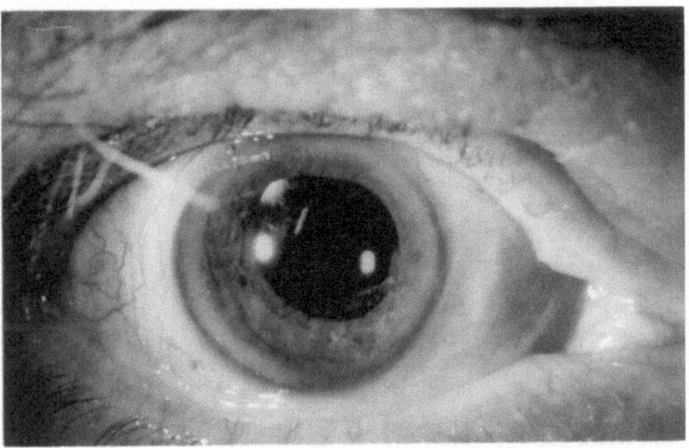

Abb. 2. Sulkusfixation einer IOL bei Zustand nach intraoperativer Hinterkapseldiszision mit Silikonöltamponade. Eine große zentrale Lücke gewährt einen klaren Funduseinblick

Literatur

1. Ando F (1985) Intraocular hypertension resulting from pupillary block by silicone oil. Am J Ophthalmol 99:87–88
2. Biermeyer HP, Kroll H (1990) Vorschlag zur Linsenimplantation nach vitreo-retinaler Silikonölchirurgie. Klin Mbl Augenheilk 197:6–8
3. Chan D, Okun E (1986) The question of ocular tolerance to intravitreal liquid silicone. Ophthalmology 93:651–660
4. Effert R (1992) Extrakapsuläre Kataraktextraktion mit Phakoemulsifikation und pars-plana-Vitrektomie in einer Sitzung. Klin Mbl Augenheilk 201:244–246
5. Grewing R, Mester U (1992) Therapeutische Möglichkeiten bei Eintrübung der Linse nach Silikonöltamponade. Klin Mbl Augenheilk 200:30–32
6. Konen W, Kirchhoff B (1991) Die Chirurgie der Silikonölkatarakt. In: Wenzel M, Reim M, Freyler H, Hartmann C (Hrsg) 5. Kongreß der DGII. Springer, Berlin Heidelberg New York, S 527–531
7. Zivojnovic R (1987) Silicone oil in vitreoretinal surgery. Nijhoff/Junk, Dordrecht

Kataraktchirurgie

Linsentypen

Untersuchungen von IOL-Oberflächenstrukturen mit Rasterelektronenmikroskopie und quantitativer dreidimensionaler Non-contact-Profilometrie (TOPO)*

G. U. Auffarth, J. A. Schmidt, T. A. Wesendahl, A. v. Recum und D. J. Apple

Zusammenfassung. Die Oberflächenbeschaffenheit moderner Intraokularlinsen wurde mittels quantitativer dreidimensionaler Non-contact-Profilometrie (TOPO) (WYKO Corp., Tuscon, AZ, USA) untersucht und rasterelektronenmikroskopischen Befunden gegenübergestellt. Das TOPO ist ein kontaktfreies Weißlichtinterferometer. Es erlaubt eine zwei- oder dreidimensionale Darstellung von Oberflächenprofilen und hat eine Auflösung im Nanometerbereich (10^{-9} m). Das 3-D-Modell hat einen mit 256×256 Elementen angeordneten Photodiodendetektor. Es können verschiedene Vergrößerungslinsen benutzt werden; bei dieser Studie wurde eine x20-Linnik-Linse benutzt. Der 2-D-Detektor hat eine lineare Auflösung von 1024 Pixel und scanned einen Bereich von 66 µm/Linie. Das TOPO zeichnet ein dreidimensionales, farbkodiertes Höhenrelief der untersuchten Oberflächenstrukturen auf. Es wurden 4 Intraokularlinsen einer Oberflächenanalyse unterzogen. Alle Linsen zeichneten sich durch glatte Oberflächen aus. Unregelmäßigkeiten der Oberflächenstruktur lagen im Bereich von 5,56 – 10,8 nm. Eine Intraokularlinse wies eine 200 nm tiefe und 200 µm breite Einsenkung im zentralen Optikbereich auf. Die rasterelektronenmikroskopischen Aufnahmen zeigten keine Auffälligkeiten bei allen IOLs.

Summary. Scanning electron microscopy (SEM) has been used routinely to study the surface characteristics and surface quality of intraocular lenses (IOLs). In this study we have been experimenting with a non-contacting white light interferometer (TOPO) (WYKO Corp., Tuscon, AZ, USA). The TOPO model 3-D has a 256×256 element photodiode array detector that can be used with a variety of objective lenses to vary magnification. It is capable of measuring height variations in nanometers (10^{-9} m). The 2-D detector is a linear arrangement of 1024 elements scanning 66 µm/line. Four intraocular lenses were examined by SEM and TOPO. All IOLs showed very smooth surfaces. Irregularities could only be detected on the nanometer level. One IOL showed a depression of 200 nm with a diameter of 200 µm at the center of the posterior optic.

Einleitung

Die Oberflächenbeschaffenheit von Intraokularlinsen (IOLs) ist ein wichtiger Faktor für die Entstehung von Komplikationen nach erfolgter Kataraktoperation. Zu Beginn der achtziger Jahre waren noch deutliche Qualitätsunterschiede bei verschiedenen IOLs zu beobachten [1–4].

* Gefördert durch Unrestricted Grant from Research to Prevent Blindness, Inc. New York, NY, USA, und ein Max Kade Postdoctoral Exchange Grant (G.U. Auffarth).

Die Reaktion des umgebenden Gewebes, insbesondere die zelluläre Reaktion auf ein Implantat, ist unter anderem abhängig von der Oberflächenstruktur (Rauhigkeit/Glattheit) des Implantates [5–10]. Rauhigkeiten im Bereich von Mikrometern (µm) können das Zellwachstum und Verhalten beeinflussen [5, 6, 10]. Dies ist auf anderen Gebieten der Implantationschirurgie sogar erwünscht, um eine bessere Integration des Implantates zu gewährleisten.

In dieser Studie wurden die Optikoberflächen von Standard-IOLs mittels Rasterelektronenmikroskopie und einer quantitativen Untersuchungsmethode, der dreidimensionalen Oberflächenprofilometrie, hinsichtlich ihrer Oberflächenstruktur untersucht.

Material und Methode

Vier One-piece-PMMA-Intraokularlinsen (hergestellt 1992) von 3 namhaften Herstellern wurden zur Oberflächenanalyse benutzt:

IOL 1: Haptik. modified C-Loop, 12-mm-Optik: Bikonvex, 5,0 mm
IOL 2: Haptik. modified C-Loop, 12-mm-Optik: Bikonvex, 5,5 mm
IOL 3: Haptik. modified C-Loop, 12,5-mm-Optik: Bikonvex: 5,0 mm
IOL 4: Haptik. modified C-Loop, 13-mm-Optik: Bikonvex, 5,5 mm.

Die Intraokularlinsen wurden direkt aus der sterilen Verpackung entnommen und mit dem TOPO untersucht. Danach wurden sie gesputtert und rasterelektronenmikroskopisch untersucht.

Quantitative dreidimensionale Non-contact-Oberflächenanalyse (TOPO)

Das TOPO (Wyko Corp., Tuscon, AZ, USA) ist ein kontaktfreies Weißlicht-Interferometer. Es erlaubt eine zwei- oder dreidimensionale Darstellung von Oberflächenprofilen und hat eine Auflösung im Nanometerbereich (10^{-9} m). Das 3-D-Modell hat einen mit 256×256 Elementen angeordneten Photodiodendetektor. Es können verschiedene Vergrößerungslinsen benutzt werden; bei dieser Studie wurde eine x20-Linnik-Linse benutzt. Der 2-D-Detektor hat eine lineare Auflösung von 1024 Pixel und gescanned einen Bereich von 66 µm/Linie. Das TOPO zeichnet ein dreidimensionales, farbkodiertes Höhenrelief der untersuchten Oberflächenstrukturen auf. Bei der Interpretation der Ergebnisse ist die Skalierung der x- und z-Achse zu beachten, die den Ausschnittsbereich und die Größenverhältnisse angibt.

Datenbeschreibung der TOPO-Werte. Die quantitative Profilometrie ist durch drei Werte definiert:

- Peak to Valley (P-V)
- Average Roughness (RA)
- Root Mean Square Roughness (RMS).

P-V ist die Differenz zwischen maximaler und minimaler Oberflächenhöhe. Die Rauhigkeit/Glattheit der Oberflächen ist definiert durch:

$$RA = \Sigma\,|z_i - Z| \quad RMS = \sqrt{(z_i - Z)^2}$$

Dabei ist: $Z = 1/n\,\Sigma z_i$
z_i = individuelle Datenpunkte.

Ergebnisse

Die Ergebnisse der TOPO-Analyse zeigen für alle 4 Linsen sehr glatte Oberflächen mit Rauhigkeitswerten im Nanometerbereich (RA-Mittelwert 5,85 mm; RMS-Mittelwert: 7,22 nm; 1 nm = 0,000001 mm) (Abb. 1a–c). Die Qualität der Oberflächenbeschaffenheit ist somit als sehr gut einzustufen. Dennoch ergaben sich Unterschiede zwischen verschiedenen Intraokularlinsen. IOL # 2 zeigte eine Einsenkung von etwa 200 nm mit einem Radius von 200 µm (0,2 mm) im zentralen Optikbereich (Abb. 1b). Dieser Defekt war rasterelektronenmikroskopisch nicht auffällig. Die rasterelektronenmikroskopischen Aufnahmen zeigten insgesamt keinerlei Auffälligkeiten. Alle IOLs zeigten glatte Oberflächen und keine Verarbeitungsmängel (Abb. 2a und b).

Diskussion

Mit der kontaktfreien dreidimensionalen Oberflächenprofilometrie (TOPO) ist eine objektive, quantitative Charakterisierung von IOL-Oberflächenstrukturen möglich. Die hier untersuchten Intraokularlinsen zeigten nur geringe Unregelmäßigkeiten im Nanometerbereich (RA- und RMS-Werte zwischen 6,49–10,2 nm). Obwohl es sich um drei verschiedene Hersteller handelte, lagen alle Linsen mit den Rauhigkeitswerten in der gleichen Größenordnung. Die rasterelektronenmikroskopische (REM) Untersuchung zeigte ebenfalls sehr glatte Oberflächen und keine Verarbeitungsmängel.

Zur klinischen Beurteilung von IOL-Oberflächen sind REM-Untersuchungen sicherlich ausreichend. Bei wissenschaftlichen Fragestellungen bietet sich mit dem TOPO allerdings eine weitere Möglichkeit für eine reproduzierbare quantitative Auswertung an. REM-Bilder erlauben zwar auch eine sehr gute visuelle Wiedergabe von IOL-Oberflächen, allerdings nicht in der gleichen Auflösung. Zudem wurden REM-Bilder zur Kontrolle von IOL-Oberflächen in der Regel mittels semiquantitativen oder auch nur qualitativen Beurteilungskriterien ausgewertet [1, 3, 4].

Während es in der Vergangenheit noch häufig Komplikationen mit Intraokularlinsen wegen mangelnder Verarbeitung oder durch Biokompatibilitätsprobleme aufgrund verschiedener Produktions- und auch Sterilisationstechniken gab [1, 2], hat man heutzutage i. allg. einen guten Fertigungsstandard erreicht.

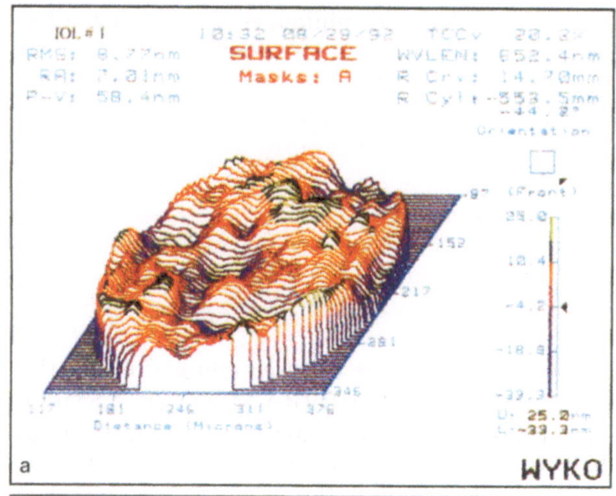

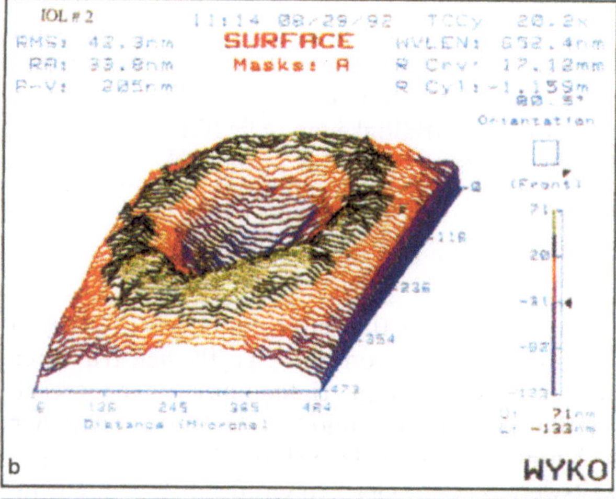

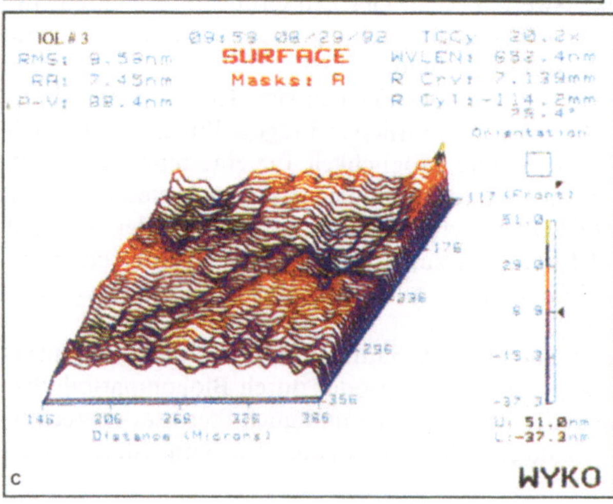

Abb. 1a. IOL # 1: Die Skalierung rechts zeigt die Farbkodierung für die Höhe/Tiefe. Die Abbildung zeigt die Oberflächentopographie in der Nähe des hinteren Optikzentrums. Die Rauhigkeitswerte liegen im Bereich von 7–8 nm

Abb. 1b. IOL # 2: Die Skalierung rechts zeigt die Farbkodierung für die Höhe/Tiefe. Die Abbildung zeigt die Oberflächentopographie in der Nähe des hinteren Optikzentrums. Der Ausschnitt ist etwa doppelt so groß wie in Abb. 1a. Im Zentrum findet sich eine Einsenkung von fast 200 nm Tiefe und etwa 200 μm im Durchmesser

Abb. 1c. IOL # 3: Die Skalierung rechts zeigt die Farbkodierung für die Höhe/Tiefe. Die Abbildung zeigt die Oberflächentopographie in der Nähe des hinteren Optikrandes. Die Rauhigkeitswerte liegen im Bereich von 6–8 nm

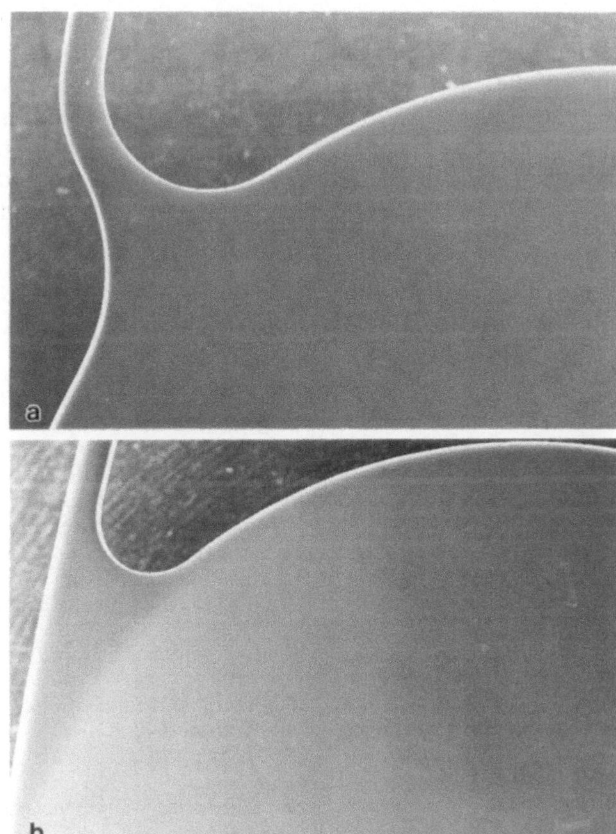

Abb. 2a. IOL # 1: Rasterelektronenmikroskopie (Vergrößerung ×36): Glatte Oberflächenkonturen (Ausschnitt: Hintere IOL-Oberfläche Rand und Zentrumsnähe)

Abb. 2b. IOL # 4: Rasterelektronenmikroskopie (Vergrößerung ×30): Glatte Oberflächenkonturen (Ausschnitt: Hintere IOL-Oberfläche Rand und Zentrumsnähe)

Tabelle 1. TOPO-Ergebnisse: Masked Roughness Values (nm)

		Optikrand I	Center	Optikrand II
IOL # 1	RA	7,57	7,01	8,82
	RMS	9,30	8,77	10,5
	P-V	59,6	58,4	72,3
IOL # 2	RA	8,76	7,47	8,59
	RMS	7,06	8,86	8,35
	P-V	59,8	63,7	59,2
IOL # 3	RA	6,49	7,45	7,89
	RMS	8,12	9,58	9,59
	P-V	49,1	88,4	63,0
IOL # 4	RA	6,79	5,56	8,70
	RMS	8,30	6,79	10,8
	P-V	56,8	41,4	68,6

Auf anderen Gebieten der Implantationschirurgie tauchten in den letzten Jahren Fragen auf, inwiefern die Oberflächenstruktur eines Implantates Einfluß auf die zelluläre Reaktion des umgebenden Gewebes hat [7, 9, 10]. Es wurde festgestellt, daß für verschiedene Zelltypen bestimmte Oberflächenmuster Einfluß auf Zellmorphologie, Migration von Zellen und Zellwachstum haben können [5–8, 10]. Dies kann bei IOL-Implantaten Bedeutung haben in bezug auf die zelluläre Reaktion von Linsenepithelzellen und auch Entzündungszellen.

Literatur

1. Apple DJ, Mamalis N, Loftfield K, Norman DKV (1984) Biocompatibility of implant materials: A review and scanning electron microscopy study. J Am Intraocul Implant Soc 10:53–65
2. Apple DJ, Mamalis N, Olson RJ, Kincaid MC (1989) Intraocular lenses: evolution, designs, complications and pathology. Williams & Wilkins, Baltimore, London, Sydney
3. Strobel J, Jacobi KW (1986) Vergleichende rasterelektronenmikroskopische Untersuchung von Hinterkammerlinsen der Typen Sinskey-Kratz und ähnlicher Modelle. Klin Mbl Augenheilk 188:153–159
4. Ohara K, Okada K, Akahoshi T (1989) Surface quality of intraocular lenses. J Cataract Refract Surg 15:105–108
5. Clark P, Connolly P et al (1991) Cell guidance by ultrafine topography in vitro. J Cell Sci 99:73–77
6. Clark P, Connolly P et al (1990) Topographical control of cell behaviour. II. Multiple grooved substrata. Development 108:635–640
7. Campbell CE, Recum AF v (1989) Microtopography and soft tissue response. J Invest Surg 2:51–74
8. Schmidt JA, Recum AF v (1991) Texturing of polymer surfaces at the cellular level. Biomaterials 1:385–389
9. Recum AF v (1990) New aspects of biocompatibility: Motion at the interface clinical implant materials. In: Heimke G, Soltesz U, Lee AJC (eds) Advances in biomaterials, vol 9. Elsevier, Amsterdam
10. Meyle J, Recum AF v, Gibbesch B et al (1991) Fibroblast shape conformation to surface micromorphology. J Appl Biomaterials 2:273–276

Physikalisch-optische Eigenschaften asymmetrischer Mehrzonen-Multifokallinsen *

D. Eisenmann und K. W. Jacobi

Zusammenfassung. Vor geplanter klinischer Implantation wurden die Abbildungseigenschaften asymmetrischer Multifokallinsen (MIOL) auf der optischen Bank untersucht. *Methoden:* Wir untersuchten die Modulationsübertragungsfunktion (MÜF), Strehl-Ratio (SR), Resolution Efficiency (RE) und Through Focus Response (TFR) in beiden Brennpunkten asymmetrischer MIOL mit 3 und 7 refraktiven Zonen. *Ergebnisse:* Die MÜF zeigte jeweils im bevorzugten Fokus bessere Kontrastwerte für hohe Ortsfrequenzen, was sich in der Regel in einer höheren SR ausdrückte. Auch für die RE wurden im stärker gewichteten Fokus bessere Werte gemessen. Die TRF wies für alle MIOL einen charakteristischen zweigipfligen Verlauf auf, wobei der Peak im bevorzugten Fokus jeweils höher lag. *Schlußfolgerung:* Ergebnisse auf der optischen Bank bestätigen, daß sich durch eine entsprechende Anordnung refraktiver Zonen auf der IOL die Abbildungseigenschaften in beiden Brennpunkten von MIOL unterschiedlich gewichten lassen.

Summary. Prior to planned clinical implantation the optical performance of asymmetrical MIOLs was evaluated by in vitro measurement. *Methods:* Modulation transfer function (MTF), Strehl-ratio (SR), resolution efficiency (RE) and through focus response (TFR) were measured in both foci of asymmetrical MIOLs with 3 and 7 refractive zones. *Results:* MTF-curves document a better contrast for higher spatial frequencies in the favoured focus, resulting in a better SR- and RE-value. TFR-curves showed a typical two-peak-course; the peak of the favoured focus was yielding a better contrast level than the second focus. *Conclusion:* In vitro measurements confirm the concept of refractive asymmetrical MIOLs with differently weightened optical performances of both foci.

Einleitung

Asymmetrische Multifokallinsen stellen ein neues Konzept zur binokularen Implantation von MIOL dar, das unlängst von Jacobi [1, 2] beschrieben wurde. Vor geplanter klinischer Implantation wurden die Abbildungseigenschaften verschiedener refraktiver Mehrzonen-MIOL auf der optischen Bank untersucht.

* Die beschriebenen Untersuchungen wurden auf der optischen Bank der Universität Erlangen-Nürnberg, Lehrstuhl für angewandte Optik, durchgeführt. Die Autoren danken Herrn Dr. W. Stork und Herrn Dipl. Phys. B. Manzke für die freundliche Anleitung und Mitarbeit an der Studie.

Material und Methoden

Untersucht wurden asymmetrische Mehrzonen-MIOL mit 3 und 6–7 refraktiven Zonen:

1. Morcher 53F Jak1, 7 Zonen, 40% Fern/60% Nah
   Morcher 53F Jak2, 6 Zonen, 60% Fern/40% Nah
2. Morcher 83E, 3 Zonen, 60% Fern/40% Nah
   Morcher 83F, 3 Zonen, 40% Fern/60% Nah
3. Morcher 83L, 3 Zonen, 60% Fern/40% Nah
   Morcher 83S, 3 Zonen, 40% Fern/60% Nah.

Zur Bestimmung der MÜF wurden die MIOL in das Wasserbad eines Augenmodells gebracht und mit einem aufgeweiteten Laserstrahl (l = 543,5 nm) beleuchtet. Der Brennpunkt des Systems wurde dann mit Hilfe eines Mikroskops 25fach vergrößert, auf den Spalt (Länge 0,3 mm) eines Scanning-Systems abgebildet, mit Hilfe eines Mikro-Objektivs in eine Plastikfaser (Durchmesser 1,0 mm) eingekoppelt und dann mit einem Photomultiplier verstärkt. Für Fern- und Nahfokus wurde aus der gemessenen Projektion des Punktbildes die MÜF berechnet und aus dieser dann SR and RE bestimmt. Die SR ist dabei das Volumen unter der MÜF-Kurve im Vergleich zur MÜF einer beugungsbegrenzten IOL mit gleicher Brechkraft und Apertur. Die RE ist das Verhältnis der Frequenz der gemessenen MÜF, bei welcher der Wert 0,05 beträgt, zu der Frequenz, bei welcher die MÜF der beugungsbegrenzten IOL 0,05 beträgt. Die TFR wurde durch Verschieben des Augenmodells in Schritten von 0,5 dpt zwischen den beiden Hauptfoki der Linsen bestimmt.

Ergebnisse

Tabelle 1 zeigt die Werte für SR und RE in beiden Brennpunkten der untersuchten MIOL. Im wesentlichen wird dabei das Konzept der asymmetrischen

Tabelle 1. Abbildungseigenschaften asymmetrischer MIOL in vitro

MIOL	Focus	Strehl-ratio	Resolution-efficiency
Morcher 53F JAK1	21,0	13,4	42,0
	25,0	30,6	93,2
Morcher 53F JAK2	23,0	35,3	87,5
	27,0	16,9	53,8
Morcher 83E	21,0	25,4	65,9
	25,0	13,1	25,0
Morcher 83F	21,0	18,3	51,1
	25,0	32,8	96,6
Morcher 83L	21,0	35,4	76,1
	25,0	15,2	22,7
Morcher 83S	21,0	16,8	40,9
	25,0	11,5	21,6

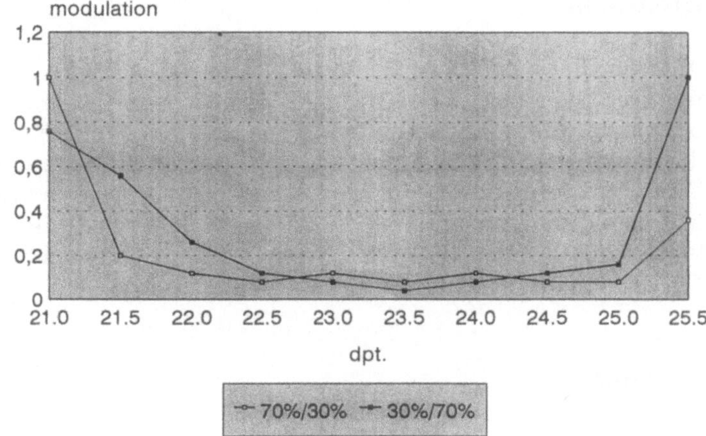

Abb. 1. Through Focus Response asymmetrischer 3-Zonen-MIOL

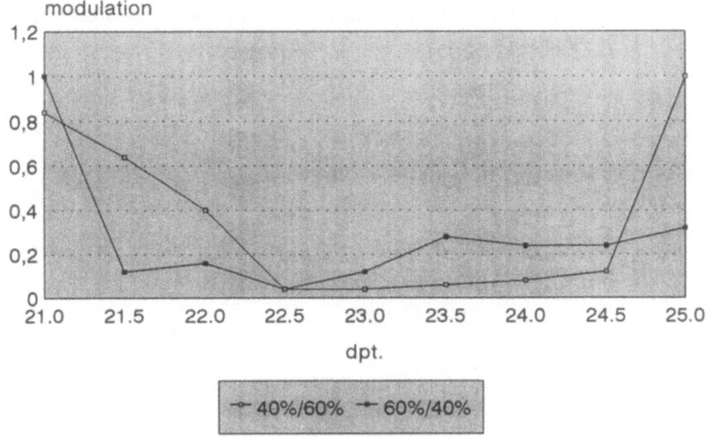

Abb. 2. Through Focus Response asymmetrischer 6/7 Zonen-MIOL

MIOL bestätigt, daß nämlich im stärker gewichteten Fokus auch bessere Abbildungseigenschaften vorliegen. Auffällig ist, daß die Linse 83L (mit einer Lichtaufteilung 30% Fern/70% Nah) im Nahfokus nur eine SR von 11,5% und eine RE von 21,6% erreicht. Die MÜF-Kurve in diesem Brennpunkt zeigt auch einen ungewöhnlich steilen Abfall. Wie Abbildung 1 verdeutlicht, weist die TFR dieser MIOL jedoch im Nahfokus den eindeutig höheren Peak auf, so daß genau in diesem Brennpunkt auch eine verbesserte Kontrastabbildung vorliegt. Der zweigipflige Verlauf der TFR-Kurve dokumentiert die Bifokalfunktion der beiden MIOL auch bei einer Lichtaufteilung von 70:30 bzw. 30:70. Ähnliche Kurvenverläufe ergaben sich für die TFR aller untersuchten MIOL (s. Abb. 2 für die 6- bzw. 7-Zonen-Modelle).

Diskussion

Aufgrund der vorliegenden Untersuchungen sehen wir das optische Prinzip refraktiver asymetrischer MIOL bestätigt, daß es möglich ist, durch eine genau bestimmte Anordnung refraktiver Zonen die Abbildungseigenschaften in beiden Brennpunkten unterschiedlich zu gewichten. Inwieweit diese in vitro vorliegenden Eigenschaften mit klinischen Ergebnissen übereinstimmen, und inwieweit nach binokularer Implantation asymmetrischer MIOL tatsächlich eine bessere Kontrastempfindlichkeit vorliegt als mit herkömmlichen MIOL, muß Gegenstand umfassender klinischer Studien sein.

Literatur

1. Jacobi KW, Eisenmann D (1993) Asymmetrische Mehrzonenlinsen – ein neues Konzept multifokaler Intraokularlinsen. Klin Monatsbl Augenheilk 202:309–314
2. Jacobi KW, Eisenmann D (1993) Klinische Ergebnisse nach Implantation asymmetrischer Mehrzonen-Multifokallinsen. In: Robert Y et al. (Hrsg) 7. Kongreß der Deutschsprachigen Gesellschaft für Intraokularlinsen-Implantation. Springer, Berlin Heidelberg New York, vorliegender Kongreßband, S 253–257

Klinische Ergebnisse nach Implantation asymmetrischer Mehrzonen-Multifokallinsen

K.W. Jacobi und D. Eisenmann

Zusammenfassung. Es wird ein neues Konzept zur binokularen Implantation multifokaler Intraokularlinsen (MIOL) vorgestellt. Hierbei handelt es sich um folgendes Prinzip: Am führenden Auge wird der Fernfokus mit 60–70% der einfallenden Lichtenergie bevorzugt, am 2. Auge liegt die Gewichtung auf dem Nahfokus. *Methoden:* 3 Monate und 1 Jahr nach klinischer Implantation wurden Fernvisus, Nahvisus, Kontrastempfindlichkeit und Defokussierkurven an beiden Augen eines kleinen Patientenkollektivs (n = 9) bestimmt. *Ergebnisse:* Für Fern- und Nahvisus ergaben sich keine Unterschiede zwischen beiden Augen; dagegen war die Empfindlichkeit für niedrige Kontraste (Regan 25%) am begünstigten Auge überlegen; Defokussierkurven wiesen bei typischem zweigipfligen Verlauf entsprechend einen höheren Peak im stärker gewichteten Fokus auf. Binokular wurde somit für Ferne und Nähe ein gutes Kontrastsehen ermöglicht.

Summary. A new concept for binocular implantation of multifocal IOLs is presented which is based on the following principle: the far focus of the leading eye is favoured by 60–70% of the light energy, the IOL for the second eye is favouring the near focus. *Methods:* Distance and near visual acuity, contrast sensitivity and defocus curves were measured in both eyes 3 months and 1 year after clinical implantation in a small population (n = 9). *Results:* We found no difference in far and near visual acuity in the eyes with different MIOLs. Contrast sensitivity for low contrasts was superior in the favoured focus; defocus curves showed a typical two-peak-course with a higher peak in the favoured focus, enabling a binocular vision with good contrast sensitivity for far and near.

Einleitung

Zahlreiche klinische Studien belegen, daß eine erweiterte Tiefensehschärfe von MIOL erzielt wird auf Kosten einer reduzierten Empfindlichkeit für niedrige Kontraste bzw. hohe Ortsfrequenzen [3, 4, 6]. Mit dem neuen Konzept der „asymmetrischen Multifokallinsen" soll nach binokularer Implantation dieser Verlust an Kontrastempfindlichkeit reduziert werden [2]. Es wird dabei im führenden Auge eine MIOL implantiert, die den Fernfokus mit 60–70% der einfallenden Lichtenergie betont, während am Gegenauge umgekehrt die Gewichtung auf dem Nahfokus liegt. Für das beidäugige Sehen soll somit eine verbesserte Kontrastwahrnehmung in Ferne und Nähe möglich werden.

Material und Methoden

Klinisch eingesetzt wurden bei 7 Patienten asymmetrische refraktive Mehrzonen-MIOL, wobei eine 6-Zonen-Linsen (Morcher 53F JAK2) den Fernfokus, eine 7-Zonen-Linse (Morcher 53F JAK1) den Nahfokus im Verhältnis 60:40 betont (bei einem Pupillendurchmesser von 3 mm). Ein Jahr nach Implantation am 2. Auge wurden Fernvisus mit Korrektion, Nahvisus mit Fernkorrektion, Kontrastempfindlichkeit (Regan 96%- und 25%-Kontrasttafeln) und Tiefensehschärfe (Defokussierkurven) an beiden Augen untersucht. Asymmetrische 3-Zonen-MIOL, deren refraktive Zonen so angelegt sind, daß bei einer 3 mm-Pupille eine Lichtaufteilung 60:40 und 40:60 (Morcher 83E, Morcher 83F) sowie 70:30 und 30:70 (Morcher 83L, Morcher 83S) erfolgt, wurden bei jeweils einem Patienten implantiert und die o. a. Untersuchungen 3 Monate nach Implantation am zweiten Auge durchgeführt.

Ergebnisse

Mit den refraktiven Mehrzonen-MIOL wurde im Mittel ein Fernvisus von 0,8 erzielt und zwar unabhängig davon, welcher Brennpunkt durch das Linsendesign betont wurde. Binokular verbesserte sich der Fernvisus um nahezu eine Stufe (Abb. 1). Mit alleiniger Fernkorrektion, d. h. ohne Nahzusatz, konnte unabhängig vom Linsentyp ein Nahvisus von besser als 0,9 (Niedenvisus in 30 cm) erzielt werden (Abb. 1). Die Untersuchung der Kontrastempfindlichkeit ergab für hohe Kontraste (Regan 96%-Kontrasttafeln in 3 m) entsprechend den Ergebnissen für den Fernvisus keine Differenz zwischen den beiden Mehrzonen-MIOL. Ein statistisch signifikanter Unterschied ($p < 0,05$; t-Test) fand sich jedoch für niedrige Kontraste (Regan 25%-Kontrasttafel). Abbildung 2 zeigt, daß die MIOL, welche den Fernteil betont (60/40), ein besseres Ergebnis als die MIOL mit Gewichtung auf dem Nahteil (40/60) liefert.

3-Monats-Ergebnisse nach binokularer Implantation asymmetrischer refraktiver 3-Zonen-MIOL liegen derzeit von 2 Patienten vor und sollen als Kasuistik aufgeführt werden:

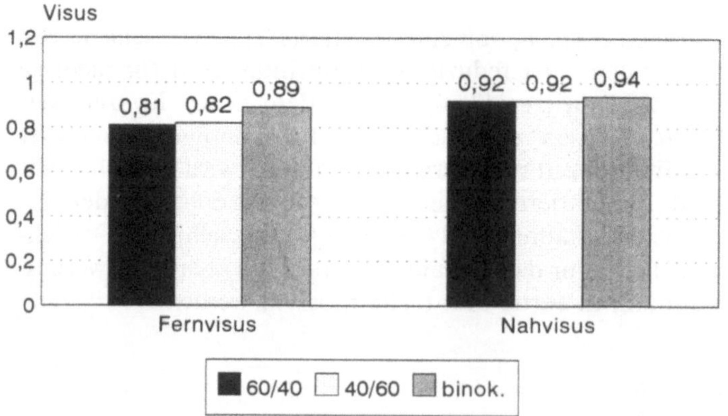

Abb. 1. Asymmetrische Mehrzonen-MIOL. Fernvisus (cc) und Nahvisus (mit Fernkorr.) 12 Monate postop. an 7 Patienten

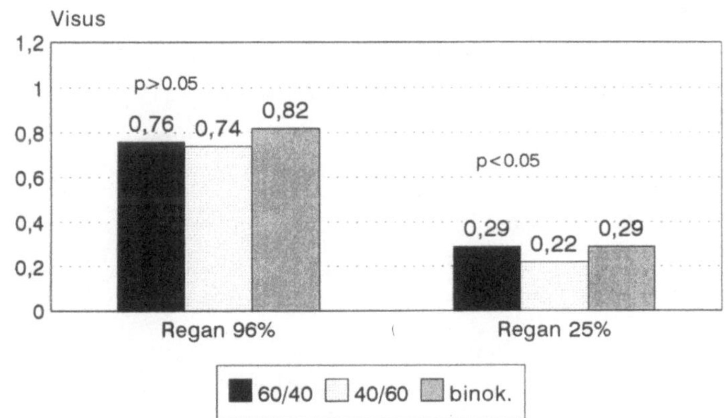

Abb. 2. Asymmetrische Mehrzonen-MIOL. Kontrast (Regan 96%, Regan 25%) 12 Monate postop. an 7 Patienten

1. Pat. H. H., geb. 5.3.1909
RA: Morcher 83F (40/60), LA: Morcher 83E (60/40)
Fernvisus: R: 0,9 L: 1,0 bin.: 1,0
Nahvisus mit Fernkorr.: R/L/bin.: Nd 1
Regan 96%: R/L/bin.: 0,8
Regan 25%: R: 0,25 L: 0,33 bin.: 0,33

2. Pat. L. St., geb. 17.4.1936
RA: Morcher 83L (70/30), LA: Morcher 83S (30/70)
Fernvisus: R. 1,0 L: 0,9 bin.: 1,0
Nahvisus mit Fernkorr.: R: Nd 4 L: ND 3 bin.: Nd 2
Regan 96%: R/L/bin.: 0,8
Regan 25%: R: 0,33 L: 0,25 bin.: 0,33

Zur Beurteilung der Tiefensehschärfe wurden Defokussierkurven an den Pelli-Robson-Kontrasttafeln erstellt: Dabei zeigte sich bei allen Patienten ein typischer zweigipfliger Kurvenverlauf, der die Bifokalität der asymmetrischen MIOL dokumentiert. In der Regel erreichte der Gipfel im begünstigten Fokus einen etwas höheren Peak, der eine geringfügig verbesserte Kontrastwahrnehmung dieses Brennpunktes bestätigt (s. Abb. 3).

Diskussion

Die Mehrzahl der derzeit auf dem Markt befindlichen MIOL bewirken unabhängig vom Wirkungsprinzip bei einem angenommenen Pupillendurchmesser von 3 mm eine gleichmäßige Lichtaufteilung auf Fern- und Nahfokus. So kann z. B. jeder der beiden Brennpunkte der diffraktiven Bifokallinse jeweils 41%

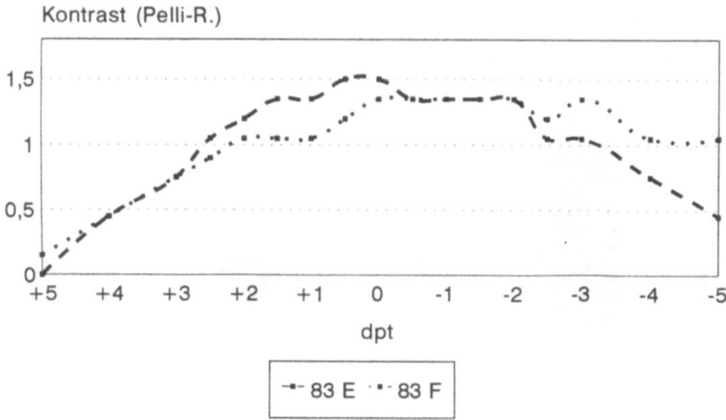

Abb. 3. Asymmetrische 3-Zonen-MIOL. Defokussierkurve 3 Monate postop. (Pat. H.H.)

der einfallenden Lichtenergie sammeln [5]. Die von uns konzipierten asymmetrischen MIOL sollen nun gezielt entweder den Fern- oder Nahfokus betonen und so eine verbesserte Kontrastempfindlichkeit in diesem Brennpunkt bewirken. Messungen auf der optischen Bank bestätigen diese Theorie [1].

Die hier aufgeführten Ergebnisse zeigen, daß nach klinischer Implantation der genannten refraktiven asymmetrischen MIOL mit beiden Augen ein guter Fern- und Nahvisus möglich ist, unabhängig von der Gewichtung des jeweiligen Brennpunktes. Dagegen weist bei der Untersuchung der Kontrastempfindlichkeit für niedrige Kontraste (Regan 25%) die MIOL, welche den Fernfokus betont, signifikant bessere Ergebnisse auf. Zusätzliche Untersuchungen des Kontrastes für die Nähe müssen nun belegen, ob auch der Nahkontrast für die MIOL, welche den Nahfokus betont, signifikant verbessert ist. Derzeit steht keine zufriedenstellende Untersuchungsmethode für die Kontrastempfindlichkeit in die Nähe zur Verfügung. Zur groben Einschätzung wäre es möglich, nach Vorhalten entsprechender Minusgläser die Kontrastempfindlichkeit in die Ferne mit dem Nahfokus zu bestimmen; dabei ist jedoch zu berücksichtigen, daß Minusgläser insgesamt verkleinernd wirken und somit Fern- und Nahkontrast nicht exakt miteinander zu vergleichen sind. Auch die Auswirkung der verschiedenen asymmetrischen MIOL auf das Binokularsehen müssen kritisch untersucht werden.

Schließlich ist kritisch zu berücksichtigen, daß es sich bei den refraktiven asymmetrischen MIOL um Linsen handelt, die nur bei einem genau definierten Pupillendurchmesser (nämlich 3 mm) und einer perfekten Zentrierung die angestrebte Lichtaufteilung auf beide Foki gewährleisten. Daher werden derzeit von uns diffraktive asymmetrische MIOL entwickelt, die unabhängig vom Pupillendurchmesser eine konstante Aufteilung der Lichtenergie ermöglichen.

Literatur

1. Eisenmann D, Jacobi KW (1993) Optical performance of asymmetrical multifocal intraocular lenses. Technical Digest Series, Ophthalmic and Visual Optics, vol 3, pp 22–25
2. Jacobi KW, Eisenmann D (1993) Asymmetrische Mehrzonenlinsen – ein neues Konzept multifokaler Intraokularlinsen. Klin Monatsbl Augenheilk 202:309–314
3. Jacobi KW, Eisenmann D (1992) Optische Rehabilitation: Intraokularlinse. In: Lund OE, Waubke TN (Hrsg) Ophthalmologische Rehabilitation. Enke, Stuttgart, S 40–48
4. Olsen T, Corydon L (1990) Contrast sensitivity as a function of focus in patients with the diffractive multifocal intraocular lens. J Cataract Refract Surg 16:703–706
5. Rassow B, Kusel R (1990) Die Optik diffraktiver Intraokularlinsen. In: Schott K, Jacobi KW, Freyler H (Hrsg) 4. Kongreß der DGII. Springer, Berlin Heidelberg New York, S 339–348
6. Wollensak J, Pham DT, Wiemer C (1991) Klinische Ergebnisse nach Implantation einer multifokalen diffraktiven Hinterkammerlinse. Klin Monatsbl Augenheilk 199:91–95

Die Sulkusnaht-IOL – Experimentelle und klinische Untersuchungen zum idealen Haptikdesign

C. Hartmann und K. U. Bartz-Schmidt

Zusammenfassung. Eine IOL zur Sulkusimplantation mit Sulkus- oder Irisnaht bei defektem oder fehlendem Kapsellager sollte fünf Voraussetzungen erfüllen: atraumatische Implantation, sichere Fixation, Zentrierung in allen Ebenen, gute Verträglichkeit und Explantierbarkeit. Diese Voraussetzungen werden von den bislang verwendeten IOL mit C- oder J-Schlaufenhaptik nicht erfüllt. In experimentellen Voruntersuchungen konnten wir zeigen, daß die Mindestanforderung zur Stabilisierung und Zentrierung der IOL in einer Ebene die federnde Auflage der Haptik an wenigstens drei Punkten im Sulkus ist. Basierend auf diesen experimentellen Überlegungen haben wir eine modifizierte, bikonvexe VKL mit Multiflex-Haptik, versehen mit vier durchbohrten Auflageplatten konzipiert (Adatomed Typ 23 HP). Wir haben diese Linse in einer experimentellen Serie von 9 humanen Spenderbulbi implantiert und die Haptikanpassung an den Sulkus im Vergleich zu anderen Linsenhaptiken mittels Makrophotographie und REM untersucht. Inzwischen haben wir bei bislang 7 Patienten mit partiellem oder totalem Hinterkapseldefekt die Sulkusnaht-IOL invers implantiert. Die Linse ist einfach linear implantierbar, sie zeigt auch mit nur 3 Nahtpunkten eine bislang sichere Fixation, die Zentrierung war in allen Fällen ideal und die Verträglichkeit unterscheidet sich nicht von anderen sulkusgestützten IOL. Zwischen angestrebter und erreichter Refraktion bestand fünf Wochen postoperativ ein direkter Zusammenhang. Im Durchschnitt lag die erreichte Refraktion um +0,675 dpt in Richtung Hyperopie verschoben, und zwar um so stärker, je mehr die angestrebten Refraktionswerte eine Emetropie zu erreichen versuchten. Aus diesen Gründen halten wir die Implantation dieser neuen Sulkusnaht-IOL anstelle der bislang verwendeten IOL-Typen an mehreren Zentren für erforderlich, um Überblick über eine größere Fallzahl zu erhalten.

Summary. Sulcus implanted IOL with defect or absent posterior capsular support should be qualified by an atraumatic implantation, a reliable fixation, a centration in all plains, a tolerable uveal irritation and the possibility for explantation. Conventional C- and J-loops do not achieve these requirements. In an earlier experimental study we have shown, that three spring like fixation points in the sulcus are necessary to stabilise and center the IOL in all plains.

Based on these experimental results, we modified the multiflex haptic of a biconvex anterior chamber lens (Adatomed Typ 23 HP). The four fitting points were enlarged and became furnished with drill holes. In an experimental series of 9 enucleated donor eyes, we studied the fitting of this new haptic design by macro photography and scanning electron microscopy. In seven eyes of seven patients with defect or absence of the posterior capsular we implanted our new lens. The new lens is easy to implant, three to four sutures are necessary for reliable fixation. In all cases we found an ideal centration and the lens was well tolerated compared to conventional posterior chamber lenses with sulcus implantation. In mean the refraction error was +0.675 dpt to hyperopia. Further experience should be achieved with the new lens in a multicentric trial.

Einleitung

Die Notwendigkeit zur Primär- oder Sekundärimplantation einer Linse bei fehlender Kapsel ergibt sich intraoperativ bei Ruptur der hinteren Linsenkapsel sowie bei klassischer IC-Situation. Je nachdem, ob der Kapseldefekt partiell oder komplett ist, besteht die Möglichkeit der Verankerung der zu implantierenden Linse im Kammerwinkel, an der Iris und im Sulkus sowie auf Kapselresten. Von vielen Operateuren bevorzugt wird die Implantation in die Hinterkammer mit Fixation der Linse im Sulkus und Absicherung der Haptik durch transsklerale Fixationsnähte. Erste Mitteilungen zu diesem Vorgehen stammen von Gess [2] und Malbran et al. [6]. In den USA propagiert wurde die Technik wesentlich von Stark et al. [7] und später in Deutschland von Grehn [3] und Sundmacher [8]. Entsprechend dem recht komplexen operativen Vorgehen gibt es eine Vielzahl von Vorschlägen zur Operationstechnik, insbesondere bezüglich der Nahtführung, der Deckung und Verlagerung des Fixationsfadens und -knotens.

Klassischerweise werden zur Implantation Hinterkammerlinsen mit J- oder C-Schlaufenhaptik verwendet. Zur Nahtplazierung finden sich an diesen Haptiken eine oder zwei Ösen.

Dieses Haptikdesign erscheint aber aus mehrerlei Hinsicht prinzipiell ungeeignet, insbesondere, da die Linse linear implantiert und in drei Ebenen ideal zentriert sein muß (Abb. 1). Im Gegensatz zur sonstigen Implantationstechnik in den Sulkus- oder Kapselsack ist keine Positionierung durch Rotation möglich, da die Fixationsnähte von vornherein durch die Plazierung der Durchstichnähte und die Ösen an der Linsenhaptik festgelegt sind.

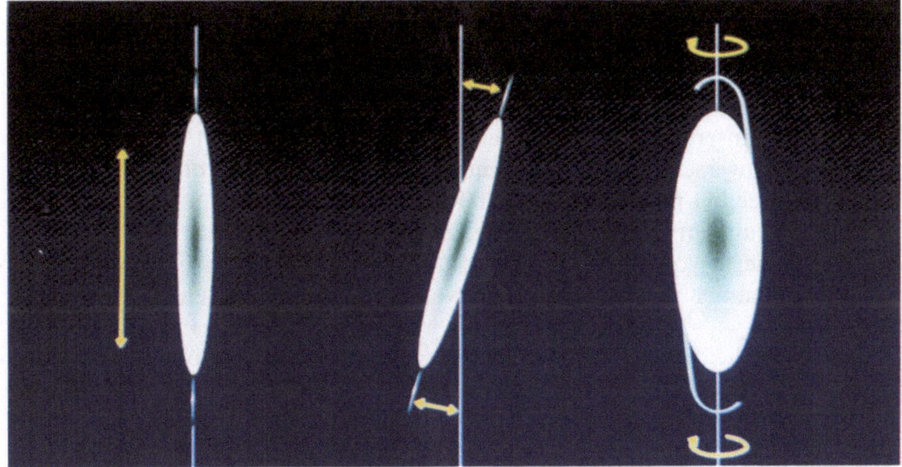

Abb. 1. Positionsfehler: Ursache für die Dezentrierung einer IOL mit 2 Auflagepunkten können sein: (links) Verschiebung in der Frontalebene, (mitte) Verkippung in der Transversalebene und (rechts) Drehung in der Frontalebene

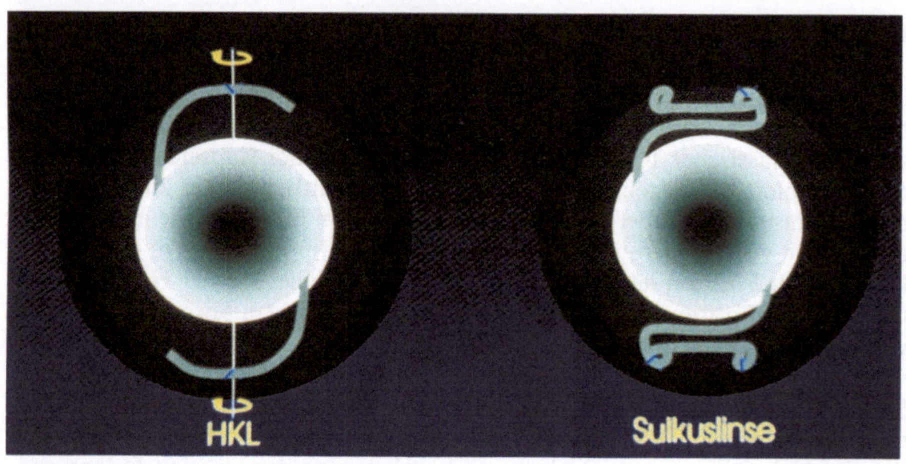

Abb. 2. Ideales Haptikdesign: Links konventionelle HKL mit 2 Auflagepunkten und 2 Fixationsnähten. Hier besteht die Möglichkeit zur Dezentrierung durch Rotation. Rechts: Sulkus-Naht-IOL mit 4 federnden Auflagepunkten und mindestens 3 Fixationsnähten, wodurch auch eine Dezentrierung durch Rotation vermieden wird

Eine ideale Sulkuslinse soll folgende Kriterien erfüllen: einfache Implantation, Zentrierung in drei Ebenen (Abb. 2), feste Verankerung, kein Dauertrauma im Bereich Hornhaut/Iris und Blut-Kammerwasserschranke, leichte Explantierbarkeit.

1991 haben wir erstmals unsere experimentellen Überlegungen zu einer solchen idealen Sulkus-Linse vorgestellt [1]. Folgende Anforderungen ergaben sich aus unseren Untersuchungen: Notwendigkeit zur linearen Implantierbarkeit, mindestens drei Auflagepunkte, konstante, federnde Abstützung in allen Ebenen, Nahtverankerung, da andernfalls keine Stabilität erzielbar ist. Es zeigte sich, daß diese Anforderungen von einem bereits existierenden Linsendesign erfüllt werden könnte, nämlich den Vorderkammerlinsen mit Multiflex-Design. Zeitgleich zu unseren Untersuchungen stellten Kamman et al. 1991 [5] erste Ergebnisse der inversen Implantation einer Vorderkammerlinse ohne Naht in die Hinterkammer bei partiell erhaltener Kapsel vor.

Basierend auf unseren experimentellen Ergebnissen haben wir in der Folge eine modifizierte Vorderkammerlinse entwickelt zur inversen Implantation in die Hinterkammer mit transskleraler Nahtfixation bei totalem Kapseldefekt (Abb. 3).

Ziel der vorliegenden Untersuchung ist die Vorstellung der operativen Technik sowie der ersten klinischen Ergebnisse.

Material und Methoden

Bei zunächst zurückhaltendem Vorgehen haben wir bislang 7 Patienten operiert. Es handelte sich um 5 Frauen und 2 Männer, das Durchschnittsalter be-

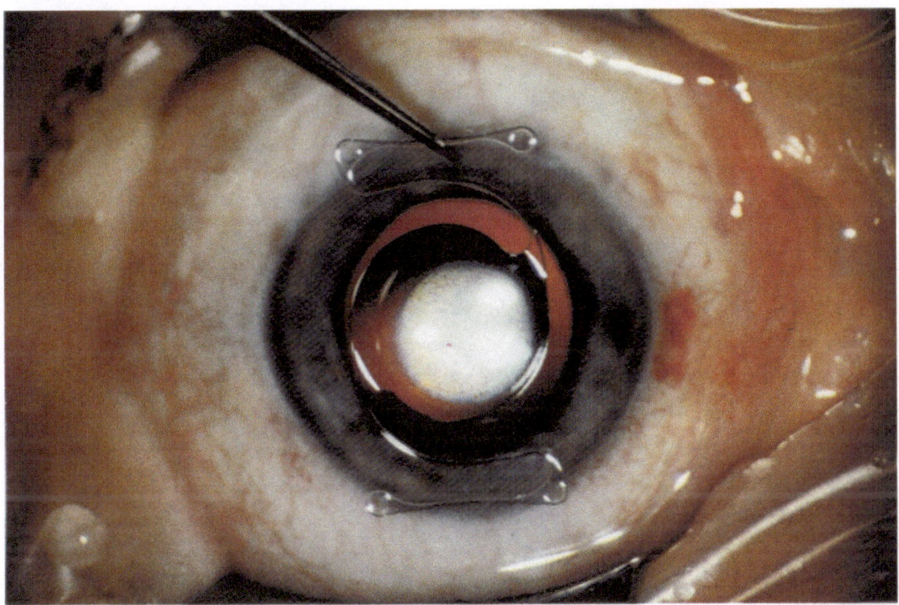

Abb. 3. Sulkus-Naht-IOL in modifiziertem Multiflexdesign. Die Haptik besitzt 4 Ösen im Bereich der federnden Auflagepunkte

trug 50,37 (±25,57) Jahre. In 4 Fällen bestand der Zustand nach perforierender Augenverletzung, in 2 Fällen der Zustand Ec-Katarakt-OP und in einem Fall der Zustand nach Ic-Katarakt-OP.

Operationstechnik

Die Linsenimplantation erfolgte entweder allein oder kombiniert mit einer perforierenden Keratoplastik. Wegen des zeitlich aufwendigen OP-Verfahrens erfolgte die Operation in ITN. Nach Einsetzen eines spannungsfreien Lidsperrers (Typ Schott) und Anschlingen des oberen und unteren geraden Augenmuskels sowie ggf. Vorlegen eines Flieringaringes erfolgte zunächst die Bestimmung der Fixationsnähte. Zur Festlegung des Sulkus hat sich bei uns die transkorneale Transillumination bewährt. Zur Vermeidung einer Verletzung der langen Ciliar-Gefäße legen wir die Nähte in der schrägen Achse 11–5 h bzw. 2–8 h. Nach Abmessen der Fußpunktbreite der Linse mit dem Zirkel werden im Bereich der diaphanoskopisch bestimmten Durchstichstellen dreieckige Skleraläppchen auf etwa halbe Skleradicke präpariert. Die Anzahl der Deckel richtet sich nach den noch vorhandenen Kapselresten und betrug in dem von uns operierten Kollektiv mindestens 3 bis 4 Deckel. Der Durchstich der Schlaufenfäden mit gerader oder gebogener Nadel kann sowohl von außen nach innen als von innen nach außen erfolgen. Wir haben bei den von uns operierten Fällen

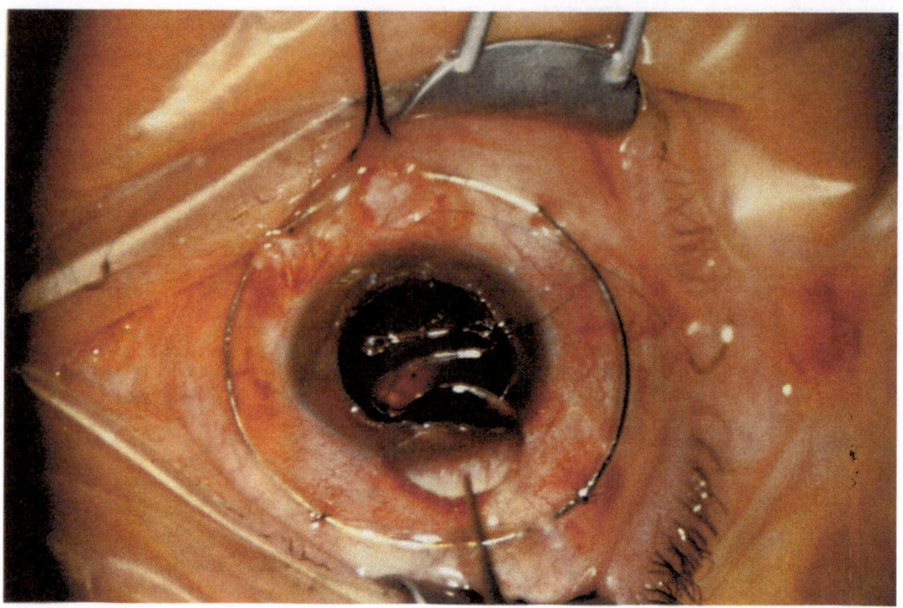

Abb. 4. Operationssitus unmittelbar vor der Implantation im Rahmen einer Triple-Procedure. Die beiden unteren Haltefäden sind bereits durch die präparierten Skleradeckel geführt (→)

in der Regel den Durchstich von innen gewählt. Hierzu wird zunächst die Hornhaut auf etwa 7 mm Breite in 1 mm Limbusabstand inzidiert. Danach erfolgt der Durchstich der Fäden an den vorgelegten Deckeln und Implantation der mit Fäden armierten Linse (Abb. 4). Hierbei ist es wichtig, daß die Linse invers implantiert wird, um einen Kontakt mit der Irisrückfläche zu vermeiden. Bei der Implantation zeigt sich charakteristischerweise im Moment der Implantation eine Tendenz zur Selbstzentrierung der Linse. Bei richtiger Plazierung der Fäden „schnappt“ die Haptik regelrecht in den Sulkus und liegt dort federnd auf. Nach Implantation der Linse erfolgt eine Ergänzung der ggf. zuvor schon durchgeführten vorderen Vitrektomie, um die Linse allseits von Glaskörperzug oder -druck zu befreien. Nach Verengung der Pupille mit Azetylcholin kann eine basale Iridektomie und das Absaugen des Viskoelastikums aus der Vorderkammer erfolgen. Mit einer Kreuzstichnaht wird dann die Hornhautinzision verschlossen. Danach erfolgt die Verankerung der 3 bis 4 Fixationsfäden durch Rückstichnaht und Verschluß der Skleradeckel. In zwei Fällen haben wir statt der Versenkung der Fäden unter einem Skleradeckel einen intraskleralen Rückstich zur Knotenverlagerung vom Limbus durchgeführt. Danach werden Tenon und Bindehaut mit Vicryl verschlossen.

Ergebnisse

Funktion

3 Patienten wiesen bei Entlassung einen schlechteren Visus als bei Aufnahme auf. Bei der ersten ambulanten Kontrolle hatten noch 2 Patienten eine Sehschärfenminderung um 1 bzw. 2 Visusstufen gegenüber dem Ausgangsbefund. Bei 3 Patienten blieb der Visus konstant, in einem Fall kam es durch Entfernung von Nachstargewebe zu einem Visusanstieg von 0,05 auf 0,6 (Abb. 5a, b).

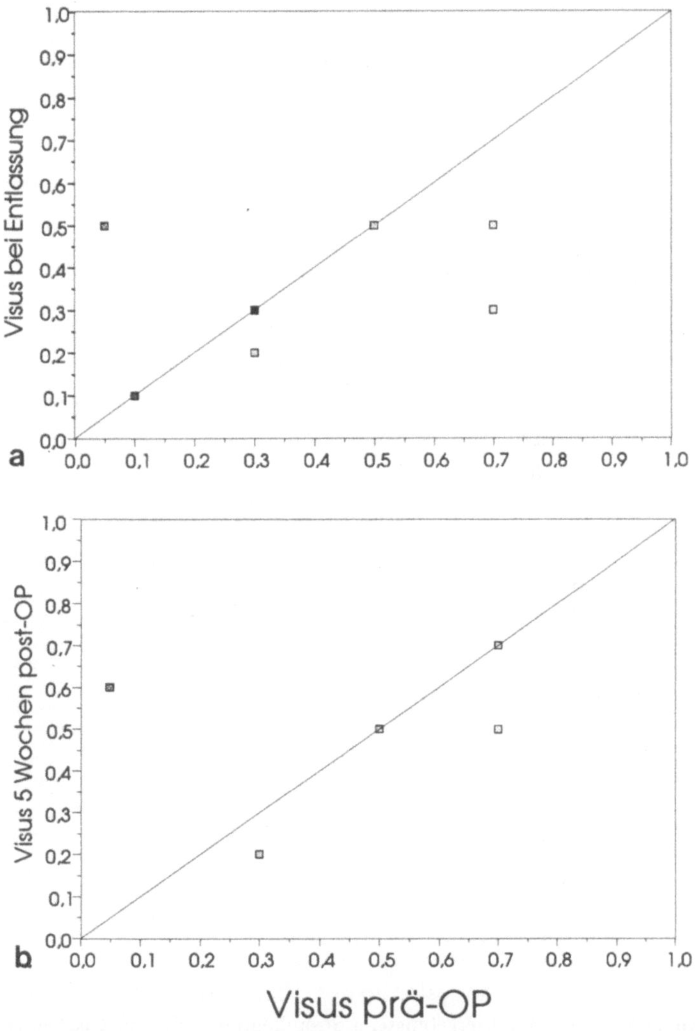

Abb. 5a, b. Funktionelle Ergebnisse. **a** Streudiagramm des Visus post-OP in Abhängigkeit vom Visus prä-OP bei Entlassung und **b** fünf Wochen postoperativ

Refraktion

Im sphärischen Äquivalent konnte eine Minderung der zu korrigierenden Ametropie um 10 dpt erreicht werden (durchschnittliche Korrektur prä-OP x = +11,5 dpt, durchschnittliche Korrektur post-OP x = −1,5 dpt). Dabei zeigte die Refraktion bei Entlassung gegenüber den in der Biometrie angestrebten Werten noch eine erhebliche Streuung. Erst 5 Wochen später war ein statistisch signifikanter Zusammenhang zwischen der angestrebten und der erreichten Refraktion (r = 0,97, p = 0,005) nachweisbar (Abb. 6a, b). Im Durchschnitt lag die erreichte Refraktion um +0,675 dpt (sd = ±0,46 dpt) in Richtung

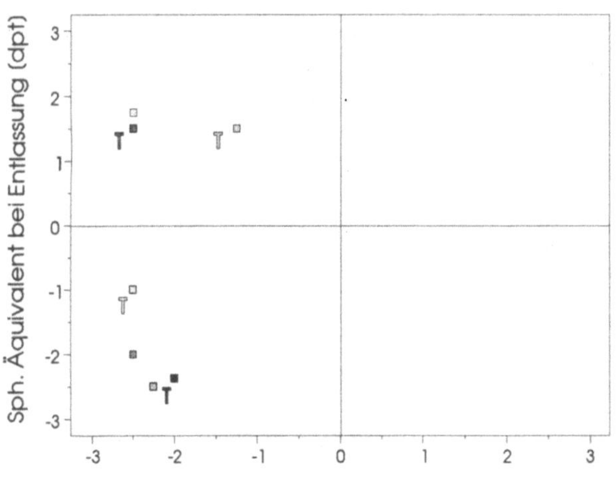

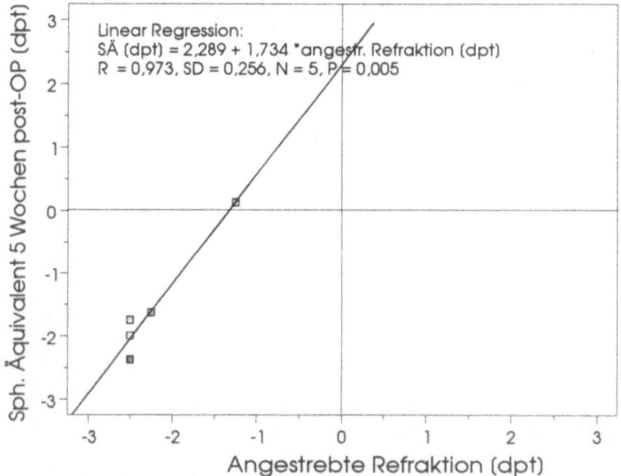

Abb. 6a, b. Refraktionsergebnisse. **a** Streudiagramm des sphärischen Äquivalentes bei Entlassung in Abhängigkeit zur in der Biometrie angestrebten Refraktion (T = Traumafälle) und **b** fünf Wochen postoperativ

Hyperopie verschoben, und zwar um so stärker, je mehr die angestrebten Refraktionswerte eine Emetropie zu erreichen versuchten (Steigung der Regressionsgeraden = +1,734).

Zentrierung

Bezüglich der Zentrierung fand sich in allen Fällen eine fast ideale Positionierung der Linse. Es bestätigten sich die experimentellen Ergebnisse, wonach eine Zentrierung durch 3 Punkte, die eine Ebene bilden, erreicht werden kann. Wie aus der Implantation dieses Linsentyps in die Vorderkammer bekannt ist, kommt es zu einer Selbstzentrierung ohne die Notwendigkeit einer Rotation. Im Gegensatz zur Vorderkammer ist es nicht erforderlich, verschiedene Linsengrößen zur Verfügung zu haben, da die Linse bei zu großer Dimensionierung sich zusätzlich im Sulkus abstützt und bei zu kleiner Dimensionierung mit ihrer Haptik durch die Fixationsnähte in den Sulkus gezogen wird. In dem kleinen bis jetzt operierten Patientenkollektiv haben wir keine schwerwiegenden Komplikationen wie Endotheldekompensation, Netzhautablösung oder postoperative Infektionen erlebt.

Diskussion

Die anatomische Konfiguration des Sulkus weist Ähnlichkeiten mit der des Kammerwinkels auf. Es ist daher logisch, eine für die Vorderkammersituation als ideal angesehene Haptik auch für die Implantation in den Sulkus zu verwenden. Dies gilt um so mehr, wenn die Implantation der Linse linear und nicht wie sonst üblich unter Rotation erfolgt. In Anwendung der aus dem Tierexperiment gewonnenen Erkenntnisse haben wir bislang sehr positive Resultate mit der Implantation des von uns modifizierten Linsentyps gesehen. Durch die Verbreiterung der Auflagepunkte und Verlagerung der Fixationslöcher zur Linsenoptik hin wird auch dem Problem der Umwachsung, bei einer Explantation, entgegengewirkt [1]. Als Perspektiven der Modifikation und Anwendung des vorliegenden Linsendesigns ergibt sich die Änderung der Linsenhaptik beim künstlichen Irisdiaphragma nach Heimann et al. [4] und der Intraokularlinse mit Iriszeichnung bei Aniridie und fehlender Kapsel nach Sundmacher [9].

Literatur

1. Bartz-Schmidt KU, Hartmann C, Krieglstein GK (1991) Experimentelle Untersuchungen zur Sulcusimplantation ohne Nahtfixation bei fehlender Kapsel. Fortschr Ophthalmol (Suppl I):247
2. Gess L (1983) Scleral fixation for intraocular lenses. Am J Intraocul Implant Soc 453–456

3. Grehn F (1989) Hinterkammerlinsenimplantation nach vorderer Vitrektomie mit Nahtfixation im Sulkus. 2. Kongreß der DGII, S 125–129
4. Heimann K, Konen W (1992) Artificial iris diaphragm and silicone oil surgery. Retina 12:90–94
5. Kammann J, Kreiner CF, Vollenberg C, Dornbach G (1991) A multiplace lens in complicated cases – report of our experiences. IX. European Intraocular Implantlens Congress, Valencia, pA-67
6. Malbran E, Malbran E Jr, Negri I (1986) Lens guide suture for transport and fixation in secondary IOL implantation after intracapsular extraction. Int Ophthalmol 9:151–160
7. Stark WJ, Goodman G, Goodman D et al (1988) Posterior chamber intraocular lens implantation in the absence of posterior capsular support. Ophthalmic Surg 19:240–243
8. Sundmacher R, Althaus C, Wester R (1991) Experience with transscleral fixation of posterior chamber lenses. Graefes Arch Clin Exp Ophthalmol 229:512–516
9. Sundmacher R, Hausser J (1993) Die optischen Bedingungen und Rehabilitationsmöglichkeiten nach Phaketektomie im Säuglings- und Kleinkindesalter. 7. Kongreß der DGII (in diesem Band)

Die faltbare AMO-Array-Multifokal-IOL – Erste Ergebnisse

C. V. Lorger, M. C. Knorz, V. Seiberth und H. Liesenhoff

Zusammenfassung. Die AMO-Array-Multifokal-IOL (MIOL) ist eine refraktive, faltbare IOL aus Silikon. Die Nahaddition beträgt 3,5 dpt, was einer wirksamen Brillenaddition von ca. 2,8 dpt entspricht. Wir implantierten 10 dieser IOLs im Rahmen einer multizentrischen prospektiven Studie. Die Patienten konnten bisher 1 – 3 Wochen und 4 – 8 Wochen postoperativ nachuntersucht werden. Der durchschnittliche Astigmatismus betrug 0,4 dpt (0 – 1,78), der unkorrigierte Fernvisus 0,72 (0,3 – 1,2), der korrigierte Fernvisus 1,1 (0,8 – 1,6), der unkorrigierte Nahvisus 0,67 (0,2 – 1,2), der Nahvisus mit Fernkorrektur 0,84 (0,6 – 1,0) und der Nahvisus mit Nahaddition 1,0. Das Kontrastsehvermögen war im Vergleich zu monofokalen IOLs bei einem Kontrast von 11% deutlich reduziert. Die Defokussierkurven zeigten einen zweiten Visusanstieg im Nahbereich und eine Pseudoakkommodation von ca. 4 dpt. Die Ergebnisse zeigen eine gute Bifokalfunktion mit der faltbaren AMO-Array-MIOL. Sie betont deutlich den Fernbrennpunkt.

Summary. The AMO-Array IOL is a refractive, foldable silicone multifocal-IOL, with a near add of 3.5 D. Participating in a multicenter prospective study, we have implanted 10 AMO-Array IOLs to date. Patients were available for 4 – 8 weeks follow up so far. Average corneal astigmatism was 0.4 D (0 – 1.78), uncorrected distance acuity was 20/28 (20/60 – 20/16), best corrected distance acuity was 20/18 (20/30 – 20/12), uncorrected near acuity was 20/29 (20/100 – 20/16) and near acuity with near add was 20/20. The defocus curve showed a "pseudoaccommodation" of 4 D. Compared to monofocal IOLs visual acuity was considerably reduced at a contrast of 11%. Our results show good bifocality of the AMO-Array MIOL.

Einleitung

Multifokale Intraokularlinsen (MIOL) sollen die Akkommodationsfähigkeit des phaken Auges nachahmen [5]. Durch diese „Pseudoakkommodation" wird die Schärfentiefe erhöht. Schematisch kann zwischen diffraktiven [5, 13] und refraktiven MIOLs [2, 5, 8] unterschieden werden. Wir untersuchten im Rahmen einer multizentrischen, prospektiven Studie das Sehvermögen nach Implantation der AMO-Array-Multifokal-IOL.

Material und Methoden

Die AMO-Array-Multifokal-IOL ist eine aus 5 konzentrischen Zonen aufgebaute refraktive MIOL [10, 12]. Sie besteht aus einer zentralen Zone mit einem

Durchmesser von 2,1 mm, die hauptsächlich den Fernfokus betont. In der Peripherie folgen weitere 4 ringförmige Zonen, die eine kontinuierliche Krümmung mit einem Ausdehnungsbereich über 3,5 dpt aufweisen. Die einzelnen Zonen sind asphärisch geformt. Jede Zone ist in bezug auf Nah- und Fernstärke verschieden gewichtet. Die IOL ist so konzipiert, daß bei einem Pupillendurchmesser von 2,8 mm 50% des Lichtes auf den Fernfokus, 38% auf den Nahfokus und 12% auf intermediäre Foci verteilt werden [10]. Die Array-MIOL ist sowohl als PMMA-IOL [12] als auch als Silikon-IOL verfügbar. Die Nahaddition von 3,5 dpt entspricht einer wirksamen Brillenaddition ca. 2,8 dpt und einem Leseabstand von 36 cm [7].

Wir implantierten bisher 10 AMO-Array-Silikon-MIOLs. Kontrolluntersuchungen erfolgten 1–3 Wochen und 4–8 Wochen postoperativ.

Wir ermittelten den objektiven Hornhautastigmatismus mittels videokeratoskopischer Untersuchungen (Computed Anatomy, TMS 1, Fa. Tomey). Es wurden der Fern- und Nahvisus ohne Korrektur, der korrigierte Fernvisus und der Nahvisus mit Fernkorrektur und optimaler Nahaddition bestimmt. Zusätzlich wurde das Kontrastsehvermögen mittels der Regan Low Contrast Acuity Charts (96%, 50%, 25% und 11% Kontrast) gemessen und eine Defokussierkurve bestimmt.

Ergebnisse

Der Visus und die Refraktion sind in Tabelle 1 dargestellt. Der Nahvisus mit Fernkorrektur lag jeweils deutlich niedriger als der korrigierte Fernvisus. Mit einer zusätzlichen Addition fanden sich hingegen keine Unterschiede zwischen Fern- und Nahvisus.

Der Kontrastvisus mit der AMO-Array-Silikon-Multifokal-IOL ist in Abb. 1 dargestellt. Zum Vergleich wurden die Ergebnisse einer monofokalen Kontrollgruppe [5, 7] hinzugefügt. Im Vergleich zu monofokalen IOLs war der Kon-

Tabelle 1. Visus und Refraktion mit der AMO-Array-Silikon-MIOL 1–3 und 4–8 Wochen postoperativ (n = 10)

	1–3 Wochen postop.	4–8 Wochen postop.
Fernvisus		
s.c.	0,74 (0,3–1,0; SD = 0,21)	0,72 (0,3–1,2; SD = 0,22)
c.c.	1,0 (0,8–1,6; SD = 0,18)	1,1 (0,8–1,6; SD = 0,16)
Nahvisus		
s.c.	0,63 (0,2–1,0; SD = 0,26)	0,67 (0,2–1,2; SD = 0,27)
c.c.	0,74 (0,5–1,0; SD = 0,22)	0,84 (0,6–1,0; SD = 0,20)
mit Nahadd.	0,97 (0,8–1,2; SD = 0,19)	1,0 (SD = 0)
Nahadd. (dpt)	1,61 (0–2,75; SD = 1,09)	1,36 (0–2,5; SD = 0,96)
obj. Astigmatismus	0,83 (0–1,74; SD = 0,43)	0,4 (0–1,78; SD = 0,37)
sph. Äquivalent	+0,44 (–1,75 ± 2,25; SD = 0,68)	+0,61 (–1,5 ± 2,5; SD = 0,7)

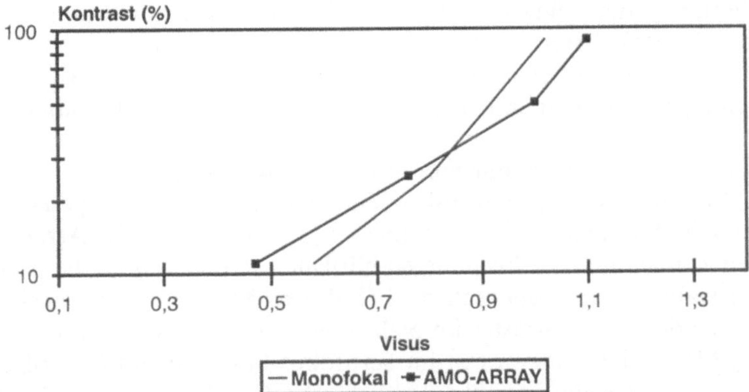

Abb. 1. Kontrastsehvermögen mit der AMO-Array-MIOL und monofokalen IOLs

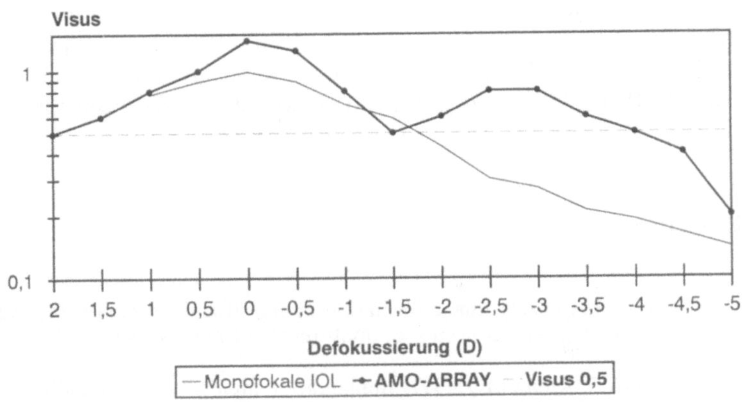

Abb. 2. Defokussierkurven der AMO-Array-Silikon-MIOL und monofokaler IOLs

trastvisus bei einem Kontrast von 11% deutlich reduziert. Bei höherem Kontrast fanden sich keine wesentlichen Unterschiede.

Defokussierkurven der AMO-Array-Silikon-MIOL und monofokaler IOLs [5, 7] sind in Abb. 2 dargestellt. Es fand sich ein zweigipfliger Kurvenverlauf mit einem Visusmaximum bei 0 dpt Defokussierung und einem zweiten Gipfel im Nahbereich (ca. −3,0 dpt Defokussierung). Die Schärfentiefe, oder auch „Pseudoakkommodation", betrug ca. 4 dpt, im Gegensatz zu 1,5 dpt mit einer monofokalen IOL. Eine Sehschärfe von 0,5 oder mehr wurde somit über einen Entfernungsbereich von 25 cm bis unendlich erreicht. Der Gipfel im Nahbereich war deutlich niedriger als der im Fernbrennpunkt.

Diskussion

Multifokale IOLs erzeugen simultan mehrere Bilder auf der Netzhaut. Die führt einerseits zu einer höheren Schärfentiefe, andererseits aber zu einer Herabsetzung des Bildkontrastes [1, 3–5]. Die von uns untersuchte AMO-Array-Multifokal-IOL zeigte eine Schärfentiefe von ca. 4 dpt. Mit monofokalen IOLs betrug die Schärfentiefe lediglich 1,5 dpt [5, 7]. Der Vorteil der höheren Schärfentiefe bedingt jedoch eine Herabsetzung des Bildkontrastes. So war auch mit der AMO-Array-MIOL der Fernvisus bei geringem Kontrast (11%) deutlich geringer als mit monofokalen IOLs [10].

Mit diffraktiven Multifokal-IOLs fanden sich keine wesentlichen Unterschiede zwischen Fern- und Nahvisus [3, 5, 6, 8]. Mit der Array-MIOL hingegen war, ähnlich wie bei anderen bifokalen IOLs [5, 8] der Fernvisus besser als der Nahvisus. Im Gegensatz zu diffraktiven MIOLs, bei denen sich kein Unterschied des Bildkontrastes im Nah- und Fernfokus zeigte [11], war bei der Array-MIOL der Bildkontrast im Fernfokus besser als im Nahfokus. Sie betont somit den Fernbrennpunkt deutlich. Die Defokussierkurve der Array-MIOL zeigte einen zweigipfligen Kurvenverlauf, ähnlich der Defokussierkurven bifokaler IOLs [5]. Es handelt sich demnach nicht um eine echte multifokale IOL, sondern eher um eine bifokale IOL. Eine wichtige Bedingung für gute funktionelle Ergebnisse mit MIOLs ist die Minimierung des operativ induzierten Astigmatismus. Hierbei ist möglicherweise die Faltbarkeit der Array-Silikon-MIOL und die damit verbundene kleinere Inzisionsgröße von Vorteil [5].

Literatur

1. Chipman RA (1991) Image formation by multifocal lenses. In: Maxwell WA, Nordan LT (Hrsg) Current concepts of multifocal intraocular lenses. Slack, Thorofare, pp 37–52
2. Claessens D, Knorz MC (1991) Implantation multifokaler Silikonlinsen – Erste Ergebnisse. In: Wenzel M, Reim M, Freyler H, Hartmann C (Hrsg) 5. Kongreß der DGII. Springer, Berlin Heidelberg New York, S 251–260
3. Holladay JT, van Dijk H, Lang A, Portney V, Willis TR, Sun R, Oksman HC (1990) Optical performance of multifocal intraocular lenses. J Cataract Refract Surg 16:413–422
4. Knorz MC (1991) Die True Vista Bifokal-IOL – Ergebnisse der Europäischen Multizentrischen Studie. In: Wenzel M, Freyler H, Hartman C (Hrsg) 5. Kongreß der DGII. Springer, Berlin Heidelberg New York, S 240–250
5. Knorz MC (1993) Vision with bifocal intraocular lenses. Germ J Ophthamol 2:32–41
6. Knorz MC, Bedoya HJ, Hsia TC, Neubert WJ, JOnes N, McCray BD, Seiberth V, Liesenhoff H (1992) Comparison of modulation transfer function and through foxus response with monofocal and bifocal IOLs. Germ J Ophthamol 1:45–53
7. Knorz MC, Claessens D, Schaefer RC, Seiberth V, Liesenhoff H (1993) Vision with bifocal IOLs. Part 1: Evaluation of contrast acuity and defocus curve in bifocal and monofocal IOLs. J CataRACT Refract Surg 19 (in press)
8. Knorz MC, Hsia TC, Seiberth V, Liesenhoff H (1993) Sehvermögen mit bifokalen IOLs-Korrelation experimenteller und klinischer Befunde. In: Neuhann Th, Hartmann Ch, Rochels R (Hrsg) 6. Kongreß der DGII, Springer, Berlin Heidelberg New York, S 286–290
9. Lorger CV, Knorz MC, Seiberth V, Tandogan T, Liesenhoff H (1993) Erste Ergebnisse nach Implantation der AcuraSee Bifokal-IOL. In: Neuhann Th, Hartmann C, Rochels R (Hrsg) 6. Kongreß der DGII. Springer, Berlin Heidelberg New York, S 524–527

10. Percival SPB, Setty SS (1993) Prospectively randomized trial comparing the pseudoaccommodation of the AMO ARRAY multifocal lens and a monofocal lens. J Cataract Refract Surg 19:26–31
11. Simpson MJ (1989) The diffractive multifocal intraocular lens. Eur J Implant Ref Surg 1:115–121
12. Steinert RF, Post CT, Brint SF, Fritsch CD, Hall DL, Wilder LW, Fine IH, Lichrenstein SB, Masket S, Casebeer C, Oksman H (1992) A prospective, randomized, double-masked comparison of a zonal-progressive multifocal intraocular lens and a monofocal intraocular lens. Ophthalmology 99:853–861
13. Wallace RB (1991) 3M diffractive multifocal intraocular lens. In: Maxwell A, Nordan LT (Hrsg) Current concepts of multifocal intraocular lenses. Slack, Thorofare, pp 69–75

Funktionelle Ergebnisse nach Implantation der „True Vista"-Bifokallinse

C. Teping und C. Backes-Teping

Zusammenfassung. In einer prospektiven Studie wurden 20 Augen nach Entfernung einer Katarakt mittels Phakoemulsifikation mit der neuartigen True-Vista-Bifokallinse der Firma Storz (Coburn, 68STUV, Storz Ophthalmics Inc., St. Louis, Missouri USA) versorgt und 4 bis 6 Monate postoperativ hinsichtlich der funktionellen Ergebnisse nachkontrolliert. Für die Ferne ergab sich ein mittlerer Visus ohne Korrektur von 0,77 (±0,17), für die Nähe von 0,84 (±0,17). Der Nahvisus mit reiner Fernkorrektur betrug im Mittel 0,94 (±0,09). Eine Untersuchung des Dämmerungssehens und der Kontrastschwellen unter reduzierter Umfeldleuchtdichte mit dem Mesoptometer II (Firma Oculus, Optikgeräte GmbH, Dutenhofen/Wetzlar) wurde durchgeführt. Es ergab sich eine mittlere Dämmerungssehschärfe von 0,25 (±0,08); bei einer Umfeldleuchtdichte von 0,1 cd/m^2 wurde eine mittlere Kontrastschwelle von 4,65 erreicht, bei 0,032 cd/m^2 eine Kontraststufe von 6,75 (±0,9). Unter Dauerblendung und bei einer reduzierten Umfeldleuchtdichte von 0,1 cd/m^2 fand sich eine mittlere Kontraststufe von 7,24 (±0,9). Die True-Vista-Bifokallinse wies zu den in der Literatur beschriebenen Ergebnissen von monofokalen Hinterkammerlinsen bezüglich der Dämmerungssehschärfe und des Kontrastverhaltens unter mesopischen Bedingungen vergleichbare Ergebnisse auf.

Summary. After cataract extraction by phacoemulsification in 20 eyes, we implanted the True Vista Bifocal lens (Coburn 68STUV, Storz Ophthalmics Inc., St. Louis, Missouri USA) and controlled 4 to 6 month postoperatively the functional results. For distance visual acuity without correction, we found 0.77 (±0.17), for near visual acuity 0.84 (±0.17). Near visual acuity with distance correction only showed 0.94 (±0.09). An examination of mesopic vision and the contrast thresholds under mesopic conditions was done with the Mesoptometer II (Firma Oculus, Optikgeräte GmbH, Dutenhofen/Wetzlar). The mesopic visual acuity under 1.0 cd/m^2 field luminance was 0.25 (±0.08); under a field luminance of 0.1 cd/m^2 a contrast threshold of 4.65 was reached, under 0.032 cd/m^2 field luminance a threshold of 6.75 (±0.9). Under a field luminance of 0.1 cd/m^2 and continuous glare a contrast threshold of 7.24 (±0.9) was determined. The True Vista Bifocal Lens showed comparable results to those of monofocal posterior chamber lenses written in literature concerning mesopic visual acuity and contrast vision under mesopic field luminance.

Material und Methode

Insgesamt 20 Augen sind nach strengen Kriterien sorgsam ausgewählt und in die Studie aufgenommen worden. Es wurden die funktionellen Ergebnisse der True-Vista-Bifokallinse (Coburn 68STUV, Firma Storz Ophthalamics Inc., St. Louis, Missouri USA) nach Kataraktextraktion mittels Phakoemulsifikation dargestellt. Der Altersmittelwert der Probandengruppe lag bei 65,6, die Standardabweichung bei 7,59 Jahren. Ausschlußkriterien waren am betreffenden

Auge operative Eingriffe, Traumatisierung, Glaukom, Uveitis, diabetische und hypertensive Retinopathie, Makulopathien, Optikuserkrankungen, lokale medikamentöse Therapien, Amblyopie und Strabismus in der Vorgeschichte.

Bei der implantierten Bifokallinse handelt es sich um eine bikonvexe, refraktive „One-piece"-Hinterkammerlinse aus PMMA mit zwei offenen C-Schlingen. Das Zentrum der Linse weist einen 1,5 mm großen Fernteil auf, der von einem ringförmigen Nahteil mit 2,6 mm Durchmesser umgeben wird. Dieser Nahteil hat eine Stärke von 4 dpt, was einer wirksamen Nahaddition von 3,2 dpt entspricht. An die konzentrische Nahzone schließt sich peripher ein weiterer ringförmiger Fernteil an. Die Übergangsbereiche zwischen den Zonen betragen annähernd 5 µm und machen insgesamt weniger als 0,5% der Optik aus. Die der Kunstlinse zugrundeliegende optische Wirkung beruht auf dem Prinzip der Strahlenablenkung durch Brechung (Abb. 1).

Die klinische Nachuntersuchung wurde im Zeitraum von 4 bis 6 Monaten postoperativ durchgeführt. Im einzelnen bestimmt wurde die Sehschärfe für Ferne und Nähe ohne Korrektur, der Nahvisus mit reiner Fernkorrektur, außerdem am Mesoptometer II:

1. Der Fernvisus bei einer Umfeldleuchtdichte von 1,0 cd/m^2
2. Die Kontrastschwellen bei einer Umfeldleuchtdichte von 0,1 cd/m^2

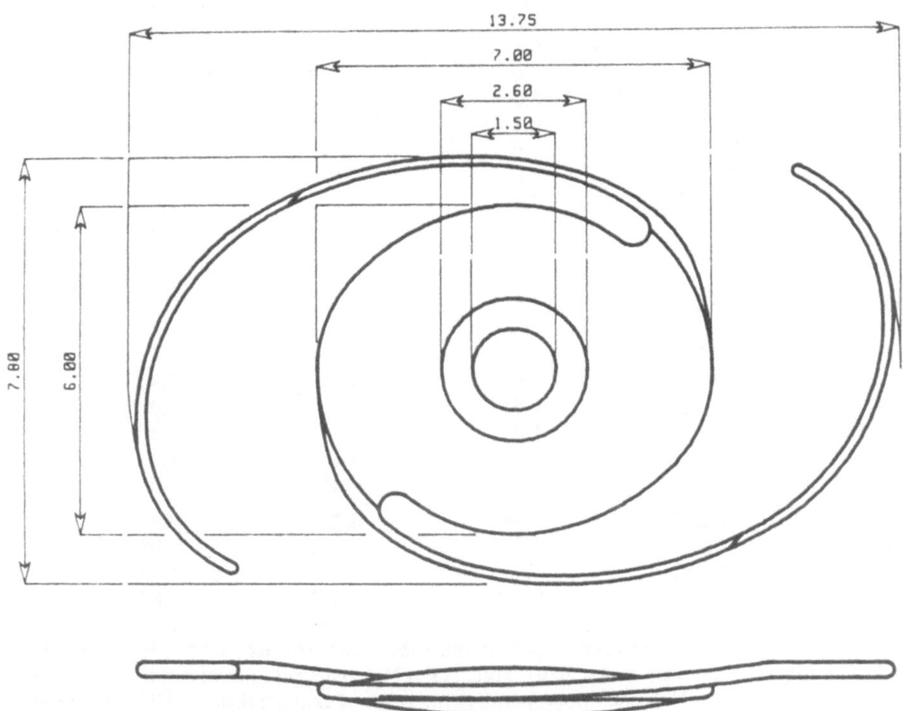

Abb. 1. True-Vista-Bifocal-IOL, Übersicht und Profil

3. Die Kontrastschwellen bei einer Umfeldleuchtdichte von 0,032 cd/m^2
4. Die Kontrastschwellen bei einer Umfeldleuchtdichte von 0,1 cd/m^2 und Dauerblendung mit 0,35 lux Hornhautbeleuchtungsstärke.

Für insgesamt 19 Augen konnte eine Auswertung subjektiver Kriterien vorgenommen werden.

Ergebnisse

Fernvisus und Nahvisus

In dieser Studie wurde eine mittlere unkorrigierte Sehschärfe für die Ferne von 0,77 (±0,17), eine korrigierte von 0,93 (±0,13) gefunden. Alle Patienten (100%) erreichten einen unkorrigierten Fernvisus von 0,5, 95% erreichten die Visusstufe 0,63, 50% eine Sehschärfe von 0,8 oder besser. Für die Ferne korri-

Tabelle 1. Visusvergleich präoperativ: postoperativ, Fernvisus/Nahvisus

NR	F1	F2	N1	N2
1	0,1	1,0	0,1	1,0
2	0,3	1,0	0,3	1,0
3	0,5	0,8	0,63	1,0
4	0	1,0	0	1,0
5	0	1,0	0	1,0
6	0,5	0,8	0,5	1,0
7	0,2	1,0	0,25	0,8
8	0,4	1,0	0,3	1,0
9	0,3	0,8	0,4	1,0
10	0,5	1,0	0,5	1,0
11	0,25	1,0	0,2	1,0
12	0,1	1,2	0,1	1,0
13	0,2	0,8	0,3	0,8
14	0	1,0	0	1,0
15	0,25	0,8	0,2	0,8
16	0,25	0,63	0,2	0,8
17	0	1,0	0	1,0
18	0	1,0	0	1,0
19	0,2	1,0	0,2	1,0
20	0,25	1,0	0,25	1,0
MW	0,215	0,942	0,222	0,96
SA	0,167	0,124	0,180	0,08
SA +	0,382	1,066	0,402	1,04
SA –	0,048	0,818	0,042	0,88

NR = Nummer; *F1* = Fernvisus präoperativ mit subjektiv bester Korrektur; *F2* = Fernvisus postoperativ mit subjektiv bester Korrektur; *N1* = Nahvisus präoperativ mit subjektiv bester Korrektur; *N2* = Nahvisus postoperativ mit reiner Fernkorrektur; *MW* = Arithmetischer Mittelwert; *SA* = Standardabweichung; *SA +* = Mittelwert + Standardabweichung; *SA –* = Mittelwert – Standardabweichung

Tabelle 2. Visusergebnisse Augen mit BIOL, Fernvisus/Nahvisus

NR	Fo	Fm	No	Nm
1	0,63	1,0	1,0	1,0
2	1,0	1,0	1,0	1,0
3	0,63	0,8	0,6	1,0
4	0,63	1,0	1,0	1,0
5	0,8	1,0	0,8	1,0
6	0,63	0,8	1,0	1,0
7	1,0	1,0	0,8	0,8
8	0,63	1,0	1,0	1,0
9	0,8	0,8	1,0	1,0
10	1,0	1,0	0,8	1,0
11	0,63	1,0	1,0	1,0
12	0,8	1,2	1,0	1,0
13	0,63	0,8	0,6	0,8
14	1,0	1,0	1,0	1,0
15	0,63	0,8	0,5	0,8
16	0,5	0,63	0,5	0,8
17	1,0	1,0	0,8	0,8
18	1,0	1,0	0,8	0,8
19	0,8	0,8	0,8	1,0
20	0,63	1,0	0,8	1,0
MW	0,769	0,932	0,840	0,940
SA	0,169	0,127	0,171	0,092
SA+	0,937	1,059	1,011	1,032
SA−	0,600	0,804	0,669	0,848

NR = Nummer; *Fo* = Fernvisus ohne Korrektur; *Fm* = Fernvisus mit subjektiv bester Korrektur; *No* = Nahvisus ohne Korrektur; *Nm* = Nahvisus mit Fernkorrektur; *MW* = Arithmetischer Mittelwert; *SA* = Standardabweichung; *SA+* = Mittelwert + Standardabweichung; *SA−* = Mittelwert − Standardabweichung

giert erreichten 100% die Visusstufe 0,63, 95% die Visusstufe 0,8 und immerhin 70% die Visusstufe 1,0. Im Durchschnitt lag eine Visussteigerung präoperativ zu postoperativ von 7 Visusstufen vor (Tabellen 1 und 2, Abb. 2 und 3).

Der unkorrigierte postoperative Nahvisus betrug im Mittel 0,84 (±0,17), während der postoperative Nahvisus mit reiner Fernkorrektur einen Mittelwert von 0,94 (±0,09) aufwies. 100% der untersuchten Augen erreichten unkorrigiert in der Nähe die Visusstufe 0,5, 90% die Visusstufe 0,6, 80% die Visusstufe 0,8 und 45% die Visusstufe 1,0. Mit reiner Fernkorrektur verbesserte sich der Nahvisus, es sahen 100% die Visusstufe 0,8, 70% erreichten hiermit die Visusstufe 1,0. Der durchschnittliche Visusanstieg präoperativ zu postoperativ im Nahbereich betrug ebenfalls 7 Visusstufen (Tabellen 1 und 2, Abb. 2 und 3).

Dämmerungssehschärfe und Kontrastverhalten unter mesopischen Bedingungen

Bei einer definierten Umfeldleuchtdichte von 1,0 cd/m^2 ergab sich eine mittlere Dämmerungssehschärfe von 0,25 (±0,08). Keines der untersuchten Augen

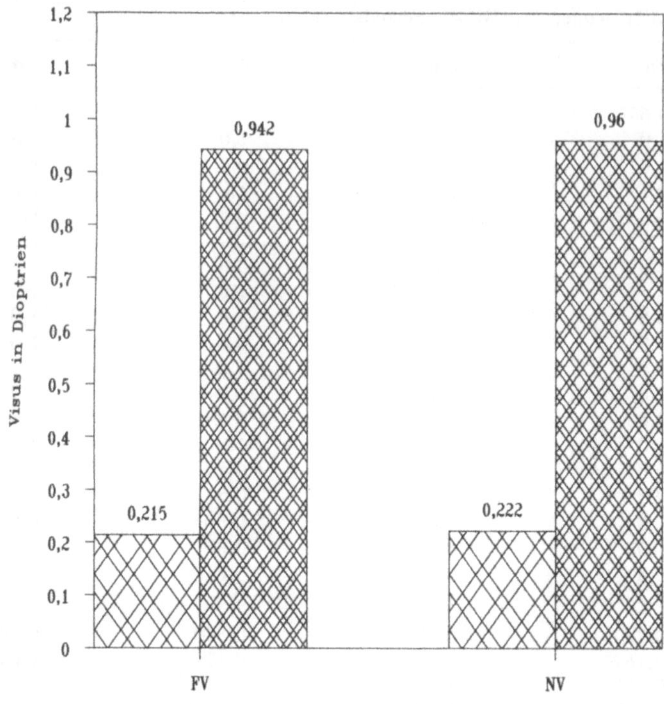

Abb. 2. Visusvergleich präoperativ: postoperativ. *FV* = Vergleich: Fernvisus präoperativ mit subjektiv bester Korrektur zu Fernvisus postoperativ mit subjektiv bester Korrektur; *NV* = Nahvisus präoperativ mit subjektiv bester Korrektur zu Nahvisus postoperativ mit reiner Fernkorrektur

erreichte die maximal angebotene Visusstufe von 0,63, immerhin 15% sahen 0,4. 95% erreichten mindestens eine Visusstufe von 0,16 und 100% die Visusstufe 0,1 (Tabelle 3, Abb. 4).

Die Bestimmung der Kontrastschwellen bei einer Umfeldleuchtdichte von 0,1 cd/m^2 zeigte, daß 85% der Augen mit bifokalem Implantat mindestens Kontraststufe 5 erreichten, was einem Kontrast von 50% entspricht. 100% erreichten mindestens Kontraststufe 6 (Kontrast = 63%). Im Mittel wurde eine Kontraststufe von 4,65 ($\pm$0,91) erreicht (Tabelle 3, Abb. 5). Bei einer Umfeldleuchtdichte von 0,032 cd/m^2 konnten 100% der Augen noch Kontraststufe 8 erkennen (Kontrast = 95,6%), immerhin 75% erkannten Stufe 7 (Kontrast = 80%) und 40% kamen noch bis Stufe 6 (Kontrast = 63%). Der Mittelwert der erreichten Kontraststufen lag bei 6,75 ($\pm$0,94) (Tabelle 3, Abb. 6).

Unter zusätzlicher Blendung bei 0,1 cd/m^2 Umfeldleuchtdichte wurde von drei Augen der Landoltring gar nicht mehr erkannt, das entspricht einem Prozentsatz von 15%. 85% erreichten Kontraststufe 8, 45% immerhin noch Kon-

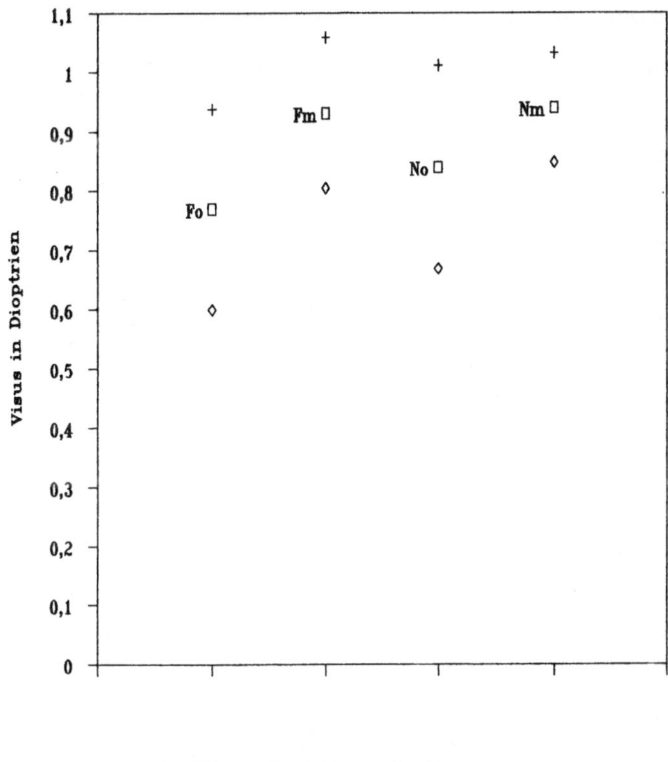

Abb. 3. Ergebnisse Fernvisus/Nahvisus, Patienten mit BIOL, Mittelwert und Standardabweichungen. *Fo* = Fernvisus ohne Korrektur; *Fm* = Fernvisus mit Korrektur; *No* = Nahvisus ohne Korrektur; *Nm* = Nahvisus mit Fernkorrektur; *MW* = arithmetischer Mittelwert; *SA+* = MW+Standardabweichung; *SA−* = MW-Standardabweichung

traststufe 7. Als Mittelwert der erreichten Kontraststufen wurde 7,24 (±0,88) ermittelt, wobei die drei Augen ausgeklammert wurden, die Stufe 8 nicht erkannten (Tabelle 3, Abb. 7).

Subjektive Kriterien

Es konnten nur 19 Beurteilungen zusammengetragen und ausgewertet werden, da einer der Patienten vor der Befragung an den Folgen eines Kolonkarzinoms gestorben war. Keines der 19 Augen wurde in der Funktion Sehvermögen für Ferne und Nähe als „schlecht“ beurteilt; 2 Augen wurden für die Ferne als „befriedigend“ beschrieben; 18 Augen erhielten für das Sehvermögen in der Ferne, 17 Augen für die Nähe die Note „gut“ (Abb. 8).

Während kein Patient über Unschärfe oder Doppelbilder klagte, wurde für 2 Augen Blendungsgefühl bei normalem Tageslicht, für 3 Augen bei hellem Ta-

Tabelle 3. Mesoptometer II, Ergebnisse der BIOL, Überblick komplett

NR	VS	KS1	KS2	KS3
1	0,25	4	5	8
2	0,16	3	7	7
3	0,16	3	7	7
4	0,25	6	7	8
5	0,25	5	6	7
6	0,16	5	7	8
7	0,4	5	8	7
8	0,25	6	8	0
9	0,25	5	6	8
10	0,4	5	6	8
11	0,25	5	7	7
12	0,25	5	7	7
13	0,1	5	7	0
14	0,4	5	8	8
15	0,25	3	5	6
16	0,16	4	6	8
17	0,25	4	6	5
18	0,25	4	6	6
19	0,25	6	8	8
20	0,25	5	8	0
MW	0,247	4,65	6,75	7,24
SA	0,078	0,91	0,942	0,88
VZ	0,006	0,828	0,888	0,77
SA+	0,325	5,560	7,692	8,12
SA−	0,169	3,740	5,808	6,36

NR = Nummer; *VS* = Visusstufen bei 1,0 cd/m^2 und Kontraststufe 8; *KS1* = Kontraststufen bei 0,1 cd/m^2; *KS2* = Kontraststufen bei 0,032 cd/m^2; *KS3* = Kontraststufen bei 0,1 cd/m^2 + Dauerblendung; *MW* = Arithmetischer Mittelwert; *SA* = Standardabweichung; *VZ* = Varianz; *SA+* = Mittelwert plus Standardabweichung; *SA−* = Mittelwert minus Standardabweichung

geslicht und 4 Augen während der Dämmerung berichtet. 3 der bei Dämmerung subjektiv geblendeten Patienten nahmen unter diesen Bedingungen auch Halos wahr. Nur ein Patient klagte über Halos auch bei hellem Tageslicht.

In allen 19 Fällen war Kleingedrucktes auch ohne zusätzliche Korrektur lesbar, bei längerem Lesen verspürte jeweils ein Patient Schatten, Blendung und Verzerrung; Doppelbilder traten nicht auf.

Die Frage, ob bei einer erneuten Entscheidung die Wahl wieder auf eine Bifokallinse fallen würde, wurde in allen Fällen mit „ja" beantwortet.

Diskussion

Im idealen Fall sollte eine implantierte Bifokallinse es dem Patienten ermöglichen, ohne zusätzliche Brillenkorrektur für Ferne und Nähe eine gute Sehschärfe zu erreichen. Keiner der Patienten dieser Studie war für Ferne oder Nä-

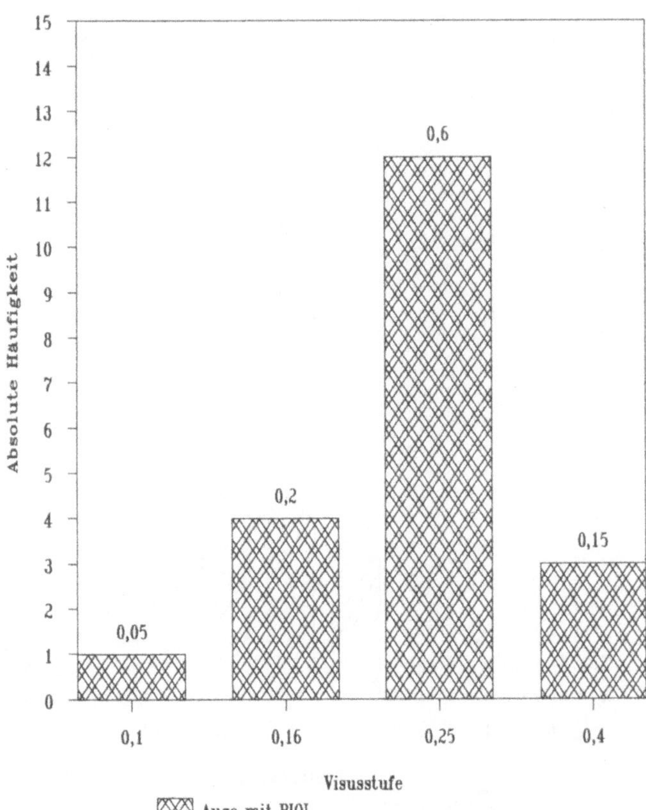

Abb. 4. Mesoptometer II, Visusergebnisse, Patienten mit BIOL, Häufigkeitsverteilung bei 1,0 cd/m^2 und Kontraststufe 8

he unbedingt auf eine Brillenkorrektur angewiesen. Knorz et al. [4] fanden im Rahmen einer Europäischen Multizentrischen Studie [4] nach Implantation der True-Vista-Bifokallinse in 165 Augen eine unkorrigierte Sehschärfe von 0,8 in 9%, eine korrigierte Fernsehschärfe von 0,5 oder besser in 98% der Fälle, eine Visusstufe von 0,63 in 90% und einen Visus von 1,0 in 48%. In der Nähe erreichten unkorrigiert 58% einen Visus von 0,8 und mit reiner Fernkorrektur 91%.

Bereits in früheren Studien ließen sich mit diffraktiven Intraokularlinsen vergleichbare Visusergebnisse erzielen [10].

Bisher existieren lediglich Veröffentlichungen über die Kontrastempfindlichkeit nach Implantation der True-Vista-Bifokallinse, Aussagen über das Dämmerungssehen lagen bis jetzt noch nicht vor. Ein Abfall der Kontrastempfindlichkeit mit zunehmendem Pupillendurchmesser bei der True-Vista-Linse ist beschrieben ebenso wie ein erheblicher Verlust der Kontrastsensitivität in der Nähe gegenüber dem in der Ferne [3, 4].

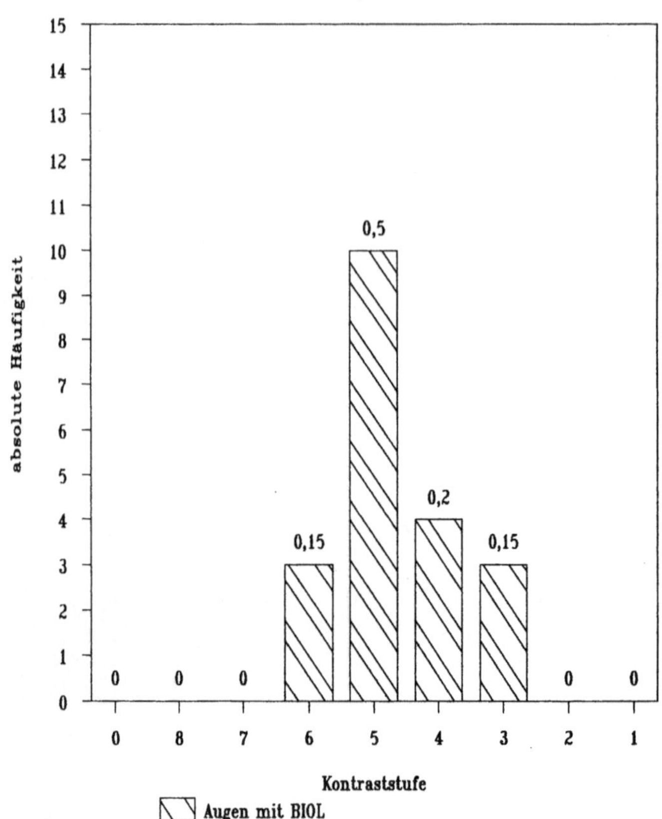

Abb. 5. Mesoptometer II, Ergebnisse, Patienten mit BIOL, Häufigkeitsverteilung der Kontraststufen bei 0,1 cd/m^2. Kontraststufe 0 bedeutet: Landoltring bei K-Stufe 8 nicht erkannt

Gegenstand der hier vorgelegten Studie war die Dämmerungssehschärfe und die Bestimmung der Kontrastschwellen unter mesopischen Bedingungen. Wenner et al. [11] fanden bei diffraktiven Intraokularlinsen eine leichte Reduktion der Dämmerungssehschärfe auf 0,22 im Vergleich zu 0,25 bei Monofokallinsen. Die True-Vista-Bifokallinse zeigte eine mittlere Dämmerungssehschärfe von 0,25 ($\pm$0,08) und ist damit durchaus in den Bereich monofokaler Hinterkammerlinsen mit Werten zwischen 0,15 und 0,3 einzuordnen [8, 9, 11].

Auf dem Hintergrund des Literaturvergleiches [2, 6, 11, 12] erscheint die True-Vista-Bifokallinse bezüglich der Kontrastschwellen unter mesopischen Bedingungen sehr vielversprechend zu sein. Besonders unter zusätzlicher Blendung scheint sie deutliche Vorteile gegenüber diffraktiven Hinterkammerlinsen zu haben.

Vorbehaltlich einer umfangreichen direkten Vergleichsstudie zu monofokalen Hinterkammerlinsen stellt die hier untersuchte Bifokallinse durchaus eine Alternative zur Monofokallinse dar. Zentraler Visus und Dämmerungsseh-

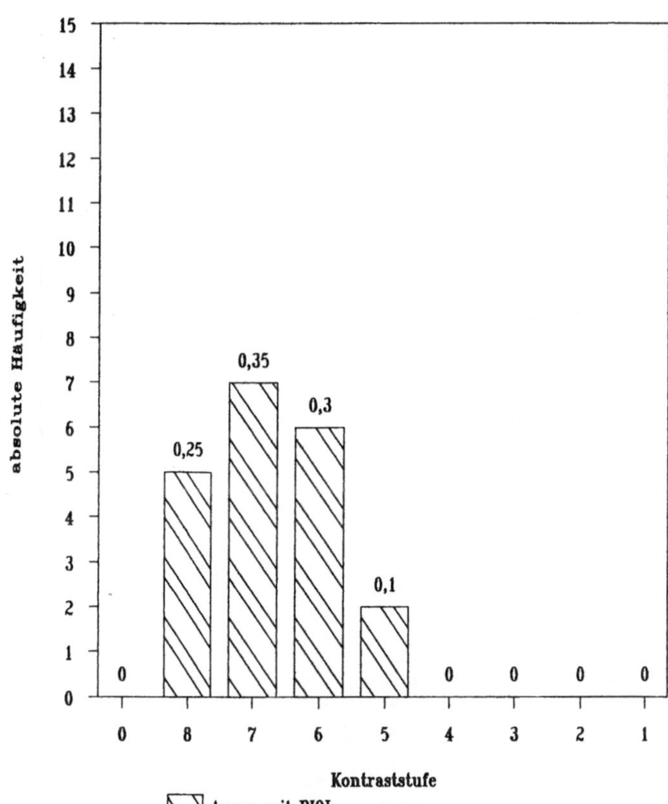

Abb. 6. Mesoptometer II, Ergebnisse, Patienten mit BIOL, Häufigkeitsverteilung der Kontraststufen bei 0,032 cd/m^2. Kontraststufe 0 bedeutet: Landoltring bei K-Stufe 8 nicht erkannt

schärfe zeigen direkt-vergleichbare Ergebnisse, die Resultate bei Prüfung der Kontrastschwellen ohne und mit Blendung sind besser als die in der Literatur vorliegenden Daten für diffraktive Linsen. Dennoch sei einschränkend für die Indikation zur Implantation die gegenüber Monofokallinsen reduzierte Kontrastempfindlichkeit vor allem im Nahbereich, die von verschiedenen Autoren beschrieben wurde, erwähnt.

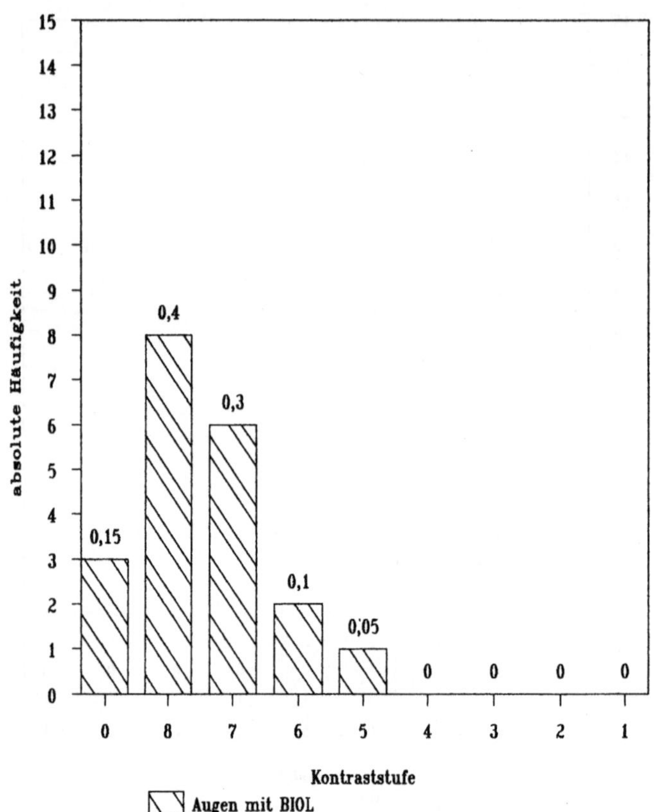

Abb. 7. Mesoptometer II, Ergebnisse, Patienten mit BIOL, Häufigkeit der Kontraststufen bei 0,1 cd/m^2 und Dauerblendung. Kontraststufe 0 bedeutet: Landoltring bei K-Stufe 8 nicht erkannt

	G	B	S
Sehvermögen für Ferne	18	1	0
Sehvermögen für Nähe	17	2	0

F

	Unschärfe	Halos	Blendung	DB
bei normalem Tageslicht	0	0	2	0
bei hellem Tageslicht	0	1	3	0
bei Dämmerung	0	3	4	0

	J	N
Kleingedrucktes lesbar	19	0

N

	Schatten	Blendung	Verzerr.	DB
bei längerem Lesen	1	1	1	0

	J	N
Wiederwahl der BIOL	19	0

J = Ja
N = Nein

G = Gut
B = Befriedigend
S = Schlecht

Verzerr. = Verzerrung
DB = Doppelbilder

Abb. 8. Auswertung subjektiver Kriterien. Fragebogen zur subjektiven Beurteilung der BIOL durch die Patienten (n = 19 Augen) ohne zusätzliche Brillenkorrektur

Literatur

1. Aust W, Stärk M (1985) Dämmerungssehvermögen und Blendungsempfindlichkeit nach Implantation von Vorder- und Hinterkammerlinsen. Fortschr Ophthalmol 82:179–180
2. Behrend S, Trier HG, Altenähr A, Hildenbrand G (1988) Der Einfluß von Hinterkammerlinsen oder Yag-Laser-Kapsulotomien auf Blendungsempfindlichkeit und Dämmerungssehen im Vergleich zu phaken Kontrollgruppen. Klin Mbl Augenheilk 193:249–256
3. Claessens D, Knorz MC, Münch D, Seiberth V, Schäfer C (1991) Kontrastempfindlichkeit und Defokussierkurve mit True Vista Bifokal-IOLs und monofokalen IOLs. In: Wenzel M, Reim M, Freyler H, Hartmann C (Hrsg) 5. Kongreß der DGII. Springer, Berlin Heidelberg New York, S 261–272
4. Knorz MC (1991) Die True Vista Bifokal IOL – Ergebnisse der Europäischen Multizentrischen Studie. In: Wenzel M, Reim M, Freyler H, Hartmann C (Hrsg) 5. Kongreß der DGII. Springer, Berlin Heidelberg New York, S 240–250
5. Knorz MC (1992) Einfluß von Astigmatismus und Patientenalter auf das Sehvermögen mit Bifokal IOLs. Sitzungsberichte, Berlin Brandenburgische Augenärztliche Gesellschaft, 7./8.12.1991, Berlin. Klin Mbl Augenheilk 201:68–69
6. Lachenmayr B, Pateras N (1987) Dämmerungssehen und Blendungsempfindlichkeit bei Pseudophaken. Fortschr Ophthalmol 84:173–179
7. Nowak MR, Jacobi KW (1990) Diffraktive multifokale Intraokularlinsen. Klin Mbl Augenheilk 196:43–47
8. Nowak MR (1990) Oculotrast – ein neues Verfahren zur Messung der Dämmerungssehschärfe und Blendungsempfindlichkeit. Fortschr Ophthalmol 87:192–197
9. Schlote HW, Lindner H, Hübner K, Kohlmayr K (1989) Subjektiver Helligkeitsbedarf und Blendung bei Intraokularlinsen- und Kontaktlinsenträgern. In: Freyler H, Skorpik C, Grasl M (Hrsg) 3. Kongreß der DGII. Springer, Wien New York, S 53–57
10. Teping C, Wenner M, Deppe W (1991) Funktionelle Ergebnisse nach Implantation bifokaler diffraktiver Intraokularlinsen. In: Wenzel M, Reim M, Freyler H, Hartmann C (Hrsg) 5. Kongreß der DGII. Springer, Berlin Heidelberg New York, S 225–232
11. Wenner M, Deppe W, Teping C (1991) Dämmerungssehen und Blendungsempfindlichkeit bei Trägern monofokaler und diffraktiver bifokaler Intraokularlinsen. In: Wenzel M, Reim M, Freyler H, Hartmann C (Hrsg) 5. Kongreß der DGII. Springer, Berlin Heidelberg New York, S 233–239
12. Wizemann A, Seel S (1981) Das Dämmerungssehen bei künstlichen intraokularen Linsen. Klin Mbl Augenheilk 179:30–32

Klinische Erfahrungen mit der Alcon-Accurasee-Bifokallinse

E. Oran, C. Teping und C. Backes-Teping

Zusammenfassung. In einer geplanten klinischen Studie wurden die funktionellen Ergebnisse nach Implantation der neuen Alcon-Accurasee-Bifokallinse, MZ50FG (Fa. Alcon, Ft. Worth, Texas), in 14 Augen ermittelt. Die unkorrigierten Visuswerte für Ferne und Nähe lagen postoperativ ab der ersten Woche ohne Ausnahme zwischen 0,5 und 1,0. Die korrigierten Sehschärfenwerte mit reiner Fernkorrektur betrugen ab einer Woche nach Implantation der Linse in Nähe und Ferne 0,8 bis 1,2. Sämtliche Augen wurden mittels Phakoemulsifikation und Tunneltechnik mit endokapsulärer Fixation der IOL operiert. Zur Prüfung des Dämmerungssehens und der Blendempfindlichkeit erfolgte eine differenzierte Untersuchung mit dem Mesoptometer II. Die durchschnittliche Dämmerungssehschärfe bei 1,0 cd/m^2 betrug 0,26$\pm$0,07 und ist somit vergleichbar mit den Werten nach Implantation monofokaler Linsen. Bei einer Umfeldleuchtdichte von 0,1 cd/m^2 lagen die Mesoptometerwerte zwischen Stufe 2 und 8 (Mittelwert 4,5$\pm$1,45), bei reduzierter Umfeldleuchtdichte von 0,032 cd/m^2 zwischen Stufe 5 und 8 (Mittelwert 7,62$\pm$0,84), wobei ein Auge den Landoltring nicht erkannte. Unter zusätzlicher Blendung bei 0,1 cd/m^2 lagen die Werte zwischen Stufe 6 und 8; 5 Patienten erkannten das Testobjekt bei seitlicher Dauerblendung nicht.

Summary. After cataract extraction by phacoemulsification in 14 eyes, we implanted the Alcon Accurasee Bifocal lens, MZ50FG (Alcon, Ft. Worth, Texas) and controlled postoperatively the functional results. For distance and for near visual acuity without any correction the results were between 0.5 and 1.0. The near and far visual acuities with distance correction were between 0.8 and 1.2. An examination of mesopic vision and contrast thresholds under mesopic conditions was done with the Mesoptometer II. The mesopic visual acuity under 1.0 cd/m^2 field luminance was 0.26, which is comparable to results of monofocal posterior chamber lenses. Under a field luminance of 0.1 cd/m^2 the mean value of contrast threshold was 4.5 and under a field luminance of 0.032 cd/m^2 the mean value was 7.62. We determined an average of contrast threshold of 7.33 under a field luminance of 0.1 cd/m^2 and continuous glare; five patients didn't recognize the test object.

Material und Methode

Die Intraokularlinse, Modell Accurasee, MZ50FG (Fa. Alcon, Ft. Worth, Texas), ist eine bikonvexe refraktive Bifokallinse aus PMMA. Als 3-Zonen-Modell hat sie einen optischen Teil von 6,0$\times$6,5 mm Durchmesser, die längste Ausdehnung der Haptik beträgt 13 mm. Der zentrale Fernteil hat einen Durchmesser von 1,8 mm, der Außendurchmesser des ringförmigen Nahteils beträgt 3 mm mit einer Nahaddition von 3,5 dpt. Im Anschluß an den Nahteil befindet sich ein weiterer Fernteil, der den restlichen Bereich des optischen Teils der IOL ausmacht. Die Haptiken zeigen eine Abwinkelung von 10°.

Tabelle 1. Postoperative Visusergebnisse; dazugehörige Mittelwerte und Standardabweichungen

NR	Fo	Fm	No	Nm
1	0,63	0,8	0,8	0,8
2	0,5	1	0,8	0,8
3	0,63	1	0,8	1
4	0,8	1	0,63	0,8
5	0,63	1	0,63	0,8
6	0,8	0,8	1	1
7	0,63	1	0,8	0,8
8	0,63	1	1	1
9	1	1	1	1
10	0,63	1	0,8	0,8
11	0,8	1	0,63	1
12	1	1,2	1	1
13	0,8	1	1	1
14	0,8	1	1	1
MW	0,73	0,96	0,85	0,91
SA	0,142	0,091	0,145	0,099
SA +	0,872	1,051	0,995	1,009
SA –	0,588	0,869	0,705	0,811

NR = Nummer; *Fo* = Fernvisus ohne Korrektur; *Fm* = Fernvisus mit subjektiv bester Korrektur; *No* = Nahvisus ohne Korrektur; *Nm* = Nahvisus mit reiner Fernkorrektur; *MW* = Arithmetischer Mittelwert; *SA* = Standardabweichung; *SA +* = Mittelwert + Standardabweichung; *SA –* = Mittelwert – Standardabweichung

Tabelle 2. Prä- und postoperativer Visusvergleich; dazugehörige Mittelwerte und Standardabweichungen

NR	F1	F2	N1	N2
1	0,25	0,8	0,25	0,8
2	0,5	1	0,63	0,8
3	0,2	1	0,1	1
4	0,1	1	0,1	0,8
5	0,4	1	0,25	0,8
6	0	0,8	0,1	1
7	0	1	0	0,8
8	0,25	1	0,2	1
9	0	1	0	1
10	0,08	1	0,1	0,8
11	0	1	0	1
12	0,1	1,2	0,1	1
13	0,1	1	0,2	1
14	0	1	0	1
MW	0,14	0,96	0,15	0,91
SA	0,154	0,091	0,16	0,099
SA +	0,294	1,051	0,31	1,009
SA –	–0,014	0,869	–0,01	0,811

NR = Nummer; *F1* = Fernvisus präoperativ mit subjektiv bester Korrektur; *F2* = Fernvisus postoperativ mit subjektiv bester Korrektur; *N1* = Nahvisus präoperativ mit subjektiv bester Korrektur; *N2* = Nahvisus postoperativ mit reiner Fernkorrektur; *MW* = Arithmetischer Mittelwert; *SA* = Standardabweichung; *SA +* = Mittelwert + Standardabweichung; *SA –* = Mittelwert – Standardabweichung

4–6 Monate postoperativ wurden die unkorrigierte Sehschärfe für Ferne und Nähe, die bestkorrigierte Sehschärfe für die Ferne sowie die Nahsehschärfe mit reiner Fernkorrektur ermittelt. Der Fernvisus wurde mittels Projektionsverfahren in einer Entfernung von 6 m geprüft. Zur Bestimmung der Nahsehschärfe wurden Zeiss-Nahleseprobentafeln verwendet. Weiterhin erfolgte eine detaillierte Untersuchung am Mesoptometer II, d. h. der Visus bei einer Umfeldleuchtdichte von 1,0 cd/m^2, die Kontrastschwellen bei einer Umfeldleuchtdichte von 0,1 cd/m^2, von 0,032 cd/m^2 und von 0,1 cd/m^2 mit einer Dauerblendung von 0,35 lux Hornhautbeleuchtungsstärke wurden ermittelt.

Ausschlußkriterien waren Makuladegenerationen, vorherige Operationen und akute Augeninfektionen am Auge, Glaukom, hohe präoperative Astigmatismuswerte, Einschränkung der Pupillenreaktion, Irisatrophie, präoperative

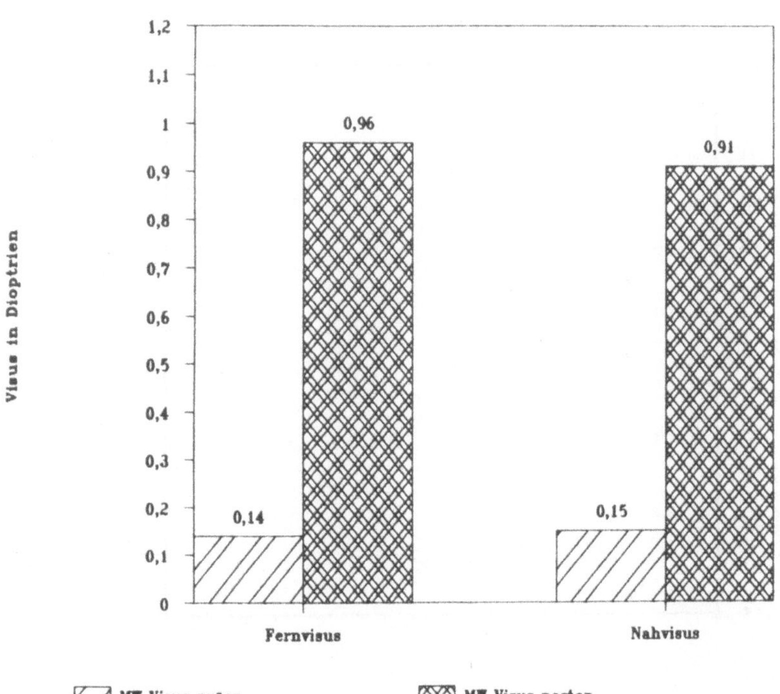

Fernvisus – Vergleich :	*Fernvisus präoperativ mit subjektiv bester Korrektur zu Fernvisus postoperativ mit subjektiv bester Korrektur*
Nahvisus – Vergleich :	*Nahvisus präoperativ mit subjektiv bester Korrektur zu Nahvisus postoperativ mit reiner Fernkorrektur*

Abb. 1. Graphische Darstellung der prä- und postoperativen korrigierten Visuswerte

Entzündungen der vorderen oder der hinteren Augenabschnitte, diabetische Retinopathie, traumatische oder kongenitale Katarakt, Hornhautdystrophien Strabismus und Amblyopie.

Ergebnisse

Die Accurasee-Bifokallinse wurde in 14 Augen implantiert. Sämtliche Operationen wurden nach Tunnelpräparation und anschließender zirkulärer Kapsulorhexis mit einem Durchmesser von 6,5 mm mittels Phakoemulsifikation durchgeführt. Die Implantation der IOL erfolgte in jedem Fall endokapsulär. Bei einem Teil der Patienten wurde zum Wundverschluß eine einfache, locker gelegte Kreuznaht verwandt, bei den restlichen Patienten erfolgte keine Nahtadaptation der Skleralamelle.

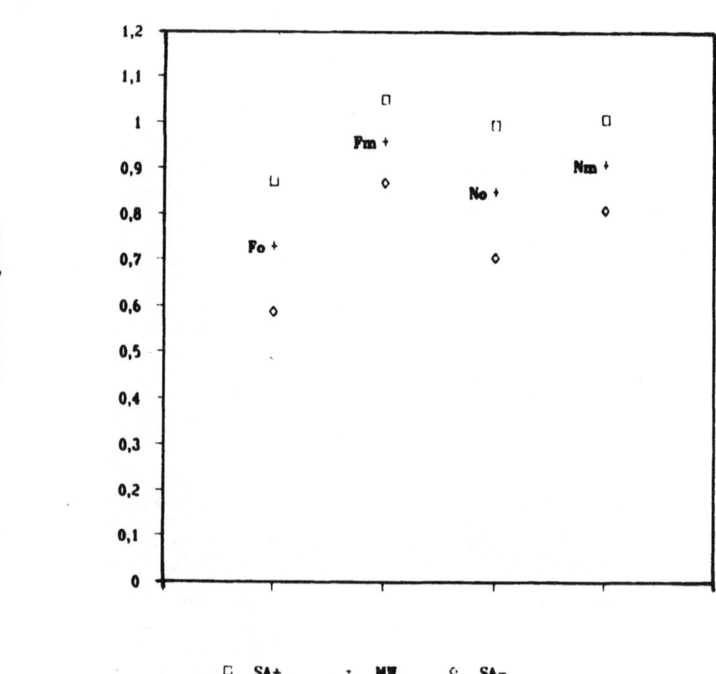

Fo = Fernvisus ohne Korrektur
Fm = Fernvisus mit Korrektur
No = Nahvisus ohne Korrektur
Nm = Nahvisus mit Fernkorrektur
MW = Arithmetischer Mittelwert
SA+ = Mittelwert + Standardabweichung
SA− = Mittelwert − Standardabweichung

Abb. 2. Streuparameter der postoperativen Visuswerte

Fernvisus und Nahvisus

Der durchschnittliche Fernvisus ohne Korrektur lag bei 0,73 (±0,14), mit Korrektur bei 0,96 (±0,09). Alle Patienten (100%) erreichten einen unkorrigierten Fernvisus von mindestens 0,5, 50% eine Sehschärfe von 0,8 oder besser. Für die Ferne korrigiert erreichten 100% die Visusstufe 0,8, 78,6% die Visusstufe 1,0 und 1 Patient die Visusstufe 1,2. Im Durchschnitt lag eine Visussteigerung präoperativ zu postoperativ von 8 Visusstufen vor (Tabellen 1 und 2, Abb. 1).

Der Nahvisus ohne Korrektur betrug im Mittel 0,85 (±0,15), mit reiner Fernkorrektur durchschnittlich 0,91 (±0,1). Alle Patienten (100%) erreichten unkorrigiert in der Nähe die Visusstufe 0,63, 78,6% erreichten die Visusstufe 0,8 oder besser. Mit reiner Fernkorrektur erreichten alle Patienten (100%) die Visusstufe 0,8, 57,1% erreichten die Visusstufe 1,0. Hier lag im Durchschnitt ebenfalls eine Visussteigerung von 8 Visusstufen vor (Tabellen 1 und 2, Abb. 2).

Dämmerungssehschärfe und Kontrastsehen unter mesopischen Bedingungen

Bei 1,0 cd/m^2 Umfeldleuchtdichte ergab sich eine mittlere Dämmerungssehschärfe von 0,26 (±0,07). Die maximal angebotene Visusstufe von 0,63 wurde

Tabelle 3. Mesoptometerergebnisse der 14 Augen; dazugehörige Mittelwerte und Standardabweichungen

NR	VS	KS1	KS2	KS3
1	0,25	5	8	0
2	0,25	5	8	8
3	0,16	7	8	0
4	0,25	4	8	7
5	0,25	4	8	7
6	0,4	4	7	6
7	0,25	8	0	0
8	0,25	4	8	0
9	0,25	4	8	8
10	0,25	4	8	8
11	0,25	3	8	0
12	0,4	4	8	7
13	0,16	5	7	8
14	0,25	2	5	7
MW	0,26	4,5	7,62	7,33
SA	0,066	1,45	0,84	0,67
VZ	0,004	2,11	0,7	0,44
SA+	0,326	5,95	8,46	8
SA−	0,194	3,05	6,78	6,66

NR = Nummer; *VS* = Visusstufen bei 1,0 cd/m^2 und Kontraststufe 8; *KS1* = Kontraststufen bei 0,1 cd/m^2; *KS2* = Kontraststufen bei 0,032 cd/m^2; *KS3* = Kontraststufen bei 0,1 cd/m^2 + Dauerblendung; *MW* = Arithmetrischer Mittelwert; *SA* = Standardabweichung; *VZ* = Varianz; *SA* + = Mittelwert + Standardabweichung; *SA* − = Mittelwert − Standardabweichung

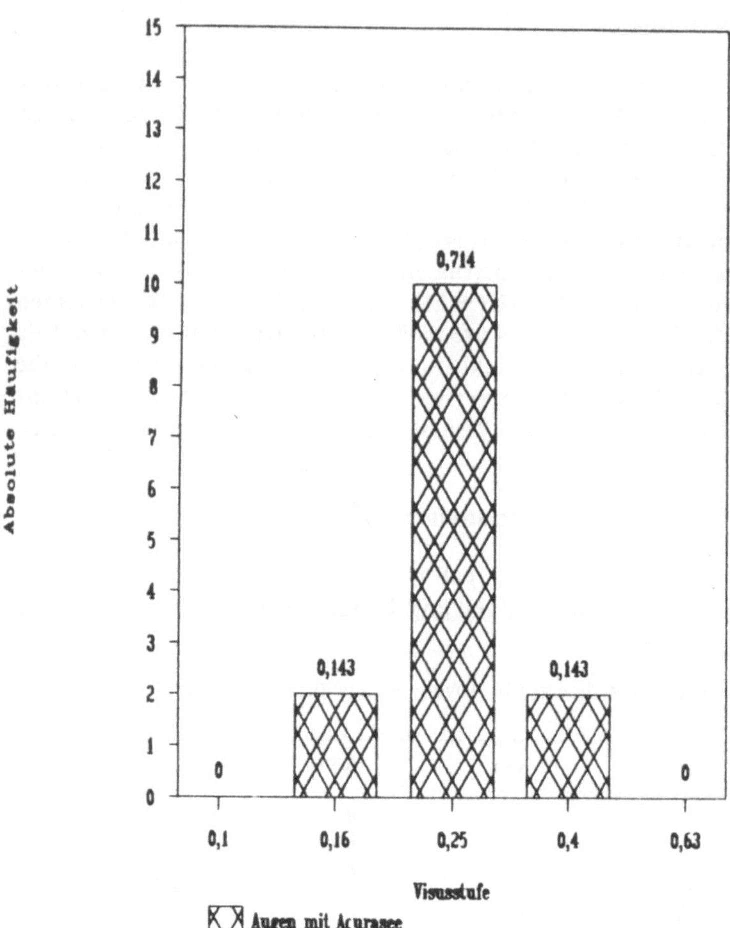

Abb. 3. Ergebnisse der Dämmerungssehschärfe, Häufigkeitsverteilung

nicht erreicht. 14,3% erreichten die Visusstufe 0,4, 100% erreichten die Visusstufe 0,16 (Tabelle 3, Abb. 3).

Die Bestimmung der Kontraststufen bei 0,1 cd/m² Umfeldleuchtdichte zeigte, daß alle Patienten (100%) die Kontraststufe 8 erreichten (Kontrast = 95,6%). 93% erreichten Kontraststufe 7 (Kontrast = 80%), und 86% erreichten Kontraststufe 5 (Kontrast = 50%). Durchschnittlich wurde eine Kontraststufe von 4,5 (±1,45) erreicht (Tabelle 3, Abb. 4).

Bei einer Umfeldleuchtdichte von 0,032 cd/m² konnten 93% der Augen Kontraststufe 8 erkennen (Kontrast = 95,6%). Ein Patient erkannte das Testobjekt nicht. 21,4% erreichten die Kontraststufe 7 (Kontrast = 80%). Der Mittelwert der erreichten Kontraststufen lag hier bei 7,62 (±0,84), wobei das Auge, das Stufe 8 nicht erkannte, ausgeschlossen wurde (Tabelle 3, Abb. 5). Bei seitlicher Dauerblendung und 0,1 cd/m² Umfeldleuchtdichte erkannten 5 Augen

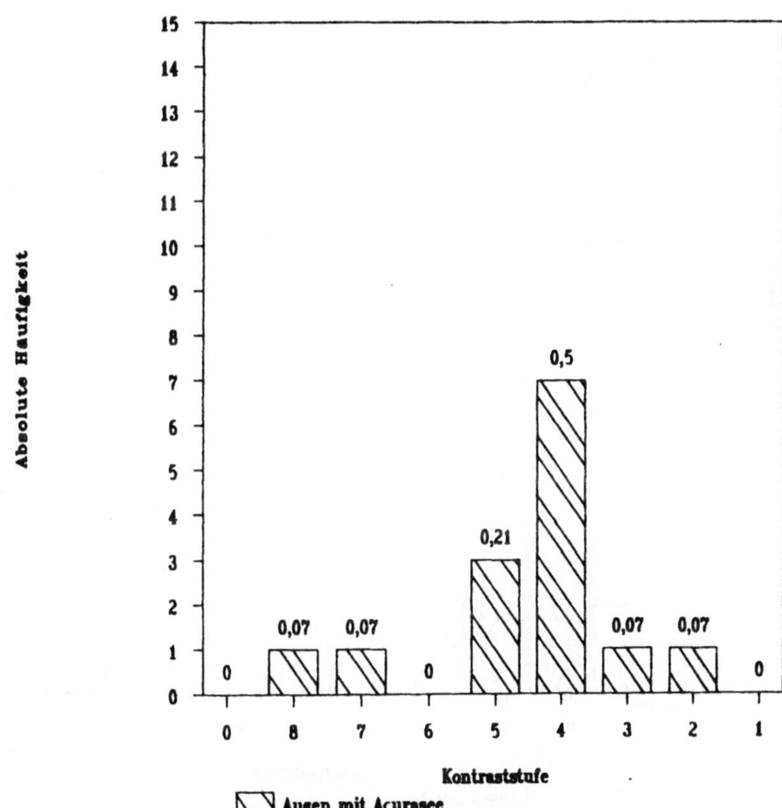

Abb. 4. Kontrastschwellenbestimmung, Häufigkeitsverteilung bei 0,1 cd/m². Kontraststufe 0 bedeutet: Landoltring bei K-Stufe 8 nicht erkannt

den Landoltring nicht mehr. Das entspricht einem Prozentsatz von 35,7%. 64,3% erreichten Kontraststufe 8 und 35,7% Kontraststufe 7. Im Mittel wurde eine Kontraststufe von 7,33 (±0,67) erreicht, wobei die 5 Augen ausgeschlossen sind, welche die Stufe 8 nicht erkannten (Tabelle 3, Abb. 6).

Subjektive Kriterien

Es konnten alle 14 Augen ausgewertet werden. Keines der Augen wurde in seiner Funktion des Sehvermögens für Ferne und Nähe als „schlecht" beurteilt. Ein Patient klagte über zeitweise auftretende Doppelbilder. Alle Patienten nannten auf Befragung Blendungsgefühl bei Dämmerung. Alle Patienten waren der Meinung, eine Brille sei nicht notwendig.

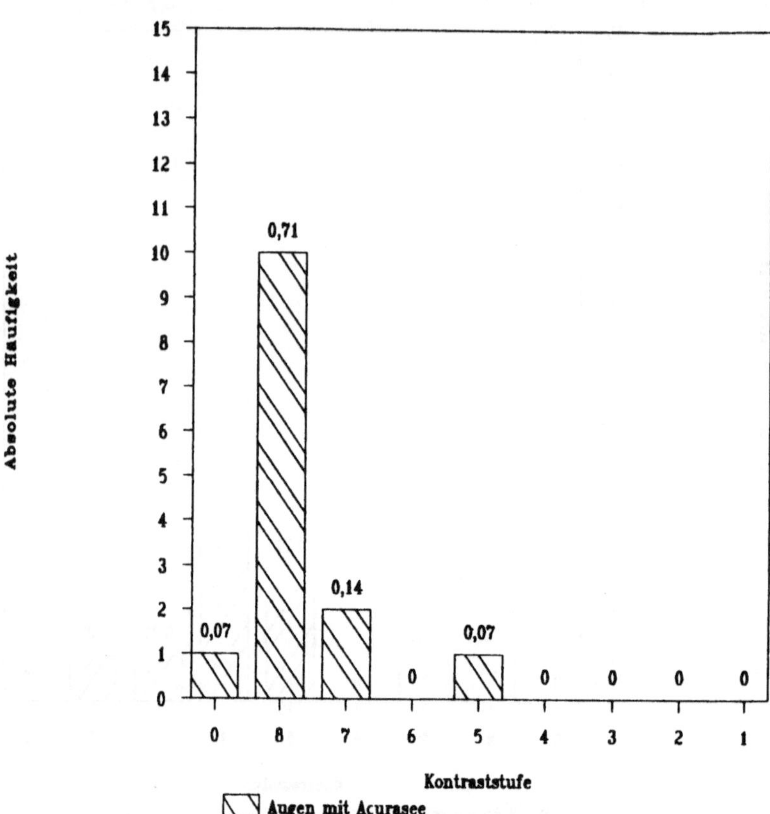

Abb. 5. Kontrastschwellenbestimmung, Häufigkeitsverteilung bei 0,032 cd/m^2. Kontraststufe 0 bedeutet: Landoltring bei K-Stufe 8 nicht erkannt

Diskussion

Der mit der Accurasee-Bifokallinse erreichte korrigierte Fernvisus entspricht weitgehend der mit monofokalen und anderen bifokalen IOL erreichten Sehschärfe [5]. Da die klinischen Erfahrungen mit Implantation von monofokalen Hinterkammerlinsen bisher sehr gute Visusergebnisse von in der Regel mehr als 0,8 für Ferne und Nähe gezeigt haben, ist es für die Beurteilung der Qualität einer neuentwickelten bifokalen IOL wichtig, ob die Linse auch den Ergebnissen einer Monofokallinse entspricht. Für die Visusergebnisse ist dies der Fall.

Bei der Bestimmung der Kontrastschwellen diffraktiver IOL unter mesopischen Bedingungen kann man Differenzen zu monofokalen Hinterkammerlinsen erkennen [6]. Vergleichbare Werte zu monofokalen Hinterkammerlinsen ergaben sich bei den Ergebnissen der Dämmerungssehschärfe [3]. Wenner et al. [6] fanden z. B. beim Vergleich von 50 Patienten mit monofokaler HKL mit 50 Patienten, die mit einer diffraktiven HKL versorgt wurden, nach der Untersuchung am Mesoptometer II einen statistisch signifikanten Unterschied zwi-

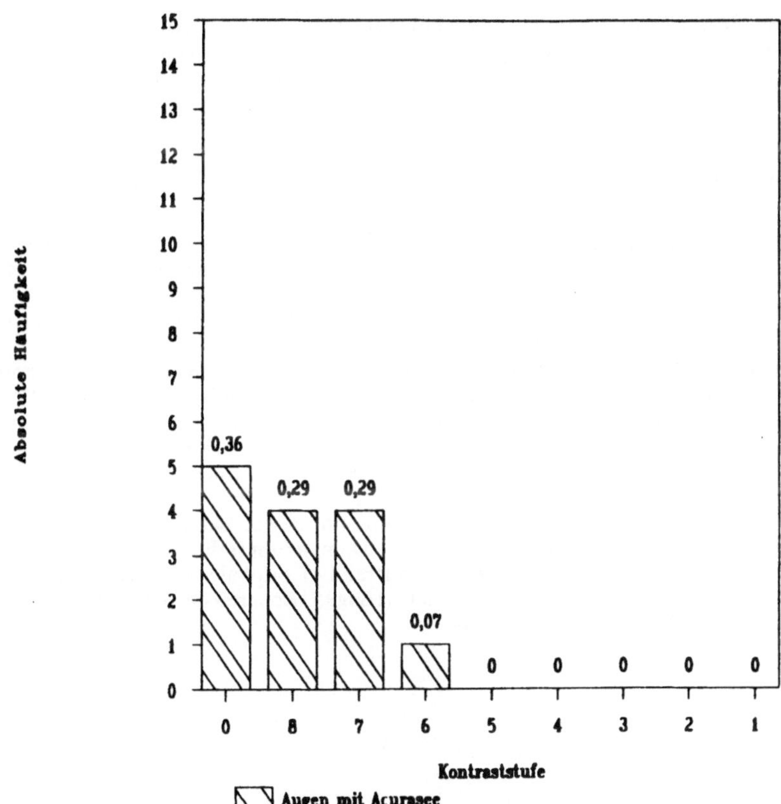

Abb. 6. Kontrastschwellenbestimmung, Häufigkeitsverteilung bei Blendung und 0,1 cd/m^2. Kontraststufe 0 bedeutet: Landoltring bei K-Stufe 8 nicht erkannt

schen den Mittelwerten der Dämmerungssehschärfe der monofokalen Gruppe (0,25) und der diffraktiven Gruppe (0,22). Nowak u. Jakobi [2] fanden in ihrer Studie bei phaken Augen für die Dämmerungssehschärfe einen Mittelwert von 0,425, in der diffraktiven Gruppe einen Mittelwert von 0,2 bis 0,25 und ähnliche Werte in der monofokalen Gruppe. Die Accurasee-IOL zeigte in der vorgelegten Studie einen Mittelwert von 0,26 und wäre damit in den Bereich monofokaler Hinterkammerlinsen einzuordnen.

In der hier vorgelegten Studie sind die Ergebnisse der Kontrastschwellenbestimmung unter mesopischen Bedingungen nicht in jeder Hinsicht positiv interpretierbar, besonders die Ergebnisse bei seitlicher Blendung und 0,1 cd/m^2 Umfeldleuchtdichte. 35,7% haben die Kontraststufe 8 nicht erkannt. Die Visusergebnisse dieser Studie nach Implantation der bifokalen Accurasee-IOL halten durchaus den Ergebnissen monofokaler Hinterkammerlinsen und anderer bifokaler Hinterkammerlinsen stand [1, 4, 5]. Subjektiv waren alle Patienten hinsichtlich der Sehfunktionen mit der Accurasee-IOL vollends zufrieden. Jedoch klagten alle Patienten über eine gesteigerte Blendungsempfindlichkeit bei

bei Dunkelheit. Dies ist eventuell dadurch zu erklären, daß der Abstand zwischen Fernteil und ringförmigem Nahteil der Linse jeweils 25 μ beträgt und damit höher liegt als bei einer vergleichbaren bifokalen IOL [5].

Literatur

1. Knorz MC (1991) Die True Vista Bifokal IOL – Ergebnisse der Europäischen Multizentrischen Studie. In: Wenzel M, Reim M, Freyler H, Hartmann C (Hrsg) 5. Kongreß der DGII. Springer, Berlin Heidelberg New York, S 240–250
2. Nowak MR, Jacobi KW (1990) Diffraktive multifokale Intraokularlinsen. Klin Mbl Augenheilk 196:43–47
3. Nowak MR (1990) Oculotrast – ein neues Verfahren zur Messung der Dämmerungssehschärfe und Blendungsempfindlichkeit. Fortschr Ophthalmol 87:192–197
4. Teping C, Wenner M, Deppe W (1991) Funktionelle Ergebnisse nach Implantation bifokaler diffraktiver Intraokularlinsen. In: Wenzel M, Reim M, Freyler H, Hartmann C (Hrsg) 5. Kongreß der DGII. Springer, Berlin Heidelberg New York, S 225–232
5. Teping C, Backes-Teping C (1993) Funktionelle Ergebnisse nach Implantation der True-Vista-Bifokallinse. 7. Kongreß der DGII (in diesem Band)
6. Wenner M, Deppe W, Teping C (1991) Dämmerungssehen und Blendungsempfindlichkeit bei Trägern monofokaler und diffraktiver bifokaler Intraokularlinsen. In: Wenzel M, Reim M, Freyler H, Hartmann C (Hrsg) 5. Kongreß der DGII. Springer, Berlin Heidelberg New York, S 233–239

Sehvermögen mit der AcuraSee-Bifokal-IOL

T. Tandogan, M. C. Knorz, C. V. Lorger, V. Seiberth
und H. Liesenhoff

Zusammenfassung. Die AcuraSee-IOL (Fa. Alcon), eine refraktive Bifokal-IOL mit zentralem Fernteil, ringförmigem Nahteil und peripherem Fernteil, wurde in einer prospektiven Studie bei 66 Patienten implantiert. Wir bestimmten den Visus, den Kontrastvisus (Regan-Tafeln) und die Schärfentiefe. Zusätzlich wurden alle Patienten befragt.

Bisher konnten 51 (17) Patienten nach 4–6 (12–14) Monaten nachuntersucht werden. Nach 4–6 (12–14) Monaten fanden sich folgende Ergebnisse: Fernvisus ohne Korrektur 0,6 (0,58), mit Korrektur 0,9 (0,87); Nahvisus ohne Korrektur 0,61 (0,63), mit Fernkorrektur 0,76 (0,82), mit Nahaddition 0,92 (0,93); Nahaddition 0,7 dpt (0,86 dpt). Der Kontrastvisus war bei geringem Kontrast (11%) deutlich niedriger als mit monofokalen IOLs, die Schärfentiefe war jedoch erheblich höher (4 dpt statt 1,5 dpt). Halos wurden von ca. 40%, Blendung von 20%, und monokulare Diplopie von ca. 5% der Patienten angegeben.

Diese Ergebnisse zeigen eine gute Bifokalfunktion der untersuchten IOL. Das Sehvermögen ohne Brille ist besser als mit monofokalen IOLs, mit Brille ist der Visus bei geringem Kontrast jedoch deutlich schlechter, außerdem treten häufig störende optische Phänomene auf.

Summary. The AcuraSee-IOL (Alcon Surg.) is a refractive bifocal IOL with a central distance zone, an annular near zone and another peripheral annular distance zone. We implanted this IOL in 66 patients in a prospective study. We determined visual acuity, contrast acuity (Regan Charts) and depth of focus. In addition, a questionnaire was completed by all patients. 51 (17) patients were available for 4–6 (12–14) months follow up. At 4–6 (12–14) months results were as follows: distance acuity without correction 0.6 (0.58), with correction 0.9 (0.87); near acuity without correction 0.61 (0.63), with distance correction 0.76 (0.82), with near add 0.92 (0.93); average near add 0.7 dpt (0.86 dpt). Acuity at low contrast (11%) was considerably lower than with monofocal IOLs. On the other hand, depth of focus was considerably larger than with monofocal IOLs (4 dpt, compared to 1.5 dpt). Halos were reported in about 40%, glare in 20%, and diplopia in about 5% of the cases.

Our results demonstrate that uncorrected vision with the AcuraSee-IOL is better than with monofocal IOLs. However, best corrected acuity is lower than with monofocal IOLs at low contrast, and visual side effects occur more frequently.

Einführung

Bifokale Intraokularlinsen (BIOL) vergrößern den Schärfentiefebereich, reduzieren jedoch gleichzeitig den Bildkontrast [2–5, 7, 8, 10]. Wir untersuchten im Rahmen einer prospektiven multizentrischen Studies das Sehvermögen mit der AcuraSee-BIOL (Fa. Alcon).

Material und Methoden

Die AcuraSee-BIOL ist eine refraktive BIOL aus PMMA. Sie besteht aus drei Zonen: einem zentralen Fernteil mit einem Durchmesser von 1,8 mm, einem ringförmigen Nahteil mit einem Durchmesser von 3 mm, sowie einem weiteren Fernteil peripher [11]. Die Nahaddition von 3,5 dpt entspricht einer wirksamen Brillenaddition von ca. 2,8 dpt [8].

Wir implantierten bisher 66 AcuraSee-BIOLs bei 65 Patienten nach skleralem Tunnelschnitt und Phakoemulsifikation mit Kapsulorhexis. Patienten mit Begleitaugenerkrankungen (z. B. Makulopathie, Glaukom) und hohem Astigmatismus wurden ausgeschlossen [4, 10]. Die Patienten wurden 1–6 Tage, 2–3 Wochen, 5–8 Wochen, 4–6 Monate, 7–11 Monate und 12–14 Monate postoperativ untersucht. Wir bestimmten den objektiven Astigmatismus, den Fern- und Nahvisus ohne Korrektur, den korrigierten Fernvisus und den Nahvisus mit Fernkorrektur und mit optimaler Nahaddition. Bei allen Patienten wurde das Kontrastsehvermögen mittels der Regan Low Contrast Acuity Charts (96%, 50%, 25%, 11% Kontrast) [10] gemessen und eine Defokussierkurve [10] bei drei verschiedenen Pupillendurchmessern (2, 3 und 4 mm) bestimmt. Schließlich wurden alle Patienten über ihre subjektiven Seheindrücke befragt.

Ergebnisse

51 Patienten konnten bisher 4–6 Monate und 17 Patienten 12–14 Monate postoperativ nachuntersucht werden. Der Visus bei beiden Kontrolluntersuchungen ist in Tabelle 1 dargestellt.

Der Nahvisus mit Fernkorrektur lag jeweils deutlich niedriger als der korrigierte Fernvisus. Mit einer zusätzlichen Addition fanden sich hingegen keine Unterschiede zwischen Fern- und Nahvisus.

Der Kontrastvisus mit der AcuraSee-BIOL ist in Abb. 1 dargestellt. Zum Vergleich wurden die Ergebnisse einer monofokalen Kontrollgruppe [7] eingefügt. Der Kontrastvisus im Fernbrennpunkt war mit AcuraSee-BIOL, vergli-

Tabelle 1. Visus und Refraktion mit der BIOL 4–6 (n = 51) und 12–14 Monate postoperativ (n = 17)

	4–6 Monate postop.	12–14 Monate postop.
Fernvisus		
s.c.	0,60 (0,20–1,0)	0,58 (0,25–1,0)
c.c.	0,90 (0,4–1,25)	0,87 (0,5–1,25)
Nahvisus		
s.c.	0,61 (0,3–1,0)	0,63 (0,3–1,0)
mit Fernkorrektur	0,76 (0,4–1,0)	0,82 (0,4–1,0)
mit Nahaddition	0,92 (0,5–1,0)	0,93 (0,6–1,0)
Nahaddition (dpt)	0,70 (0–3,0)	0,86 (0–3,0)

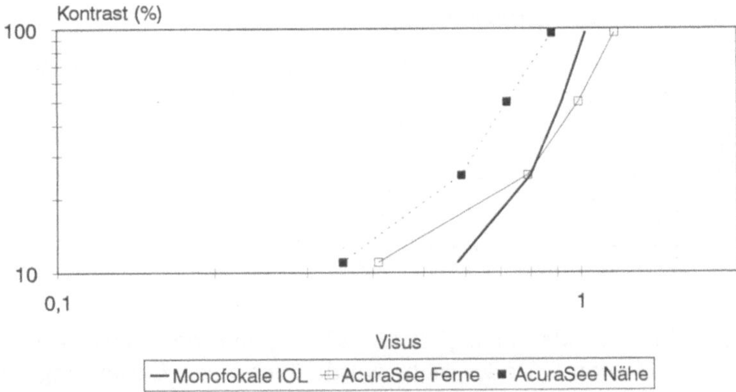

Abb. 1. Kontrastvisus mit der AcuraSee-BIOL und monofokalen IOLs

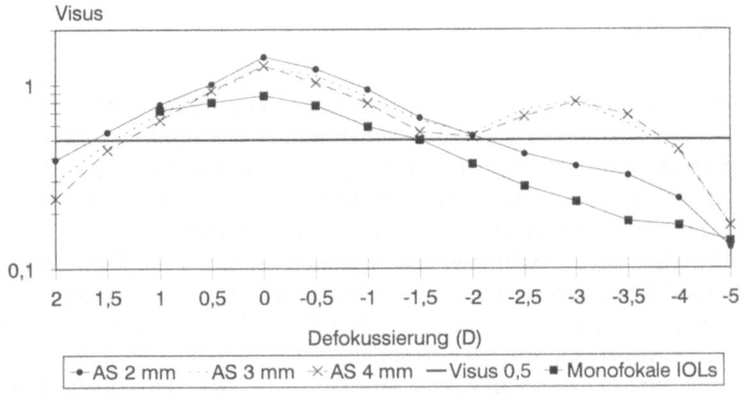

Abb. 2. Defokussierkurven der AcuraSee-BIOL und monofokalen IOLs

chen mit monofokalen IOLs, bei niedrigem Kontrast (11%) deutlich reduziert. Der Kontrastvisus im Nahbrennpunkt lag jedoch bei allen Kontraststufen deutlich niedriger als im Fernbrennpunkt (96%: p = 0,007; 50%: p = 0,005; 25%: p = 0,004; 11%: p = 0,008; Wilcoxon-Test).

Abbildung 2 zeigt die Defokusierkurve mit der AcuraSee-BIOL. Zum Vergleich wurden ebenfalls die Werte einer monofokalen Kontrollgruppe [7] eingefügt. Bei enger Pupille (2 mm) glich die Kurve der AcuraSee-BIOL der einer monofokalen IOL; es fand sich kein zweiter Gipfel im Nahbereich (Defokussierung ca. −3 dpt). Dies läßt sich durch den Aufbau der AcuraSee-BIOL erklären: Bei enger Pupille wird nur der zentrale Fernteil (Durchmesser 1,8 mm) wirksam, der Nahvisus ist deshalb reduziert [10].

Bei Pupillendurchmessern von 3 und 4 mm fand sich hingegen ein zweigipfliger Kurvenverlauf mit einem Visusmaximum bei 0 dpt Defokussierung und einem zweiten Gipfel im Nahbereich (ca. −3,0 dpt Defokussierung). Die

Tabelle 2. Optische Phänomene

	ohne Korrektur	mit Fernbrille
Halos	39%	37%
Blendung	21%	21%
Unschärfe in der Ferne	2%	0%
Unschärfe in der Nähe	12%	4%
Doppelbilder	8%	6%

Schärfentiefe, oder auch „Pseudoakkommodation", betrug ca. 4 dpt, d.h. eine Sehschärfe von 0,5 oder mehr wurde über einen Entfernungsbereich von ca. 25 cm bis unendlich erzielt. Die Häufigkeit des Auftretens optischer Phänomene ist in Tabelle 2 dargestellt.

Diskussion

Die simultane Projektion von zwei Bildern auf der Netzhaut reduziert den Bildkontrast und führt zum Auftreten unerwünschter optischer Phänomene [10]. Dies konnte experimentell [1, 5, 8] und klinisch [3, 4, 6, 7, 9, 10] sowohl für refraktive als auch für diffraktive BIOLs gezeigt werden [8].

Die AcuraSee-BIOL zeigte eine Schärfentiefe von 4 dpt. Mit monofokalen IOLs betrug die Schärfentiefe lediglich 1,5 dpt [10]. Der Vorteil der höheren Schärfentiefe bringt jedoch eine Herabsetzung des Bildkontrastes mit sich. So war der Fernvisus mit der AcuraSee-BIOL bei geringem Kontrast (11%) deutlich geringer als mit monofokalen IOLs. Optische Phänomene (Halos, Blendung etc.) wurden von bis zu 40% unserer Patienten angegeben, mit monofokalen IOLs hingegen lediglich in 10–20% der Fälle [4, 10]. Hierbei muß berücksichtigt werden, daß die genannten Phänomene subjektiv in der Regel nicht als störend empfunden und nur auf direkte Befragung angegeben wurden. Im Gegensatz zu diffraktiven BIOLs [4, 5, 10, 12] variierte die Wirkung der AcuraSee-BIOL in Abhängigkeit vom Pupillendurchmesser: Bei sehr enger Pupille (2 mm oder weniger) war der Nahvisus stark reduziert, die Defokussierkurve zeigte keinen zweiten Gipfel im Nahbereich, sondern glich der einer monofokalen IOL. Patienten mit enger Pupille müssen daher präoperativ ausgeschlossen werden [10].

Mit der AcuraSee-BIOL war, im Gegensatz zu diffraktiven BIOLs, bei denen sich kein wesentlicher Unterschied zwischen Fern- und Nahvisus zeigte [4, 10], der Fernvisus bei jedem Kontrast signifikant besser als der Nahvisus. Die AcuraSee-BIOL betont somit den Fernbrennpunkt; zum längeren Lesen ist häufig eine zusätzliche Nahkorrektur erforderlich. Bei alltäglichen Verrichtungen (z.B. beim Erkennen von Preisschildern oder Etiketten beim Einkaufen, beim Kochen, bei der Gartenarbeit) reicht jedoch die Fernkorrektur aus, bzw. es kann auf eine Brillenkorrektur vollständig verzichtet werden.

Literatur

1. Chipman RA (1991) Image formation by multifocal lenses. In: Maxwell WA, Nordan LT (Hrsg) Current concepts of multifocal intraocular lenses. Slack, Thorofare, pp 37–52
2. Claessens D, Knorz MC (1991) Implantation multifokaler Silikonlinsen – Erste Ergebnisse. In: Wenzel M, Reim M, Freyler H, Hartmann C (Hrsg) 5. Kongreß der DGII. Springer, Berlin Heidelberg New York, S 251–260
3. Claessens D, Knorz MC, Münch D, Seiberth V (1991) Kontrastempfindlichkeit und Defokussierkurve mit True Vista Bifokal-IOLs und monofokalen IOLs. In: Wenzel M, Reim M, Freyler H, Hartmann C (Hrsg): 5. Kongreß der DGII. Springer, Berlin Heidelberg New York, S 261–274
4. Gimbel HV, Sanders DR, Raanan MG (1991) Visual and refractive results of multifocal intraocular lenses. Ophthalmology 98:881–888
5. Holladay JT, van Dijk H, Lang A, Portney V, Willis TR, Sun R, Oksman HC (1990) Optical performance of multifocal intraocular lenses. J Cataract Refract Surg 16:413–422
6. Knorz MC (1991) Die True Vista Bifokal-IOL – Ergebnisse der Europäischen Multizentrischen Studie. In: Wenzel M, Reim M, Freyler H, Hartmann C Hrsg) 5. Kongreß der DGII. Springer, Berlin Heidelberg New York, S 240–250
7. Knorz MC, Claessens D, Schäfer RC, Seiberth V, Liesenhoff H (1993) Evaluation of contrast acuity and defocus curve in bifocal and monofocal IOLs. J Cataract Refract Surg 19:513–523
8. Knorz MC, Bedoya JH, Hsia T, Neubert WJ, Jones M, McCary BD, Seiberth V, Liesenhof H (1992) Comparison of modulation transfer function and through focus response with monofocal and bifocal IOLs. Ger J Ophthalmol 1:45–53
9. Knorz MC, Hsia TC, Seibert V, Liesenhoff H (1992) Sehvermögen mit bifokalen IOLs – Korrelation experimenteller und klinischer Befunde. In: Neuhann Th, Hartmann C, Rochels R (Hrsg) 6. Kongreß der DGII. Springer, Berlin Heidelberg New York, S 285–290
10. Knorz MC (1993) Vision with bifocal intraocular lenses. Ger J Ophthalmol 2:32–41
11. Lorger C, Knorz MC, Seiberth V, Tandogan T, Liesenhoff H (1993) Erste Ergebnisse nach Implantation der AcuraSee Bifokal-IOL 524–527. In: Neuhann Th, Hartmann C, Rochels R (Hrsg) 6. Kongreß der DGII. Springer, Berlin Heidelberg New York, S 524–527
12. Wallace RB (1991) 3M diffractive multifocal intraocular lens. In: Maxwell A, Nordan LT (Hrsg) Current concepts of multifocal intraocular lenses. Slack, Thorofare, pp 69–75

NORDAN-Varifokal II – Erste Ergebnisse nach 22 Implantationen

C. J. Spaleck und H. Wrede

Zusammenfassung. In einer vergleichenden, prospektiven Studie wurden unkorrigierter und korrigierter Visus, Kontrastsehschärfe, Blendung sowie die subjektive Bewertung der Qualität des Sehens bei 21 Patienten (22 Augen), denen eine refraktive Dreizonen-Silikon-Multifokallinse der Fa. IOVISION, Irvine (USA) Typ VF 201 implantiert wurde, mit 20 Patienten nach monofokaler Silikonlinsenimplantation verglichen. Die Operationsmethode war bei beiden Gruppen identisch, die mittlere Nachbeobachtungszeit 3 bzw. 6 Monate. Eine, als „functional vision" in der amerikanischen Literatur definierte Sehleistung für die Ferne erreichten in beiden Gruppen 90% der Augen, die Ergebnisse lagen deutlich über der True Vista (53%) und der 3M-Multifokal (57%). Bei der Nah-Sehleistung war die Varifokal besser als die Monofokal-Silikonlinse, jedoch mit nur 18% „functional near vision"-Anteil schlechter als die True Vista (76%) und die 3M (78%). Bei dem erforderlichen Nahzusatz zeigte sich eine deutliche Abhängigkeit von der Pupillenweite. Während die Varifokal-Linse einen signifikant höheren Kontrastverlust gegenüber der Monofokallinse vor allem bei mittleren Ortsfrequenzen verursacht, besteht in der Blendungsempfindlichkeit kein Unterschied zwischen beiden Gruppen. Die subjektive Bewertung ergibt bei 82% der Patienten den Wunsch nach Implantation einer Varifokal II im zweiten Auge.

Summary. In a prospective clinical trial the visual outcome, contrast sensitivity, glare and the subjective response in 21 patients (22 eyes) receiving a refractive three-zone silicone multifocal IOL of IOVISION, Irvine (USA) model VF 201 were compared with 20 monofocal silicone-IOL-implanted eyes. The technique of operation was identical in all cases. The mean-follow-up times were 3 respectively 6 months. Uncorrected "functional distance vision" (≥Snellen 20/40) was achieved in 90% of both groups compared with data in the literature for True Vista (53%) and 3M-Multifocal (57%). Uncorrected "functional near vision" (≥J3–J1) had only 18% of the Varifocal patients, again compared with True Vista (76%) and 3M-Multifocal (78%). Pupillary size seems to be critical for near-performance of the Varifocal IOL. Loss of contrast was significantly higher in the Varifocal group compared with the monofocal IOL, particularly at low and medium spatial frequencies. No increased glare was noticed. The overall excellent subjective response of the patients is reflected by 82% wishing to have the same lens implanted in the second eye.

Einleitung

An optischen Grenzflächen und Übergängen optischer Zonen entsteht Streuung, die Kontrastminderung und Blendung hervorruft [1]. Christie, Chipman, Nordan und Gupta haben eine Multifokallinse vorgestellt, deren „weiche", asphärische Übergänge Blendung und Kontrastverluste vermindern und die Tiefenschärfe verbessern soll und bei der eine Optimierung der 3-Zonen-Geometrie versucht wird [2–4]. Diese zentrosymmetrische, refraktive Multifokallinse weist keine Gemeinsamkeiten mit der, ebenfalls von Nordan angegebenen, asymmetrischen, asphärischen Varifokal I-Linse auf.

Material und Methoden

Das Prinzip ist bei zwei unterschiedlichen Linsen realisiert:

1. Varifokal II (IOVISION Inc., Irvine Ca, USA, Modell VF 201): Silikon, bikonvex, 6-mm-Optik, zentraler Fernteil 1,82 mm Durchmesser, 1 asphärische Übergangszone, ringförmiger Nahteil 0,46 mm, Add. +4 dpt.
2. U370M (IOPTEX Res. Inc. Irwindale Ca, USA): Surface modified PMMA, plankonvex, 7-mm-Optik, zentraler Fernteil 1,5 mm, Nahteil 0,5 mm, Add +3 dpt.

Für unsere prospektive Untersuchung stand uns nur die Varifokal-II-Silikonlinse zur Verfügung. Von über 30 durchgeführten Implantationen wurden die Fälle mit einer Mindestnachbeobachtung von 1 1/2 Monaten ausgewertet. Die Ergebnisse werden verglichen mit einer Gruppe monofokaler Silikonlinsenträger.

Für die Varifokal-II-Implantation wurden folgende Auswahlkriterien vorausgesetzt:

- Beidseitige Katarakt, da bilaterale Multifokallinsenversorgung angestrebt
- Emmetropie oder geringe Ametropie
- Keine weitere okuläre Pathologie (außer geringgradiger AMD)
- Einwilligung des Patienten nach Aufklärung über Kontrastverlust.

Die Operationsmethode war bei allen Patienten identisch: 4×4 mm-Tunnelinzision ohne Naht, 5–6 mm intakte Kapsulorhexis, endokapsuläre Phakoemulsifikation.

Ergebnisse

Für die Bewertung der Visusergebnisse wird der in der amerikanischen Literatur [5] definierte Begriff der „funcional vision“ verwendet. In Abbildung 1 sind die Ergebnisse für den Fernvisus, in Abbildung 2 die Ergebnisse für den Nahvisus dargestellt.

Tabelle 1. Material

	Varifokal II (n = 22)	Kontrolgruppe (n = 20)
Alter	70 (56–82) Jahre	65 (40–75) Jahre
Geschlecht (weibl./männl.)	9/12	10/10
Nachbeobachtungszeit	3 (1,5–13) Monate	6 (1,5–12) Monate

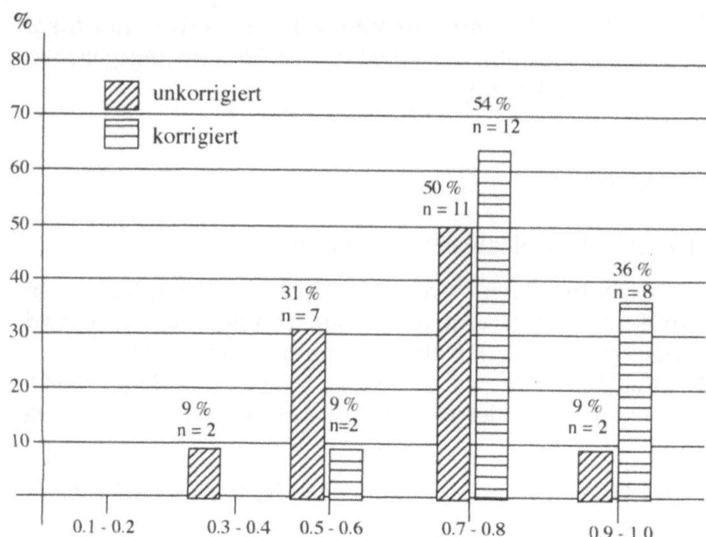

Abb. 1. Varifokal II-Fernvisus

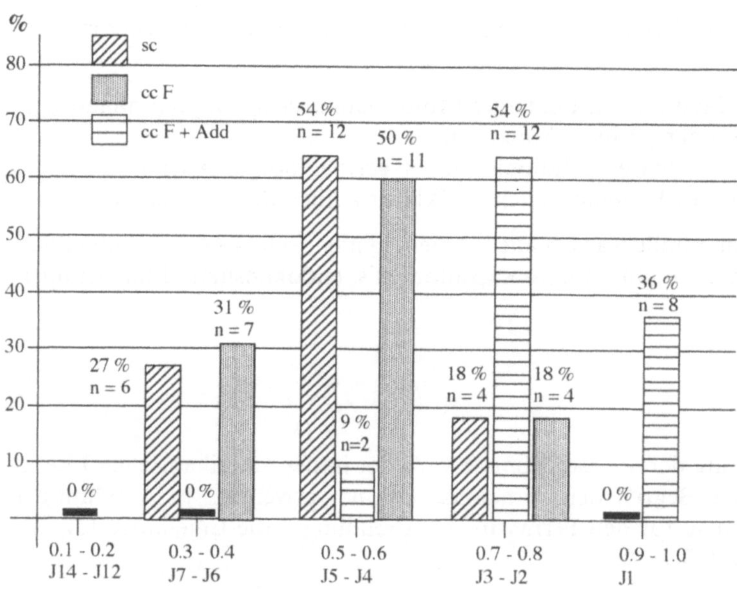

Abb. 2. Varifokal II-Nahvisus

Im Vergleich mit der Kontrollgruppe stellen sich die Ergebnisse wie folgt dar:

„Functional vision" ist definiert als unkorrigierter Fernvisus ≥0,5 (Snellen ≥20/40) bzw. unkorrigierter Nahvisus≥Birkhäuser 0,7 (J 3).

Tabelle 2. Fernvisus

	Varifokal II	Kontrollgruppe
Unkorrigiert	90% ≥ 0,5	90% ≥ 0,5
	59% 0,7 – 1,0	60% 0,7 – 1,0
Korrigiert	100% ≥ 0,5	100% ≥ 0,5
	90% 0,7 – 1,0	90% 0,7 – 1,0
	36% 0,9 – 1,0	40% 0,9 – 1,0

Tabelle 3. Nahvisus

	Varifokal II	Kontrollgruppe
Unkorrigiert	72% ≥ 0,5 – 0,8	15% ≥ 0,5 – 0,8
	J5 – J2	J5 – J2
	18% ≥ 0,7 – 0,8	5% ≥ 0,7 – 0,8
	J3 – J2	J3 – J2
Korrigiert mit Fernkorrektur	68% ≥ 0,5 – 0,8	20% ≥ 0,5 – 0,8
	J5 – J2	J5 – J2
Korrigiert mit Fernkorrektur und Nahaddition	100% ≥ 0,5 – 1,0	100% ≥ 0,5 – 1,0
	J5 – J1	J5 – J1
	90% 0,7 – 1,0	85% 0,7 – 1,0
	J3 – J1	J3 – J1

Tabelle 4. „Functional vision“ verschiedener Multifokallinsen (n. Literaturangaben)

	Fernvisus 0,5 – 1,0		Nahvisus Birkhäuser 0,7 – 1,0 (J3 – J1)		
	sc	cc	sc	ccF	ccF + N Add.
Varifokal II	90%	100%	18%	18%	90%
True Vista [6]	53%	79%	76%	91%	93%
3M Multifokal [5]	57%	96%	78%	92%	94%

In den Ergebnissen des Fernvisus sind Varifokal-II- und Kontrollgruppe nahezu identisch: 90% der Patienten haben „functional vision“, korrigiert ist die Sehschärfe bei allen Patienten ≥ 0,5.

„Functional near vision“ erreichen nur 18% der Varifokal-II- und, wie zu erwarten, nur 5% der Monofokallinsen-Patienten.

Die postoperative Refraktion in beiden untersuchten Gruppen liegt zwischen +0,75 und −0,75, ein präoperativ bestehender Astigmatismus war nach 1 1/2 Monaten stets wieder manifest, ein induzierter Astigmatismus ≥ 0,5 dpt trat nicht auf.

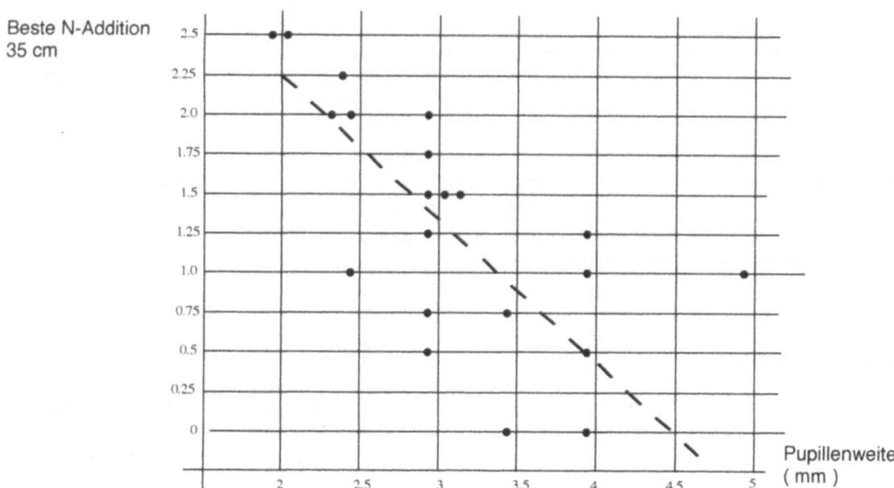

Abb. 3. Varifokal II-Addition/Pupillenweite

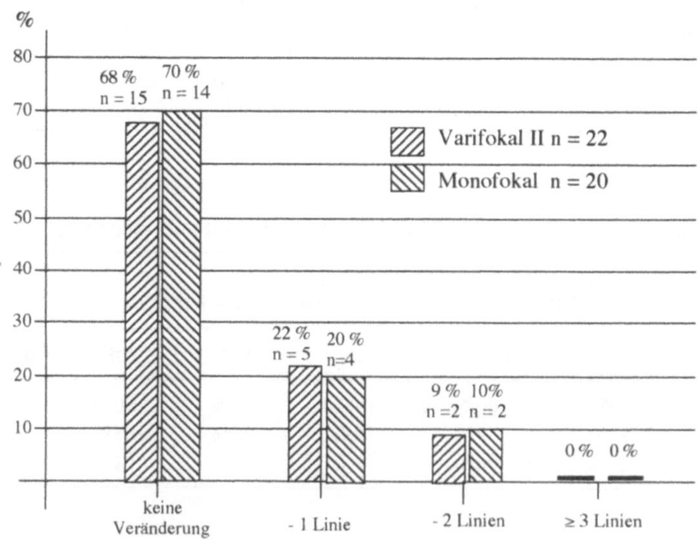

Abb. 4. Varifokal II-Blendung

Die Nahleistung der Varifokal-II-Patienten ist abhängig von der Pupillenweite: Nur 2 Patienten mit Pupillenweiten >3,5 mm benötigen keine Nahaddition, 6 Patienten mit Pupillen <2,5 mm waren auf einen Nahausgleich zwischen +1,0 und +2,5 dpt angewiesen (Abb. 3).

Die Kontrastempfindlichkeit wurde bei allen Patienten mit Fernkorrektur am MENTOR B-VAT II-SG Video Acuity Tester mit sinusoidalem Streifenmuster bei mittlerer Helligkeit und 5 s Darbietungszeit untersucht. Getestet wur-

Tabelle 5. Subjektive Bewertung der Varifokal-II-Linse

Abhängigkeit von der Brille:			Häufigkeit von Halo u. Blendung		
	Brille wird getragen:			n	%
	immer	bei Bedarf			
Ferne u. Nähe	–	3	Halo	0	0
nur Ferne	–	2	Blendung	2	9
nur Nähe	7	4	Varifokal II bei	18	82
% Brillenträger	32	41	OP 2. Auge		

den 5 Sehschärfen (0,07, 0,1, 0,2, 0,4, 0,7) entsprechend den Ortsfrequenzen 2, 3, 6, 12, 20 Perioden/Grad. Alle Pseudophaken lagen deutlich unter der 50%-ile als Normalwert [7]. Bei niedrigen und mittleren Ortsfrequenzen (2, 3, 6) ist der Kontrastverlust der Varifokal II doppelt so hoch (1,8%) wie der der Monofokallinse. Die praktische Bedeutung dieser Befunde ist umstritten.

Die Blendungsempfindlichkeit wurde bestimmt durch Ermittlung der blendungsbedingten Sehschärfenabnahme. Die Untersuchung erfolgte mit dem INTERZEAG-RANDWAL-Interferometer mit sinusoidalem Streifenmuster in Mydriasis. Bei über 2/3 der Untersuchten in beiden Gruppen war eine Veränderung nicht nachweisbar, der Rest verlor in beiden Gruppen 1 bzw. 2 Linien (Abb. 4).

Die Pseudoakkommodation als Maß für die Wirksamkeit der beiden Brennpunkte und der von den Autoren postulierten verbesserten Tiefenschärfe des asphärischen Designs wurde mittels Defokussierung mit Fernkorrektur bestimmt. Durch Defokussierung um −2 dpt fällt die Sehschärfe der Monofokallinse auf 0,2 ab. Der Verlauf der Sehschärfenkurve der Varifokal-II-Linse verläuft annähernd plateauartig bis zur Defokussierung um −2,5 dpt, um dann ebenso steil wie bei der Monofokallinse abzufallen.

Diskussion

Die Varifokal-II-Linse weist ein sehr groß dimensioniertes Fernteil (1,82 mm Durchmesser) auf. Entsprechend gut ist der erzielte Fernvisus mit dieser Linse. Er liegt nicht nur deutlich über den in der Literatur für andere Multifokallinsen veröffentlichten Ergebnissen, sondern erreicht nach unseren Ergebnissen die Werte vergleichbarer Monofokallinsen. Dies führt zu einer ausgeprägten Ferndominanz der Varifokal II mit entsprechend niedrigem Anteil von Patienten mit „functional near vision". Es verbleibt ein großer Rest von Patienten, die auf eine Nahkorrektur angewiesen bleiben. Die Wirksamkeit des Nahteils erweist sich schon bei altersphysiologischen Pupillenweiten als problematisch. Die Geometrie der Design-verwandten IOPTEX U370M mit 1,5 mm Fernteildurchmesser dürfte, wenn auch auf Kosten der Kontrastempfindlichkeit, günstiger sein. Andererseits hat sich bisher in allen Fällen von Multifokallinsen eine Addition von +3 dpt, wie bei der IOPTEX-Linse, als unzureichend erwiesen.

Der Kontrastverlust bewegt sich in tolerablen Grenzen. Unsere dynamisch ermittelten Befunde lassen sich jedoch nicht mit den statisch gemessenen der Literatur (Pelli-Robson, Reagan-Tafeln) vergleichen.

Positiv hervorzuheben ist bei der Varifokal II das Fehlen einer blendungsbedingten Funktionsminderung. Dies scheint, ebenso wie das Ausbleiben von Halo, den asphärischen, „weichen" Übergängen zwischen den einzelnen optischen Zonen zuzuschreiben zu sein.

Die Bewertung subjektiver „Eindrücke" von Patienten, denen in der Regel jede Vergleichsmöglichkeit mit Alternativen fehlt, ist sehr problematisch. So überrascht der von 82% der Patienten angesichts einer obligaten Brillenabhängigkeit in 32% und einer fakultativen in 41% geäußerte Wunsch, bei der Operation des 2. Auges die gleiche Linse implantiert zu bekommen.

Zusammenfassend läßt sich sagen, daß die Varifokal II auf Grund ihrer hervorragenden Korrektur für die Ferne trotz eingeschränkter Wirkung im Nahbereich ein hohes Maß an „therapeutischer Sicherheit" aufweist, d. h. der Patient erleidet, auch wenn für die Nähe eine Brille getragen werden muß, durch die Multifokallinsenimplantation keine generelle Verschlechterung seiner Sehqualität gegenüber der Monofokallinse – eine Feststellung, die in gleicher Weise nicht für alle Multifokallinsen getroffen werden kann.

Literatur

1. Hessemer V, Jacobi KW (1992) Multifokallinsen – Zukunft oder Sackgasse? In: Neuhann T, Hartmann C, Rochels R (Hrsg) 6. Kongreß der DGII. Springer, Berlin Heidelberg New York
2. Christie B, Gupta A, Chipman R, Nordan LT (1991) Current concepts of multifocal IOL. In: Maxwell A, Nordan LT (Hrsg) Current concepts of multifocal intraocular lenses: Design and testing considerations for the aspheric multifocal intraocular lenses. Slack, Thorofare NJ
3. Nordan LT (1991) The Nordan aspheric multifocal intraocular lens. In: Maxwell A, Nordan LT (Hrsgs) Current concepts of multifocal intraocular lenses, Slack, Thorofare NJ
4. Christie B, Nordan LT, Chipman R, Gupta A (1991) Optical performance of an aspheric multifocal intraocular lens. J Cataract Refract Surg 17:583–591
5. Lindstrom RL (1993) Food and drug administration update: One year results from 671 patients with the 3M multifocal intraocular lens. Ophthalmology 100:91–97
6. Knorz MC (1991) Die TRUE VISTA Bifokal-IOL – Ergebnisse der Europäischen Multizentrischen Studie. In: Wenzel M, Reim M, Freyler H, Hartmann C (Hrsg) 5. Kongreß der DGII. Springer, Berlin Heidelberg New York
7. Wolfe JM (1990) An introduction to contrast sensitivity testing. In: Nadler PM, Miller D, Nadler DJ (Hrsg) Glare and contrast sensitivity testing for clinicians. Springer, New York Berlin Heidelberg

Gibt es eine „antiglaukomatöse“ IOL?

E. Mitschischek

Zusammenfassung. 112 Augen, nach ECCE mit einer kapselsackfixierten IOL versorgt, wurden jeweils vor und angemessen nach dem Eingriff mit Hilfe der Okulo-Pressions-Tonometrie (OPT) nach Ulrich auf ihre hydrodynamischen Parameter untersucht: vor allem die Abflußleichtigkeit des Kammerwassers, aber auch IOP und Kammerwasserbildung. Bei 94 Augen (54 chronische Offenwinkelglaukome und 40 Normalaugen) wurde eine HKL Typ 82 L (Morcher) eingesetzt: steife, fast zirkuläre Haptik, one-piece, 13 mm Gesamtdurchmesser, bikonvexe 7-mm-Optik, 15° abgewinkelt. Bei der kleineren Kontrollgruppe (18 Offenwinkelglaukome) waren Hinterkammerlinsen mit flexiblen Haptiken implantiert worden. Während sich postoperativ bei dem mit Typ 82 L versorgten Kollektiv alle hydrodynamischen Werte signifikant verbesserten, ergab sich bei der Kontrollgruppe nur eine geringe, statistisch nicht relevante Veränderung.

Summary. Before and after cataract surgery with implantation of capsule bag fixated IOL of 112 eyes, we have tested the hydrodynamic parameters by "Oculo-Pressions-Tonometry" – OPT-(WD Ulrich) – especially the outflow facility of aequous in the chamber angle. 94 of these eyes – 54 ones with chronic open-angle glaucoma and 40 normal eyes – were treated with the capsule-bag IOL type 82 L (Morcher/Stuttgart): PMMA one piece, stiff, nearly circular haptics, overall length 13 mm, biconvex optic 7 mm, 15° angulation. The resting 18 eyes (open-angle glaucomas only) received capsule bag fixated IOLs with common flexible haptics. While we found a significant ameliorisation of all the hydrodynamic parameters after implantation of the type 82 L, there was no significant changing at the control group.

Einleitung

Günstige Auswirkungen von Linsenentfernungen – gleich, nach welchem Modus – auf das Augeninnendruckverhalten sind bekannt und immer wieder beschrieben worden [2, 3, 10, 12]. Gemeinsam ist allen Autoren, daß sie auf die postoperative Senkung des IOP abheben und als Ursache entweder verminderte Kammerwasserbildung, öfter jedoch die Ausspannung des Trabekelwerkes im Kammerwinkel benennen.

Vorliegende Studie war in diesem Rahmen nicht beabsichtigt, sondern ergab sich anläßlich der grundlegenden Ergebnistestung der von uns entwickelten HKL 82 L (Morcher) [7–9]. Intensive Beschäftigung mit den hydrodynamischen Diagnostikmöglichkeiten nach Ulrich (Okulopressionstonometrie – OPT [13]) hat uns zudem die Überzeugung gebracht, daß die mit dieser Methode gewonnenen Werte der „Abflußleichtigkeit Cu“ zuverlässigere Kriterien liefern als der wandelbare IOP.

Da es auf dieser Ebene noch keine Veröffentlichungen gibt, liegt es in der Natur der Sache, daß Vergleichsmöglichkeiten mit Ergebnissen anderer Autoren praktisch entfallen.

Selbst auf dem Bezugslevel „IOP" gibt es keine exakten Annäherungen, da die Voraussetzungen zu unterschiedlich sind: Während wir durchgehend über Kapselsackfixation und „reine" Offenwinkelglaukome berichten, zeigt die übrige Literatur gemischte Kollektive mit Vorderkammerlinsen, Sulkusfixationen, Pseudoexfoliatio-Phänomene ebenso wie Folgeeingriffe nach Fisteloperationen oder unter Verwendung von Irisnaht.

Material und Methoden

In diese retrospektive Studie gingen 71 Patienten ein: 28 Männer zwischen 49 und 89 Jahren (∅ 76,0 J.) und 43 Frauen zwischen 53 und 87 Jahren (∅ 76,9 J.) – insgesamt 112 Augen. Diese verteilen sich wie folgt: 94 sind mit der HKL Typ 82 L (Morcher) versorgt worden (54 chronische Offenwinkelglaukome und 40 Normalaugen).

Die sehr viel kleinere Kontrollgruppe von 18 Augen – allesamt Offenwinkelglaukome – wurden mit üblichen, flexiblen Designs bedacht. Die mittlere Beobachtungszeit liegt bei 16 Monaten. Die Patienten werden vor dem Eingriff – Glaukome nach der „Auswaschperiode" [4] – mit dem OPT untersucht. Die postoperative Messung fand 2–3 Monate nach dem Eingriff statt.

Es handelt sich in allen Fällen um HKL mit Kapselsackfixation nach der von uns entwickelten Diagonalschnitteröffnung [7]. Auf Anlegen einer peripheren Iridektomie wird in aller Regel verzichtet, da die 15°-Abwinklung des Implantats 82 L einerseits ein deutliches Spatium zwischen Pseudophakos und Irisrückfläche läßt, so daß iridokapsuläre Synechien vermeidbar sind, andererseits die zu erwartende VK-Tiefe postoperativ 4,9 mm beträgt.

Glaukomtherapien werden in der Regel unverändert postoperativ beibehalten bis zur Auswaschperiode für die Wiederholungsuntersuchung mit dem OPT. Die Untersuchungsmodalitäten und die Ergebnisse sind eingehend in der Monographie von Ulrich [13] beschrieben.

Ergebnisse

Die Ergebnisse der hydrodynamischen Veränderungen nach Kataraktextraktion mit HKL-Implantation lassen sich aus Tabelle 1 für den Wert Cu der Abflußleichtigkeit und aus Tabelle 2 für den IOP entnehmen: Der Cu-Wert, also die Abflußleichtigkeit, verbessert sich in allen Gruppen, die mit der HKL 82 L versorgt sind, signifikant (t-Test). Insgesamt (n = 94 Augen) steigt der Mittelwert um 0,06 (31,6%) an. Bei den Offenwinkelglaukomen (n = 54) ebenfalls um 0,06, was hier 37,5% der Ausgangssituation entspricht. Bei den Normalaugen (n = 40) beträgt der mittlere Zuwachs 0,05 = 20%. Bei den 18 Augen mit flexiblen IOL-Haptiken ergibt sich keinerlei Mittelwertsveränderung von Cu.

Tabelle 1. Abflußleichtigkeit „Cu" (Norm ≥ 0,20) bei IOL 82L und flexiblen Designs vor und nach Operation

HKL 82L		n	Mittelw. Cu	Standard-abweich.	p	δ Mittelwert (absolut/%)
gesamt	vor	94	0,19	±0,06	p<0,001	0,06/31,6
	nach		0,25	±0,08		
Glaukom	vor	54	0,16	±0,02	p<0,001	0,06/37,5
	nach		0,22	±0,05		
normal	vor	40	0,25	±0,05	p<0,01	0,05/20,0
	nach		0,30	±0,09		
Flexible HKL						
Glaukom	vor	18	0,17	±0,04	n.s.	0,0/0,0
	nach		0,17	±0,04		

Tabelle 2. IOP in mmHg vor und nach Operation bei IOL 82L und bei flexiblen IOL-Haptiken

HKL 82L		n	Mittelw. IOP mmHg	Standard-abweich.	p	δ Mittelwert (absolut/%)
gesamt	vor	94	18,9	±3,71	p<0,001	−3,1/−16,4
	nach		15,8	±2,62		
Glaukom	vor	54	20,8	±3,34	p<0,001	−4,0/−19,2
	nach		16,8	±2,51		
normal	vor	40	16,0	±1,74	p<0,05	−1,5/−9,4
	nach		14,5	±2,04		
Flexible HKL						
Glaukom	vor	18	20,5	±2,67	n.s.	−0,8/−4,9
	nach		19,7	±3,93		

Die Veränderung des IOP in den einzelnen Gruppen (Tabelle 2) zeigt eine ähnliche Tendenz.

Betrachtet man die absolute prozentuale Veränderung der Mittelwertsänderung von Gruppe zu Gruppe in beiden Tabellen, so ergibt sich ein ungefähres Verhältnis Cu-Wert zu IOP von 2:1. Folgt man den Vorgaben von Ulrich [13], so bedeutet ein Cu-Wert von ≥0,20 Normalität der Abflußverhältnisse im Kammerwinkel. In diesem Sinne konnten aus dem 82-L-Kollektiv der Glaukompatienten postoperativ 33 Augen (61,1%) unter fortlaufender Kontrolle aus der Therapie entlassen werden, in der Kontrollgruppe nur 4. Bei 4 Augen des Gesamtkollektivs veränderte sich der Cu-Wert gegenüber dem präoperativen Befund nicht, gleiche Tensio war jedoch bei 19 Augen (20,2%) feststellbar. Nur bei einem Auge der 4 unveränderten Cu-Werte blieb auch die Tensio unverändert.

Da bei insgesamt 62 Augen eine vollständige OPT-Messung sowohl prä- wie postoperativ vorgenommen wurde, können auch Aussagen über die Kammerwasserbildung gemacht werden (Tabelle 3). Der fin(a)-Wert ($\mu l \times min^{-1}$) ist der

Tabelle 3. Kammerwasserbildung vor und nach Operation. Der fin(a)-Wert in $\mu l \times min^{-1}$ bewegt sich in den Normgrenzen 4,58 ± 1,91

Steigerung postoperativ		n	Mittelw. fin(a)	Standard-abweich.	p	δ Mittelwert (absolut/%)
gesamt	vor	41	1,39	± 1,00	p < 0,001	1,37/98,6
	nach		2,76	± 1,19		
Glaukom	vor	32	1,13	± 0,80	p < 0,001	1,25/110,6
	nach		2,38	± 1,02		
normal	vor	9	2,26	± 1,16	nicht si-	− 1,73/76,5
	nach		3,99	± 0,89	gnifikant	
Senkung postoperativ						
	vor	16	2,32	± 0,98	nicht si-	− 0,79/ − 34,0
	nach		1,53	± 1,32	gnifikant	
unverändert		5				

relevanteste, da er unterhalb oder nahe dem episkleralen Venendruck gemessen wird [13]. Bei 41 Augen zeigte sich eine signifikante Steigerung der Kammerwasserbildung (66,1%), bei 16 (25,8%) ein Absinken und bei 5 Augen (8,1%) keine Änderung. 9 der 16 Augen mit Absinken des fin(a)-Wertes postoperativ hatten Implantate mit flexiblen Haptiken.

Bei der „Diskussion" gestatten wir uns einen Hinweis auf die Korrelation der einzelnen Merkmale zueinander, was nicht ganz unproblematisch ist. Deshalb seien die Korrelationskoeffizienten hier angefügt: Für Cu: r = 0,66 (gesamt), 0,19 (Glaukom) und 0,57 (normal); für IOP: r = 0,54 (gesamt), 0,28 (Glaukom) und 0,55 (normal) und für Kammerwasserbildung fin(a) entsprechend r = 0,72: 0,72 und 0,37.

Diskussion

Die vorliegenden Ergebnisse scheinen mehr neue Fragen aufzuwerfen, als alte zu beantworten. Abgesehen davon, daß die Vergleichsgruppe mit herkömmlich flexiblen Haptiken wegen der Kleinheit der n-Zahl nur tendenziell verwertbar ist, dürfte der Unterschied der Ergebnisse aller Parameter zwischen dem Verhalten der Normalaugen und dem der Glaukome verwundern: Die Glaukome scheinen – wenigstens, soweit es die Implantation von 82 L betrifft – stärker, „nachholbedürftiger" auf den Eingriff zu antworten als die Normalaugen. So nimmt die Abflußleichtigkeit bei ihnen im Mittel um 37,5% zu, bei den Normalaugen nur um 20,0% (Tabelle 1).

Der IOP-Level sinkt hingegen ab, und das in ähnlichen Größenordnungen, wie sie andere Autoren schon veröffentlicht haben [2, 3, 10]: Glaukome um −19,2%, Normalaugen um −9,4% (Tabelle 2).

(Die Frage der Lokaltherapie wird deshalb nicht berührt, weil vor den Untersuchungen die üblichen Auswaschperioden eingehalten werden; s. o.)

Nimmt man die Frage der Kammerwasserbildung hinzu (Tabelle 3), so zeigen insgesamt 3 Parameter bei Glaukomen ein deutlich anderes Bild als bei Normalaugen.

Soweit wir sehen, gibt es bislang nur Vergleichsmöglichkeiten unserer Ergebnisse mit Bezug auf den IOP, wenngleich dies nicht unser Anliegen sein kann angesichts der Unveränderlichkeit dieser Meßwerte bei 19 Augen (20,2%) des Gesamtkollektivs.

Unsere Ergebnisse fordern natürlich einen Blick auf die Kausalität der postoperativen hydrodynamischen Veränderungen heraus, für die es zwei theoretische Ansätze gibt: Drosselung der Kammerwasserbildung durch Kapselsackfibrosen – als Extremfall die Darstellung von Wollensack [14] –, zum anderen die Entfaltung des Trabekelwerkes im Kammerwinkel, aufgrund der Untersuchungen von Streuhl et al. [12]: Beide Erklärungsansätze finden Bestätigung durch alle Autoren, die nach Kataraktentfernung mit IOL Innendruckreduktion feststellten.

Unsere Ergebnisse weisen offenbar in eine andere Richtung: Die Imponderabilien asymmetrischer Kapselsackschrumpfung [6, 11] veranlaßte uns immer wieder zu Untersuchungen [1, 5] mit dem Ergebnis, daß eine starre, möglichst zirkulär kräftewirksame Haptik der IOL für z. B. die Minderung der Nachstarrate günstig sei.

Vom Design her ist die HKL 82 L diesem Postulat sehr nahe. Der „Nachteil“, daß sie sich nicht per Minimanipulation einbringen läßt, dürfte der Grund gewesen sein, daß sie zwar schon 1988 konzipiert, aber erst seit Mitte 90 produziert wurde. Strebten wir mit diesem Design zunächst Ortstreue und Senkung der Nachstarrate an, so mögen die vorliegenden, hydrodynamischen Befunde bei Glaukom und Nichtglaukom auch Ergebnisse eines möglichst symmetrisch ausgespannten Kapselsacks sein, mit der entsprechend positiven Wirkung auf die hydrodynamisch relevanten Organanteile Trabekelwerk und Ziliarkörper. Der sehr deutliche Anstieg der Kammerwasserproduktion nach Eingriff soll die Diskussion nicht auf Abwege führen: Er paßt sich in das Bild von der Bedeutung der Kammerwasserbildung für die Glaukomentstehung ein, von der an anderer Stelle die Rede sein wird [9].

Mit aller Vorsicht sei in letzterem Zusammenhang noch auf die Ergebnisse des Korrelationskoeffizienten hingewiesen, dessen Bestimmung für die Veränderung jeweils eines Merkmals sinnwidrig scheinen mag [prä-/postop. für IOP, Cu und fin(a) jeweils getrennt], so ergeben sich doch in Anbetracht der Tatsache einer angenäherten „Schnittkonstanten“ – gleicher Operateur, gleiches Prozedere – Gesichtspunkte, die sich ins Gesamte einfügen: r ist für die Glaukome bei der Cu-Änderung nicht signifikant (r = 0,19), für die IOP-Änderung gerade eben auf dem 0,05%-Niveau (r = 0,28). Die Normalaugen sind hingegen in beiden Gruppen mit r = 0,57 bzw. 0,55 mittelwertig und signifikant korreliert. Umgekehrt sieht es bei der Änderung der Kammerwasserbildung aus: Bei den Glaukomen haben wir einen r = 0,72, bei den Normalaugen nur von 0,37. Dies mag ein weiterer Hinweis für die Prädominanz der Kammerwasserbildung für die Ausbildung oder Rückbildung pathologischer Prozesse im Kammerwinkel und im IOP-Level sein, wie wir a. a. O. [9] zeigen konnten.

Schlußfolgerung

Die Kapselsacklinse Typ 82 L (Morcher) zeigt postoperativ eine deutliche antiglaukomatöse Komponente, die sich in einer Normalisierung der hydrodynamischen Werte bei 61,1% der chronischen Offenwinkelglaukome zeigt, was Therapiefreiheit zur Folge hat. Diese Tatsache macht sie zu einem geeigneten Implantat bei Kataraktaugen mit Offenwinkelglaukom.

Literatur

1. Althaus C, Möller M, Sundmacher R (1992) Kleine Hinterkammerlinse mit Prolenehaptik versus große Monopiece-Hinterkammerlinse – Untersuchung der Positionsstabilität an 763 Fällen. 5. Kongreß der DGII. Springer, Berlin Heidelberg New York, S 303–311
2. Bleckmann H (1985) Hinterkammerlinsen und Glaukom. Klin Monatsbl Augenheilkd 187:173–177
3. Donald J et al (1988) Control of intraocular pressure in glaucomatous eyes after extracapsular cataract extraction with intraocular lens implantation. J Cataract Refract Surg 14:550–553
4. Freyler H et al (1988) Vergleich der Wirksamkeit und Anwendungssicherheit von Levobunol und Timolol bei okulärer Hypertension und chronischem Offenwinkelglaukom. Klin Monatsbl Augenheilkd 193:257–260
5. Guthoff R et al (1990) Zur Rückstellelastizität von Intraokularlinsenhaptiken verschiedener Geometrie und verschiedenen Materials. Klin Monatsbl Augenheilkd 197:27–32
6. Hartmann C, Krieglstein GK (1990) Morphologie der Kapselsackschrumpfung in Abhängigkeit von der Kapseleröffnungstechnik, vom Linsendesign und von der Sulcus-/Saccusfixation. Klin Monatsbl Augenheilkd 197:303–310
7. Mitschischek E (1991) Der Diagonalschnitt bei Kapselsackeröffnung zur extrakapsulären Katarakt-Extraktion. Klin Monatsbl Augenheilkd 199:406–408
8. Mitschischek E (1993) Erste Erfahrungen mit der IOL Morcher Typ 82 L. In: Neuhann T, Hartmann C, Rochels H (Hrsg) 6. Kongreß der DGII. Springer, Berlin Heidelberg New York, S 533–538
9. Mitschischek E (1993) Die Bedeutung der Kammerwasserbildung für Entstehung und Früherkennung des Chronischen Offenwinkelglaukoms. Vortr. DOG Mannheim 1993, s. a. Der Ophthalmologe, Suppl. Bd. 90 (1993) S 66 – und in Vorbereitung
10. Payer H, Payer G (1983) Intraokulare Drucksenkung nach Einsetzen von nach hinten gewinkelten ziliarkörpergestützten Sinskey-Hinterkammerlinsen in normotone Augen. Klin Monatsbl Augenheilkd 183:381–383
11. Rochels R, Nover A (1988) Untersuchungen zur Häufigkeit und Entstehung der Dezentrierung kapselsackfixierter Hinterkammerlinsen. Klin Monatsbl Augenheilkd 193: 585–588
12. Streuhl KP et al (1992) Über die Augendruckentwicklung und die Kammerwinkeltiefe vor und nach extrakapsulärer Kataraktextraktion mit Hinterkammerlinsenimplantation. In: 5. Kongreß der DGII. Springer, Berlin Heidelberg New York, S 587–593
13. Ulrich WD, Ulrich C (1987) OPT-Okulo-Pressions-Tonometrie zur Bestimmung der Abflußleichtigkeit und Kammerwasserbildung der Augen. Thieme, Leipzig
14. Wollensak J, Seiler T (1986) Hypotoniesyndrom durch geschrumpfte Linsenkapsel. Klin Monatsbl Augenheilkd 188:242–244

Formänderungen von Kapselsack und Kapsulorhexis nach Implantation von Hinterkammerlinsen

M. Wipplinger und M.E. Zirm

Zusammenfassung. Wir untersuchten die Verformung der Rhexis und des Kapselsackes durch die Kernentfernung und durch die Implantation von drei Linsentypen mit unterschiedlichen Haptikformen. Untersucht wurden 40 humane Post-mortem-Bulbi von Patienten in einem Durchschnittsalter von 70,21 Jahren. Die Dokumentation erfolgte mittels der SFVT-Technologie und dem Video-Practice-Head mit anschließender Digitalisierung. Gemessen wurden: Fläche, Umfang und maximaler Durchmesser von Kapselsack und Rhexis. Es zeigt sich, daß keine signifikanten präoperativen anatomischen Unterschiede der Linsen eines Menschen, aber zwischen verschiedenen Individuen bestehen. Dies beeinflußt das Implantationsergebnis. Die Zunahme von Fläche und Umfang nach Implantation ist kein negatives Kriterium, sondern zeigt, daß die Linsenhaptik in der Lage ist, den Kapselsack weitgehend gleichmäßig auszuspannen. In den von uns festgelegten Parametern („punktuelle Ausspannung" und „Nähe zur Kreisform") unterscheiden sich die verschiedenen Linsentypen merklich.

Summary. Three different lens-types with different haptic-designs were examined focusing on the changes of the rhexis and the capsular bag due to the implantation. 40 human cadaver eyes were analysed. The results were obtained by using SFVT-technology and the video-practice-head. The parameters measured were: area, circumference and diameter of the capsular bag and the capsulorhexis. It appears that there are no significant preoperative anatomical differences between the two eyes of one patient, whereas significant differences show up between the eyes of various patients. The influence of the preoperative state of the capsular bag varies with the different lens-types. Worth noting is that the increase in the area and circumference after implantation does not appear to be a negative criterion. Also within the parameters we set ("punctiform stretching" and "circular shape"), the various lens-types can be clearly differentiated.

Einführung

Der implantierende Augenarzt kann nur subjektive Aussagen (mit einer individuellen Streubreite) über die Implantierbarkeit, die Rotierbarkeit der Linse im Kapselsack, das Zentrierverhalten, das Auftreten von Streßfalten und die Deformierung der Kapsulorhexis machen. Auf diese Probleme haben bereits Zirm u. Gimbel [1] hingewiesen.

Methode

Untersucht wurden 40 humane Post-mortem-Augen von 20 Patienten, wobei jeweils 20 Bulbi operiert und 20 als Vergleichsbulbi Verwendung fanden. Das durchschnittliche Alter der Patienten lag bei 70,2 Jahren.

Das Ausspannungsverhalten von folgenden Linsentypen wurde analysiert:

1. J-139 (J-loop-Linse, PMMA/Polypropylen, Durchmesser 14 mm)
2. CP 10 BG (encircling C-loop-Linse, PMMA, Durchmesser 13,5 mm)
3. MZ 60 BD (C-loop-Linse, PMMA, Durchmesser 12,5 mm).

Nach Kapsulorhexis und Phakoemulsifikation von Augen, die auf SFVT-Augenhaltern fixiert waren, wurden die Testlinsen in den Kapselsack implantiert und das Ergebnis aus der SFVT-Sicht dokumentiert. Digitalisiert und gerechnet wurden Fläche, Umfang und Durchmesser von Kapselsack und Kapsulorhexis und die Ergebnisse einzeln analysiert. Die Dokumentation erfolgte vor und nach der Phakoemulsifikation bzw. vor und nach der Implantation der 3 Testlinsen. Die statistische Auswertung wurde mit dem gepaarten T-Test, der Varianzanalyse und der Korrelationsanalyse durchgeführt.

Ergebnisse

Vergleich beider Linsen eines Menschen. Wie man in Tabelle 1 sieht, unterscheiden sich die Linsenparameter kaum (keine Signifikanz).

Veränderungen durch Kernentfernung. Unsere Untersuchungen zeigen (Tabelle 2), daß durch die Entfernung des Kerns alle Parameter für den Kapselsack zunehmen, die Parameter für die Kapsulorhexis abnehmen. Das bedeutet, daß

Tabelle 1. Vergleich beider Linsen eines Menschen; Untersuchungen an 20 Augenpaaren (nicht signifikant, $p < 0,05$)

	Unterschied (Mittelwert)	Unterschied (Max-Wert)	Unterschied (Min-Wert)	Standard-abweichung
Δ Fläche	−0,05%	5,26%	−4,00%	1,97%
Δ Umfang	−0,01%	2,58%	−2,12%	1,07%
Δ Durchmesser	0,39%	3,96%	−2,24%	1,52%

Tabelle 2. Veränderungen durch Kernentfernung. Die Werte sind in cm (bzw. cm^2) angegeben. Sie bedeuten, daß die Anatomie des Kapselsackes zum Zeitpunkt der Implantation nicht den ursprünglichen anatomischen Voraussetzungen entspricht (signifikant, $p < 0,05$)

	Kapsel Mittelwert vor Phako	Kapsel Mittelwert nach Phako	Kapsel Vergrößerung	Rhexis Mittelwert vor Phako	Rhexis Mittelwert nach Phako	Rhexis Verkleinerung
Fläche	0,71	0,74	3,73%	0,24	0,21	−12,74%
Umfang	3	3,07	2,04%	1,74	1,64	−6,08%
Durchmesser	0,97	1,00	2,35%	0,58	0,55	−5,62%

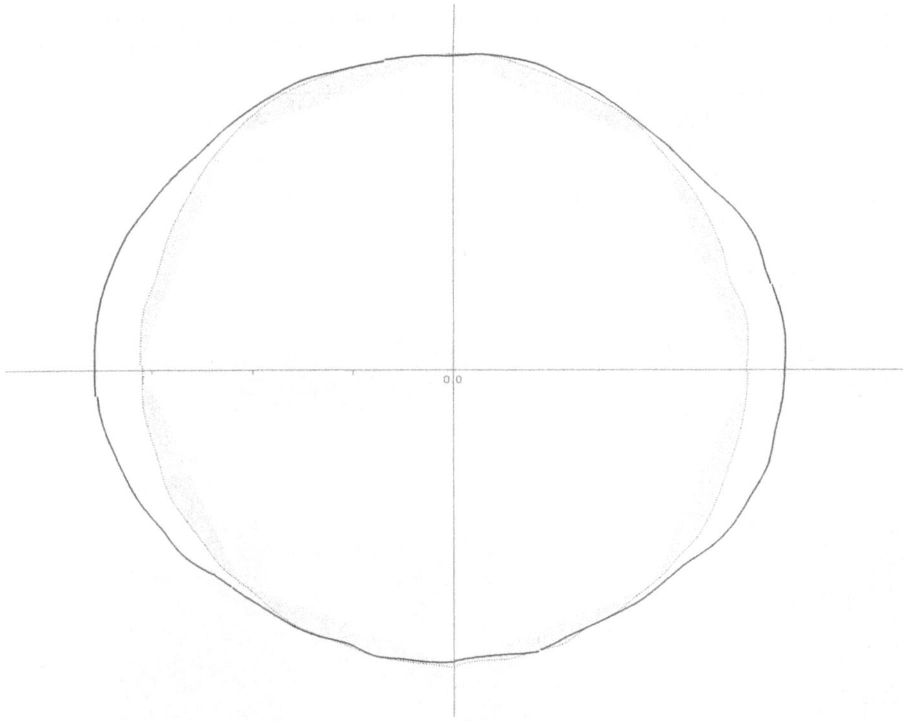

Abb. 1. Computerplot des leeren Kapselsackes im Vergleich zum deformierten Kapselsack nach Implantation einer CP10BG

Tabelle 3. Kapselsackveränderungen nach Implantation verschiedener Intraokularlinsen. Die Ergebnisse stammen von 20 Augen, wobei die Testlinsen in unterschiedlicher Reihenfolge im- und explantiert wurden ($p < 0{,}01$)

	Kapsel J-139	Kapsel CP10BG	Kapsel MZ60BD	Rhexis J-139	Rhexis CP10BG	Rhexis MZ60BD
Δ Fläche	8%	10%	11%	2%	3%	3%
Δ Umfang	5%	6%	6%	3%	3%	3%
Δ Durchmesser	16%	13%	12%	15%	14%	10%
d(m)-d(5)	3,27%	1,42%	1,48%	3,11%	3,04%	2,13%
Δ Kreis	25%	17%	17%	32%	28%	24%

der Kapselsack flacher und größer wird, die Kapsulorhexis wird im „entspannten Zustand“ kleiner.

Kapselsackveränderungen nach Implantation verschiedener Intraokularlinsen. Die Formänderungen am Kapselsack unterscheiden sich signifikant bei C-loop- und J-loop-Linsen (Tabelle 3). In der statistischen Analyse war kein

Tabelle 4. Korrelation von Linsenanatomie und Implantationsergebnissen. Die Implantationsergebnisse verschiedener Testlinsen sind unterschiedlich-abhängig von den anatomischen Vorbedingungen (signifikant, $p<0{,}01$)

	Δ Durchmesser – Anatomie (Durchmesser)	Δ Kreis – Anatomie (Durchmesser)
J 139	keine Korrelation	keine Korrelation
CP 10 BG	–0,5635	–0,5466
MZ 60 BD	–0,5163	–0,5778

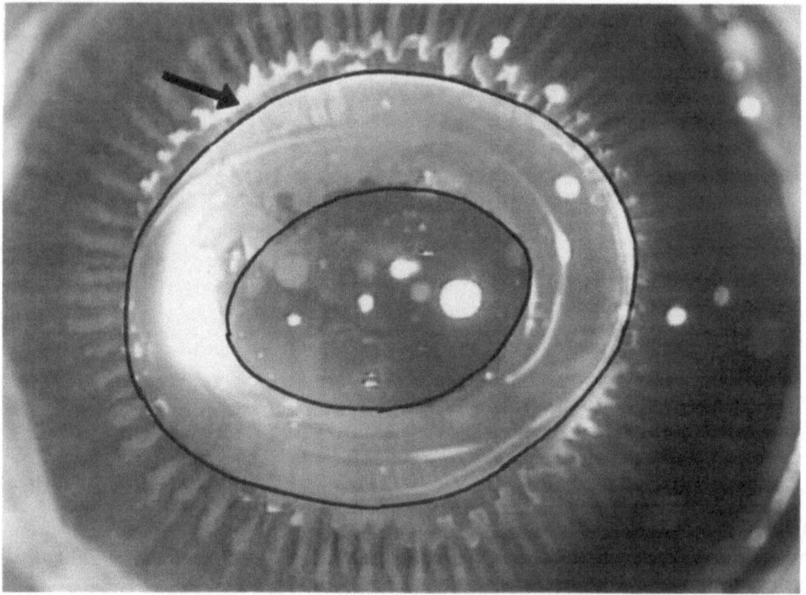

Abb. 2. Implantierte CP 10 BG in einem „kleinen" Kapselsack. Auffällig ist, daß die Abweichung des Kapselsackrandes vom Ziliarkörper (Pfeil) mit stärkerer Ausspannung der Zonulafasern verbunden ist

Unterschied zwischen der CP 10 BG und der MZ 60 BD feststellbar, obwohl die Implantate unterschiedliche Durchmesser und verschiedene Konstruktionen der Haptik zeigen.

Die Ergebnisse der Rhexismessung standen in keinem Verhältnis zu denen des Kapselsackes und konnten in keinen statistisch signifikanten Zusammenhang mit der implantierten Linse gebracht werden.

Abhängigkeit der Implantationsergebnisse von der Linsenanatomie. Die Tabelle 4 zeigt, daß die Formänderungen durch die J-loop-Linse unabhängig von der Linsenanatomie verursacht werden, während bei den beiden anderen Linsen eine negative Korrelation (statistisch signifikant) nachweisbar war. Bei der

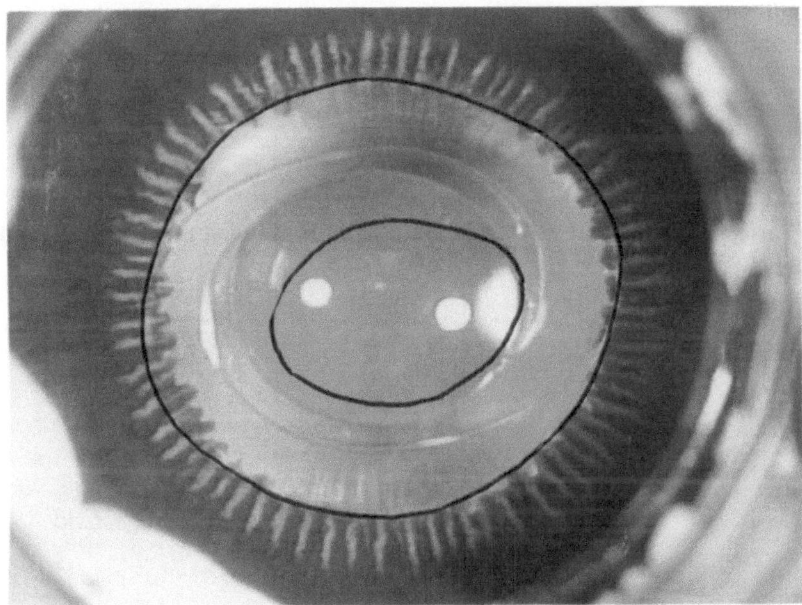

Abb. 3. CP10BG in einem „großen“ Kapselsack, geringere Deformierung der Kapsel

CP10BG und der MZ60BD waren die Veränderungen umso geringer, je größer der ursprüngliche Kapselsack war.

Diskussion

Je größer die Flächenzunahme (Tabelle 3) des Kapselsackes ist, desto gleichmäßiger verteilt sich die Bügelspannung im Kapselsack. Der Parameter Umfang verändert sich gleichsinnig mit der Fläche und hat sich in statistischen Analysen der Meßergebnisse als nicht signifikant erwiesen. Eine Zunahme des Durchmessers ohne Zunahme der Fläche bedeutet eine diagonale Verspannung der Kapsel. Je geringer das sogenannte Ausspannungsverhalten [Tabelle 3, d(m)-d(5), gemessen an 5 nebeneinanderliegenden Meßpunkten] ist, desto homogener spannt der Bügel den Kapselsack aus. Kapselsackabweichungen von der Idealform (Kreis) zeigen linsentypisches Verhalten (Tabelle 3).

Zwei in Haptik und Durchmesser völlig verschiedene Linsen (CP10BG und MZ60BD) führen zum gleichen Ergebnis, was beweist, daß die „ideale“ Abstimmung von Linsendurchmesser, Haptikform und Materialeigenschaften wichtiger ist als die Betrachtung von Einzelkomponenten.

Die Studie hatte das Ziel zu überprüfen, ob Formänderungen der Kapsulorhexis nach Implantation eine Deformierung des Kapselsackrandes anzeigen. Unsere statistischen Analysen beweisen, daß es auch bei noch so idealer (kreisförmiger) Kapsulorhexis nicht möglich ist, gültige Rückschlüsse über das Ausmaß der Kapselsackveränderungen zu machen. Die Linsenanatomie hat einen je nach IOL-Design unterschiedlichen Einfluß auf das Implantationsergebnis (Tabelle 4).

Literatur

1. Zirm ME, Gimbel H (1993) The Eye. New Dimensions and Perspectives. Slack Publishing, New Jersey (in press)

Kataraktchirurgie

Operationstrauma und postoperative Entzündung

Chemotaktische Untersuchungen an intraokularen Geweben – die linseninduzierte Reaktion –

U. Reuter, P. D'Addario und H. L. Kain

Zusammenfassung. In einem von ca. 400–500 Fällen entsteht nach ECCE und IOL-Implantation eine intraokulare Entzündung. Neben einer frühen okulären Affektion mit aggressiven Keimen wird das sogenannte Toxic-lens-Syndrom beobachtet, dessen Ursache nicht sicher geklärt ist. Diskutiert wird eine Autosensibilisierung gegenüber patienteneigenen Linsenproteinen, dem Immunsystem bisher „fremden Antigenen". Eine gerichtete Bewegung von Entzündungszellen setzt ein. Um zu erfahren, ob ein Aspekt dieser Komplikation operationsabhängig ist, haben wir chemotaktische Reaktionen von Monozyten gegen intraokuläre „Gewebe" mittels einer Chemotaxiskammer untersucht. Als chemotaktische Kontrollsubstanz wurde das synthetische Peptid N-Formylmethionylleucylphenylalanin (FMLP) verwendet. Folgende Rangfolge von hoher zu minderer Chemoattraktivität ergab sich: Linsenkern, subretinale Flüssigkeit, intakter Glaskörper, Linsenrinde, destruierter Glaskörper. Der Linsenkern wirkt mit einer etwa doppelt so hohen chemotaktischen Anziehungskraft auf Monozyten wie die Linsenrinde. So ergibt sich ein deutlich erhöhtes Risiko für ein mögliches Toxic-lens-Syndrom, sollte der Operateur Teile des Linsenkerns belassen. Bei Patienten, die 5 Tage lang systemisch 100 mg/die Prednison erhalten hatten, verringerte sich die Chemoattraktivität von Kernmaterial auf Monozyten um über 60%. Das Ansprechen des Toxic-lens-Syndroms auf eine Steroidtherapie ist klinisch bekannt.

Summary. In one of ca. 500 cases inflammatory reactions can be observed after ECCE and IOL-implantation. Beside an early ocular affection with aggressive germs, the so-called toxic lens syndrome is described. The reasons for this complication are not clearly understood. One factor is probably an autosensibilisation toward the patients own lens proteins. These proteins are unknown to the human immune system and a directed migration of inflammatory cells is initiated. We have investigated chemotactic response of human mononuclear phagocytes to different tissue components and liquids to better understand whether one aspect of this complication depends on residuals lens proteins. The synthetic peptide N-Formylmethionylleucyclophenylalanine (FMLP) was used as chemotactic-controlling substance. We found the following range from higher to lower chemo attractivity: Lens nucleus, subretinal fluid, intact vitreous, lens cortex, degraded vitreous. The lens nucleus displayed a twofold chemotactic attractivity to mononuclear phagocytes compared to the lens cortex. Consequently there is a higher risk for a possible toxic lens syndrome if parts of the lens nucleous are left. Mononuclear phagocytes from patients receiving 100 mg/die Prednison showed response reduction to the different stimuli of approx. 60%. The beneficial response to steroid therapy of the toxic lens syndrome is well known in clinical cases.

Einleitung

Jedes lebende Gewebe reagiert auf eine lokale Schädigung mit einer Entzündung. Eine Infiltration des traumatisierten Bezirkes mit neutrophilen, polymorphkernigen Leukozyten bzw. Monozyten und Makrophagen setzt ein. Dieser pathophysiologische Prozeß ist im Regelfall Teil einer erfolgreichen Wundheilung, dient jedoch auch der Abwehr einer bakteriellen Invasion. Auch bei zahlreichen Augenerkrankungen findet eine solche zelluläre Infiltration in das Gewebe statt. In einzelnen Situationen wie beispielsweise beim sog. Toxic-lens-Syndrom oder der postoperativen Endophthalmits kommt es zu einer massiven Invasion mit Hypopyon und den spezifischen Entzündungszeichen.

Die extrakapsuläre Extraktion und Implantation einer intraokularen Linse ist eine Routineoperation mit einer hohen Erfolgsrate [1, 2]. In einem von ca. 400–500 Fällen entsteht jedoch nach dieser Operation eine intraokuläre Entzündung mit überschießender Immigration der Zellen des weißen Blutbildes. Neben einer frühen Affektion mit aggressiven Keimen, meist Staphylokokken, Streptokokken und gramnegativen Organismen [3, 4], wird eine nicht-infektiöse akute, subakute oder chronische Entzündung beobachtet. Dieses Krankheitsbild wird auch als schwer zu handhabende Uveitis, Steroid-resistente Uveitis, steriles Hypopyon oder als „Toxic-lens-Syndrom“ bezeichnet. Die Ursache ist bis heute noch nicht sicher geklärt. Folgende mögliche Faktoren werden diskutiert:

1. *Mechanische Faktoren.* Sowohl die Haptik der intraokularen Linse als auch die Manipulationen durch den Operateur können zu mechanischen Irritationen führen. Als Konsequenz kommt es vermutlich zu einem Zusammenbruch der Blut-Kammerwasser-Schranke [5, 6].
2. *Die Hypersensitivität auf das IOL-Material und andere Operationsmaterialien.* Die umstrittene Biokompatibilität verschiedener IOL-Materialien und auch zahlreicher verwendeter Operationsmaterialien, Rückstände an Instrumenten, Endotoxine und Methoden der Sterilisation führen möglicherweise über zahlreiche Mechanismen zu einer Hypersensitivität und fördern dadurch postoperative Entzündungszustände [7–12].
3. *Immunologische Faktoren.* Eine Komplementaktivierung, insbesondere C5a, führt zu einer massiven Chemotaxis von polymorphkernigen Leukozyten [13]. Daraus folgt eine Freisetzung von zahlreichen Substanzen wie beispielsweise oxidative Metaboliten, Peroxidradikale und auch proteolytische Enzyme. Diese Enzyme, insbesondere Kollagenase und Elastase [14], zerstören intraokulare Gewebe und Basalmembranen.

Die Hypothese einer veränderten Toleranz gegenüber Linsenproteinen gewinnt jedoch zunehmend an Bedeutung. Man vermutet eine Autosensibilisierung gegenüber patienteneigenen Linsenproteinen, dem Immunsystem bisher „fremden Antigenen“ [15].

Um zu erfahren, ob ein Aspekt dieser Komplikation operationsabhängig ist, haben wir die chemotaktische Attraktivität von intraokularen Geweben und Flüssigkeiten, die während Operationen gewonnen worden waren, auf Entzündungszellen untersucht.

Chemotaxis-Definition. Chemotaxis ist die durch einen chemischen Reiz ausgelöste positive oder negative, in Richtung auf den Reiz hin oder von ihm fort erfolgende Bewegungsreaktion beweglicher Organismen sowie – als Leukotaxis – die Reaktion bestimmter Blutzellen. Chemotaktisch aktive Stoffe initiieren eine Leukozytenantwort, nachdem sie sich an einen spezifischen Rezeptor auf der Zelloberfläche gebunden haben. Der besterforschte Rezeptor ist der des synthetischen, chemotaktisch attraktiven Peptids N-Formylmethionylleucylphenylalanin (FMLP), welches von Schiffmann 1975 [16] erstmals beschrieben wurde.

Material und Methoden

Wir isolierten Monozyten aus peripherem humanen Blut mittels Ficoll- und Percollgradienten und führten die chemotaktischen Untersuchungen in einer Chemotaxiskammer durch.

Wir ermittelten das Maß der Chemoattraktivität von Linsenkern und Linsenrinde. Als weitere biologische Vergleichsgrößen dienten a) subretinale Flüssigkeit, b) intakter Glaskörper, c) mittels Hyaluronidase degradierter Glaskörper.

Die Monozyten wurden in der Chemotaxiskammer mit den entsprechenden Testflüssigkeiten für 90 min bei 36,5°C inkubiert, anschließend mit Glutaraldehyd fixiert und mit Wright-Strain angefärbt und ausgezählt. Die chemotaktische Aktivität wurde in Prozent ausgedrückt, wobei die Spontanwanderung gegen Kulturmedium (RPMI) als 0% gewertet wird, die maximale Stimulierung mit FMLP als 100% (Abb. 1).

Ergebnisse und Diskussion

Das Protein des Linsenkerns wirkte mit einer etwa doppelt so hohen chemotaktischen Anziehungskraft auf Entzündungszellen wie die Linsenrinde (Abb. 2a, b). Es ergibt sich somit ein deutlich erhöhtes Risiko für ein mögliches Toxic-lens-Syndrom, sollte der Operateur Teile des Linsenkerns nicht vollstän-

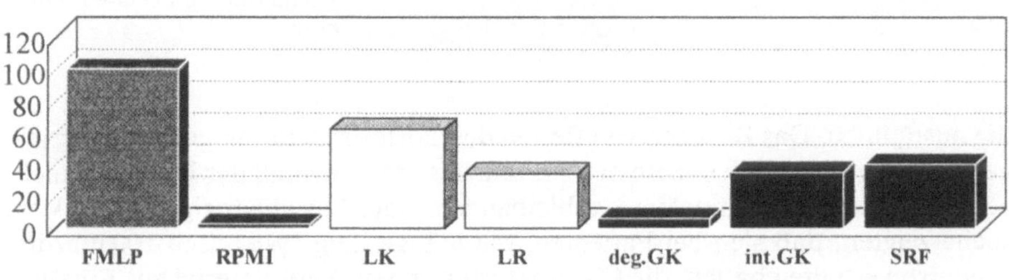

Abb. 1. Vergleichende Darstellung der chemotaktischen Attraktivitäten. FMLP wurde als maximaler Stimulus verwendet, die Zahl der gewanderten Zellen als 100%, RPMI-Medium als minimaler Stimulus, die unter diesen Bedingungen gewanderten Zellen als 0% bewertet, da diese Zahl die Spontanmotilität der Monozyten ausdrückt

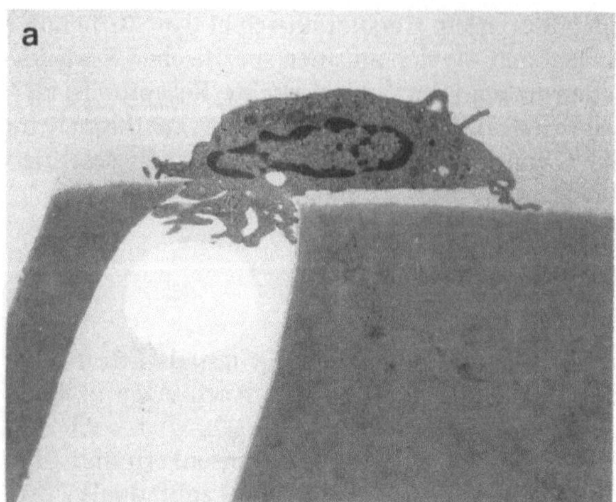

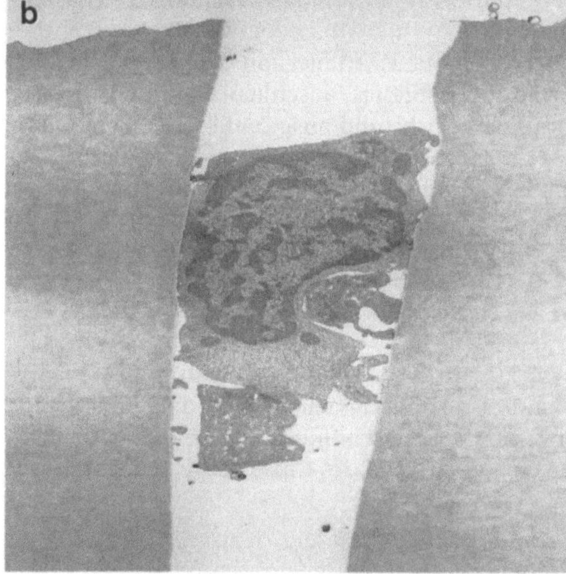

Abb. 2a. Monozyt in einer Membranpore mit gezielter Wanderung durch die Membran

Abb. 2b. Monozyt auf der Wanderung in der Membranpore

dig ausräumen. Das Belassen von Resten des Cortex scheint hingegen ein geringeres Risiko darzustellen. Selbstverständlich ist das Ausmaß der Reaktion auch von der Quantität des im Auge verbleibenden Materials abhängig. Unsere Versuche zeigten, daß sich bei Patienten, die 5 Tage lang systemisch 100 mg/die Prednison erhalten hatten, die Chemoattraktion von Kernmaterial auf Entzündungszellen um über 60% verringerte. Dieses Ansprechen des Toxic-lens-Syndroms auf eine Steroid-Therapie ist auch klinisch bekannt. Es wirkt vermutlich über eine Blockade des Regelmechanismus einer Entzündung. Die hochdosierte Steroid-Therapie vermindert die richtungsorientierte Migration von Leukozyten und fängt eine überschießende Reaktion ab.

Als operative Konsequenz ergibt sich bei Auftreten eines Toxic-lens-Syndroms eine Vorderkammerrevision in Verbindung mit einer Kapselsackspülung, um das chemotaktische Agens zu eliminieren bzw. zu reduzieren, sollte eine Steroid-Therapie nicht den erwünschten Erfolg bringen.

Vermutlich findet fast bei jeder Kataraktoperation eine Invasion von Entzündungszellen statt, die jedoch erst bei zusätzlichem Reiz durch chemotaktisch aktive Stoffe wie beispielsweise Linsenkern nicht mehr problemlos abgewehrt werden kann.

Aufgrund unserer Experimente ergibt sich noch eine zusätzliche Überlegung: Da auch der Glaskörper eine chemotaktische Attraktivität aufweist, erhöht sich eventuell das Risiko eines Toxic-lens-Syndroms, wenn nach Kapselruptur und Eindringen von Linsenbestandteilen in den Glaskörperraum sich die chemotaktische Attraktivität der Chemotaxine des Glaskörpers und der Linsenproteine addieren.

Literatur

1. Drews RC (1983) Quality control and the changing indications for lens implantation. Ophthalmology 90:301–310
2. Kraff MC (1982) Intraocular lenses: Past, present, and future. Research to prevent blindness. Eye-Research Seminar, Arlington, Va, May 16–19
3. Allison AC (1977) Autoimmune diseases: Concepts of pathogenesis and control. In: Talal N (ed) Autoimmunity. Academic Press, New York, pp 92–139
4. Apple DJ, Mamalis N, Steinemetz RK et al (1984) Phacoanaphylactic endophthalmitis associated with extracapsular cataract extraction and posterior chamber intraocular lens. Arch Ophthalmol 102:1528–1532
5. Sanders DR, Kraff MC, Lieberman HL et al (1982) Break-down and reestablishment of blood-aqueous-barrier with implant surgery. Arch Ophthalmol 100:588–590
6. Sawa M, Sakanishi Y, Shimizu H (1984) Fluorophotometric study of anterior segment barrier function after extracapsular cataract extraction and posterior chamber intraocular lens implantation. Am J Ophthalmol 97:197–204
7. Drews RC (1983) Quality control and changing indications for lens implantation. Ophthalmology 90:301–310
8. Googe JM, Mamalis N, Apple DJ, Olsen RJ (1984) BSS warning (letter). J Am Intraocul Implant Soc 10:202
9. Nuyts RM, Breebaart AC, Pels E, Edelhauser HF (1989) Acute corneal decompensation following cataract surgery. Invest Ophthalmol Vis Sci 30 (Suppl):338
10. Olsen RJ, Kuladner H, Morgan KS et al (1980) Polyvinylalcohol as a protective coating on intraocular lenses. Arch Ophthalmol 98:1840–1842
11. Richburg FA, Reidy JJ, Apple DJ, Olsen RJ (1986) Sterile hypopyon secondary to ultrasonic cleaning solution. J Cataract Refract Surg 12:248–251
12. Stark WJ, Rosenblum P, Maumenee AE, Comon CL (1980) Postoperative reactions to intraocular lens sterilized with ethylene oxide. Ophthalmology 87:385–389
13. Goldstein IM, Perez HD (1980) Biologically active peptides derived from the fifth component of complement. In: Spaeth TH (ed) Progress in hemosthasis and thrombosis, vol 5. Gruner & Stratton, New York
14. Klebanoff SJ, Clark RA (1978) The neutrophil: Function and clinical disorders. North Holland Publishing, Amsterdam
15. Marak GE (1992) Phakoanaphylactic endophthalmitis. Major review. Surv Ophthalmol 36:325–339
16. Schiffmann E, Corcoran B, Wahl S (1975) N-Formylmethionyl peptides as chemoattractants for leucocytes. Proc Natl Acad Sci USA 72:1059–1062

Experimentelle Untersuchungen zum Zellwachstum auf verschiedenen Intraokularlinsen-Materialien

J. Kammann, C.F. Kreiner, P. Kaden und J.H. Dresp

Zusammenfassung. Der Einfluß verschiedener IOL-Materialien auf das Wachstumsverhalten einer permanenten Zellinie wurde untersucht: PMMA mit UV-Absorber, ungereinigter Silikonkautschuk, gereinigter Silikonkautschuk mit hydrophiler, glatter Oberfläche, gereinigter Silikonkautschuk mit hydrophober, glatter Oberfläche und gereinigter Silikonkautschuk mit hydrophober, rauher Oberfläche. Ermittelt wurden Unterschiede im Adhäsionsverhalten der Zellen, sowie die Fernwirkung eventuell aus dem Polymer migrierender Bestandteile. Die Vitalität der Zellen in den verschiedenen Versuchsansätzen wurde mittels Ethidiumbromid- und Acridinorange-Färbung bestimmt, die Protein-Synthese mittels Bradford-Reagenz spektralphotometrisch und die DNS-Synthese mit dem Liquid-Scintillation-Counter. PMMA zeigte keine Zellwachstumshemmung während ungereinigter Silikonkautschuk das Zellwachstum deutlich hemmte. Gereinigter Silikonkautschuk, gleichgültig welcher Oberfläche, hatte keinen negativen Einfluß auf Protein- oder DNS-Synthese, während eine Zelladhäsion auf hydrophiler oder aufgerauhter Oberfläche, nicht aber auf hydrophober Oberfläche stattfindet.

Summary. The influence of different IOL-materials on the growth behaviour of a permanent cell-line was tested: PMMA with UV-absorber, non-purified silicone caoutchouc, purified silicone caoutchouc with a hydrophilic, smooth surface, purified silicone caoutchouc with a hydrophobic, smooth surface and purified silicone caoutchouc with a hydrophobic, rough surface. The differences in the cells' behaviour as regards their adhesion was tested as well as the long-distance effect of parts that might migrate from the polymere. The vitality of the cells in the different tests was determined by the Ethidiumbromide- and Acridinorange-staining, the protein-synthesis spectrophotometrically using Bradford-reagent and the DNA-synthesis with the Liquid-Scintillation Counter. While PMMA did not show any inhibition of the cell growth, non-purified silicone caoutchouc clearly inhibited the cell growth. Purified silicone caoutchouc, regardless its surface, had no negative influence on the protein- or DNA-synthesis. On hydrophilic or rough surfaces cells do adhere whereas on hydrophobic surfaces a cell adhesion does not take place.

Einleitung

Hohe Biokompatibilität von Kunststoffen bedeutet gleichzeitig auch Förderung des Zellwachstums. Für die Intraokularlinsenchirurgie leiten sich daraus nachteilige Eigenschaften ab, nämlich die Beschleunigung der Nachstarbildung sowie die Ermöglichung von mikrobiellem Bewuchs. Von Vorteil wäre somit sicherlich eine Zellwachstumshemmung, wobei allerdings toxische Auswirkungen auf die intraokularen Gewebe durch das Linsenmaterial ausgeschlossen werden müssen. Bezüglich der Hemmung des Zellwachstums auf Intraokularlinsen muß generell zwischen zwei Prinzipien unterschieden werden: Zum einen sind es reine Oberflächeneffekte, die die Adhäsion der Zellen verringern oder verhindern. Diese Effekte sind abhängig von der Oberflächenbeschaffenheit, d.h. davon, inwieweit die Intraokularlinsenoberfläche hydrophob oder hydrophil ist und eine glatte oder eine rauhe Grenzfläche besitzt [1–3]. Andererseits können Bestandteile, die aus dem Polymer migrieren, toxische Wirkung haben. Inwieweit eine Intraokularlinse toxische Wirkung hat, hängt von der Reinheit des eingesetzten Polymers ab sowie von dessen Biostabilität im Auge [4].

Material und Methode

Im Rahmen einer umfangreichen Studie wurde zunächst das Wachstumsverhalten einer permanenten Zellinie von Mausfibroblasten (L-Zellen, Stamm 929) auf verschiedenen Intraokularlinsen-Materialien geprüft. Je 5 Intraokularlinsen (IOL) aus folgenden Materialgruppen wurden getestet: PMMA mit UV-Absorber, ungereinigter Silikonkautschuk, gereinigter Silikonkautschuk mit hydrophiler, glatter Oberfläche, gereinigter Silikonkautschuk mit hydrophober, glatter Oberfläche sowie gereinigter Silikonkautschuk mit hydrophober, rauher Oberfläche. Als Kontrolle diente Glas. Als Wachstumsmedium wurde Basal Medium Eagle (BME) mit Earl's diploiden Salzen und Phenolrot, pH 7,25 (Gibco) mit 5% Calf-Serum (Gibco) verwandt. Die Zellen befanden sich in der logarithmischen Wachstumsphase mit einer Zellverdopplungszeit von 24 h. Nach 24-h-Inkubation der Zellen auf den verschiedenen IOL-Materialien wurde eine Vitalfärbung mit Ethidiumbromid und Akridinorange durchgeführt. Die Proteinbestimmung erfolgte mittels Bradford-Reagenz spektralphotometrisch, die DNS-Synthese wurde über den Einbau von ^{3}H-Thymidindesoxyribonucleotid der spezifischen Aktivität 40–60 Ci/mmol (Amersham Buchler) mittels Liquid-Scintillation-Counter kontrolliert. Nach Fixation der Präparate und Hämalaunfärbung wurde die Morphologie der Zellen bewertet. An den hämalaungefärbten Prüfproben wurde über ein computergestütztes Programm die Spreitung der Zellen planimetrisch ermittelt und die DNS-Synthese der Einzelzelle in direktem Kontakt zur Prüfprobe erfaßt. Die Adhärenz der inneren Zellen wurde über die G-Kräfte ermittelt. Hierzu wurden die besiedelten Prüfproben nach Inkubationsende horizontal in BSS zentrifugiert und eine Proteinbestimmung im Sediment durchgeführt. Je höher der Proteingehalt, um so geringer die Adhäsion der Zellen auf den Prüfproben. Außerdem wurde eine mögliche Fernwirkung der Kunststoffe auf die Zellen über Extraktionslösungen, d.h. der indirekte Kontakt untersucht. Die IOL wurde 24 h in 1 ml BME-Lösung in einem Thermogerät bewegt. Während dieser Zeit können zellwachstumsbeeinflussende Faktoren vom Kunststoff in die Extraktionslösung übergehen. Diese Extraktionslösungen wurden zusammen mit ^{3}H-Thymidin auf vorgezüchteten Multiwell-Kulturen appliziert und 24 h inkubiert. Danach wurde die DNS-Syntheseleistung mittels Szintillationszählung, die Proteinvermehrung über Bradford-Reagenz kolorimetrisch ermittelt.

Ergebnisse

1. Zellwachstumsverhalten

PMMA

Das Ergebnis der Untersuchung des Zellwachstumsverhaltens auf PMMA-Intraokularlinsen ergab weitgehend regelrechte Vitalität, Morphologie und Stoffwechselaktivität. Aufgrund einer gewissen Hydrophobie der Oberfläche zeigten sich geringfügige morphologische Zellanomalien und Haufenbildungen. Eine Zellwachstumshemmung durch PMMA ist jedoch auszuschließen.

Ungereinigter Silikonkautschuk

Hier zeigte sich eine deutliche Zellwachstumshemmung. Die Zellvitalität war herabgesetzt. Die Zellen lagen verstreut ohne Kontakt zur Nachbarzelle. Die Zytoplasmafortsätze waren eingezogen und teilweise aufgelöst, so daß nur noch pyknotische Zellkerne zu erkennen waren. Die Zellausbreitung war entsprechend der hydrophoben Oberfläche mäßig, die Zelladhäsion, die unabhängig von möglichen toxischen Wirkungen des Materials ist, war relativ gut. Die DNS-Syntheseleistung der Einzelzelle war stark herabgesetzt.

Gereinigter Silikonkautschuk

Die Vitalfärbung ergab ausschließlich intakte, grün gefärbte Zellen. Aufgrund der hydrophoben Oberfläche war eine morphologische Beurteilung der Zellen schwierig, da die Zellen weitgehend abgerundet waren und nur gering hafteten. Die Zellen nahmen am regulären Stoffwechselgeschehen teil, die DNS-Syntheseleistung der Einzelzelle war regelrecht. Um sicherzustellen, daß die geringe Zahl vitaler Zellen auf der Silikonlinse nicht durch etwaige Toxizität des Kunststoffes bedingt war, sondern durch die geringe Haftfähigkeit der Zellen auf der ganzen Oberfläche der Linse, waren die Linsen in einem weiteren Versuchsansatz mit unterschiedlich starkem Schleifprofil angerauht worden, wie beschrieben gezüchtet und ausgewertet. Bei der morphologischen Beurteilung zeigte sich eine Verbesserung der Zellhaftung auf den Linsen mit zunehmender Stärke des Schleifpapiers. Dies äußerte sich darin, daß die Zellen ausgestreckt lagen und mit ihren sternförmigen Ausläufern ein loses Netzwerk bildeten. Die autoradiographische Auswertung ergab eine regelrechte Syntheseleistung, vergleichbar mit den Silikon-Intraokularlinsen mit glatter hydrophober Oberfläche, bei denen die Zellen überhaupt keine Spreitung zeigten und nicht adhärierten, sondern auf die Oberfläche locker auflagen.

Hydrophilisierte Silikon-Intraokularlinsen

Da die Fähigkeit von Zellen oder auch Bakterien, auf einer Oberfläche zu adhärieren, von der Oberflächenbeschaffenheit abhängt, wurden hydrophilisierte Silikon-Intraokularlinsen geprüft. Die Zellen waren hier vital und sehr gut strukturiert. Sie adhärierten sehr gut und zeigten eine optimale Spreitung. Die DNS-Syntheseleistung der Zellen war regulär.

2. Fernwirkung

Die quantitative Bestimmung der DNS-Synthese sowie der Proteinsynthese unter Einfluß der Extraktionslösungen der verschiedenen Silikon-Intraokularlinsen zeigt, daß die Oberflächenmodifikationen der Silikon-Intraokularlinsen keinen Einfluß auf diese Parameter haben. Die Proteinsynthese lag immer zwischen 96 und 101%, bezogen auf die Kontrolle (Abb. 1), die DNS-Synthese erreichte 93 bis 98% des Kontrollwertes. Der ungereinigte Silikonkautschuk allerdings zeigte signifikante Zellwachstumshemmung. Hier erreichte die Proteinsynthese 81%, die DNS-Synthese nur 43% des jeweiligen Kontrollwertes (Abb. 2). Diese Werte entsprechen jenen unter dem Einfluß von PMMA-Ex-

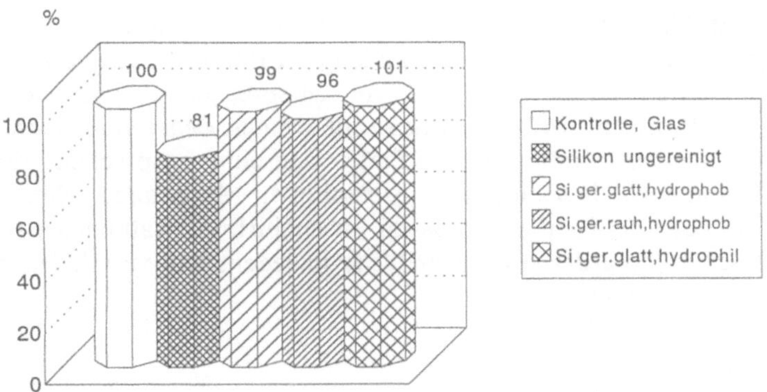

Abb. 1. Proteinsynthese unter Einfluß von Silikon-Extraktionslösungen

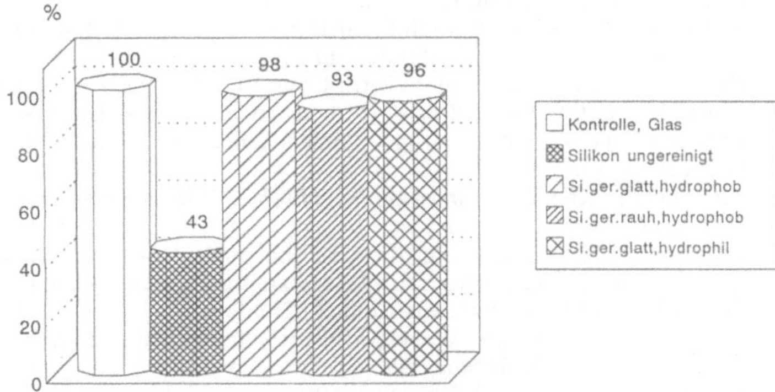

Abb. 2. DNS-Synthese unter Einfluß von Silikon-Extraktionslösungen

traktionslösungen. Dies steht in guter Korrelation zum Ergebnis des direkten Kontaktes mit dem Kunststoff.

Diskussion

In der Literatur wurde verschiedentlich über die gute Verträglichkeit von Silikon berichtet [5–12]. Rink [13] konnte bei seinen Untersuchungen keinen toxischen Einfluß von Silikon-IOLs auf das Wachstumsverhalten und morphologische Erscheinungsbild von bovinen Linsenepithelzellen finden. Unsere Befunde decken sich mit diesen Ergebnissen.

Des weiteren ließen sich toxische Effekte, die z. B. durch bei der Materialsynthese entstandene Verunreinigungen erzeugt werden, in der Zellkultur eindeutig nachweisen; sie führen zu einer deutlichen Hemmung des Zellwachstums auf den entsprechenden Intraokularlinsen. Läßt man diese leicht zu ermittelnde, direkte Toxizität eines Kunststoffes außer acht, so läßt sich das Problem des Wachstums von Zellen oder Bakterien auf einer IOL auf die Frage nach der Oberflächenbeschaffenheit reduzieren.

Auf hydrophilen Oberflächen mit entsprechender Oberflächenladung adsorbieren Proteine, an denen Zellen und Bakterien gut adhärieren. Auf hydrophoben Oberflächen hingegen mit entsprechender Oberflächenladung findet keine Proteinadsorption statt; somit können Zellen und Bakterien sedimentieren, aber nicht adhärieren. Schafft man eine entsprechend rauhe Oberfläche, so können Zellen auch auf hydrophoben Materialien relativ gut adhärieren. Dies bedeutet für die Intraokularlinsenchirurgie, daß bei der Implantation eine Beschädigung der IOL-Oberfläche in jedem Fall vermieden werden sollte.

Literatur

1. Cunanan CM, Tarbaux NM, Knight PM (1991) Surface properties of intraocular lens materials and their influence on in vitro cell adhesion. J Cataract Refract Surg 17:767–773
2. Hofmeister FM, Yalon M, Lida MB, Goldberg EP (1988) In vitro evaluation of iris chafe protection afforded by hydrophilic surface modification of Polymethylmethacrylate intraocular lenses. J Cataract Refract Surg 14:514–519
3. Humphry RC, Ball SP, Brammall JE, Conn SJ, Rich WJCC (1991) Lens epithelial cells adhere less to HEMA than to PMMA intraocular lenses. Eye 1:66–69
4. Kreiner CF (1987) Chemical and physical aspects of clinically applied silicones. Dev Ophthalmol 14:11–19
5. Allarakhia L, Knoll RL, Lindstrom RL (1987) Soft intraocular lenses. J Cataract Refract Surg 13:607–620
6. Crozafon P (1990) Phacoemulsification and small diameter PMMA lenses: a two year study of glare and autocentration (500 cases). Presented at the eighth Congress of the European Intraocular Implantlens Council, Dublin
7. Skorpik C (1989) Klinische und experimentelle Ergebnisse nach Implantation von Hinterkammerlinsen aus Silikonmaterial. Spektr Augenheilk 2/2 (Suppl 3)
8. Yamanaka A, Kazusa R, Takayama S (1989) Cells on the various kinds of intraocular lens implants. Eur J Implant Ref Surg 1:15–17

9. Kammann J, Harde J, Dornbach G (1990) Klinische Ergebnisse nach Implantation von 200 Silikon-Disk-Linsen. Sitzungsbericht der 152. Versammlung des Vereins Rheinisch-Westfälischer Augenärzte
10. Kamps S, Wenzel M (1991) Entzündungsreaktionen nach der Implantation von PMMA-Linsen und Silikonlinsen in das Kaninchenauge. 5. Kongreß der DGII. Springer, Wien New York, S 421–428
11. Kammann JP, Greite JH, Dornbach G, Harde J (1990) Ergebnisse der klinischen Prüfung mit einer neuen Silikondisklinse. 4. Kongreß der Deutschen Gesellschaft für Intraokularlinsen-Implantation. Springer, Wien New York, S 13–19
12. Kammann J, Dornbach G, Harde J, v d Heydt I, Luttke J (1991) Erfahrungen mit einer neuen diskförmigen Silikonlinse. 5. Kongreß der DGII. Springer, Wien New York, S 395–397
13. Rink H (1989) Zellbiologische Untersuchungen zur Toxizität von Silikon-Intraokularlinsen. 3. Kongreß der DGII. Springer, Wien New York, S 163–167

Intraokuläre Linse – ein Fremdkörper im Auge

Computeranalyse der Bewegung der Riesenzellen auf der Oberfläche der intraokulären Linse in vivo

J. Novák und S. Saic

Zusammenfassung. Eine Analyse der Bewegung der Riesenzellen auf der Intraokularlinse wurde noch nie durchgeführt. Unser Videofilm zeigt den Entwicklungsprozeß der Bilddokumentation der Riesenzellen auf der Intraokularlinse, verarbeitet nach Ohara [2]. Nach der Computeranalyse des Bildes in zeitgereihten Aufnahmen der Riesenzellen wurde die Videoanimation und vektographische Analyse der Bewegung der Zelle durchgeführt. Wir präsentieren zwei Grundformen der Bewegung der Zelle: lineare Bewegung der ganzen Zelle und örtliche Bewegungen der Teile, wo die rechtsdrehende Bewegung des Zytoplasmas dominiert.

Summary. The animation procedures are seen to be the only methods for the analysis of foreign-body GC movements in vivo. We observed the GC on the implanted intraocular lens in human by using a biomicroscopy according to Ohara. The giant cells at various times after lens implantation (12–24 h) were photorecorded. Slides were digitized by using a vidicon TV camera and the computerized videoanimation procedure was used.

Two basic types of GC locomotion were observed: a linear movement of the single GC in a centrifugal direction and local movements of the single GC which was surrounded by smaller GC.

Einleitung

Die Ophthalmologen sowie die Spezialisten der anderen medizinischen Fachbereiche interessieren sich in letzter Zeit für die Problematik der zellvermittelten uvealen entzündlichen Reaktion des Auges nach der Implantation von Intraokularlinsen. Besonders interessant finden wir die klinische Verfolgung der Zellreaktion in der Vorderkammer. Das Menschenauge mit implantierter Intraokularlinse ist nämlich das einzige Organ, in dem die morphologischen Veränderungen der Zellen ohne Interventionstechnik in vivo untersucht werden können. Meistens handelt es sich um die sich in verschiedenen Stadien der Zelldifferenzierung befindenden, sich bis zu Riesenzellen bildenden Makrophagen. Eine Analyse der Bewegung dieser Zellen wurde noch nicht durchgeführt. Die Beweglichkeit der Riesenzellen wurde von manchen Autoren bestritten [1–5].

Im Jahre 1989 haben wir im Rahmen einer prospektiven Studie der Lebenszyklen der Makrophagen in der Augenvorderkammer die Computeranalysenmethode zum Beweis und zur Analyse der Riesenzellbewegung verwendet.

Methodik

Auswahl der Patienten

Es wurden die Patienten ausgewählt, bei denen in 5 bis 10 Tagen der Hospitalisation eine Zellreaktion an der Vorderfläche der Linse entstand und bei denen es sich um Riesenzellen handelte. Die Patienten mit entferntem Wohnsitz und mit einer schwereren inneren Erkrankung wurden in unsere Studie nicht einbezogen. 20 Personen (10 mit Iris-clip-IOL, 2 mit Vorderkammerlinse, 8 mit Hinterkammerlinse – der optische Teil aller Linsen war aus Polymethylmethakrylat) nahmen an der Studie teil und erklärten sich mit der Photodokumentation, mit zusätzlichen Kontrolluntersuchungen und mit kurzfristiger Hospitalisierung einverstanden. Wir haben bei jedem Patienten das Vordersegment des Auges photographiert.

Zeitabschnitte der Untersuchung

Zur Untersuchung der örtlichen Bewegungen der Riesenzellen fanden wir als optimal den 12-h-Zeitabschnitt. Vektographisch kann die Bewegung der ganzen Zelle im Zeitraum von 24 h untersucht werden.

Photodokumentation

Die Zellen wurden nur auf der vorderen Fläche der IOL im Spiegelreflex in entsprechenden Zeitabschnitten dokumentiert (3. Purkyně-Bild). Wir haben mit der Ohara-Methode gearbeitet und die Photospaltlampe Zeiss, 64fache Vergrößerung, und einen positiven Farbkinofilm, Format 24×36 D-20 der Firma Foma, verwendet [2].

Vorbereitung des Bildes für die Computeranalyse

Bilder von einer Zeitreihe wurden auf einer optischen Bank digitalisiert (Abb. 1). Das Licht des Homogenisators hatte eine konstante Intensität. Die Bilder und die Daten haben wir mit der TV-Kamera Hamamatsu 1000 mit einem Auflösungsvermögen von 512×512 Punkten abgenommen. Mit dem verwendeten 8-bit-A/D-Wandler konnten 256 Graustufen unterschieden werden. Alle Angaben wurden auf den optischen Schirm, der den Eintritt in den Bildanalysator dargestellt hatte, projiziert.

Geometrische Transformation des Bildes und Bereitung des Hintergrundes

In den Zeitreihen der Bilder mußten wir die Bezugspunkte für die Transposition der Bilder zu der zukünftigen Videoanimation bestimmen. Bei den Iris-

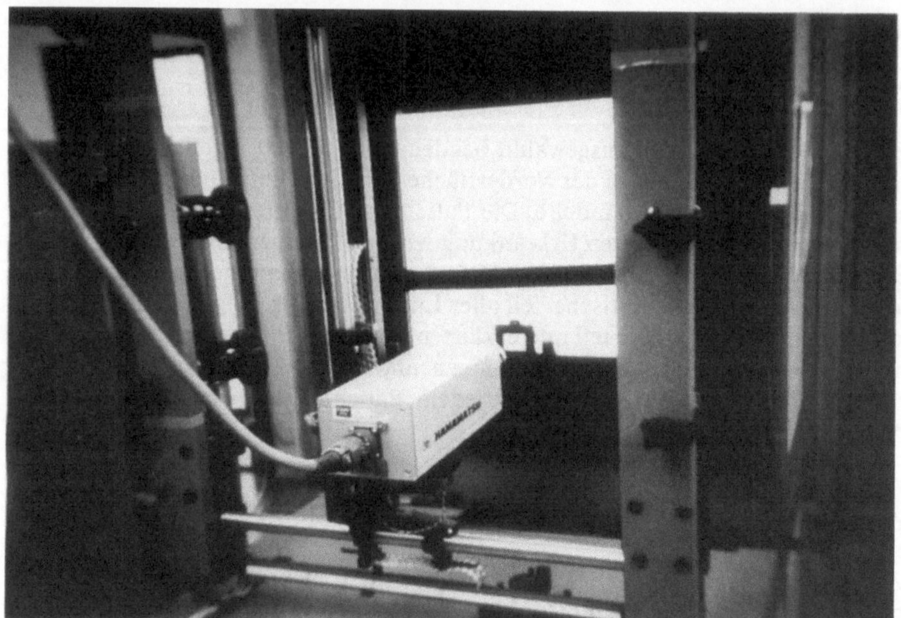

Abb. 1. Überführung des Bildes vom Diapositiv auf den Optikdisk mit Hilfe der Videokamera. Im Hintergrund die Lichttafel mit der homogen gestreuten Beleuchtung

clip-Linsen haben wir als stabile Punkte die Mittelpunkte der Löcher zum Verankern der Haptik gewählt. Bei den Vorderkammerlinsen sowie bei den Hinterkammerlinsen wurden für uns als stabile Punkte die kleinen Makrophagen im Bereich der untersuchten Riesenzelle verwendet. Diese kleinen Makrophagen haben sich während 24 h fast nicht bewegt. Die gestaffelten Aufnahmen wurden radiometrisch einheitlich gerichtet im Vergleich mit dem Lichthintergrund und mit dem Grau der Pigment-Zellvakuolen (Abb. 2).

Auswahl des interessierenden Bereiches und der Videoanimation

Auf den superponierten Bildern haben wir die Riesenzelle, die auf allen Bildern der Zeitreihe sichtbar war, ausgewählt. Nachdem diese am Bildschirm des Analysators vergrößert wurden, haben wir die Animation durchgeführt und auf dem Videomagnetophon eingetragen. Die Aufzeichnung zeigte deutlich die Bewegung der Riesenzelle (Abb. 3).

Vektographische Analyse

Die zurückgelegte Bahn der Zelle konnte nur mit Mühe graphisch ausgedruckt werden. Nachdem wir die Mittelpunkte der Vakuolen mit dem Pigment ver-

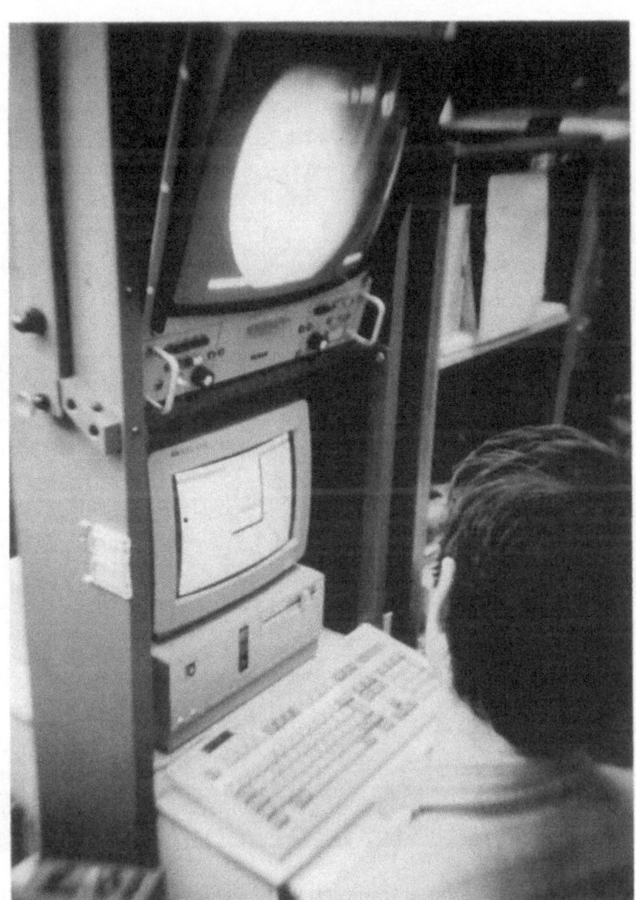

Abb. 2. Vorbereitung und Computeranalyse des Bildes

bunden und dies bei einzelnen Aufnahmen durchgeführt haben, erhielten wir eine Kurve, die die Bewegung der Vakuole dokumentiert. Diese Methode hat auch die Analyse der ganzen Bewegung der Zelle erleichtert.

Videofilm

Der Videofilm enthält eine Videoanimation zweier Bildserien der Riesenzellen. Er dokumentiert die Grundtypen der Bewegung der Riesenzellen auf der Oberfläche der Intraokularlinse.

10 Aufnahmen, jede nach 24 h, dokumentieren meist eine lineare Bewegung des isolierten aktivierten Makrophags im terminalen Stadium der Entwicklung. Man sieht eindrückliche Formänderungen der Riesenzelle, Verlust des Zytoplasmainhaltes und Bewegung der Vakuole mit dem Pigment im Inneren der Zelle. Der resultierende Vektor der Bewegung der Zelle ist zentrifugal. Die

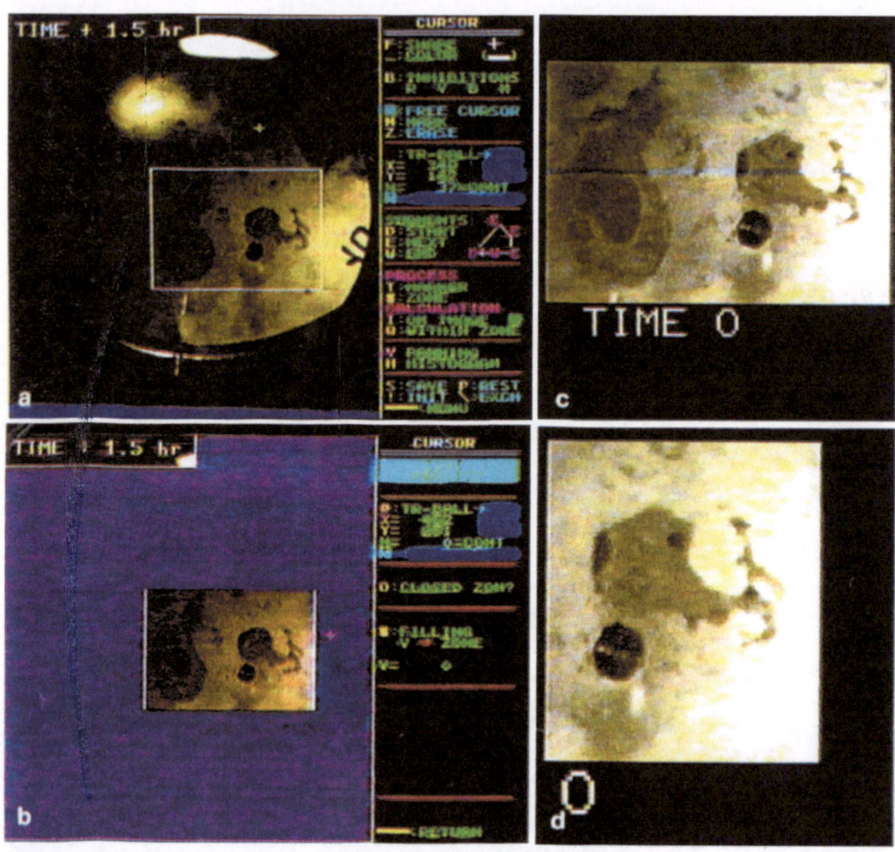

Abb. 3a–d. a, b Manual festgesetzte Bereiche des Interesses am Bilde. **c, d** Vergrößerung und Bereich des Interesses vor der Videoanimation

Form der Bewegung ist typisch für die Linsen, die einen optischen Teil aus PMMA haben und in der Vorderkammer plaziert sind, in der wir chronische Zellenreaktionen noch einen Monat oder auch Jahre nach einer Implantation finden.

20 Aufnahmen, jede nach 12 h, dokumentieren nach der Videoanimation eine lokale Bewegung des aktivierten Makrophags in der Wachstumsphase. Die Riesenzelle ist von einer Reihe von weiteren kleineren Zellen, die sukzessiv wachsen, umgeben. Deutlich sichtbar ist die rechtsdrehende Bewegung des Zytoplasmainhaltes, die Formveränderungen der Zelle und die Vakuole mit dem Pigment. Dieser Befund ist typisch, wenn die Entzündung nach der Operation abklingt und in eine stabilisierte chronische Zellreaktion übergeht. Konkret handelt es sich hier um eine Hinterkammerlinse, die in die Kapsel implantiert wurde.

Schlußfolgerung

Eine Bewegung der Makrophagen auf der Oberfläche des Substrates ist natürlich. Man kann die Bewegung schon bei ziemlich kleiner Vergrößerung an den aktivierten Makrophagen verfolgen. Wir betrachten sie als Fremdkörper-Riesenzellen auf der Intraokularlinse. Geschwindigkeit und Form der Bewegung der Makrophagen im Auge werden durch die Kammerflüssigkeit und das Substrat, d.h. das Material des optischen Teiles der Linse, beeinflußt.

Literatur

1. Amon M, Menapace R (1991) Cellular invasion on hydrogel and poly/methyl methacrylate/implants. An in vivo study. J Cataract Refract Surg 17:774–779
2. Ohara K (1985) Biomicroscopy of surface deposits resembling foreign-body giant cells on implanted intraocular lenses. Amer J Ophthalmol 99:304–311
3. Okada K, Tobari I (1991) Postoperative cellular reaction on surface modified intraocular lenses in living human eyes. J Cataract Refract Surg 17:319–323
4. Wenzel M, Brab M, Reim M, Boecking A (1989) Inflammatory reactions against intraocular lenses: in vivo cytological differentiation. Eur J Implant Refract Surg 1:89–94
5. Wenzel M (1993) Specular microscopy of intraocular lenses. Atlas and textbook for slitlamp and specular microscopic examinations. Thieme, Stuttgart New York

Zur Bedeutung der Operationstechnik für die Entzündungsreaktion bei der Kataraktextraktion

H.G. Struck, K. Schäfer, C. Foja und C. Giessler

Zusammenfassung. In einer prospektiven randomisierten Studie an 50 Patienten (50 Augen) wurde der Einfluß der Phakoemulsifikation (25 Augen) und der ECCE-Technik mit Kernausleitung (25 Augen) auf die intra- und postoperative Entzündungsreaktion geprüft. Als Kriterien dienten der prä- und postoperative Vergleich der Flare-Werte und der Zellzahl in der Vorderkammer, bestimmt mit dem Laser-Flare-Cell-Meter und die direkte Messung der Entzündungsmediatoren TXB_2 und 6-keto-$PGF_{1\alpha}$ (ELISA) nach intraoperativer Kammerwasserentnahme. Besonders am 1. postoperativen Tag trat nach Kernausleitung eine deutlich stärkere Entzündungsreaktion (Flare: 122, Cell: 49) als nach Phakoemulsifikation (Flare: 71, Cell: 28) auf. Im weiteren Verlauf ließ sich in beiden Gruppen ein kontinuierlicher Abfall der gemessenen Werte auf ein ähnliches Niveau beobachten. Der Kammerwasserspiegel der Prostanoide blieb in beiden Gruppen ohne wesentliche Unterschiede und erreichte während der ECCE Werte bis zu 157 pg/ml (TXB_2) bzw. 333 pg/ml (6-keto-$PGF_{1\alpha}$) und während der Phakoemulsifikation Werte bis zu 136 pg/ml (TXB_2) bzw. 359 pg/ml (6-keto-$PGF_{1\alpha}$). Im Einklang mit der Visusentwicklung und dem klinischen Verlauf führt die Phakoemulsifikation unmittelbar postoperativ zu einer geringeren Entzündungsreaktion als die Kernausleitung, ohne daß ein Einfluß auf das Ergebnis (4. postoperative Woche) zu erkennen ist.

Summary. In a prospective randomized study, the influence of phacoemulsification (25 eyes) and extracapsular cataract extraction (25 eyes) on intra- and postoperative inflammatory reaction was examined. As criterions served pre- and postoperative comparison of the flare and cell-concentration in the anterior chamber using the Laser-Flare-Cell-Meter and measurement (ELISA) of the mediators of inflammation TXB_2 and 6-oxo-$PGF_{1\alpha}$ after intraoperative paracentesis. It was found a distinctly stronger inflammatory reaction after ECCE with expression of the nucleus (flare: 122; cells: 49) than after phacoemulsification (flare: 71; cells: 28), mainly on the first postoperative day. During the following period the measured datas decreased continuously on a similar level (5th day po: flare: 30; cells: 10–14). The amount of the prostanoids in the aqueous humor didn't show any significant difference among both groups and increased during the ECCE to a concentration of 157 pg/ml (TXB_2) or 333 pg/ml (6-oxo-$PGF_{1\alpha}$) and during phacoemulsification to 136 pg/ml (TXB_2) and 359 pg/ml (6-oxo-$PGF_{1\alpha}$), respectively. In accordance with the development of visual acuity and clinical course, phacoemulsification leads up to a lower inflammatory reaction immediately after operation than nucleus expression, without any detectable difference between the final results (4th week po).

Einleitung

In der vorliegenden prospektiven randomisierten Studie haben wir den intra- und postoperativen Verlauf bei Phakoemulsifikation oder klassischer extrakapsulärer Extraktion mit Kernausleitung, jeweils einschließlich Hinterkammerlinsen-Implantation, mit Hilfe der direkten Bestimmung von Entzündungsmediatoren im Kammerwasser, einer quantitativen Tyndallometrie und Zellzählung in der Augenvorderkammer sowie der klinischen und funktionellen Kontrolle überprüft.

Patienten und Methode

Patientenkollektiv: 50 Patienten (23 weibl., 27 männl., durchschnittliches Lebensalter 69,5 Jahre)
Gruppe I (n = 25): Phakoemulsifikation und HKL
Gruppe II (n = 25): Kernausleitung und HKL
(gleiche Ein- und Ausschlußkriterien für beide Gruppen).

Konservative Begleittherapie:

abends vor der Operation:	Flurbiprofen-AT 0,03% 1mal (Ocuflur®)
am Operationstag vor der OP:	Flurbiprofen-AT 0,03% 4mal
nach Operationsende:	Dexamethason 4 mg und Gentamycin 20 mg subkonj., Terramycin®- und Prednisolon-AS 1/4%
bis zum 5. postoperativen Tag:	Flurbiprofen-AT 0,03% 4mal tgl., Ultracortenol®-AT 3mal tgl., OTC-AS 3mal tgl., Mydriatika bzw. Antiglaukomatosa nach Bedarf
6. Tag bis 4. Woche postoperativ:	Flurbiprofen-AT 0,03% 4mal tgl., steroidhaltige AT oder AS 3mal tgl., Mydriatika nach Bedarf.

Kammerwasserproben:

Jeweils etwa 150 µl Kammerwasser wurden unmittelbar vor der Bulbuseröffnung durch Punktion der vorderen Augenkammer mit einer scharfen Kanüle entnommen und bis zur Messung bei −20°C aufbewahrt.

Untersuchte Prostanoide:
- Thromboxan A_2 (TXA_2), bestimmt als TXB_2;
- Prostazyklin (PGI_2), bestimmt als 6-keto-$PGF_{1\alpha}$

Meßmethode: Enzymimmunoassay (ELISA); untere Nachweisgrenze:
- für TXB_2 60 pg/ml bzw. 3 pg/Probe
- für 6-keto-$PGF_{1\alpha}$ 200 pg/ml bzw. 10 pg/Probe

Messung des Tyndalls (Flare) und der Zellzahl in der Augenvorderkammer
Meßmethode: Laser-Flare-Cell-Meter FC-1000 (Firma Kowa).

Klinische Untersuchungen:

Sehschärfenprüfung, Tonometrie, Spaltlampenmikroskopie, Ophthalmoskopie

Kontrolltermine (jeweils 7 bis 8 Uhr): 1 Tag vor der Operation, 1. bis 5. postoperativer Tag, 4 Wochen postoperativ.

Mathematische Bearbeitung: U-Test von Wilcoxon, Mann und Whitney.

Ergebnisse

Intraoperative Kammerwasserkonzentration der geprüften Prostanoide (Tabelle 1 und 2)

Die Anzahl der Meßwerte unterhalb der Nachweisgrenze sowie die Von-bis-Spannen lassen keine wesentlichen Gruppenunterschiede erkennen.

Messung von Eiweißkonzentration (Flare) und Zellzahl in der Augenvorderkammer mit dem Laser-Flare-Cell-Meter FC-1000 (Abb. 1 und 2)

Nach Phakoemulsifikation stieg die Eiweißkonzentration am 1. postoperativen Tag auf einen mittleren Flare von 71, nach Kernausleitung im gleichen Zeitraum auf 122. Bis zum 5. postoperativen Tag näherten sich die gemessenen Werte in beiden Patientengruppen (etwa 30). Die Vorderkammerzellzahlen veränderten sich ähnlich. Am 1. postoperativen Tag differierten die mittleren Meßwerte beider Patientengruppen am deutlichsten (nach Phakoemulsifikation: 28, nach Kernausleitung: 49). Der stärkere Abfall der Mittelwerte nach klassischer ECCE führte dazu, daß am 5. postoperativen Tag in beiden Gruppen etwa gleichgroße Vorderkammerkonzentrationen gemessen wurden (10 bzw. 14).

Tabelle 1. Konzentration von 6-keto-$PGF_{1\alpha}$ und TXB_2 im Augenkammerwasser während der Phakoemulsifikation (n = 25)

Prostanoid	Meßwerte unter der Nachweisgrenze	Von-bis-Spanne (pg/ml)
TXB_2	n = 22	114 – 136
6-keto-$PGF_{1\alpha}$	n = 15	105 – 359

Tabelle 2. Konzentration von 6-keto-$PGF_{1\alpha}$ und TXB_2 im Augenkammerwasser während der ECCE (n = 25)

Prostanoid	Meßwerte unter der Nachweisgrenze	Von-bis-Spanne (pg/ml)
TXB_2	n = 22	72 – 157
6-keto-$PGF_{1\alpha}$	n = 17	135 – 333

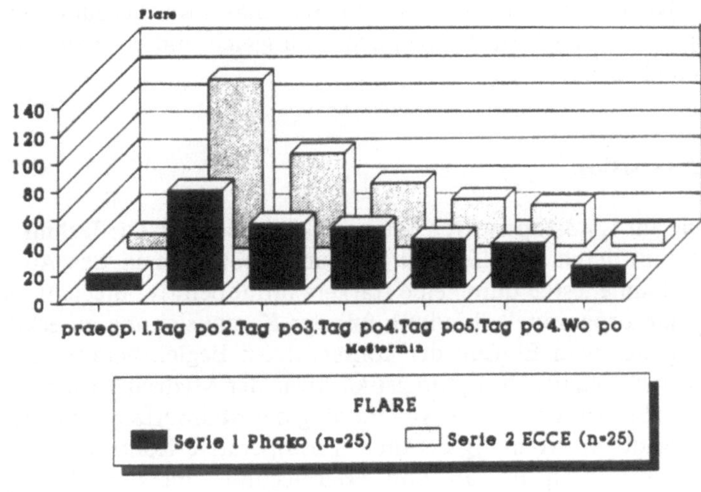

Abb. 1. Mittlere Eiweißkonzentration (Flare) des Kammerwassers (n = 50)

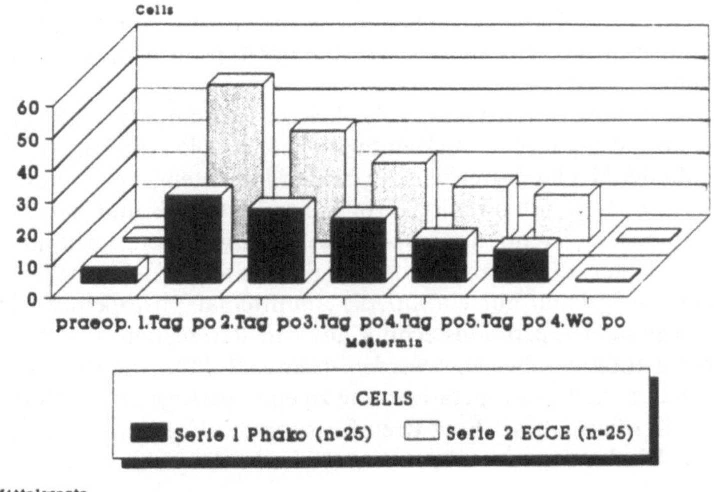

Abb. 2. Mittlere Zellzahl im Kammerwasser (n = 50)

Klinische und funktionelle Untersuchungen

Die Ergebnisse der täglichen Spaltlampenkontrollen zeigten eine allmähliche Abschwächung der postoperativen Entzündung (Reizzustand, Chemosis, Hornhautquellung und -endothelbeschläge), ohne daß Differenzen zwischen beiden Patientengruppen statistisch zu sichern waren.

Die Entwicklung der mittleren Sehschärfe war bis zur 4. postoperativen Woche in beiden Patientengruppen etwa gleich und erreichte in diesem Zeitraum jeweils 0,5.

Diskussion

Die am 1. postoperativen Tag nach klassischer ECCE-Technik signifikant höheren mittleren Eiweiß- und Zellkonzentrationen in der Augenvorderkammer sind am ehesten durch eine stärkere intraoperative mechanische Belastung des Ziliarkörpers in Verbindung mit der Kernausleitung zu erklären.

Unter dem Einfluß der konservativen Begleittherapie mit steroidalen und nichtsteroidalen Antiphlogistika sowie der Mydriatika wird dann eine allmähliche Senkung und eine Annäherung der Meßwerte in beiden Gruppen bis zum 5. postoperativen Tag deutlich. Postoperative Kontrollmessungen, die andere Autoren nach ECCE- und HKL-Technik mit dem Laser-Flare-Cell-Meter durchführten, bestätigen den starken Anstieg des Eiweiß- und Zellgehaltes der Augenvorderkammer am 1. postoperativen Tag [1, 4], den positiven Einfluß von lokal appliziertem Indometazin 0,5% [3, 5] oder von Mydriatika [2].

Die Flare-Werte bilden sich insbesondere nach Phakoemulsifikation langsamer zurück als die Zellzahlen in der Augenvorderkammer, so daß die mittleren präoperativen Ausgangswerte erst in der 4. postoperativen Woche erreicht wurden.

Die direkte Bestimmung der beiden Prostanoide TXB_2 und 6-keto-$PGF_{1\alpha}$ kann nur ergänzende Erkenntnisse liefern. Die Häufung der Meßwerte unterhalb der Nachweisgrenze ist in beiden Patientengruppen auf die antiphlogistische Vorbehandlung mit Flurbiprofen-AT 0,03% und das zum Zeitpunkt der Kammerwasserentnahme noch geringfügige Operationstrauma zurückzuführen. Unter Einbeziehung der klinischen und funktionellen Untersuchungsergebnisse kann nur ein auf die unmittelbar postoperative Phase begrenzter Einfluß der Operationstechnik auf den Reizzustand des Auges bei der Kataraktextraktion abgeleitet werden. Demnach führt die Phakoemulsifikation besonders am 1. postoperativen Tag zu einer geringeren Entzündungsreaktion als die Kernausleitung. Eine Beeinflussung des Ergebnisses in der 4. postoperativen Woche durch die Operationstechnik ist jedoch nicht zu erkennen.

Literatur

1. Katoh N, Komurasaki Y, Miura M, Shinjo M, Nakagawa S, Iwaki M, Kondo T (1990) Consensual reaction after posterior chamber lens implantation, as measured with Laser Flare-Cell Meter. Jpn J Clin Ophthalmol 41:1981
2. Oshika T, Kato S (1989) Changes in aqueous flare and cells after mydriasis. Jpn J Ophthalmol 33:271–278
3. Sawa M (1990) Clinical application of Laser Flare-Cell Meter. Jpn J Ophthalmol 34:346–363
4. Strobel J, Seitz W, Tietze K (1991) Quantitative Untersuchungen von Protein- und Zellkonzentrationen in der Vorderkammer bei Kataraktchirurgie unter Therapie von steroidalen und nichtsteroidalen Antiphlogistika. Ophthalmologica 202:86–93
5. Tsurimaki Y, Sawa M, Shimizu H (1989) Ointment in the eye as a modifying factor in flare-cell meter readings. Jpn J Clin Ophthalmol 43:312–313

Zellbesiedlung und Hinterkapseltrübung bei Polyfluorocarbon-beschichteten Hinterkammerlinsen – erste klinische Ergebnisse

M. R. Tetz, C. Greiner, M. Blum, U. Faller und H. E. Völcker

Zusammenfassung. Eine Entwicklungsrichtung bei der Verbesserung intraokularer Implantate beschäftigt sich mit der Oberflächenmodifikation von Intraokularlinsen (IOL). In einer prospektiven randomisierten Studie an 48 Patientenaugen wurden Polyfluorocarbon-(PFC)-beschichtete IOL auf ihren Einfluß auf Visus, Zellbesiedlung und frühe fibrotische Nachstarentwicklung untersucht. PFC-Linsen sind bisher herkömmlichen unbeschichteten PMMA-Linsen vergleichbar. Die Ergebnisse nach 5 Monaten lassen keinen Vorteil der Polyfluorocarbonbeschichtung gegenüber unbeschichteten Polymethylmethakrylatlinsen erkennen.

Summary. Recently, in an attempt to further improve upon the biocompatibility of intraocular lenses (IOLs) surface modification has gained quite some importance. In a prospective randomized clinical trial of 48 eyes we evaluated polyfluorocarbon-coated IOLs with respect to their influence on visual acuity, cellular deposits and early fibrosis of the posterior lens capsule. At 5 month postoperatively, PFC-coated IOLs were comparable to the noncoated polymethylmethacrylate control IOLs. For the variables tested there was no major difference between the two groups, except for a slightly higher rate of giant cell deposits with the PFC IOL.

Einleitung

In der letzten Zeit werden Oberflächenmodifizierungen intraokularer Linsen erprobt, um die Biokompatibilität der Implantate weiter zu erhöhen [7]. Bei spekularmikroskopischen In-vivo-Untersuchungen von IOL-Oberflächen werden Ausmaß und Muster der zellulären Besiedlung als Maß für die Verträglichkeit einer IOL angesehen [1, 6, 9]. Aus den Erfahrungen des prothetischen Gefäß- und Herzklappenersatzes ist bekannt, daß zelluläre Adhäsionen auf Implantatoberflächen z. B. durch spezielle Polyfluorocarbon-(PFC)-Beschichtungen verringert werden können. In der vorliegenden klinischen Studie wurde eine mit einem PFC beschichtete IOL bezüglich ihres Einflusses auf zelluläre Reaktionen im Bereich der Linsenoptik getestet.

Patienten und Methoden

In eine prospektive randomisierte Studie wurden 48 Augen von 48 Patienten aufgenommen. Einschlußkriterien beinhalteten das Vorliegen einer Katarakt und ein Mindestlebensalter von 60 Jahren. Präoperative Ausschlußkriterien waren Hornhautveränderungen, Mikrophthalmus, medikamentös nicht kontrolliertes Glaukom, große Irisdefekte, Uveitis, proliferative diabetische Retinopathie und Optikusatrophie. Insgesamt wurden 25 PFC-beschichtete (Alcon® Surgical Cilco Modell AR50BZ) und 23 Kontroll-IOL des gleichen „One-piece"-PMMA-Designs (Modell CVC1U0) implantiert. Bei allen Augen wurde eine standardisierte extrakapsuläre Kataraktextraktion mit einer 7 mm großen vorderen Kapsulotomie zur erleichterten postoperativen Beurteilung von IOL-Vorderfläche und Hinterkapsel durchgeführt. Die Nachkontrollen erfolgten zu 7 definierten postoperativen Zeitpunkten. Dabei wurden u.a. in Mydriasis standardisierte Fotografien eines repräsentativen Spiegelbezirkes der IOL-Optikvorderfläche bei 40facher Objektivvergrößerung angefertigt, die Hinterkapsel wurde bei 10- und 16facher Objektivvergrößerung fotografiert.

Für die semiquantitative Auswertung der zellulären Elemente auf der IOL-Optik erfolgte in Anlehnung an die Literatur [1, 9] eine Einteilung in „kleine" Zellen und Riesenzellen. Der Bewertungsschlüssel ist Tabelle 1 und Abbildung 1 zu entnehmen. Das Ausmaß der Hinterkapseltrübung wurde nach einem bereits von einem Autor (M.T.) tierexperimentell eingesetzten Bewertungssystem

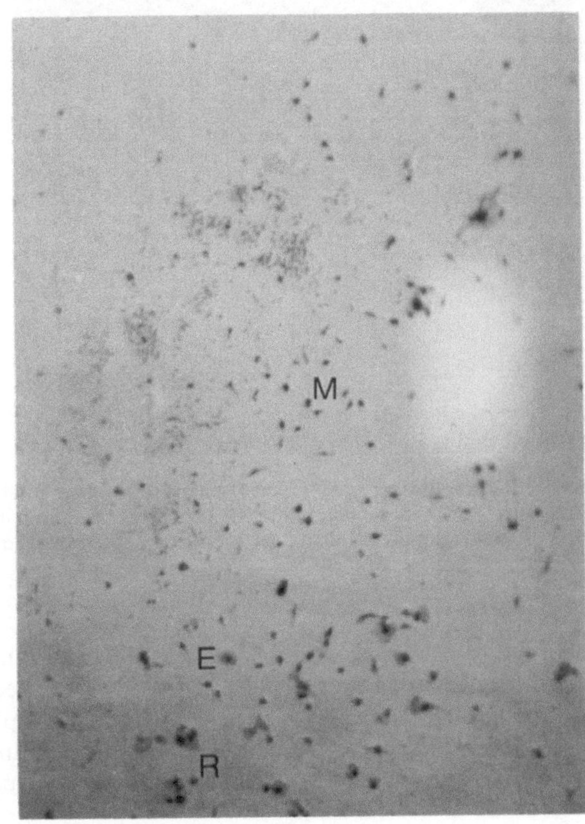

Abb. 1. Zellbild im Spiegelbezirk. Erythrozytendurchmesser ca. 7 µ. Sog. „kleine" Zellen sind Makrophagen (M). Epitheloid- und beg. Riesenzellen = E+R

Tabelle 1. Bewertung Zellen pro Ausschnitt

	„kleine" Zellen	Riesenzellen
0 = keine Zellen	(0)	(0)
1 = milde Zellbesiedlung	(1 – 20)	(1 – 2)
2 = mäßige Zellbesiedlung	(21 – 40)	(3 – 5)
3 = ausgeprägte Zellbesiedlung	(>41)	(>5)

Tabelle 2. Bewertung Nachstar-(N.)dichte

0 = kein N.
1 = hauchiger N.
2 = geringer N.
3 = mäßiger N.
4 = starker N.

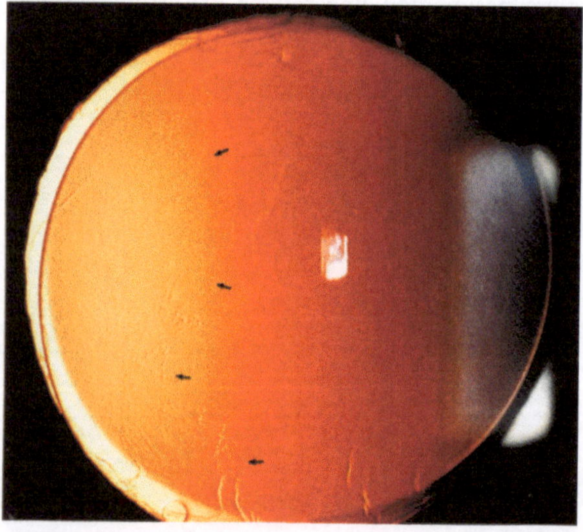

Abb. 2. Retroilluminationsfoto des rechten Auges einer 76jährigen Patientin nach Implantation einer PFC-beschichteten PMMA-Intraokularlinse mit hauchiger, nicht visusrelevanter Trübung und leichter Fältelung der Hinterkapsel. Trübungsdichte im mit Pfeilen markierten Areal mit 1 bewertet

beurteilt [4, 8]. Dabei wurden auf Retroilluminationsfotografien die Größe der getrübten Areale hinter der IOL-Optik ausgewertet. Die Dichte der Trübung wurde graduell von 0 bis 4 bewertet. Durch Multiplikation der vom Nachstar betroffenen Fläche (als Dezimalzahl) mit der Trübungsdichte ergab sich die jeweilige Trübungszahl, die minimal den Wert 0 und maximal 4 annehmen konnte (Tabelle 2 und Abb. 2).

Ergebnisse

In der Nachbeobachtungszeit kam es in keiner der Gruppen zu verstärkten postoperativen Entzündungs- oder Reizzuständen. Vorgestellt werden hier ausschließlich die Ergebnisse nach 5 Monaten (4.–6. Monat). Der korrigierte Visus unterschied sich zu diesem Zeitpunkt nicht und lag bei 0,77±0,31 für die PFC-Linsen und bei 0,76±0,29 für die Kontrollinsen.

In der PFC-IOL-Gruppe wurde die durchschnittliche Besiedlung mit „kleinen" Zellen mit 2,05 und die mit Riesenzellen mit 1,14 bewertet. Die entsprechende Bewertung für die Kontrollinsen betrug 1,70 und 0,46. Damit erschien lediglich für die Riesenzellen ein Unterschied zwischen beiden Gruppen möglich, jedoch wegen der begrenzten Datenanzahl semiquantitativer Werte zu einem einzigen postoperativen Zeitpunkt wurde hier auf eine statistische Testung verzichtet. Ein klinisches Bild einer Patientin mit Riesenzellen auf der IOL-Optik ist in Abbildung 3 dargestellt.

In dieser frühen postoperativen Phase wurde eine nicht visusbeeinflussende frühe Cataracta secundaria fibrotica und kein regeneratorischer Nachstar beobachtet. Für die PFC-IOL ergab sich ein Nachstarfaktor von 0,23. Für die Kontrollinsen lag dieser Wert bei 0,20. Zur Veranschaulichung des sehr geringen Ausmaßes der Nachstarbildung zu diesem Zeitpunkt ist ein Beispiel mit einer Nachstarzahl von 0,147 in den Abbildung 4 und 5 dargestellt.

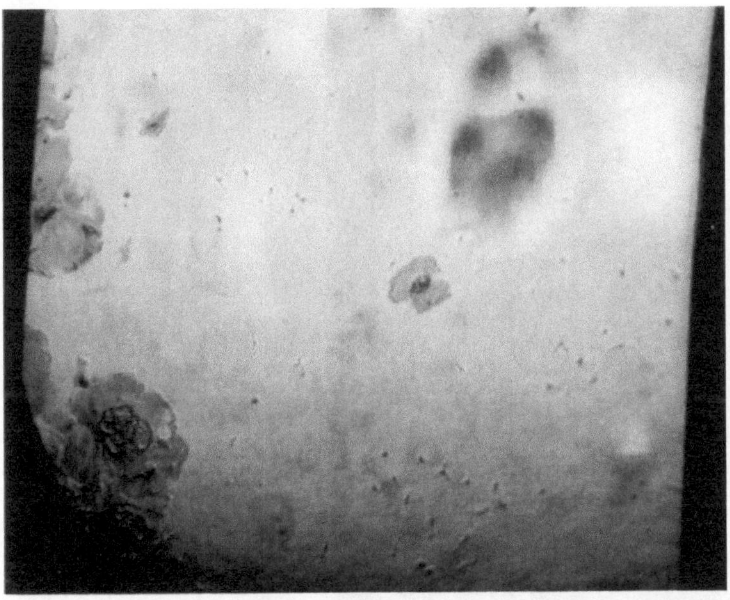

Abb. 3. Spiegelmikroskopischer Bezirk der IOL im rechten Auge einer 62jährigen Patientin. In Pupillarsaumnähe einige z. T. mehrkernige Riesenzellen

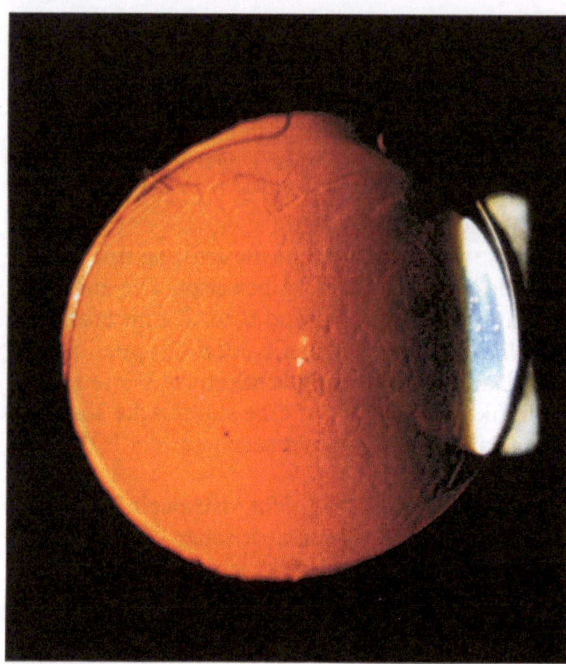

Abb. 4. Retroilluminationsfoto des RA eines 70jährigen Patienten 4 Monate nach der IOL-Implantation mit diskretem wabenförmigen Hinterkapselfibrosemuster. Die waagerechte Linie bei 12 h stellt einen Anteil der bewußt groß gewählten vorderen Kapsulotomie dar

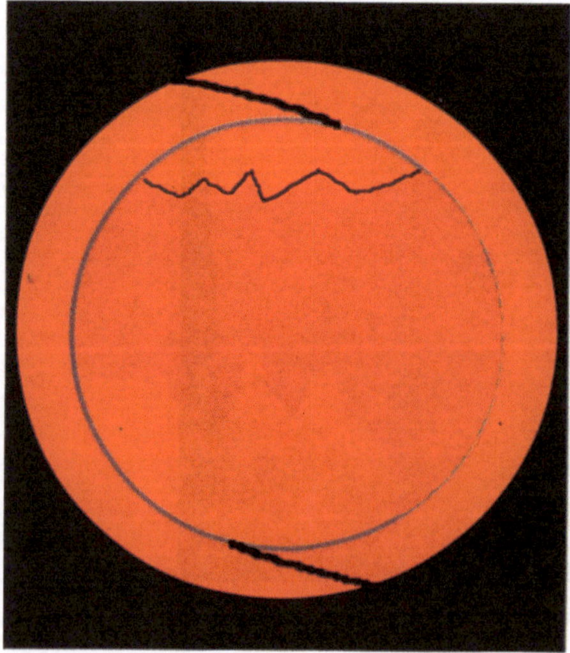

Abb. 5. Schemazeichnung entsprechend Abb. 4. Das dunklere Areal (29,4% der Optikfläche) markiert eine Region mit minimaler Hinterkapseltrübung. Nach detaillierter Auszählung und Berechnung ergab sich eine Nachstarzahl von 0,147

Diskussion

Obwohl die zelluläre Besiedlung intraokularer Linsen mit einzelnen Riesenzellen relativ häufig ist, ergeben sich nur selten klinisch-therapeutische Konsequenzen, z. B. dann, wenn durch einen dichten Zellrasen der Visus reduziert ist [3]. Dem zellulären Reaktionsmuster wird jedoch, gestützt durch Untersuchungen, die eine In-vivo-Quantifizierung bei der Verlaufsbeobachtung der Zellen vorschlagen, eine Bedeutung bei der Beurteilung der Biokompatibilität verschiedener Linsen und Linsenmaterialien beigemessen [1, 9]. So wurde u. a. auch versucht, die Verträglichkeit heparinmodifizierter IOL anhand von reduzierten Zellreaktionen zu belegen. Während letztgenannte IOL eine hydrophile Oberfläche aufweisen, besitzen die hier vorgestellten IOL u. a. hydrophobe Oberflächeneigenschaften [5]. Von Polyfluorocarbonbeschichtungen z. B. aus der Herzklappen- und Gefäßchirurgie ist bekannt, daß durch sie die Anlagerung von Zellen des strömenden Blutes deutlich verringert werden kann. Eine Übertragung dieser Befunde in die ophthalmologische Implantationschirurgie scheint nicht ohne weiteres möglich. Dabei mag der Proteinanlagerung, die als erste Reaktion schon wenige Minuten nach Implantation eines Kunststofffremdkörpers in den Organismus nachweisbar ist, eine wichtige modifizierende Rolle zukommen. Die Art und Zusammensetzung dieses Proteinfilms ist von den Oberflächeneigenschaften des implantierten Materials abhängig und beeinflußt ihrerseits wieder die Bioverträglichkeit [7]. Über die zugrundeliegenden Mechanismen im Auge ist wenig bekannt.

Wenige Monate postoperativ war erwartungsgemäß lediglich ein nicht proliferativer, optisch nicht signifikanter Nachstar zu finden [2]. Tierexperimentelle Untersuchungen haben gezeigt, daß diese Trübungsform nicht durch Zellteilung, sondern durch frühe Migration einzelner Zellen entlang der Linsenhinterkapsel und IOL-Optik entsteht [5]. Interessanterweise fand sich kein Unterschied in der Rate des fibrösen Nachstares bei PFC-IOL- und Kontrollinsen.

Polyfluorocarbonbeschichtete IOL liefern gute postoperative Ergebnisse und sind mit Standard-PMMA-IOL vergleichbar. Bezogen auf Visus, Zellbesiedlung und Nachstar läßt sich bisher ein klinisch signifikanter Vorteil jedoch nicht erkennen.

Literatur

1. Amon M (1992) Die Relevanz der in-vivo Dokumentation zellulärer Reaktionen auf Linsenoberflächen für die Beurteilung der Biokompatibilität unterschiedlicher intraokularer Implantate. Spektr Augenheilkunde 6 (Suppl 7):3–42
2. Apple DJ, Solomon KD, Tetz MR et al (1992) Posterior capsule opacification. Surv Ophthalmol 37:73–116
3. Daus W, Tetz M, Völcker HE (1990) Nd : YAG-Laserinzision von Zellmembranen auf der vorderen und hinteren Oberfläche implantierter Hinterkammerlinsen. Ophthalmo-Chirurgie 2:139–144
4. Hansen S, Solomon K, McKnight T et al (1988) Posterior capsular opacification and intraocular lens decentration. Part I: Comparison of various posterior chamber lens designs implanted in the rabbit model. J Cataract Refract Surg 14:605–613

5. Imkamp E, Eusterholy T, Bahrke C et al (1992) Proliferationsverhalten von Linsenepithelien – Zellkulturstudien an Kapselsackpräparaten von Kaninchen. Ophthalmologe 89 (Suppl):134
6. Ohara K (1985) Biomicroscopy of surface deposits resembling foreign-body giant cells on implanted intraocular lenses. Am J Ophthalmol 99:304–311
7. Obstbaum SA (1991) Helping us understand surface modification of intraocular lenses (Editorial). J Cataract Refract Surg 17:129
8. Tetz M, O'Morchoe D, Gwin T et al (1988) Posterior capsular opacification and intraocular lens decentration. Part II: Experimental findings on a prototype circular intraocular lens design. J Cataract Refract Surg 14:614–623
9. Wenzel M (1990) Die quantitative zytologische Auswertung spiegelmikroskopischer Befunde von Linsenimplantaten. In: Schott K, Jacobi KW, Freyler H (Hrsg) 4. Kongreß der DGII. Springer, Berlin Heidelberg New York, S 67–73

Kataraktchirurgie

Komplikationen
und postoperative Verläufe

Kataraktchirurgie aus der Sicht des Retinologen

E. Messmer

Zusammenfassung. Die Fortschritte der modernen Kataraktchirurgie haben zu einer Reduktion postoperativer retinaler Komplikationen geführt. Die erschwerte Fundusdiagnostik durch Kapselfibrose ist von untergeordneter Bedeutung. Während eine weitere Senkung der Risiken der Kataraktchirurgie durch operationstechnische Weiterentwicklungen kaum mehr denkbar scheint, kann die Berücksichtigung der vitreoretinalen Pathologie die Indikationsstellung weiter erleichtern und verbessern.

Summary. The progress made in cataract surgery has significantly reduced post-operative complications. While it seems unlikely that the latter will be further diminished by technical progress, the pre-operative appreciation of vitreo-retinal pathology and risk factors could improve timing and indication for cataract surgery.

Einführung

Die Fortschritte der modernen Kataraktchirurgie sind auch aus der Sicht der Retinologen postitiv zu bewerten und haben zu einer Reduktion postoperativer retinaler Komplikationen geführt. So ist die Wahrscheinlichkeit einer Pseudophakieamotio in emmetropen Augen ohne Ablatioanamnese zu einer fast vernachlässigbaren Restgröße von ca. 1% geschrumpft und kann durch weitere operationstechnische Fortschritte kaum mehr weiter gesenkt werden. Andererseits bleibt die Kataraktextraktion bei bestimmten Patientengruppen doch noch mit erheblichen Risiken behaftet. Dazu gehören hauptsächlich Patienten mit einer Ablatioanamnese am Partnerauge, einer höheren Myopie oder solche mit einer diabetischen Retinopathie. Durch die Berücksichtigung der vitreoretinalen Pathologie kann das Risiko präoperativ jedoch recht gut eingeschätzt und die Indikationsstellung in diesen Fällen verbessert werden. Ich möchte daher im folgenden eine Risikoeinschätzung vornehmen, auf die Form der Kataraktoperation in Risikofällen sowie auf das Management einiger intraoperativer Komplikationen aus der Sicht des Retinologen eingehen.

Wie häufig ist die Pseudophakieamotio?

Bei der Einschätzung des Ablatiorisikos wird nicht selten Inzidenz mit Prävalenz verwechselt und die jährliche Ablatioinzidenz von 0,01% mit der

Tabelle 1. Amotioprävalenz nach Alter und Refraktion. [Nach Böhringer 1950]

	±0	> −1 ≤ −4	> −4 − ≤9	> −9
rel. Amotionshäufigkeit	1	7	25	45
Amotioprävalenz −40 J.	0,01%	0,05%	0,5%	1,1%
−60 J.	0,06%	0,6%	2,4%	4,3%
−80 J.	0,2%	1,2%	4,0%	6,8%

Tabelle 2. Epidemiologie der Pseudophakieamotio

Prävalenz der idiopathischen Amotio in emmetropen Augen	0,2%
relative Amotiohäufigkeit nach Kataraktoperation	5×
Prävalenz der idiopathischen Amotio in myopen Augen	ca. 6%
relative Amotiohäufigkeit nach Kataraktoperation	2−3×

1−3%igen Pseudophakieamotio-Rate verglichen, was einer relativen Amotiohäufigkeit nach einer Kataraktoperation von >100mal entspricht. Korrekterweise müssen jedoch Prävalenzen (bzw. die Amotiohäufigkeit bis zum Erreichen einer bestimmten Altersgruppe oder innerhalb eines vorzugsweise langen Nachbeobachtungszeitraums) verglichen werden, was dann zu anderen, letztlich günstigeren Schlußfolgerungen berechtigt. Seit langem wissen wir, daß die Amotio alters- und refraktionsabhängig ist. Boehringer (1950) hat diese Zusammenhänge am Kollektiv der zuverlässig erfaßten Bevölkerung des Kantons Zürich demonstriert (Tabelle 1). Demnach beträgt die Wahrscheinlichkeit, mit Erreichen des 80ten Lebensjahres und bei Vorliegen einer Emmetropie eine Amotio erlitten zu haben, etwa 0,2%. Für Patienten mit einer Myopie von >9 dpt hingegen liegt dieses Risiko bei etwa 6−7%. Somit beträgt die relative Amotiohäufigkeit nach einer unkomplizierten Kataraktoperation in emmetropen Augen [bei einer Pseudophakieamotioprävalenz von ca. 1% (Javitt 1991)] etwa 5mal (Tabelle 2). In myopen Augen liegt die Amotioprävalenz nach Kataraktoperation etwa bei 6% (Hyams 1969; Percival 1983). Ausgehend von einer Prävalenz der idiopathischen Amotio aller myoper Augen von etwa 2−3% kommt man zu einer relativen Amotiohäufigkeit nach einer Kataraktoperation von etwa 2−3mal. Überraschend mag dabei sein, daß das relative Amotiorisiko bei myopen Patienten weniger als bei Emmetropen erhöht ist. Dies liegt daran, daß myope phake Patienten ihre hintere Glaskörperabhebung zu einem viel höheren Prozentsatz und viel früher entwickeln als emmetrope Patienten, so daß sie, teilweise zumindest, zum Zeitpunkt der Kataraktoperation ihr Ablatiorisiko bereits hinter sich haben. Diese Überlegungen zu der relativen Amotiohäufigkeit nach einer Kataraktoperation ändern dennoch nichts an der Tatsache, daß die Pseudophakieamotio bei Emmetropen selten (ca. 1%) und bei Myopen häufiger (ca. 6%) zu finden ist.

Warum erhöht eine Kataraktextraktion die Amotiohäufigkeit?

Bei der Kataraktextraktion kommt es zu einer Reduktion des intraokularen Volumens in der Größenordnung von etwa 0,2 cm^3, wodurch der Glaskörper etwas mobiler wird. Ferner wird insbesondere bei der intrakapsulären, deutlich weniger jedoch bei der extrakapsulären Kataraktextraktion mit Kapselsackimplantation eine Diffusionsbarriere zwischen Glaskörperraum und Vorderkammer abgebaut. Dieses Phänomen führt zu einer Beschleunigung des altersphysiologischen Hyaluronsäureverlustes und damit der Glaskörperdegeneration. Die Folge ist die beschleunigte Entwicklung einer hinteren Glaskörperabhebung (Tabelle 3). Im Rahmen der hinteren Glaskörperabhebung können dann pathologische vitreoretinale Adhärenzen hinter der Glaskörperbasis zu einem Netzhautriß und damit zu einer Amotio führen. Die Wahrscheinlichkeit eines Netzhautrisses im Rahmen einer hinteren Glaskörperabhebung ist unabhängig davon, ob es sich um phake oder aphake bzw. pseudophake Augen handelt, und liegt bei 20% in myopen und bei 10% in emmetropen Augen (Friedman 1973; Foos 1972; Hyams 1975). Der hinteren Glaskörperabhebung kommt damit die entscheidende Rolle bei der Entwicklung der Amotio retinae zu.

Wie kann das Ablatiorisiko präoperativ eingeschätzt und damit die Indikationsstellung verbessert werden?

Nicht das Vorhandensein einer bereits abgelaufenen hinteren Glaskörperabhebung erhöht das Risiko, sondern der Prozeß der hinteren Glaskörperabhebung selbst. Dies wird eindrücklich belegt durch Arbeiten, in denen das Risiko einer Amotio in aphaken und phaken Partneraugen prospektiv untersucht wurde. So beobachtete Davis (1974) in phaken Partneraugen eine Amotiohäufigkeit von 14% nach Abschluß der Beobachtungszeit, wenn initial keine hintere Glaskörperabhebung nachweisbar war, und eine solche von 6% bei bereits anfänglich abgelöstem Glaskörper (Tabelle 4). Wesentlich deutlicher noch wird dieser

Tabelle 3. Prävalenz der GK-Abhebung nach Kataraktoperation. [Nach McDonnell 1985]

IC Kapsel defekt	84%
EC Kapsel defekt	76%
EC Kapsel intakt	40%

Tabelle 4. Ablatiorisiko in phaken Partneraugen. [Nach Davis 1974]

Linsenstatus:	initial phak	11%
	initial aphak	23%
	im Verlauf Katarakt-OP	35%
Glaskörperstatus:	initial HGA	6%
	initial keine HGA	14%

Tabelle 5. Amotiorisiko in aphaken Partneraugen. [Nach Hovland 1978]

initial GK-Abhebung	n = 40	
Amotio im Verlauf	n = 1	(2%)
initial keine GK-Abhebung	n = 40	
HGA im Verlauf	n = 11	(28%)
Amotio im Verlauf	n = 8	(20%)

Unterschied in einer prospektiven Arbeit von Hovland (1978) mit der gleichen Fragestellung, allerdings in aphaken Augen. Hier lag die Amotiohäufigkeit bei 20%, wenn initial keine hintere Glaskörperabhebung nachweisbar war, und bei lediglich 2%, wenn eine solche bereits anfänglich vorhanden war (Tabelle 5). Offensichtlich kommt dem Vorhandensein oder Fehlen einer hinteren Glaskörperabhebung wesentliche prognostische Bedeutung zu. Liegt bereits eine solche vor, so kann das Ablatiorisiko nach einer Kataraktoperation als gering angesehen werden. Hat hingegen die hintere Glaskörperabhebung noch nicht stattgefunden, so sollte die Indikation wegen der höheren Amotiowahrscheinlichkeit in Risikofällen streng gestellt werden. Das gleiche gilt im übrigen auch für die YAG-Kapsulotomie. Hier wird ebenso die Diffusionsbarriere gestört und die Wahrscheinlichkeit einer hinteren Glaskörperabhebung erhöht. Generell wird das Ablatiorisiko durch eine YAG-Kapsulotomie um den Faktor 4 erhöht (Javitt 1992).

Neben Partneraugen haben, wie eingangs erwähnt, auch myope Augen ein erhöhtes Amotiorisiko nach einer Kataraktoperation. Risikofälle sind daher myope Augen mit einem Pseudophakie-Amotiorisiko von ca. 6% sowie Partneraugen mit einem solchen von ca. 10–30% (je nach Vorliegen weiterer Risikofaktoren), so daß diesen Patientengruppen besondere Aufmerksamkeit bezüglich des präoperativen Glaskörperzustandes und der Indikationsstellung einer Kataraktoperation oder einer YAG-Kapsulotomie gewährt werden sollte.

Welche Form der Kataraktoperation sollte in Risikofällen durchgeführt werden?

Sowohl die klinische Beobachtung einer niedrigeren Amotio-Prävalenz bei komplikationsloser Pseudophakie als auch die erwähnten theoretischen Überlegungen zum Verlust der Hyaluronsäure (McDonnel 1985) nach einer Kataraktoperation sprechen für eine extrakapsuläre Kataraktoperation mit Implantation einer IOL in den Kapselsack. Der Nachteil einer gegenüber der intrakapsulären Methode schlechteren Einsehbarkeit der Netzhautperipherie wiegt die angeführten Vorteile nicht auf. Auch nach einer ECCE dürfte die Netzhaut zumindest über einige Monate für eine eventuelle Prophylaxe gut darstellbar und behandelbar bleiben. Deutlich weniger problematisch ist zudem die Darstellung der Netzhautperipherie im Rahmen der Skleraindentation bei der Amotiooperation, so daß es zumindest intraoperativ in praktisch allen Fällen gelingen sollte, eine exakte Lochdiagnostik und -therapie zu betreiben.

Definitiv hilfreich sind für den Retinologen in diesem Zusammenhang Linsentypen ohne Positionslöcher sowie mit einem großen Durchmesser (7 mm). Die Kapsulorhexis sollte möglichst groß sein, ebenso die später eventuell erforderliche YAG-Kapsulotomie. Diese Maßnahmen erhöhen die Wahrscheinlichkeit einer großen, optisch klaren Durchtrittspupille. Meines Erachtens sollte man daher in diesen Risikofällen auf eine Kleinschnittechnik in extremis verzichten und eher einen postoperativen Astigmatismus in Kauf nehmen. Auch auf die Verwendung einer Vorderkammerlinse sollte in diesen Risikofällen verzichtet werden, sofern es sich um einen komplizierten Operationsverlauf mit Kapsel- und Glaskörperverlust handelt. Disposition und Glaskörperverlust tragen beide zu einem stark überhöhten Ablatiorisiko bei. Die Vorderkammerlinse erschwert das Handling einer Netzhautablösung (insbesondere im Zusammenhang mit einer in diesen Fällen oft erforderlichen Luft/Gas-Endotamponade) auf vielfältige Art und Weise und verschlechtert damit die Prognose.

Kataraktoperation bei Diabetes

Bei Vorliegen einer diabetischen Retinopathie gilt es, bezüglich einer Kataraktoperation drei Aspekte zu berücksichtigen: die erschwerte Fundus-Diagnostik/-Therapie nach ECCE, das Risiko eines neovaskulären Glaukoms sowie die Progression der Retinopathie.

Die Fundus-Diagnostik/-Therapie ist nach extrakapsulärer Kataraktoperation zweifellos erschwert. Auch hier sollte wie bei den mit einem erhöhten Ablatiorisiko behafteten Augen eine 7-mm-Linse ohne Positionslöcher sowie eine große Kapsulorhexis verwandt werden. Ferner sollten die erforderlichen diagnostischen und therapeutischen Schritte möglichst bald nach der Kataraktoperation vorgenommen werden, um noch von einer klaren Kapsel zu profitieren. Der Nachteil der trotz dieser Maßnahmen etwas erschwerten Fundusdarstellung wiegt nicht so schwer wie das Risiko eines neovaskulären Glaukoms bei einer ischämischen Retinopathie, das nach intrakapsulärer Operation und insbesondere nach einer Vitrektomie mit Linsenentfernung massiv erhöht ist (Tabelle 6). M. E. dürfte dieses Risiko durch die Implantation einer Hinterkammerlinse in den Kapselsack gegenüber dem Verlauf ohne Kataraktoperation nicht oder nicht wesentlich erhöht sein. Ein wesentliches Problem stellt jedoch die Progression der diabetischen Retinopathie am operierten Auge dar. Nach einer Arbeit von Jaffe (1992) ist mit einer Progression in 74% der Fälle zu rech-

Tabelle 6. Risiko eines neovaskulären Glaukoms. [Nach Poliner et al. 1985]

Nach ICCE	Total	9%
	NPDR	3%
	PDR	20%
Nach ECCE	Prim. Kapsulotomie	11%
	Kapsel intakt	0%
Nach Vitrektomie mit ICCE		20–40%

nen. In 37% der Fälle war die Retinopathie lediglich am kataraktoperierten Auge progressiv, so daß in diesen Fällen tatsächlich von einem kausalen Zusammenhang ausgegangen werden muß. Auch andere Autoren haben eine größenordnungsmäßig vergleichbare einseitige Progression der diabetischen Retinopathie nach Kataraktoperation beobachten müssen (Cunliffe 1991; Pollack 1991; Smith 1991). Als Risikofaktoren wurden das männliche Geschlecht, die Einstellung auf orale Antidiabetika sowie Übergewicht herausgearbeitet. Generell sollte daher die Indikation zu einer Kataraktoperation bei einer reinen Background-Retinopathie eher zurückhaltend gestellt werden. Bei der aktiven proliferativen diabetischen Retinopathie ist die Indikation zur Kataraktoperation gegeben, wenn eine adäquate Diagnostik und Therapie wegen der Medientrübung nicht mehr gewährleistet ist. In Anbetracht der potentiell bedrohlichen Entwicklung einer proliferativen diabetischen Retinopathie ist eine eventuelle Progression einer nicht-proliferativen Komponente eher von untergeordneter Bedeutung. Auch hier ist wegen der hohen Inzidenz einer Irisneovaskularisation nach ICCE die ECCE mit Implantation einer Hinterkammerlinse in den Kapselsack die Therapie der Wahl. Sofern sowohl eine Pars-plana-Vitrektomie als auch eine Kataraktoperation erforderlich sind, so ist m.E. einem zweizeitigen Vorgehen der Vorzug zu geben, da so eher mit einem adäquaten Pupillenspiel, das für die eventuell erforderliche weitere Lasertherapie wichtig ist, gerechnet werden kann.

Das Handling dislozierter Kernfragmente oder einer luxierten IOL

Dislozierte Kernfragmente werden eher zunehmend nach Verwendung der Phakoemulsifikation mit Kapselruptur beobachtet. Sicherlich sollte versucht werden, die Situation im Rahmen der Kataraktoperation mit einer vorderen Vitrektomie zu sanieren. Dabei ist jedoch auf solche Manipulationen zu verzichten, bei denen unkontrollierter Zug auf den Glaskörper ausgeübt wird (wie z.B. das Herausfischen des Kernfragments aus der Tiefe des Glaskörpers mit dem Phakoansatz oder das Heraushebeln der Fragmente mit Hilfe eines zweiten, über die Pars plana eingeführten Instruments). Bleibt dennoch Kernmaterial zurück, so führt dies nicht selten im postoperativen Verlauf wegen der hohen Antigenität via Phakoanaphylaxis zu einem ausgeprägten intraokularen Reizzustand mit Sekundärglaukom. Überschreitet daher die postoperative Entzündung oder der postoperative Druck das zu erwartende Maß, so sollten die Fragmente in einem zweiten Eingriff möglichst bald entfernt werden. Ein längerer antiphlogistischer und drucksenkender Therapieversuch ist nicht ratsam und verschlechtert die Prognose insbesondere des Sekundärglaukoms (Blodi 1992). Die Art des Zugangs wird bestimmt durch die Lokalisation des Materials sowie die Präferenzen des Operateurs.

Luxierte Hinterkammerlinsen bedürfen nicht in allen Fällen einer erneuten operativen Intervention. Zwar ist die Amotiohäufigkeit in diesen Fällen auf >10% deutlich erhöht (Brod 1990), doch dürfte dieser Umstand eher mit der traumatischen Operation als mit dem zusätzlichen Trauma der luxierten Linse zusammenhängen. Eine Explantation, eventuell kombiniert mit Sklerafixation der gleichen oder einer neuen Linse, ist jedoch indiziert, wenn die IOL eine hohe Mobilität aufweist, die optische Achse verlegt ist, eine chronische Entzündung medikamentös nicht beherrschbar ist oder die Aphakiekorrektur nur über eine Sklerafixation vorgenommen werden kann.

Zusammenfassend sind also die Vorteile der modernen Katarktchirurgie trotz der etwas erschwerten Fundusdiagnostik auch aus der Sicht des Retinologen nicht mit Nachteilen im Bereich des hinteren Segments erkauft worden. Sie hat im Gegenteil die Amotiohäufigkeit nach der Kataraktoperation deutlich reduziert. Während eine weitere Senkung der operativen Risiken durch operationstechnische Weiterentwicklungen kaum mehr denkbar scheint, kann die Berücksichtigung der vitreoretinalen Pathologie und das Wissen um seine Bedeutung die Indikationsstellung weiter erleichtern und verbessern.

Literatur

Blodi BA, Flynn HW, Blodi CF, Folk JC, Daily MJ (1992) Retained nuclei after cataract surgery. Ophthalmology 99:14–44

Böhringer HR (1950) Statistisches zu Häufigkeit und Risiko der Netzhautablösung. Ophthalmologica 131:331–334

Brod RD, Flynn HW, Clarkson JG, Blankenship GW (1990) Management options for retinal detachment in the presence of a posteriorly dislocated intraocular lens. Retina 10:50–56

Cunliffe IA, Flanagan DW, George NDL, Aggarwaal RJ, Roore AT (1991) Extracapsular cataract surgery with lens implantation in diabetics with and without proliferative retinopathy. Br J Ophthalmol 75:9–12

Davis MD (1974) Natural history of retinal breaks without detachment. Arch Ophthalmol 92:183–194

Foos RY (1972) Posterior vitreous detachment. Trans Am Acad Ophthal Otol 76:480–497

Friedmann Z, Neumann E, Hyams S (1973) Vitreous and peripheral retina in aphakia. A study of 200 non-myopic aphakic eyes. Br J Ophthalmol 57:52

Hovland KR (1978) Vitreous findings in fellow eyes of aphakic retinal detachment. Am J Ophthalmol 86:350–353

Hyams SW, Neumann E (1969) Peripheral retina in myopia. With particular reference to retinal breaks. Br J Ophthalmol 53:300

Hyams SW, Neumann E, Friedmann Z (1975) Myopia-aphakia. I. Prevalence of retinal detachment. Br J Ophthalmol 59:480

Jaffe GJ, Burton TC, Kuhn E, Prescott A, Hartz A (1992) Progression of nonproliferative diabetic retinopathy and visual outcome after extracapsular cataract extraction and intraocular lens implantation. Am J Ophthalmol 110:448–456

Javitt JC, Vitale S, Canner JK, Krakauer H, McBean AM, Sommer A (1991) National outcomes of cataract extraction. I: Retinal detachment after inpatient surgery. Ophthalmology 98:895–901

Javitt JC, Tielsch JM, Canner JK, Kolb MM, Sommer A, Steinberg EP (1992) National outcomes of cataract extraction: Increased risk of retinal complications associated with Nd: YAG laser capsulotomy. Ophthalmology 99:1487–1496

Percival SPB, Anand V, Das SK (1983) Prevalence of aphakic retinal detachment. Br J Ophthalmol 67:43

Poliner LS, Christianson DJ, Escoffery RF, Kolker AE, Gordon ME (1985) Neovascular glaucoma after intracapsular and extracapsular cataract extraction in diabetic patients. Am J Ophthalmol 100:637–643

Pollack A, Dotan S, Oliver M (1991) Progression of diabetic retinopathy after cataract extraction. Br J Ophthalmol 75:547–551

Smith R (1991) Diabetic retinopathy and cataract surgery (editorial). Br J Ophthalmol 75:1

Über den postoperativen Verlauf der Refraktion nach Phakoemulsifikation

T. Olsen und M. Dam-Johansen

Zusammenfassung. Der Spontanverlauf der Refraktion wurde bei 108 Patienten nach Phakoemulsifikation unter Anwendung von 6 mm skleraler Tunnelinzision untersucht. Es kam zu einer Myopisierung von 0,25 dpt während der ersten Wochen nach der Operation. Dieses Ergebnis war durch eine kleine Verengung der pseudophaken Vorderkammertiefe in demselben Zeitraum zu erklären. Der Astigmatismus (ohne Rücksicht auf Winkel) zeigte eine Rückkehr zu dem präoperativen Wert einen Monat nach der Operation. Der operativ induzierte Astigmatismus (Vektoranalyse) stabilisierte sich nach einem Monat auf einen Wert von 0,7 dpt. Die Bedeutung der sphärischen Komponente der Refraktion für den refraktiven Erfolg des operativen Eingriffes wird unterstrichen.

Summary. The natural history of postoperative refraction was studied in 108 phacoemulsification cases with 6 mm tunnel incision. A myopic shift of 0.25 dpt was observed during the first weeks after the surgery. This was explained by a small shallowing of the pseudophakic anterior chamber depth during the same time period. The astigmatism (without regard to axis) was found to return to preoperative levels one month after the surgery. The surgically induced astigmatism (vector analysis) was found to stabilize at 0.7 dpt one month after the operation. The importance of the spherical component of the refraction for the refractive outcome is emphasized.

Einleitung

Die Anwendung von Kleinschnittchirurgie hat das refraktive Ergebnis nach einer Kataraktoperation sehr verbessert. Durch die geringe Beeinflussung des Astigmatismus hat der Chirurg gute Möglichkeiten, dem Patienten nach der Operation ein gutes Sehvermögen ohne Gläser zu garantieren. Dies gilt aber nur, wenn auch die sphärische Korrektion unter Kontrolle ist.

Es gibt umfangreiche Literatur über den Verlauf des Astigmatismus nach Phakoemulsifikation unter Anwendung der Kleinschnittechnik [1–4]. Jedoch gibt es nur wenige Studien über den Spontanverlauf der sphärischen Komponente [5, 6]. Mit dieser Arbeit versuchen wir, den Spontanverlauf sowohl für die zylindrische als auch für die sphärische Komponente in den ersten 4 Monaten nach Phakoemulsifikation mit Anwendung von 6-mm-Schnitten zu beschreiben.

Material und Methoden

108 Patienten, 57 Männer und 51 Frauen im Alter von 22–81 Jahren, wurden untersucht. Sie machten eine konsekutive Gruppe von Kataraktpatienten aus,

die alle eine Phakoemulsifikation, mit 6 mm skleraler Tunnelinzision und Implantation von einer Monoblock-PMMA-Linse (AMO Allergan PC44NB oder 3M Vision Care style 193n) bekamen. Dies wurde von demselben Chirurgen ausgeführt. Alle Linsen hatten eine 6-mm-Optik und modifizierte C-Schlingen. In jedem einzelnen Fall wurde die Linse in-the-bag nach einer 5–6 mm kreisförmigen Kapsulorhexis implantiert.

Vor der Operation und am ersten Tag, in der ersten Woche, dem ersten Monat und 4 Monate nach der Operation wurde eine Refraktionsbestimmung, die eine automatische Keratometrie (Nidek KM-800) und Ultraschallbiometrie umfaßte, inklusive einer Messung der Vorderkammertiefe (Abstand vom Hornhautscheitel zur Vorderlinsenfläche), vorgenommen. Bei der Berechnung der Kunstlinsenstärke [7, 8] zielte man in der Regel auf eine Endrefraktion von etwa –0,5 dpt.

Der induzierte Hornhautastigmatismus wurde als der numerische Wert ohne Rücksicht auf den Winkel und als der operativ induzierte Wert nach der Vektoranalyse berechnet [9].

Ergebnisse

Die wichtigsten klinischen Daten sind in Tabelle 1 dargestellt. Es gab eine signifikante Myopisierung der Mittelrefraktion (sphärisches Äquivalent) in den ersten Wochen nach der Operation. Die durchschnittliche Änderung für beide Linsentypen war etwa –0,25 (±0,50) dpt vom ersten Tag bis einen Monat nach der Operation. Nach einem Monat war es nicht möglich, signifikante Änderungen in dem sphärischen Äquivalent nachzuweisen. Der Zeitverlauf war fast derselbe für die verschiedenen Linsentypen (Abb. 1).

Tabelle 1. Refraktive Daten von 108 Patienten mit HKL nach Phakoemulsifikation. Die Berechnung der Brechkraft der Kornea und der Brechkraft der biologischen Linse nach Olsen [7]. Alle Werte in Dioptrien mit Ausnahme der Vorderkammertiefe, die in mm angegeben ist. Mittelwerte ± eine Standardabweichung

Refraktives Element	Brille (sph. Äquiv.)	Induzierter Astigmatismus		Linse	Vorderkammertiefe
		Numerisch	Vektor		
präoperativ	–0,93 (±2,63)			24,93 (±3,99)	3,30 (±0,48)
1 Tag postoperativ	–0,11 (±0,77)	0,81 (±0,93)	1,35 (±1,00)	21,63 (±3,49)	4,75 (±0,37)
1 Woche postoperativ	–0,16 (±0,84)	0,72 (±1,02)	1,30 (±1,08)		4,68 (±0,37)
1 Monat postoperativ	–0,36 (±0,81)	0,12 (±0,68)	0,75 (±0,64)		4,63 (±0,29)
4 Monate postoperativ	–0,25 (±0,84)	0,02 (±0,50)	0,71 (±0,43)		4,57 (±0,32)

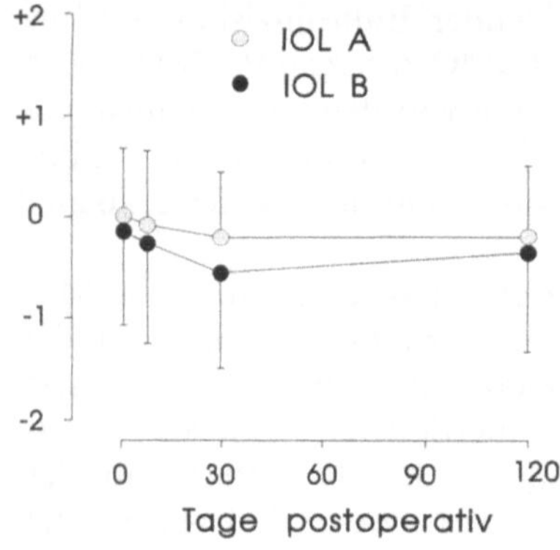

Abb. 1. Die Mittelrefraktion nach Phakoemulsifikation für 2 Hinterkammerlinsen. Mittelwerte ± eine Standardabweichung

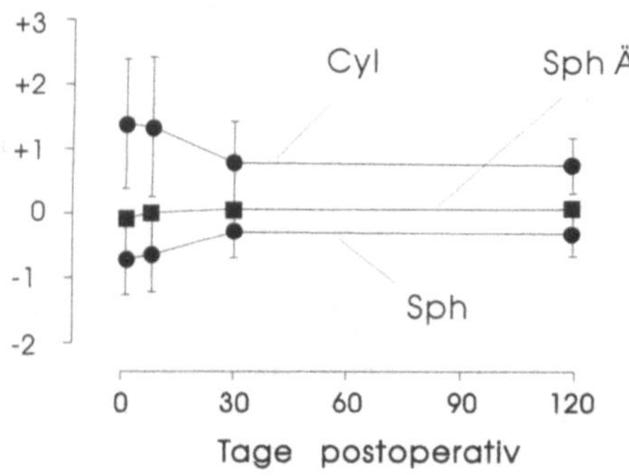

Abb. 2. Der induzierte Astigmatismus nach Phakoemulsifikation mit 6 mm Tunnelschnitt

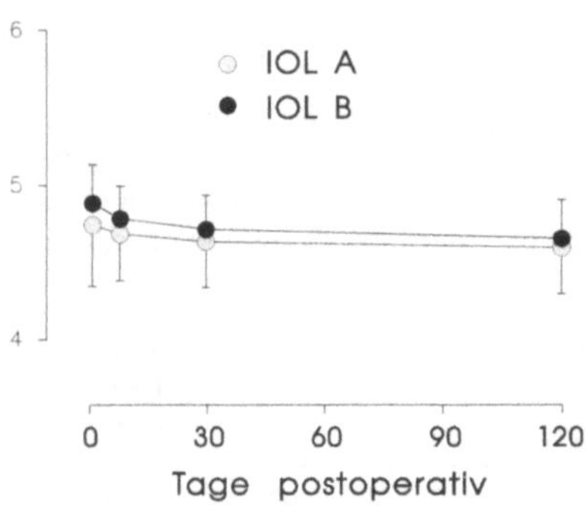

Abb. 3. Die Vorderkammertiefe nach Phakoemulsifikation und Implantation von zwei Hinterkammerlinsen

Der korneale Astigmatismus (ohne Rücksicht auf den Winkel) erhöhte sich in den ersten Wochen nach der Operation, näherte sich aber dem präoperativen Wert 1–4 Monate nach der Operation. Die durchschnittliche Änderung des kornealen sphärischen Äquivalents unterschied sich nicht signifikant von Null.

Der induzierte Astigmatismus, bei der Vektoranalyse berechnet, betrug etwa 1,35 (±1,0) dpt am ersten Tag nach der Operation und stabilisierte sich nach ungefähr einem Monat auf 0,71 (±0,43) dpt (Abb. 2). Die sphärische Komponente der induzierten kornealen Änderung wurde von der beobachteten (im Durchschnitt fehlenden) Änderung des sphärischen Äquivalents berechnet und betrug −0,75 (±0,55) dpt am ersten Tag nach der Operation und stabilisierte sich nach einem Monat auf −0,36 (±0,35) dpt.

Mit der kleinen Myopisierung der Mittelrefraktion zusammenfallend, wurde eine durchschnittliche Verengung der Vorderkammertiefe auf etwa 0,12 (±0,26) mm von 1 Tag bis 1 Monat nach der Operation beobachtet. Ungefähr dieselbe Größenordnung gilt für die beiden Linsentypen (Abb. 3).

Diskussion

Als Erklärung für eine Änderung der Mittelrefraktion in der unmittelbaren postoperativen Phase gibt es theoretisch zwei Möglichkeiten: 1. eine Änderung der kornealen Mittelbrechung oder 2. eine Änderung der Position der Kunstlinse. In dieser Arbeit war es nicht möglich, eine Änderung der kornealen Mittelbrechung festzustellen, wogegen die beobachtete Änderung auf 0,12 mm in der Kammertiefe eine Änderung der Brillenkorrektur auf etwa 0,25 dpt in der Myopisierungsrichtung ganz gut erklären konnte.

Die vorliegenden Ergebnisse stimmen mit den Ergebnissen von Giers et al. [5] überein, die eine Myopisierung auf etwa 0,25 dpt bei einer Gruppe von Patienten mit Sulkusfixierung der Intraokularlinsen fanden. Im Gegensatz dazu stehen die Ergebnisse von Wetzel et al. [6], die eine Hyperopisierung von etwa 0,18 dpt in einer Gruppe von Patienten mit Hinterkammerlinsen mit J-förmiger Haptik fanden. Es wurde angenommen, daß diese unterschiedlichen Ergebnisse möglicherweise mit der unterschiedlichen Fixierung der Intraokularlinsen im Kapselsack zu erklären sind: Durch die Schrumpfungsprozesse kommt es zu einer Kompression der Bügel. Mit einer J-Konfiguration der Haptik wäre es möglich, daß der periphere Bereich des Kapselsackes einen Fixpunkt darstellt und die Schlingen so umklammert, daß es zu einer Zunahme der Winkel der Schlingen zur Frontalebene kommt. Der optische Teil der Linse wird dadurch nach hinten geschoben. Die in dieser Arbeit verwendeten Linsen hatten modifizierte C-Bügel, die oft so konstruiert sind, daß die Kompression der Haptik mit einer Rotation der Linse verbunden ist und nur eine kleine axiale Bewegung der Optik bewirkt.

Der operativ induzierte Astigmatismus zeigte eine Stabilisierung der Werte nach einigen Wochen. Diese Ergebnisse stimmen mit dem von anderen Autoren nachgewiesenen Verlauf gut überein [1−4]. Es ist zu bemerken, daß der induzierte Zylinder (Vektor) sich auf einen Wert von etwa 0,71 dpt einen Monat nach der Operation stabilisierte. In demselben Zeitraum kam es zu einer Normalisierung des numerischen Astigmatismus (ohne Rücksicht auf den Winkel). Diese Ergebnisse sind durch eine Drehung der Axis vom Bereich nach der Regel zu dem Bereich gegen die Regel erklärbar.

Literatur

1. Shepherd JR (1989) Induced astigmatism in small incision cataract surgery. J Cataract Refract Surg 15:85–88
2. Neumann AC, McCarty GR, Sanders DR, Raanan MG (1989) Small incisions to control astigmatism during cataract surgery. J Cataract Refract Surg 15:78–84
3. Steinert RF, Brint SF, White SM, Fine IH (1991) Astigmatism after small incision cataract surgery: a prospective, randomized, multicenter comparison of 4- and 6.5 mm incisions. Ophthalmology 98:417–424
4. Pham DT, Wollensak JF (1992) „No-Stitch"-Kataraktchirurgie als Routineverfahren. Klin Mbl Augenheilk 200:639–643
5. Giers U, Epple C, Schutte E (1989) Vorderkammerabflachung und Myopisierung bei sulkusfixierten Hinterkammerlinsen. Klin Monatsbl Augenheilkd 195:353–355
6. Wetzel W, Gast R, Duncker G (1991) Veränderungen des sphärischen Äquivalents der objektiven Refraktion im Verlauf nach Phakoemulsifikation mit Intraokularlinsenimplantation. In: Wenzel M, Reim M, Freyler H, Hartmann C (Hrsg) 5. Kongreß der DGII. Springer, Berlin Heidelbergt New York, S 166–170
7. Olsen T (1987) Theoretical approach to IOL calculation using Gaussian Optics. J Cataract Refract Surg 13:141–145
8. Olsen T, Thim K, Corydon L (1991) Accuracy of the newer generation IOL power calculation formulas in long and short eyes. J Cataract Refract Surg 17:187–193
9. Jaffe NS, Clayman HM (1975) The pathophysiology of corneal astigmatism after cataract extraction. Trans Am Acad Ophthalmol Otolaryngol 79:615–630

Exogene Aspergillus-Endophthalmitis nach Phakoemulsifikation

Bericht über eine erfolgreiche Behandlung

W. Rothenfußer und J.-H. Greite

Zusammenfassung. Bei einer 76jährigen Patientin trat ein foudroyant verlaufender intraokularer Entzündungsprozeß nach einer Phakoemulsifikation mit Implantation einer Hinterkammerlinse auf. Erst nachdem die Pathogenese durch Aspergillus fumigatus mikrobiologisch und histologisch gesichert wurde, konnte durch eine antimykotische Kombinationstherapie mit Amphotericin B, Fluorcytosin und Itraconazol nicht nur das Auftreten einer gefürchteten Systemmykose verhindert, sondern auch das Auge mit einer erstaunlichen Sehschärfe von 1,0 c.c. erhalten werden. Im Beobachtungszeitraum von 3 Jahren trat kein Rezidiv auf. Unseres Wissens ist dies der erste Fall einer exogenen Aspergillus-fumigatus-Endophthalmitis nach Phakoemulsifikation, der in Europa veröffentlicht wird.

Summary. With a 76-years old female patient, a foudroyant intraocular inflammation occured after phacoemulsification and implantation of a posterior chamber lens. After microbiological and histological examination of the pathogenesis caused by Aspergillus fumigatus and a combined antimycotic therapy with Amphotericin B, fluorocytosin and itraconazol a systemic mycosis could be prevented and a vision of 1.0 c.c. could be maintained. In the 3-year follow-up no recidivism was observed. We have not found any other case of exogenic Aspergillus fumigatus endophthalmitis after phacoemulsification in European literature.

Einleitung

Eine exogene Aspergillus-Endophthalmitis war bis Anfang der 50er Jahre eine extreme Seltenheit. Die erste Beschreibung einer Aspergillus-Keratitis fand durch Leber 1879 statt [12]. Über die erste mykotische Endophthalmitis nach einer Kataraktextraktion berichtete Verhoeff 1924 [24]. Inzwischen gibt es zahlreiche Veröffentlichungen über eine postoperative mykotische Endophthalmitis. Die Pathogenese durch Aspergillus-Spezies ist jedoch nach wie vor sehr selten. Driebe beschreibt 1986, daß von 83 Pseudophakie-Endophthalmitiden nur 1 durch Aspergillus flavus hervorgerufen wurde, Pflugfelder erwähnt 1988 ebenfalls, daß von 19 mykotischen Pseudophakie-Endophthalmitiden nur 1 durch Aspergillus flavus verursacht wurde [4, 18]. Nachdem in Indien Aspergillusarten dominieren und klimatische Bedingungen die Infektion begünstigen, ist es nicht verwunderlich, daß Srinivasan 1991 in Südindien über mehrere Aspergillus-Endophthalmitiden nach einer Kataraktextraktion berichten kann [23]. Läßt sich nach einer Kataraktextraktion ein Vorderkammer-reizzustand mit einer breiten antibiotischen Therapie nicht beherrschen, so muß frühzeitig an eine mykotische Pathogenese gedacht werden [2, 21]. Oft ist die Diagnosesicherung sehr schwierig, da die mikroskopische und kulturelle Diagnostik nur eine Trefferquote von 75% aufzuweisen hat. Sie ist jedoch bei der Aspergillose die Voraussetzung für eine gezielte wirksame Therapie, da die Aspergillus-Endophthalmitis oft nur schwer einer Therapie zugänglich ist.

Kasuistik

Im November 1989 führten wir bei einer 76jährigen Patientin eine Kataraktextraktion durch. Der präoperative Visus betrug 0,07 s. c. bei funktionellem Oculus unicus. Der präoperative Bindehautabstrich war steril. Am 4. postoperativen Tag betrug der Visus bereits 0,8 c.c. unter einer lokalen steroidalen und antibiotischen Therapie.

Am 5. postoperativen Tag begann eine subakute fibrinöse Iritis, so daß wir die lokale Therapie stündlich verordneten, kombiniert mit systemisch 120 mg Ultralan in absteigender Dosierung. Von einer systemischen antibiotischen Therapie sahen wir ab, da der Bindehautabstrich steril war. Zunächst trat eine deutliche Befundbesserung ein, bis es am 10. postoperativen Tag zu einer erneuten Zunahme des Vorderkammerreizzustandes kam. Da doch eine bakterielle Pathogenese anzunehmen war, entschlossen wir uns nun, eine systemische breite antibiotische Therapie mit Cephalosporinen und Chinolone (Gyrasehemmer) durchzuführen. Auch unter dieser Therapie kam es zunächst zu einer

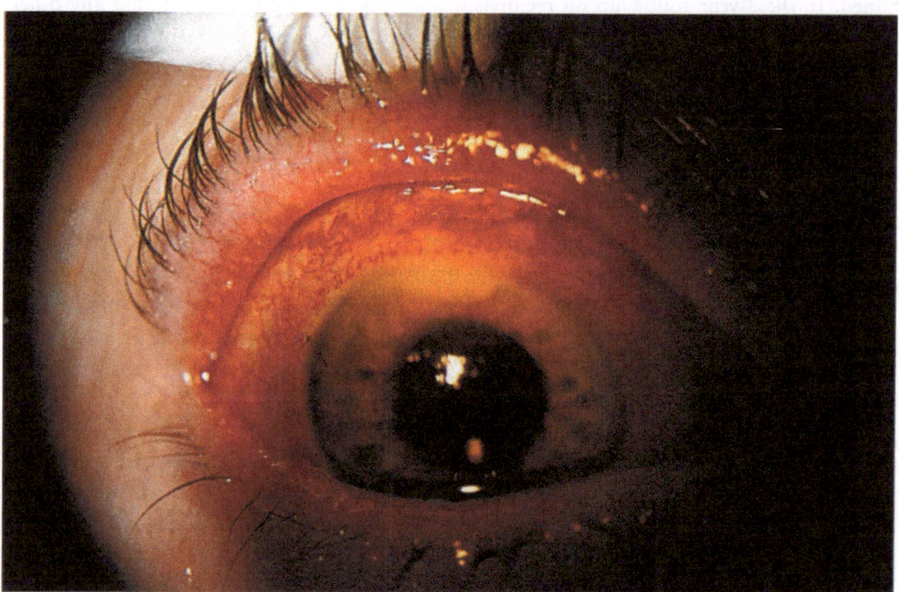

Abb. 1. Rechtes Auge einer 76jährigen Patientin mit einer Aspergillus-Keratoiritis im Wundbereich, 12 Tage nach unkomplizierter Linsenphakoemulsifikation und Implantation einer Hinterkammerlinse

Befundbesserung, bis sich dann am 12. postoperativen Tag eine Hypopyoniritis mit Schmerzen sowie eine Keratitis im Wundbereich entwickelte (Abb. 1).

Nun waren wir gezwungen, am 13. postoperativen Tag durch eine Vorderkammerspülung eine Diagnosesicherung herbeizuführen. Erstaunlicherweise konnte durch die bakteriologische Mikrobiologie nach 2 Tagen kein Erreger nachgewiesen werden. Nachdem sich bis zum 18. postoperativen Tag eine erneute Hypopyoniritis entwickelte sowie die Keratitis im Wundbereich zunahm, sahen wir uns gezwungen, am 18. postoperativen Tag eine erneute Vorderkammerspülung mit Wundrevision aufgrund des klinischen Befundes sowie zur Diagnosesicherung durchzuführen (Abb. 2 und 3).

Nach 2 Tagen war die bakteriologische Mikrobiologie erneut negativ, jedoch ergab die mikroskopische Diagnostik den Nachweis von Myzelen (Abb. 4).

Aufgrund der Keratomykose-Charakteristika wie der geographischen Konfiguration, unscharfer Ränder der Infiltration, erhabenem Hornhautareal sowie konvexem Hypopyon entschlossen wir uns nach der 2. Vorderkammerspülung, sofort mit einer Antimykotika-Therapie zu beginnen, die lokal und systemisch aus Amphotericin B sowie nur systemisch aus 5-Fluorcytosin bestand. Die lokale und systemische antibiotische Therapie setzten wir fort, die lokale steroidale Therapie verordneten wir nur noch 3mal tgl.

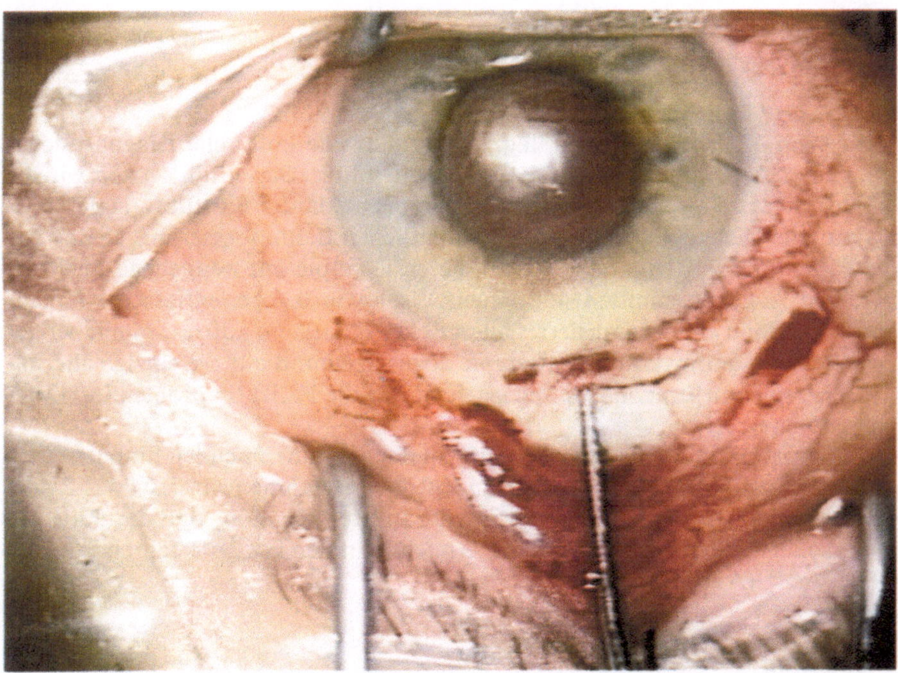

Abb. 2. Operationssitus bei zweiter Wundrevision am 18. postoperativen Tag, Entnahme von Vorderkammerflüssigkeit mit der Tränenwegskanüle zur mikrobiologischen Diagnosesicherung

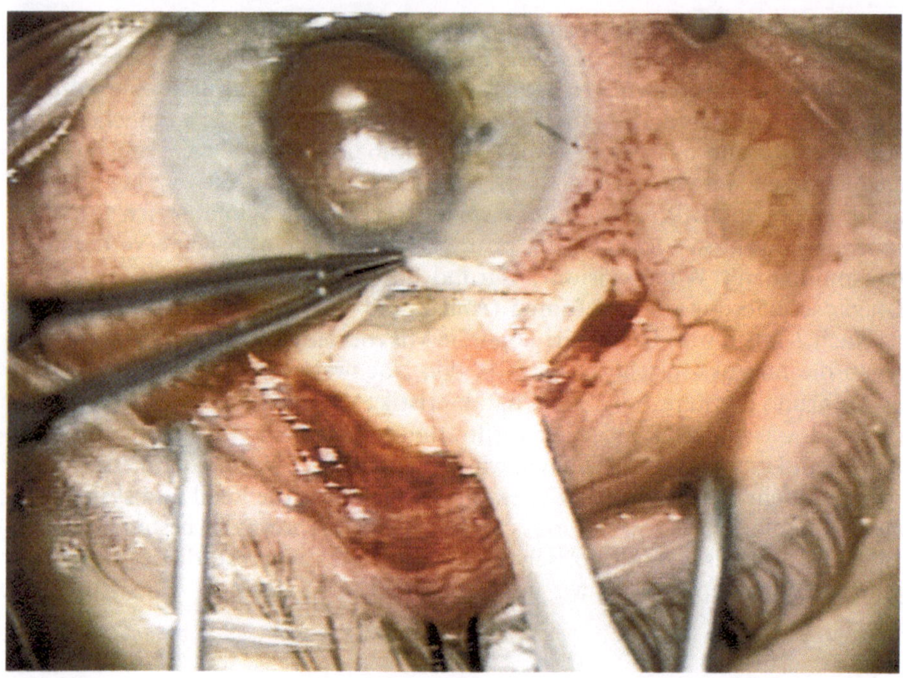

Abb. 3. Gleicher Operationssitus wie in Abb. 2, Entnahme von nekrotischem Gewebe zur histopathologischen Diagnosesicherung

Erst am 32. postoperativen Tag gelang dann die kulturelle Diagnosesicherung einer Aspergillus-fumigatus-Endophthalmitis. Daraufhin setzten wir die lokale und systemische antibiotische Therapie ab. Unter Fortführung der antimykotischen Therapie kam es zu einer deutlichen Befundbesserung, so daß wir die Patientin 6 Wochen nach Beginn dieser Therapie mit weitgehend reizlosen vorderen Augenabschnitten und einem Visus von 0,4 c.c. entlassen konnten. Nachdem dann ein generalisiertes allergisches Exanthem auftrat, waren wir gezwungen, die antimykotische Therapie abzusetzen und auf die einzige alternative Therapie mit Itraconazol umzusteigen, die die Patientin problemlos 4 weitere Monate vertrug.

Zunächst nahm die Sehschärfe aufgrund einer zunehmenden hinteren Kapselfibrose kontinuierlich ab. Erst nach einem Jahr nahmen wir dann das Risiko einer hinteren Kapseldiszision auf uns und waren erstaunt, daß die Patientin anschließend einen Visus von 1,0 c.c. erreichte. In den letzten 3 Jahren trat kein Rezidiv auf (Abb. 5).

Diskussion

Aspergillus fumigatus ist der wichtigste Erreger von Mykosen unter den Schimmelpilzen [1]. Die Aspergillose gehört zu den oportunistischen pathoge-

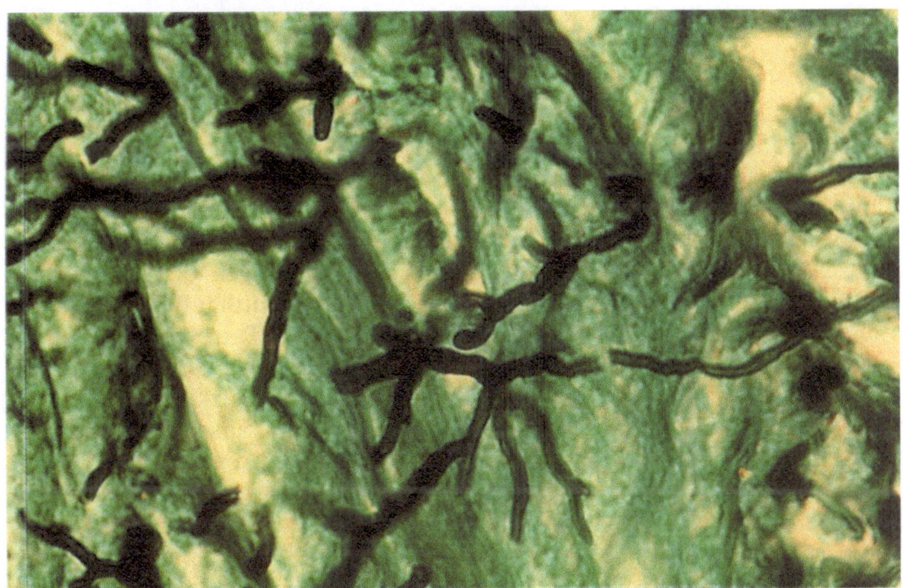

Abb. 4. Grocottfärbung der Myzelen, die die kulturelle Diagnose einer Aspergillus-fumigatus-Infektion bestätigt

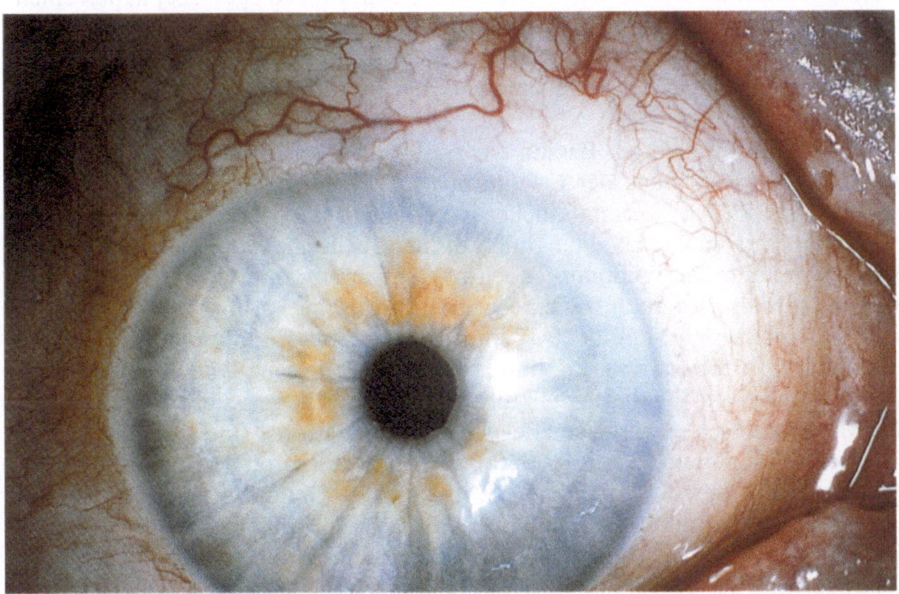

Abb. 5. Reizloser vorderer Augenabschnitt nach YAG-Diszision der hinteren Linsenkapsel 3 Jahre postoperativ, geringe Restvaskularisation der Hornhaut im alten Wundbereich

nen Pilzen, die bei funktionierendem Immunsystem nur eine geringe Chance zur dauerhaften Infektion haben. So wird das Angehen einer Aspergillose z. B. durch langfristige Kortisontherapie, Antibiotikagabe, wie Tetracyclinen und Neomycin, Alkoholismus, Systemerkrankungen wie dem Sjögren-Syndrom und Drogenabhängigkeit begünstigt [15, 16, 25].

Bei unserer Patientin konnten jedoch keine Risikofaktoren oder eine Schwächung des Immunsystems nachgewiesen werden. Andererseits nimmt mit zunehmendem Alter auch die Pilzbesiedlung der Konjunktiva zu, die einen fungistatischen Effekt hat. Aus umfangreichen Untersuchungen aus Mitteleuropa ließ sich bei Bindehautabstrichen Aspergillus als der dritthäufigste Pilz nachweisen [14]. Damit könnte die Pilzinfektion bei unserer Patientin von einer intraoperativen Kontamination ihren Ursprung haben. Der präoperative Bindehautabstrich war zwar steril, doch wurde keine spezielle Pilzkultur routinemäßig angelegt. Bodey et al. [1] berichteten, daß in den Krankenhausklimaanlagen zunehmend Aspergillussporen nachgewiesen werden können. Nachdem die Keratomykose im Wundbereich eine exogene Pathogenese bestätigt, ein enger zeitlicher Zusammenhang zum Operationstrauma besteht und andere postoperative Traumen ausgeschlossen sind, ist auch dieser Infektionsweg möglich. Bei der Entstehung der Aspergillus-Endophthalmitis hat sicherlich als prädisponierender Faktor die hohe lokale und systemische Kortikoidtherapie eine Rolle gespielt, die der Patientin nach Auftreten des ersten Iritisschubes gegeben wurde. So haben Francois et al. [6] nachgewiesen, daß durch Kortikosteroide die Immunabwehr unterdrückt und die Toleranzgrenze herabgesetzt wird, so daß die Pilzerkrankung manifest werden kann. Auch muß die postoperative Antibiotikatherapie als Risikofaktor genannt werden. Prasad et al. [20] haben einen wachstumsfördernden Einfluß auf Aspergillus nachweisen können. Auch soll durch Eliminierung der Bakterien mit Verschiebung des bakteriellen Gleichgewichtes eine biologische Lücke entstehen, in die Pilze hineinwachsen können [8].

Über einen verzögerten Beginn der postoperativen Endophthalmitis bis zu mehreren Monaten nach der Operation wird vor allem bei den Mykosen berichtet [1, 4, 18]. Um so erstaunlicher ist es, daß es bei der Patientin bereits am 12. postoperativen Tag zu einer zunächst nicht beherrschbaren Keratoiritis mit Hypopyon kam. Diese konnte jedoch nur kurzfristig mit Kortison beherrscht werden, so daß dies auch für eine frühe mykotische Pathogenese spricht.

Die Diagnosesicherung der Aspergillus-fumigatus-Endophthalmitis konnte erst am 20. postoperativen Tag durch die mikroskopische Diagnostik und am 32. postoperativen Tag durch die kulturelle Diagnostik gesichert werden, wobei das Material durch chirurgische Revision der Operationswunde gewonnen werden mußte, nachdem zuvor wiederholte Bindehaut- und Hornhautabstriche ein negatives Ergebnis brachten. Die mykotische Diagnosesicherung ist sehr schwierig, da die mikroskopische und kulturelle Diagnostik nur eine Trefferquote von 75% aufzuweisen hat. Ein Bindehautabstrich, eine oberflächliche Wischabrasio der Hornhaut oder ein Abklatschtest können nur gelegentlich ein positives Ergebnis bringen [11]. Um die unter dem epithelialisierten Ulkusrand liegenden Erreger zu erhalten, muß genügend Hornhautgewebe entnommen werden [3]. Bei Verdacht auf eine Keratomykose empfehlen deshalb Lemp et al. [13] eine mehrfache Probenentnahme 2mal täglich über 3 Tage oder bis ein positiver Abstrich gefunden ist. Oft erbringt erst eine Hornhautbiopsie (Keratektomie) genügend Material für die Diagnosesicherung [19].

Die Behandlung von Keratomykosen erfolgt in der Regel durch lokale Gabe, da grundsätzlich damit höhere Gewebekonzentrationen in den vorderen Augenabschnitten erreicht werden als mit systemischer Anwendung [7]. Bei der Behandlung der okulären Aspergillus-Infektion ist die Therapie der Wahl Amphotericin B. Mit seinem hohen Molekulargewicht kann Amphotericin B das Hornhautepithel kaum penetrieren. Daher muß eine wiederholte Abrasio corneae vorgenommen werden [19]. Da sich bei der Patientin die Infiltration der Hornhaut in Richtung Kammerwinkel und Ziliarkörper ausbreitete, verordneten wir nicht nur eine maximale lokale, sondern auch systemische Amphotericin-B-Therapie. Wir wählten die Kombinationstherapie mit Amphotericin B und Flucytosin aufgrund der hohen Nephrotoxizität von Amphotericin B und da durch die Kombinationstherapie mit Flucytosin die Dosis von Amphotericin B um die Hälfte reduziert werden kann.

Nachdem bei der Patientin ein generalisiertes allergisches Exanthem wahrscheinlich auf Flucytosin auftrat und die Nebenwirkungen von Amphotericin B eine Umstellung der antimykotischen Therapie erforderte, setzten wir die Therapie mit dem einzigen alternativen Antimykotikum Itraconazol fort, das für Systemmykosen noch nicht zugelassen ist. Espinel-Ingroff et al. [5] bestätigten die Wirksamkeit gegen Aspergillen.

Aufgrund tierexperimenteller Untersuchungen ist eine niedrig dosierte Kortisonkonzentration offenbar günstig [17]. Damit soll erreicht werden, daß sowohl die sekundären, entzündlichen Hornhaut- und Vorderkammerbefunde als auch eine Neovaskularisation reduziert werden. Wir setzten deshalb die lokale Steroidtherapie fort, nachdem der infiltrative Prozeß zum Stillstand gekommen war. Sicherlich kommt besonders dem Stadium der Keratitis eine entscheidende Bedeutung zu, und die Gefahr einer systemischen Ausbreitung des Pilzes muß bedacht werden.

Sihota et al. [22] berichteten 1987 über den ersten Fall einer Aspergillus-Endophthalmitis, der nur durch eine systemische Amphotericin-B-Therapie erfolgreich behandelt werden konnte. Das kombinierte Vorgehen mit einer antimykotischen Therapie und einer chirurgischen Entfernung der infizierten okulären Strukturen hat sich jedoch als erfolgreiche Behandlung einer Aspergillus-Infektion bewährt [10, 18]. Eine frühe Vitrektomie mit Injektion von Antimykotika wird gefordert. Nachdem sich bei der Patientin die Infektion auf das vordere Segment beschränkte und es sich um ein funktionell einziges Auge handelte, führten wir nur eine Wund- und Vorderkammerrevision durch, die vor allem auch das Ziel der Diagnosesicherung hatte. Die Entfernung des Pseudophakos und des Kapselsackes hätte sicher die Gefahr der Ausbreitung der Mykose in das hintere Segment beinhaltet. Das minimale chirurgische Trauma und das gute Ansprechen auf die Kombinationstherapie hat es ermöglicht, daß das Auge mit einer erstaunlichen Sehschärfe von 1,0 c.c. nach der hinteren Kapsulotomie erhalten werden konnte.

Unseres Wissens ist dies der erste Fall einer exogenen Aspergillus-fumigatus-Endophthalmitis nach Phakoemulsifikation, der in Europa veröffentlicht wird. Busin et al. [2] veröffentlichten einen ähnlichen Fall. Die Pathogenese ist jedoch nicht eindeutig gesichert, ob es sich um eine intraoperative Kontamination oder eine Infektion nach einer posttraumatischen Wunddehiszenz handelte.

Literatur

1. Bodey GP, Vartivarian S (1989) Aspergillosis. Eur J Clin Microbiol Infect Dis 8:413–437
2. Busin M, Bechrakis-Böker I, Böker T (1991) Combined surgical and medical treatment of fungal abscess and a pseudophakic eye. Refractive and Corneal Surgery 7:315
3. Dieckhues B (1966) Die Behandlung der Keratomykose mit Nystatin und Pimaricin. Klin Mbl Augenheilk 148:895–896
4. Driebe WT, Mandelbaum S, Forster RK, Schwartz LK, Culbertson WW (1986) Pseudophakic endophthalmitis. Diagnosis and management. Ophthalmology 93:442–448
5. Espinel-Ingroff A, Shamody S (1989) In vitro and in vivo evaluation of antifungal agents. Eur J Clin Microbiol Infect Dis 8:352–361
6. Francois J, Rijsselaere M (1974) Corticosteroids and ocular mycoses: experimental study. Ann Ophthal 6:207–217
7. Havener WH (1983) Pharmacokinetics: Routes of administration. In: Havener WH (ed) Ocular Pharmacology, S 18–43
8. Hoffmann DH (1965) Pilzinfektionen des Auges. Fortschr Augenheilk 16:63–217
9. Ishibashi Y, Kaufman HE (1986) Corneal biopsy in the diagnosis of keratomycosis. Am J Ophthalmol 101:288–293
10. Jones DB (1973) Therapy of postsurgical fungal endophthalmitis. Ophthalmology 85:357–373
11. Kumstát Z, Pospisil L, Altmann J (1963) Eine neue Art von Materialentnahme für die mikrobiologische Untersuchung in der Ophthalmologie (sog. Abklatschtest). Ophthalmologica (Basel) 146:209–213
12. Leber T (1879) Keratomycosis aspergillina als Ursache von Hypopyonkeratitis. Graefes Arch Ophthalmol 25:285–301
13. Lemp MA, Blackman HJ, Koffler BH (1980) Therapy for bacterial and fungal infections. Int Ophthalmol Clin 20:135–147
14. Marchlewitz B, Marchlewitz M (1966) Die Pilzflora gesunder Augen. Militärmedizin 3:170–174
15. Mitsui Y, Hanabusa J (1955) Corneal infections after cortisone therapy. Br J Ophthalmol 39:244–250
16. Nema HV, Ahuja OP, Bal A, Mohapatra LN (1968) Effects of topical corticosteroids and antibiotics on mycotic flora of conjunctiva. Am J Ophthalmol 65:747–750
17. Newmark E, Ellison AC, Kaufman HE (1971) Combined pimaricin and dexamethasone therapy of keratomycosis. Am J Ophthalmol 71:718–722
18. Pflugfelder SC, Flynn HW, Zwickey TA, Forster RK, Tsiligianni A, Culbertson WW, Mandelbaum S (1988) Exogenous fungal endophthalmitis. Ophthalmology 95:19–30
19. Polack FM (1973) Diagnosis and treatment of keratomycosis. Int Ophthalmol Clin 13:75–91
20. Prasad S, Nema HV (1982) Mycotic infections of cornea (Drug sensivity study). Ind J Ophthalmol 30:81–85
21. Rummelt V, Ruprecht KW, Boltze HJ, Naumann GOH (1991) Chronic alternaria alternata endophthalmitis following intraocular lens implantation. Arch Ophthalmol 109:718

22. Sihota R, Argawal HC, Grover AK (1987) Aspergillus endophthalmitis. Br J Ophthalmol 71:611–613
23. Srinivasan R, Kanungo R, Goyal JL (1991) Spectrum of oculomycosis in South India. Acta Ophthalmol 69:744–749
24. Verhoeff FH (1924) Mycosis of the choroid following cataract extraction, and metastatic choroiditis of the other eye, produced the clinical picture of sympathetic uveitis. Arch Ophthalmol 53:517–530
25. Williamson J, Gordon AM, Wood R, Dyer A, Yahya OA (1968) Fungal flora of the conjunctival sac in health and disease. Br J Ophthalmol 52:127–137

Spiegelmikroskopische und rasterelektronenmikroskopische Untersuchung von Nd: YAG-Laser-Defekten in den PMMA-Hinterkammerlinsen

J. Cendelin, K. Sedlacek, J. Korynta und I. Klepacek

Zusammenfassung. Wir konnten spiegelmikroskopisch die IOL-Defekte nach der Nd: YAG-Lasertherapie in vivo untersuchen. In-vitro-Experimente wurden durchgeführt, um die Lage der charakteristischen spiegelmikroskopischen Befunde zu beurteilen. Lathe-cut-PMMA-Hinterkammerlinsen wurden untersucht. Die Nd: YAG-Laserpulse wurden auf und vor die hintere IOL-Oberfläche und in die IOL-Masse fokussiert. Charakteristische Defekte wurden spiegelmikroskopisch und rasterelektronenmikroskopisch untersucht. Rasterelektronenmikroskopisch wurden am häufigsten Krater mit aufgewölbten Rändern gefunden. Diese Krater maskierten oft die spiegelmikroskopisch erkennbare, komplizierte Struktur in der IOL-Masse.

Summary. The specular microscopy enables us to observe the IOL damage after the Nd: YAG laser therapy in vivo. We performed in vitro experiments to distinguish the position of characteristic specular microscopic defects. The Nd: YAG pulses were focused on and in front of the posterior surface and to the mass of the "lathe cut" PMMA IOLs. The specular microscopy and the scanning electron microscopy (SEM) of the defects were performed. In the most cases SEM revealed the craters with elevated margins. Their uniform structure masked often more complicated structure in the IOL mass distinguishable by the specular microscopy.

Einleitung

Während der Nd: YAG-Laserkapsulotomie entstehen die IOL-Defekte, die schwerwiegende Komplikationen bedeuten [1, 2]. Wir konnten diese Defekte spiegelmikroskopisch in vivo untersuchen [3, 4]. Verschiedene Typen von Defekten in den PMMA-Linsen sind spiegelmikroskopisch zu unterscheiden. Am häufigsten fanden wir Krater mit glatten bzw. unregelmäßigen Rändern. Oft ist eine Inklusion vor dem Krater erkennbar. Sternförmige Defekte in der IOL-Masse sind seltener. Die feine Struktur der Defekte ist während der Untersuchung schlecht erkennbar aufgrund der Patientenbewegungen.

Mehrere Arbeiten wurden den rasterelektronenmikroskopischen Untersuchungen dieser Defekte gewidmet [5–7]. Das Ziel unserer Arbeit war, die spiegelmikroskopischen und rasterelektronenmikroskopischen Befunde zu korrelieren und die Abschätzung der Laserfokuslage nach dem spiegelmikroskopischen Bild zu ermöglichen.

Methode

Wir fokussierten mehr als 60 einzelne Pulse („Q-switched" Nd : YAG-Laser) auf die hintere und vor die hintere IOL-Oberfläche und in die IOL-Masse („lathe cut" PMMA-IOL, Adatomed). Die Pulsenergie betrug 1,2 und 2,4 mJ. In 40 Fällen wurden die Pulse zweimal oder dreimal in den gleichen Punkt fokussiert.

Die Linsen wurden spiegelmikroskopisch (Photospaltlampe 40 SL/P mit einem „Non-contact"-Spiegelmikroskopzusatz, Opton) und rasterelektronenmikroskopisch (SEM Tesla BS-300, 25 kV Energie) untersucht, und die charakteristischen Befunde wurden photographiert.

Ergebnisse

Nach den einzelnen auf die hintere Oberfläche fokussierten Pulsen fanden wir spiegelmikroskopisch die runden Krater auf der hinteren Oberfläche (Abb. 1). Rasterelektronenmikroskopisch wurden die Krater mit aufgewölbten Rändern gefunden (Abb. 2).

Nach den einzelnen vor die hintere Oberfläche fokussierten Pulsen fanden wir am häufigsten runde Defekte in der IOL-Masse, die durch einen Kanal mit der hinteren Oberfläche verbunden waren (Abb. 3).

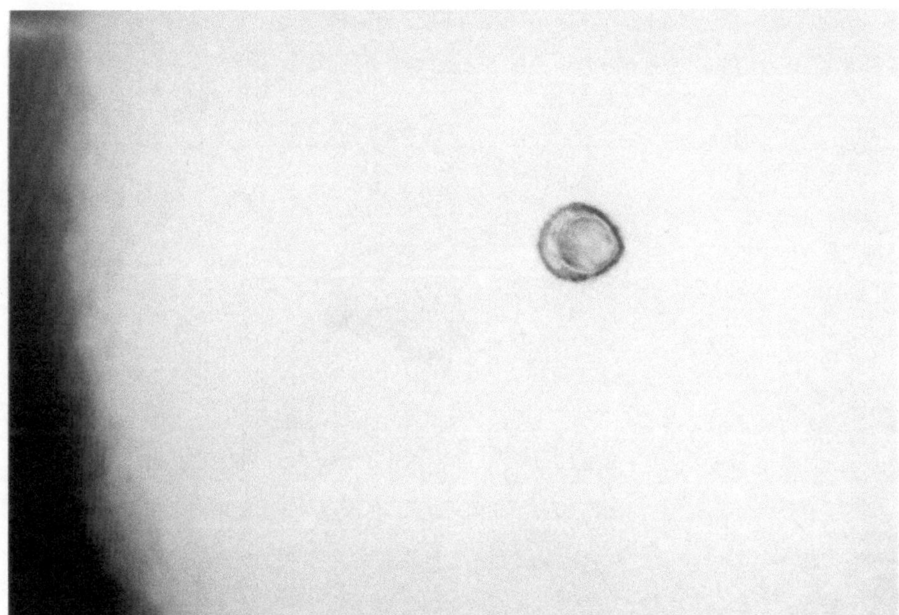

Abb. 1. Spiegelmikroskopisches Bild von einem Krater auf der hinteren IOL-Oberfläche. Pulsenergie 2,4 mJ. Orig.-Vergrößerung 200×

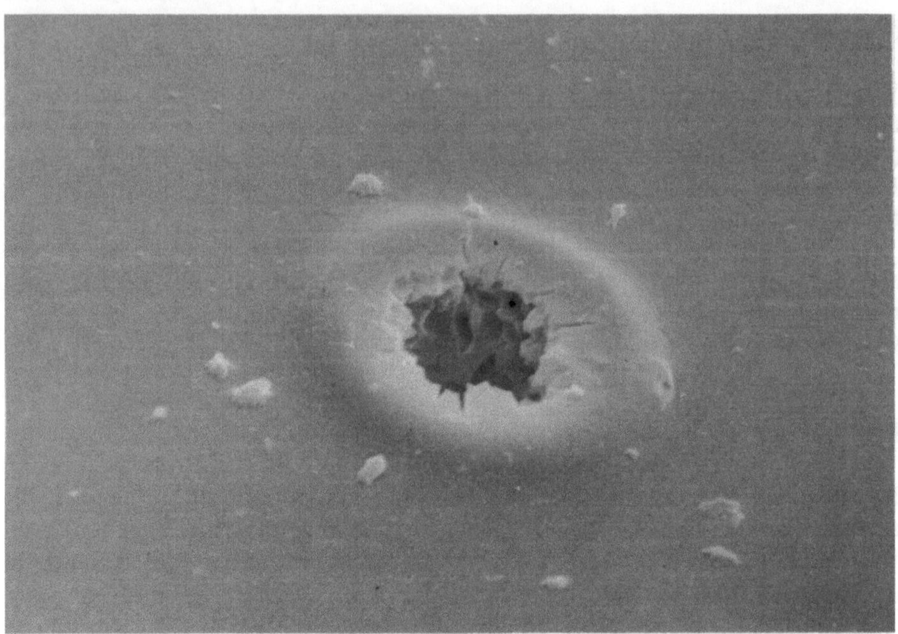

Abb. 2. Rasterelektronenmikroskopisches Bild von demselben Krater wie in Abb. 1. Orig.-Vergrößerung 1000×

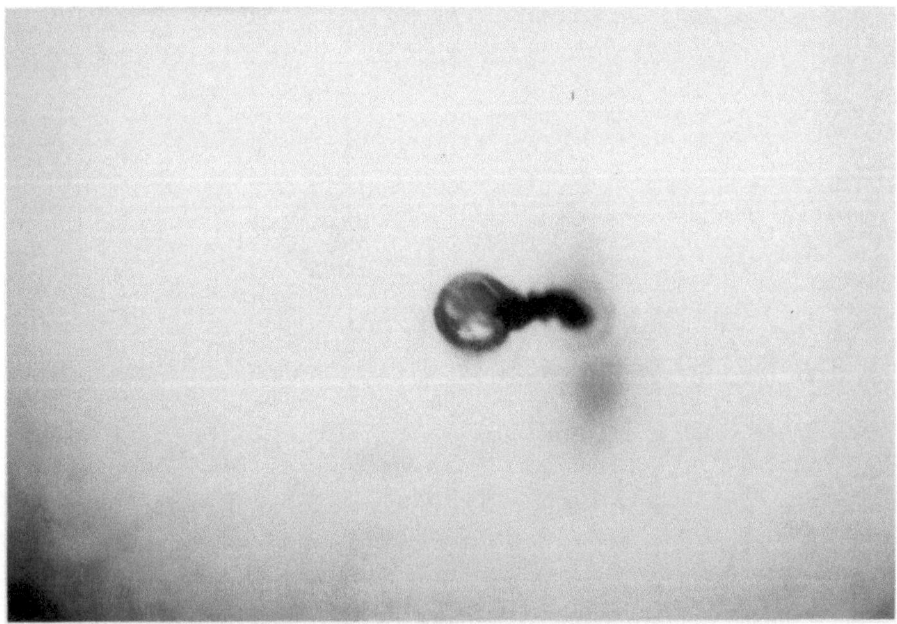

Abb. 3. Spiegelmikroskopisches Bild von einem runden Defekt mit einem auf die hintere Oberfläche führenden Kanal. Pulsenergie 2,4 mJ. Orig.-Vergrößerung 200×

Das rasterelektronenmikroskopische Bild der hinteren Oberfläche war ähnlich wie im vorherigen Fall – ein Krater mit aufgewölbtem Rand.

Nach den in die IOL-Masse fokussierten Pulsen entstanden entweder sternförmige oder seltener runde Defekte. Die letzteren waren nur nach 1,2-mJ-Pulsen in 20% der Fälle erkennbar. In einigen Fällen mit sternförmigen Defekten (15%) wurde die hintere Oberfläche betroffen; rasterelektronenmikroskopisch wurden spaltförmige Risse gefunden.

Die mehrfachen, auf die hintere Oberfläche fokussierten Pulse bewirkten unregelmäßige Krater ohne Inklusionen (nach der spiegelmikroskopischen und rasterelektronenmikroskopischen Untersuchung).

Die mehrfachen, vor die hintere Oberfläche fokussierten Pulse bewirkten die spiegelmikroskopisch kompliziertere Struktur sternförmiger und kraterförmiger Defekte. Rasterelektronenmikroskopisch wurden Krater oft mit aufgewölbtem Rand und spaltförmigen Rissen auf der hinteren Oberfläche gefunden.

Diskussion

Defekte nach Nd: YAG-Laser-Pulsen wurden rasterelektronenmikroskopisch mehrmals untersucht. PMMA-Defekte weisen am häufigsten Krater mit aufgewölbten Rändern auf, die durch Schmelzen des Materials erklärt werden können [5, 6].

Wir haben gezeigt, daß die uniforme rasterelektronenmikroskopische Struktur von Defekten auf der hinteren IOL-Oberfläche eine komplizierte Defektstruktur in der IOL-Masse maskieren kann, und es gibt Defekte in der Masse, die rasterelektronenmikroskopisch nicht untersuchbar sind.

Die auf die hintere Oberfläche fokussierten Pulse bewirken meistens Krater auf der Oberfläche, die vor die hintere Oberfläche fokussierten Pulse bewirken runde Defekte, die mit der Oberfläche kanalförmig kommunizieren. Sternförmige Defekte in der IOL-Masse wurden durch die in die Masse fokussierten Pulse bewirkt; diese kommunizieren nicht oder nur spaltförmig mit der Oberfläche.

Es scheint, daß die Energie von den in die Masse fokussierten Pulse entweder durch die mechanische Zerstörung der Masse (sternförmige Defekte) absorbiert oder durch den Kanal (wenn der Puls mehr oberflächlich fokussiert wird) aus der Masse geleitet werden kann. In einigen Fällen hatte die IOL-Schädigung störende Effekte oder sogar eine Explantation zur Folge [7, 8]. Die spiegelmikroskopische Entdeckung der charakteristischen Defektformen kann uns helfen, die falsche Fokussierung (Personen- oder Apparatefehler) zu korrigieren.

Literatur

1. Weiblinger RP (1986) Review of the clinical literature on the use of the Nd: YAG laser for posterior capsulotomy. J Cataract Refract Surg 12:162–170
2. Flohr MJ, Robin AL, Kelley JS (1985) Early complications following Q-switched neodymium: YAG laser posterior capsulotomy. Ophthalmology 92:360–363
3. Cendelín J, Wenzel M (1992) Spiegelungen auf der Oberfläche von Kunstlinsen und ihre Bedeutung für die klinische Untersuchung. In: Neuhann T et al (Hrsg) VI. Kongreß der DGII. Springer, Berlin Heidelberg New York
4. Cendelín J (1992) Přehled klinického využití spekulárního reflexu od intraokulární čočky. Cs Oftalmologie (im Druck)
5. Bath PE, Boerner CF, Dang Y (1987) Pathology and physics of YAG-laser intraocular lens damage. J Cataract Refract Surg 13:47–49
6. Keates RH, Sall KM, Kreter JK (1987) Effect of the Nd: YAG laser on polymethylmethacrylate, HEMA copolymer, and silicone intraocular materials. J Cataract Refract Surg 13:401–409
7. Mamalis M, Craig MT, Price FW (1990) Spectrum of Nd: YAG laser-induced intraocular lens damage in explanted lenses. J Cataract Refract Surg 16:495–500
8. Bath PE, Hoffer KJ, Aron-Rosa D, Dang Y (1987) Glare disability secondary to YAG laser intraocular lens damage. J Cataract Refract Surg 13:309–313

Transparenzverlust einer Silikon-Hinterkammerlinse im nahen Infrarotbereich

W. Wetzel und G. Duncker

Zusammenfassung. Bei einer 80jährigen Patientin wurde nach Phakoemulsifikation eine Silikon-Hinterkammerlinse in den Kapselsack implantiert, die 6 Monate vorher hergestellt worden war. 18 Monate nach der Implantation sollte wegen eines regeneratorischen Nachstars eine Nd: YAG-Laser-Kapsulotomie durchgeführt werden. Hierbei wurde deutlich, daß die Laser-Energie (1064 nm Wellenlänge) das Silikonmaterial nicht durchdringen konnte und trotz korrekter Fokussierung nicht die photodisruptiven Effekte an der hinteren Kapsel erzielt werden konnten. Vielmehr wurde die Energie vom Silikonmaterial bereits soweit absorbiert, daß koagulative Effekte mitten in der Linse resultierten. In diesem speziellen Fall hatte offenbar die Transmission des Silikonmaterials im infraroten Bereich deutlich abgenommen, obwohl biomikroskopisch (bei sichtbarem Licht) keine Veränderungen zu beobachten waren.

Summary. In a 80-year-old female patient phacoemulsification was performed with following implantation of a silicone disc posterior chamber IOL, which had been manufactured 6 months before. 18 months after the implantation a Nd: YAG laser capsulotomy was planned due to proliferative secondary cataract. During this procedure it was noticed that the laser energy was not able to penetrate the silicone material and therefore could not cause a photodisruptive effect on the posterior capsule in spite of correct focusing, rather coagulative effects were observed in the middle of the silicone IOL. This case report shows an example, where a selective transmission loss concerning the low infrared wavelength region occurred in a silicone IOL, which was biomicroscopically (for visible wavelengths) inconspicuous.

Einleitung

Seit den achtziger Jahren werden Silikon-Intraokularlinsen nach extrakapsulärer Kataraktextraktion (einschließlich Phakoemulsifikation) implantiert [1, 2]. Sie haben besonders in den USA relativ weite Verbreitung gefunden. Bei jeder extrakapsulären Operationstechnik ist die fibrotische oder regeneratorische Nachstarbildung eine häufig zu beobachtende, aber mit heutigen Techniken, speziell der Nd: YAG-Laser-Kapsulotomie, in der Regel problemlos zu behandelnde Komplikation Anhand der folgenden Falldarstellung einer solchen Laserbehandlung nach Silikon-Hinterkammerlinsen-Implantation soll auf ein interessantes Phänomen hingewiesen werden.

Kasuistik

Bei einer 80jährigen Patientin mit Cataracta senilis wurde im Oktober 1990 nach Kapsulorhexis eine Phakoemulsifikation durchgeführt und eine Silikon-

Disk-Hinterkammerlinse in den Kapselsack implantiert. Laut Herstellerangaben war die Linse 6 Monate zuvor (April 1990) produziert worden. 18 Monate nach der Operation (April 1992) stellte sich die Patientin wieder vor mit der Diagnose eines regeneratorischen Nachstars. Eine Nd: YAG-Laser-Kapsulotomie wurde als indiziert angesehen und durchgeführt.

Hierbei traten allerdings Probleme auf: Die Nd: YAG-Laser-Kapsulotomie wurde, wie üblich, mit der Applikation von Lasereffekten in der oberen Peripherie der Hinterkapsel begonnen, um sie zur optischen Achse hin und dann weiter kreuzförmig nach unten, links und rechts hin fortzusetzen. In der oberen Peripherie konnten ohne Schwierigkeiten bei entsprechender Fokussierung disruptive Effekte an der hinteren Kapsel erzielt werden. Mit zur optischen Achse hin zunehmender Dicke der bikonvexen Linse wurde dies jedoch schwieriger. In etwa 2,5 mm Abstand von der optischen Achse erfolgte keine Disruption der hinteren Kapsel mehr. Dagegen waren im Linsenmaterial ca. 0,5 mm im Durchmesser große, koagulativ erscheinende Effekte zu beobachten, obwohl weiterhin knapp hinter die Hinterkapsel fokussiert wurde und die Linse spaltlampenoptisch keine anderen auffälligen Veränderungen (z. B. Verfärbungen) aufwies (Abb. 1). Auch eine Variation der Fokussierung änderte hieran nichts; es handelte sich nicht um die von falscher Fokussierung her bekannten „Lens-pitting"-Effekte. Die Behandlung mußte daraufhin abgebrochen werden, ohne daß eine Kapseldiszision bis in die optische Achse hinein erreicht werden

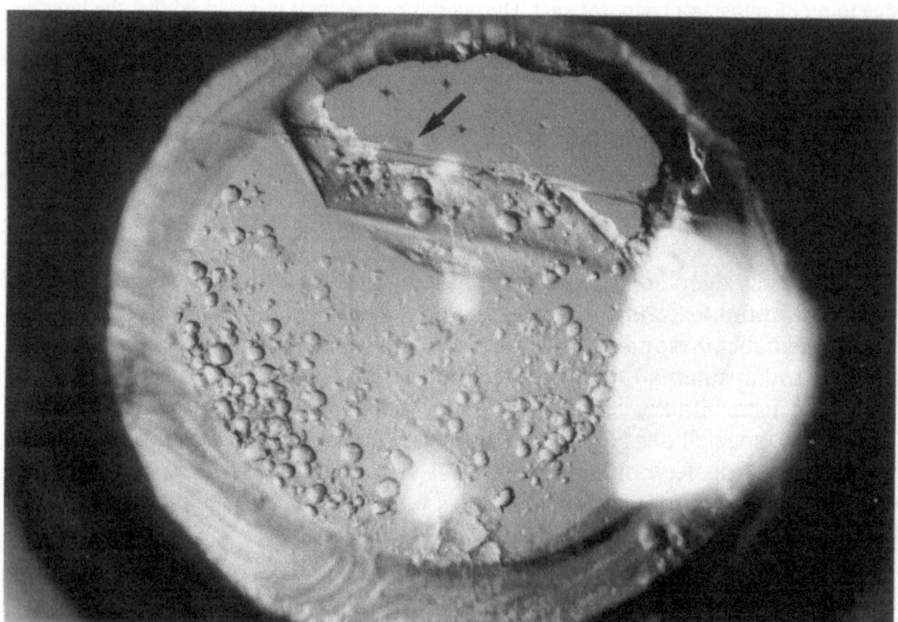

Abb. 1. Status unmittelbar nach versuchter Nd: YAG-Laser-Kapsulotomie bei kaspelsackfixierter Silikon-Hinterkammerlinse. An der bezeichneten Stelle (Pfeil) sind die relativ unscharf begrenzten koagulativen Effekte innerhalb des Silikon-Linsenmaterials erkennbar

konnte. Es war eine chirurgische Kapseldiszision über einen Pars-plana-Zugang erforderlich.

Diskussion

Die Anwendung des qualitätsgeschalteten Nd: YAG-Lasers in der Ophthalmologie beruht auf dem Prinzip der Photodisruption: Bei kurzen Pulslängen im Nanosekundenbereich und Energiedichten über 10^{10} W/cm^2 kommt es zu einer Plasmabildung selbst in einem optisch klaren Medium. Die schlagartig erfolgende initiale Ionisation bewirkt hierbei ein starkes Anwachsen der Absorp-

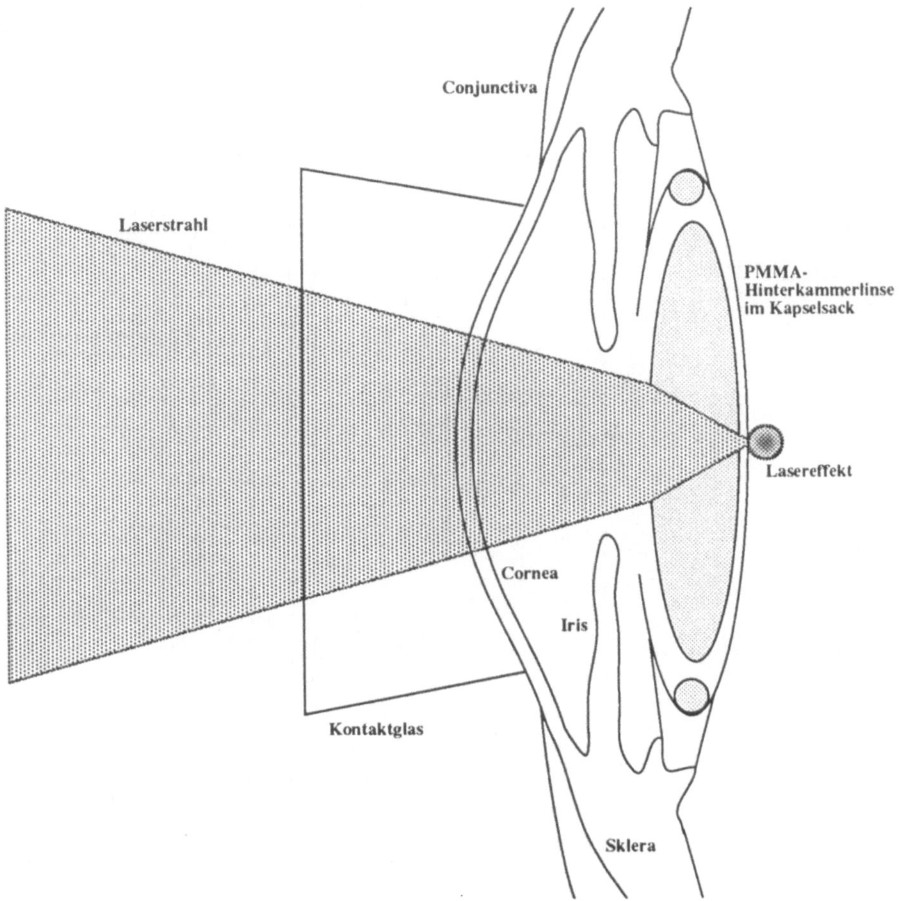

Abb. 2. Strahlengang bei typischer Nd: YAG-Laser-Kapsulotomie an einer PMMA-Hinterkammerlinse. Die kurzgepulste Laserenergie wird im Fokuspunkt unmittelbar hinter der Hinterkapsel konzentriert und bewirkt dort über einen optischen Durchbruch (nichtlineare Absorption) einen disruptiven Effekt

tion (nichtlineare Absorption), wodurch wiederum die Ionisation (Plasmabildung) verstärkt wird; es kommt zum optischen Durchbruch. Die dabei sekundär entstehenden Kavitationsblasen und damit zusammenhängende Phänomene sind für den mechanisch-disruptiven Effekt am Gewebe verantwortlich. Die Laserenergie muß hierfür in einem bestimmten Winkel (z. B. 18°) fokussiert werden und sollte auf ihrem Weg zum Fokus nur transparente Medien passieren. Diese Bedingungen sind bei einer Nd: YAG-Laser-Kapsulotomie normalerweise erfüllt (Abb. 2).

Im vorliegenden Fall muß jedoch davon ausgegangen werden, daß eine (lineare) Absorption der Laserenergie durch das Silikon-Linsenmaterial die Entstehung eines optischen Durchbruchs hinter der Silikon-Hinterkammerlinse verhindert hat. Da die Laserenergie somit vom Linsenmaterial aufgenom-

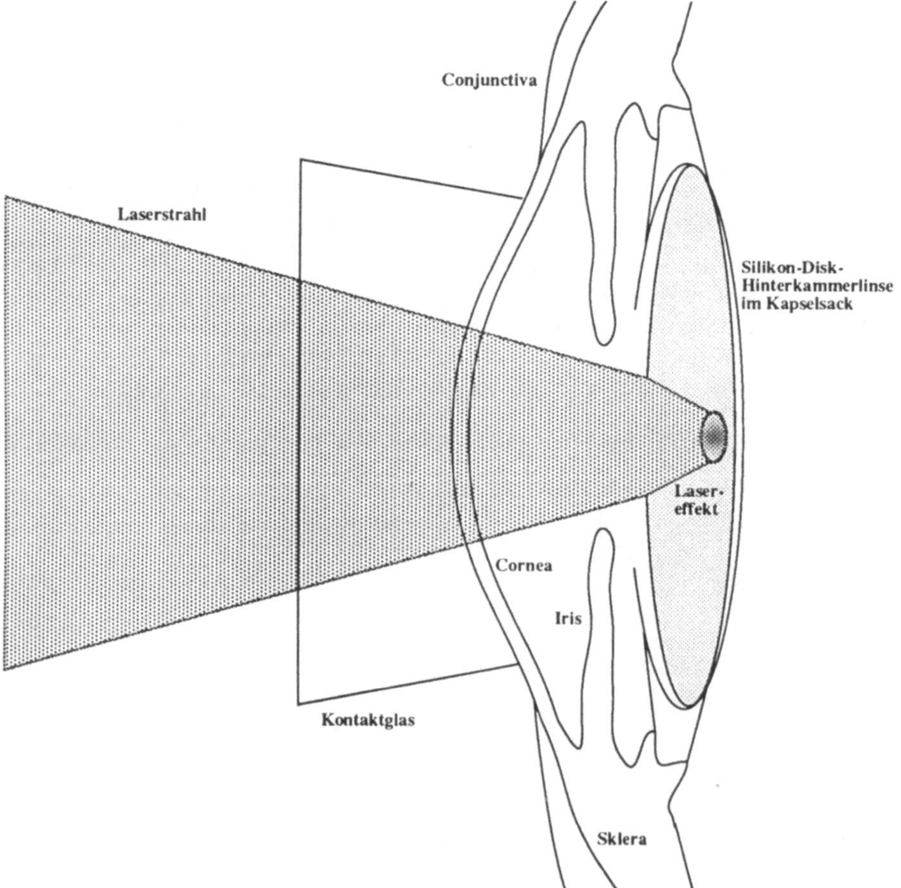

Abb. 3. Strahlengang im vorgestellten Fall einer Nd: YAG-Laser-Kapsulotomie an einer Silikon-Disk-Hinterkammerlinse. Die Laserenergie wird bereits vom Silikon-Linsenmaterial linear absorbiert (koagulativer Effekt) und erreicht daher nicht mehr den beabsichtigten Fokus

men wurde, kam es dort zu sichtbaren Läsionen (Abb. 3). Dies geschah ab einer bestimmten Schichtdicke des Silikonmaterials, die bei einer Konvexlinse zum Linsenzentrum (optische Achse) hin zunimmt.

Ein solches Verhalten wurde bisher in keiner anderen Kapsulotomie-Situation beobachtet, auch nicht im Zusammenhang mit Silikon-Hinterkammerlinsen. Da im beschriebenen Fall die Linse spaltlampenoptisch, also im sichtbaren Bereich, keine Auffälligkeiten zeigte, muß einen selektiver Transparenzverlust für den Bereich der Laser-Wellenlänge (1064 nm), also im nahen Infrarotbereich, vorliegen. Es ist nach den bekannten Daten nicht zu entscheiden, inwieweit dieser bereits primär zum Zeitpunkt der Linsenherstellung bestanden oder sich erst im Lauf der bis zur Kapsulotomie vergangenen 2 Jahre entwickelt hat.

In der Literatur fanden sich Berichte über Verfärbungen von Silikon-Hinterkammerlinsen [3–6]. Es wäre denkbar, daß hier ein ähnliches Phänomen, allerdings in einem anderen als dem sichtbaren Wellenlängenbereich, beobachtet wurde. Zu diskutieren wäre weiterhin, inwieweit mit einem Fortschreiten mit dem Ergebnis einer auch quoad visum relevanten Trübung zu rechnen ist. Bisherige Studien, in denen Silikon-Intraokularlinsen durch UV-Strahlung und aggressives chemisches Umgebungsmilieu einer vorzeitigen Alterung unterzogen wurden [7, 8], können diesbezüglich keine Auskunft geben.

Literatur

1. Levy JH, Pisacano AM (1988) Initial clinical studies with silicone intraocular implants. J Cataract Refract Surg 14:294–298
2. Milsauskas AT (1990) Capsular bag fixation of one-piece silicone lenses. J Cataract Refract Surg 16:583–586
3. Milsauskas AT (1991) Silicone intraocular lens implant discoloration in humans. Arch Ophthalmol 109:913–915
4. Watt RH (1991) Discoloration of a silicone intraocular lens 6 weeks after surgery. Arch Ophthalmol 109:1494–1495
5. Legler UF, Apple DJ (1991) Comments on silicone intraocular lens discoloration. Arch Ophthalmol 109:1495–1496
6. Koch DD, Heit LE (1992) Discoloration of silicone intraocular lenses. Arch Ophthalmol 110:319–320
7. Christ FR, Fencil DA, Van Gent S, Knight PM (1989) Evaluation of the chemical, optical and mechanical properties of elastomeric lens material and their clinical significance. J Cataract Refract Surg 15:176–184
8. Francese JE, Pham L, Christ FR (1992) Accelerated hydrolytic and ultraviolet studies on SI-18NB and SI-20NB silicone lenses. J Cataract Refract Surg 18:402–405

Der Einfluß der posterioren YAG-Laser-Kapsulotomie auf die Kammerwasser-Glaskörperbarriere bei Kapselsack- versus Sulcus-ciliaris-Fixierung der IOL

R. Schalnus, C. Ohrloff und T. Magone

Zusammenfassung. Eine intakte Hinterkapsel zwischen Kammerwasser und Glaskörper fungiert gegenüber hoch- wie auch niedermolekularen Stoffen, wie beispielsweise Prostaglandinen, Hyaluronsäure oder angiogenen Faktoren, als Barriere. Die posteriore YAG-Kapsulotomie nach Phakoemulsifikation und Hinterkammerlinsenimplantation kann, je nach Lokalisation des Implantates, zu einer erhöhten Diffusionsrate solcher Moleküle in den Glaskörper führen.

Methodik: Nach lokaler Fluoreszeinapplikation kann über die zeitabhängige Änderung des Farbstoffkonzentrationsverhältnisses im Kammerwasser und im anterioren Glaskörper die Diffusionsrate D(av) ($10^{-3}\,min^{-1}$) fluorophotometrisch bestimmt werden; gemessen wurde – frühestens 1 Jahr postoperativ – vor und 3 Wochen nach YAG-Kapsulotomie (3 bis 5 mm) in jeweils 25 Augen mit Sulcus- bzw. Kapselsack-Implantat. Darüber hinaus wurden 15 aphake Augen ohne IOL mit intakter Hinterkapsel (ECCE) und 12 intrakapsulär operierte Augen (ICCE) untersucht.

Ergebnisse: Augen mit sulkusfixierter IOL zeigten nach YAG-Kapsulotomie einen 35fachen Anstieg der Diffusionsrate (2,1 ± 0,28; vor YAG: 0,06 ± 0,39), die ähnlich hoch wie die in der ICCE-Gruppe gemessenen Werte lag. Augen mit Kapselsack-fixierter IOL ließen hingegen nur eine etwa 13fache Anhebung der Diffusionsrate (0,4 ± 0,32; vor YAG: 0,03 ± 0,22) erkennen, die sich nicht wesentlich von derjenigen nach ECCE mit intakter Hinterkapsel unterschied (0,15 ± 0,32).

Schlußfolgerung: Offensichtlich ist die Kapselsackfixation der IOL eine bessere Voraussetzung für die Aufrechterhaltung der protektiven Kammerwasser-Glaskörperschranke als die Sulkusfixation. Dies vermag möglicherweise die Inzidenz des zystoiden Makulaödems (Diffusion von Prostaglandinen), der Netzhautablösung (Verlust von Hyaluronsäure), der Endophthalmitis (Keimaussaat) oder der Rubeosis iridis (angiogener Faktor) zu reduzieren.

Summary. An intact posterior capsule between aqueous and vitreous acts as a barrier to substances of low and high molecular weight, e.g. prostaglandins, hyaluronic acid or the angiogenic factor. After phacoemulsification followed by posterior YAG-capsulotomy an increased diffusion rate of such molecules into the vitreous may be present. The function of this barrier was quantified in eyes that underwent YAG-capsulotomy after sulcus or intracapsular IOL implantation in order to determine the savest surgical procedure with respect to the maintenance of aqueous-vitreous barrier.

Methods: Between 2 to 6 h after topical fluorescein application the time-dependent decrease in dye concentration ratio between aqueous and anterior vitreous leads to the diffusion rate D(av) ($10^{-3}\,min^{-1}$) into the vitreous; D(av) was evaluated fluorophotometrically before and 3 weeks after capsulotomy (3 to 5 mm) in 25 human eyes of each group. Additionally 15 aphakic eyes without an IOL but with an intact posterior capsule (ECCE) and 12 eyes after intracapsular cataract extraction (ICCE) were examined.

Results: In eyes with a sulcus implant a 35-fold increase of D(av) (mean = 2.1 ± 0.28) was found after YAG surgery (0.06 ± 0.39 before YAG), this was similar to the value obtained in the ICCE group. In eyes with an intracapsular IOL the rise of D(av) (mean = 0.4 ± 0.32) was moderate (13-fold) but (0.03 ± 0.22 before YAG) and did not significantly differ from the ECCE mean value (0.15 ± 0.32).

Conclusion: Intracapsular IOL implantation more effectively maintains the protective aqueous-vitreous barrier after posterior capsulotomy than sulcus implantation. This possibly reduces the incidence of cystoid macular edema (diffusion of prostaglandins), retinal detachment (loss of hyaluronic acid of the vitreous), endophthalmitis (spread of bacteria) or rubeosis iridis (angiogenic factor).

Einleitung

Im gesunden Auge formieren Linse und Zonulafasern ein Diaphragma zwischen Kammerwasser und Glaskörper. Mit Blick auf die funktionelle Aufrechterhaltung dieser Barriere spielt die intakte Hinterkapsel nach Kataraktoperation mit Implantation einer Hinterkammerlinse offensichtlich eine entscheidende Rolle [3]. Klinische Untersuchungen weisen auf die Bedeutung des posterioren Kapsel-Zonula-Diaphragmas mit Blick auf die Stabilität des Auges hin: Die Inzidenz der Netzhautablösung, des zystoiden Makulaödems, der Rubeosis iridis in Augen mit ischämischer Retinopathie und der Endophthalmitis nach bakterieller Kontamination des Kammerwassers ist bei kapselschonenden Operationstechniken geringer als bei der intrakapsulären Kataraktextraktion (ICCE) [4]. Der Übertritt von hoch- wie auch niedermolekularen Stoffen wie Prostaglandinen, angiogenen Faktoren in den Glaskörper oder der Verlust von Hyaluronsäure [2] sowie eine bakterielle Aussaat durch eine defekte Hinterkapsel hindurch, können Ursachen derartiger Komplikationen sein. Vorangegangene Untersuchungen zeigten, daß eine sulkusfixierte Hinterkammerlinse nach posteriorer YAG-Kapsulotomie die Kammerwasser-Glaskörperbarriere nicht aufrecht erhält [3]. Unsere Studie soll nun klären, ob die Kapselsackimplantation einer HKL eine wirkungsvollere Barriere nach Kapsulotomie darstellt.

Patientengut und Methoden

Fluorophotometrisch wurde die Diffusionsrate „D(Av)" – frühestens 1 Jahr nach Phakoemulsifikation – vor und 3 Wochen nach YAG-Kapsulotomie in jeweils 25 Augen mit Sulkus- bzw. Kapselsackimplantat gemessen. Der Durchmesser der posterioren Kapsulotomie lag zwischen 3 und 5 mm. Darüber hinaus wurden 15 aphake Augen ohne IOL mit intakter Hinterkapsel (ECCE) und 12 intrakapsulär operierte Augen (ICCE) untersucht.

Fluorophotometrie: Das Fluorophotometer der Firma Coherent (Fluorotron Master®) gestattet die eindimensionale Fluoreszenzerfassung entlang der optischen Achse des Auges (Abb. 1). Etwa 120 min nach lokaler Fluoreszeinapplikation wurde während eines Zeitintervalls von 280 min die Fluoreszeinkonzentration jeweils im Zentrum der Vorderkammer und an einem Punkt im anterioren Glaskörperraum (15 Abszissen-Einheiten posterior des Kammerwasser-Meßpunktes gelegen) gemessen (Abb. 1). Die Diffusionsrate „D(av)"

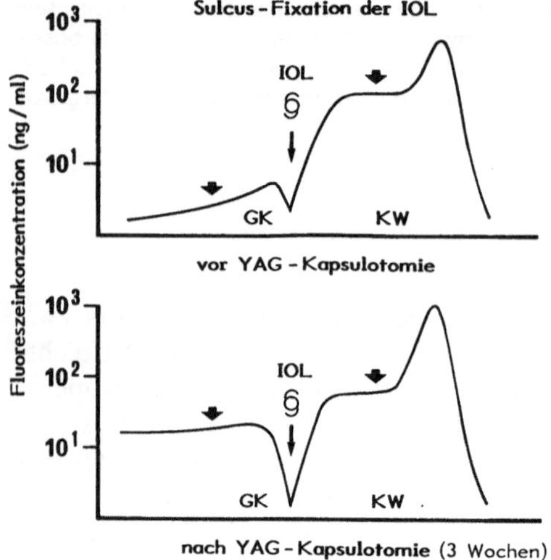

Abb. 1. Die Fluoreszeinverteilung im anterioren Segment 4 h nach lokaler Farbstoffapplikation bei sulkusfixierter IOL, dargestellt vor und nach posteriorer Kapsulotomie: KW= Kammerwasser, GK = anteriorer Glaskörperraum, der linksseitige „Fluoreszenzpeak" wird durch die Hornhautfluoreszenz hervorgerufen. Nach Kapsulotomie verringert sich durch die erhöhte posteriorwärts gerichtete Farbstoffdiffusion die Fluoreszeinkonzentration im Kammerwasser deutlich, während sie gleichzeitig im Glaskörper ansteigt. Die Pfeile markieren die zur Bestimmung der Diffusionsrate herangezogenen Meßorte der Fluoreszeinkonzentration

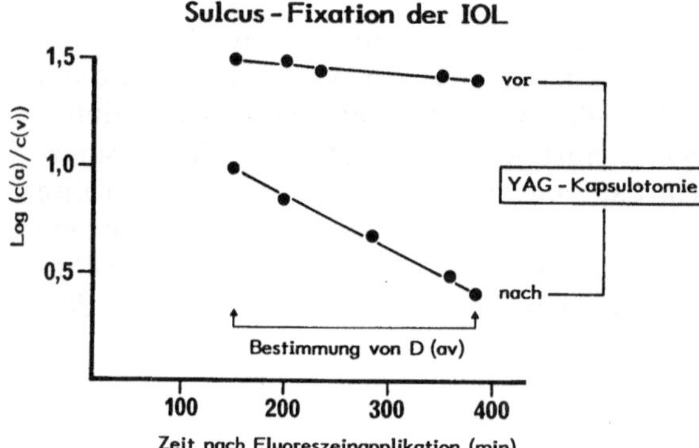

Abb. 2. Zeitabhängige Änderung des Logarithmus des Verhältnisses aus Fluoreszein im Kammerwasser „c(a)" und im anterioren Glaskörper „c(v)" vor und nach posteriorer Kapsulotomie bei sulkusfixierter IOL. Das raschere Absinken der Werte nach Kapsulotomie spiegelt den vermehrten glaskörperwärts gerichteten Farbstoffübertritt wider. Die Diffusionsrate „D(av)" wird aus dem „Gefälle" der durch die jeweiligen Meßpunkte gelegten Geraden bestimmt

($10^{-3} \times min^{-1}$) wird aus der zeitabhängigen Änderung des Logarithmus des Quotienten aus Fluoreszeinkonzentration im Kammerwasser und im Glaskörper bestimmt (Abb. 2).

Ergebnisse

Augen mit sulkusfixierter Hinterkammerlinse zeigten nach posteriorer YAG-Kapsulotomie mit $D(av) = 2{,}1 \pm 0{,}28 \times 10^{-3}\, min^{-1}$ einen signifikanten ($p < 0{,}001$) 35fachen Anstieg der Diffusionsrate zwischen Kammerwasser und Glaskörperraum im Vergleich zum vor der Laserbehandlung gemessenen Wert [$D(av) = 0{,}06 \pm 0{,}39$] (Abb. 3). Dieser Wert lag ähnlich hoch wie die in der ICCE-Gruppe gemessene Diffusionsrate [$D(av) = 2{,}3 \pm 1{,}03$] und unterschied sich von diesem nicht signifikant ($p > 0{,}05$). Augen mit Kapselsack-fixierter

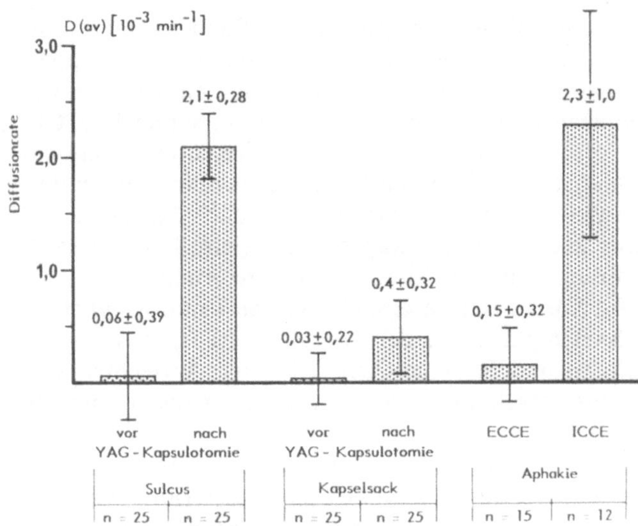

Abb. 3. Nach Kapsulotomie nimmt die Diffusionsrate bei sulkusfixierter IOL um das 35fache zu, während sie bei kapselsackfixiertem Implantat und Kapsulotomie weitaus geringer angehoben ist (etwa 13fach). Der Vergleich der Diffusionsraten nach ECCE und ICCE verdeutlichen die Barrierefunktion einer intakten Hinterkapsel

IOL hingegen ließen nach Kapsulotomie eine geringere, nur etwa 13fache Anhebung der Diffusionsrate erkennen [D(av) = $0{,}4 \pm 0{,}32 \times 10^{-3}\,\mathrm{min}^{-1}$; vor Kapsulotomie: $0{,}03 \pm 0{,}22$], die sich nicht signifikant ($p > 0{,}05$) von derjenigen nach ECCE ohne IOL mit intakter Hinterkapsel unterschied [D(av) = $0{,}15 \pm 0{,}32$].

Diskussion

Binkhorst [1] beschrieb das „Barriere Deprivations Syndrom" nach intrakapsulärer Kataraktextraktion als einen Stabilitätsverlust innerhalb des Glaskörperraumes (Vitreodonesis) und innerhalb des aphaken Auges (Endophthalmodenesis). Diese Vorgänge können für retinale und korneale postoperative Komplikationen verantwortlich sein. Neben diesen mechanischen Aspekten wird die Diffusion von physiologischen und/oder pathologischen Substanzen innerhalb des Auges erleichtert. Nach extrakapsulärer Kataraktextraktion bleiben das posteriore Kapsel-Zonula-System und der Glaskörper intakt; dies erhält nicht nur die Stabilität und Integrität des anterioren und posterioren Segments, sondern fungiert auch als eine Diffusionsbarriere. Mit Blick auf diese Barrierefunktion des Kunstlinsen-Hinterkapselsystems zeigten unsere eigenen Untersuchungen nach YAG-Kapsulotomie einen deutlichen Unterschied zwischen den beiden unterschiedlichen HKL-Fixationstechniken auf: Während die 3–5 mm große Kapsulotomie bei den sulkusfixierten Kunstlinsen offensichtlich zum teilweisen Verlust des protektiven Barriereeffektes, ähnlich wie bei der intrakapsulären Technik, führt, findet sich in der Gruppe der Kapselsack-fixierten Implantate nach Kapsulotomie eine deutlich geringere Anhebung der Diffusionsrate (Abb. 3); letztere liegt etwa in der nach ECCE mit intakter Hinterkapsel gefundenen Größenordnung. Dies unterstreicht sowohl die Bedeutung des *intakten* Kapsel-Zonula-Diaphragmas hinsichtlich der Glaskörper-protektiven Barriere zwischen Kammerwasser und Glaskörper (ECCE ohne HKL), zeigt aber auch, daß eine Kapselsack-fixierte HKL diese Barriere nach posteriorer Kapsulotomie effektiver aufrecht zu erhalten vermag, als dies durch eine Sulcus-ciliaris-Fixation erreicht werden kann. Möglicherweise trägt bei der Kapselsackimplantation der Kontakt zwischen posteriorem (und anteriorem) Kapselblatt und Implantat zur teilweisen Aufrechterhaltung der physiologischen Diffusionsschranke zwischen Kammerwasser und Glaskörper – auch nach Kapsulotomie – bei.

Mit Blick auf eine mögliche Verringerung der Inzidenz der eingangs angesprochenen Komplikationen nach posteriorer YAG-Kapsulotomie sollte somit die Kapselsack-Fixation der IOL gegenüber einer Sulkus-Implantation favorisiert werden.

Literatur

1. Binkhorst CD (1980) Corneal and retinal complications after cataract extraction; the mechanical aspect of endophthalmodonesis. Ophthalmology 87:609–617
2. Nishi O (1987) Vitreous loss in posterior chamber lens implantation. J Cataract Refract Surg 13:424–427
3. Ohrloff C, Schalnus R, Rothe R, Spitznas M (1990) Role of the posterior capsule in the aqueous-vitreous barrier in aphakic and pseudophakic eyes. J Cataract Refract Surg 16:198–201
4. Steinert RF, Puliafito CA, Kumar SR, Dudak SD, Patel S (1991) Cystoid macular edema, retinal detachment, and glaucoma after Nd: YAG laser posterior capsulotomy. Am J Ophthalmol 112:373–380

Hinterkapseldichte und Visusminderung

D. E. Möller und H.-J. Huebscher

Zusammenfassung. Darstellung einer Methode zur Messung der Hinterkapseldichte bei Kapselfibrose und Nachstarbildung nach Linsenimplantation. Grundlage ist die Densitometrie von Online-Scheimpflugaufnahmen. Für die Visusminderung in diesen Fällen ist nicht nur die Dicke, sondern auch die optische Dichte der Veränderung verantwortlich.

Summary. Description of a method for measuring of density in case of capsular fibrosis and secondary cataract. Basics of this technique is the densitometry of online-photos, taken by Scheimpflug camera. In these cases, decrease in visual acuity is caused not only by thickness, but also by density of the opaquet posterior capsula.

Einleitung

Kapselfibrose und Nachstarbildung zählen zu den relativ häufigen Komplikationen der Linsenimplantation. Prophylaxe und Therapie sind deshalb von klinischer Relevanz.

Bisher wurden histologisch-zytologische Untersuchungen der Zellproliferation auf der Hinterkapsel veröffentlicht, über den Einfluß des IOL-Designs berichtet (Gutthoff et al. 1990; Hanselmeyer 1985), der Erfolg prophylaktischer medikamentöser Therapie geprüft (Krasnow et al. 1990; Sourdille u. Ducournau 1990) und Methoden zur Messung der Hinterkapseldichte untersucht. So berichten Clemens et al. (1987) über die Ultraschallbiometrie der Hinterkapsel, Frohn et al. auf dem DGII-Meeting in München 1992 über eine Methode zur konfokalen Laserabtastung der Hinterkapsel.

Wir meinen jedoch, daß die Visusminderung aufgrund einer Kapselfibrose und Nachstarbildung nicht so sehr von der Dicke, sondern vielmehr auch von der optischen Dichte dieser Veränderung bedingt wird.

Material und Methode

Wir haben Scheimpflugaufnahmen von 37 Patienten mit einer Kapselfibrose nach Linsenimplantation durchgeführt, die zur YAG-Laser-Kapsulotomie überwiesen wurden. Bei allen Patienten schieden andere Ursachen – außer der Kapselfibrose – für die Visusreduktion aus.

Einzig mit der Scheimpflugkamera werden maßstäbliche Abbildungen der mit einer Spaltlampe beleuchteten Ebene durch Hornhaut und Linse erzeugt.

An den Grenzflächen und in trüben Bereichen wird das Licht gestreut und reflektiert. Die Helligkeit im Bild ist ein Maß dafür. Dabei zeigen optisch dichtere Medien auch hellere Bilder. Die mit einer CCD-Matrixkamera ausgerüstete Schleimpflugkamera gestattet Online-Aufnahmen. Bei den 512×512-Bildelementen werden 10,9×7,4 μm auf ein Bildelement abgebildet. Die Bilder haben 8-Bit-Tiefe, d.h. es sind 256 Graustufen möglich. Ein Densitogramm entsteht direkt im Bild durch Auslesen der Helligkeit entlang einer Bildzeile und Darstellen über dem Ort.

Ergebnisse

Die Densitometrie der Online-Aufnahmen der Hinterkapsel ist eine Darstellung der Dichte, bezogen auf den Ort der Messung. Eine direkte Beziehung zwischen Dichte der Hinterkapselfibrose und Visusminderung läßt sich nicht nachweisen. Mit dieser Methode ist jeder Punkt der gesamten Hinterkapsel zu erfassen. Da die Densitometrie nicht vom Foto, sondern in einem digitalen Bild erfolgt, ist die Ungenauigkeit der Auflösung zu vernachlässigen. Die Dichte der Hinterkapsel ist, bezogen auf die gemessenen Orte, unterschiedlich. Entsprechend ergibt die Densitometrie auch unterschiedliche Graustufen. Daraus resultiert der nicht immer direkte Bezug zum entsprechenden aktuellen Visuswert.

Auffällig in den Densitogrammen ist auch die normale Dichte der Hornhaut. Der höchste Wert liegt jeweils an der Grenze von Epithel und Bowmannscher Membran. Dabei ist die Hornhaut in jedem Falle klinisch (Spaltlampenmikroskopie) klar. In Einzelfällen kann, abhängig vom Ort der Densitometrie, der Wert der Hornhaut und damit deren Dichte höher sein als der der Kapselfibrose. Im Zusammenhang mit dem reduzierten Visus ergibt die Densitometrie eine Aussage über den Grad der Kapselfibrose.

Literatur

Clemens S, Kroll P, Busse H (1987) Echographie der Linsenhinterkapsel vor Implantation einer Kunstlinse. Klin Mbl Augenheilk 191:110–112

Frohn A, Jean B, Thiel HJ (1991) Validität und Reproduzierbarkeit von konfokalen Hornhautmessungen. Klin Mbl Augenheilk 199:22–24

Frohn A, Jean B, Thiel HJ (1993) Eine In-vivo-Methode für die meßtechnische Untersuchung der Nachstarmembran. 6. Kongreß der DGII. Springer, Berlin Heidelberg New York

Gutthoff R, Abramo F, Draeger J (1990) Zur Rückstellelastizität von Intraokularlinsen-Haptiken verschiedener Geometrie und verschiedenen Materials. Klin Mbl Augenheilk 197:27–32

Hanselmeyer H (1985) Zur Wahl des Implantlinsenmodells. Klin Mbl Augenheilk 187:419–420

Krasnov MM, Dvali ML, Polunin GS, Ivanov MN, Federov AA, Shramko IA (1990) Effectiveness of the use of protheolytic enzymes in extracapsular cataract extraction. Vestn Ofthalmol 106:10–14

Sourdille P, Ducournau Y (1990) Effect of daunomycin on epithelial cells of the crystalline lens. Ophthalmologie 4:107–108

Oberflächenschäden von Silikon-IOL-Optiken durch Nd : YAG-Laser: Befunde bei explantierten Intraokularlinsen *

T. J. Newland, G. U. Auffarth, T. A. Wesendahl, C. A. Blotnik und D. J. Apple

Zusammenfassung. 10 Silikon-Intraokularlinsen, die aus unterschiedlichen Gründen explantiert und dem Center for IOL Research, Charleston, zur Analyse zugesandt wurden, waren lichtmikroskopisch wegen erheblicher Nd : YAG-Laserschäden auffällig. Insgesamt wurden sowohl auf den anterioren als auch auf den posterioren Optikoberflächen 176 Einschüsse registriert (17,6 ± 12,2 pro IOL). Die Tiefe der Einschüsse betrug im Mittel 143 ± 113,4 µm. 61,1% lagen im Bereich von 50 bis 175 µm, 9,3% der Einschüsse waren tiefer als 300 µm in das Optikmaterial eingedrungen (Maximalwert: 660 µm). Die Einschüsse wiesen lichtmikroskopisch eine bräunlich-schwarze Farbe auf. Bei einigen Linsen wurde dies von den behandelnden Ophthalmologen als Pigmentauflagerung fehlgedeutet, und die Patienten wurden einer weiteren Nd : YAG-Laser-Behandlung zur Entfernung dieser Auflagerungen zugeführt. In einer experimentellen Studie wurden unter Verwendung unterschiedlicher Energiemengen und Foki die YAG-Laser-Schäden in vitro reproduziert. Es zeigte sich, daß eine genaue Fokussierung und Energien unter 3 mJ das Ausmaß der Schäden um etwa 50% senken kann.

Summary. Ten explanted silicone intraocular lenses (IOLs) were evaluated for Nd : YAG laser damage at the Center for Intraocular Lens Research, Charleston. The intraocular lenses were evaluated by light microscopy and scanning electron microscopy. We found 176 laser burns (17.6 ± 12.2 per IOL) on the posterior as well as on anterior optic surfaces. The depth of damage was 143 ± 113.4 µm. 61.1% fell in the range of 51 – 175 µm, 9.3% were deeper than 300 µm (max. 660 µm). The laser burns showed a dark color. This was misinterpreted by some ophthalmologists as pigment deposits and the patients underwent again YAG Laser treatment. The findings from the explanted IOLs were compared to silicone IOLs that were experimentally damaged with different power levels and focus areas with a Nd : YAG laser. It was found that proper focus and energy level under 3 mJ could reduce damage by nearly 50%.

Einleitung

Nach erfolgter Kataraktoperation ist der Nachstar die häufigste Langzeitkomplikation [1]. Die Nd : YAG-Laser-Hinterkapseldiszision ist heutzutage als die Standardbehandlung anzusehen. Energien von 1 – 2,5 mJ sind in der Regel ausreichend zur Hinterkapseleröffnung [2]. Von unbeabsichtigten YAG-Laser-Treffern der IOL bei Kapsulotomien wird in der Literatur in 30% der Fälle berichtet [3].

* Gefördert durch ein Unrestricted Grant from Research to Prevent Blindness, Inc., New York, NY, USA und ein Max Kade Postdoctoral Research Exchange Grant (G. Auffarth).

In 10 von 27 Silikon-Intraokularlinsen, die aus unterschiedlichen Gründen explantiert und dem Center for IOL Research, Charleston, zur Analyse zugesandt wurden, konnten wir erhebliche Nd: YAG-Laser-Schäden feststellen.

Im Rahmen dieser Studie wurde das Ausmaß der Nd: YAG-Laser-Schäden, insbesondere die Tiefe und Ausbreitung in das Optikmaterial, untersucht. Da nur wenig klinische Informationen erhältlich waren, wurden in einer experimentellen Studie unter standardisierten Bedingungen die Abhängigkeit der Nd: YAG-Laser-Schäden von Energieniveau und Fokussierung geprüft.

Material und Methode

Wir untersuchten 10 Silikon-PC-IOLs (9 Three-Piece, 1 One-Piece), die uns im Zeitraum 1991 – 1992 zugesandt worden sind. Ein Zeiss-Axioskop-20-Lichtmikroskop mit integrierter Mikrometerskala wurde zur Analyse der explantierten IOLs benutzt, um Zahl und Tiefenausbreitung der YAG-Laser-Treffer zu erfassen. Die IOLs wurden anschließend mit einem IOEL-Rasterelektronenmikroskop untersucht.

Für die experimentelle Studie wurde ein NIDEK-YC-1200-Nd: YAG-Laser benutzt. An 6 IOLs wurden 10 Einschüsse pro Energie-Level und Fokus vorgenommen. Die Linsen waren dabei in einer speziellen IOL-Halterung in einem Container aus Plexiglas in BSS plaziert.

Weitere Einstellungen waren:

Energielevel: 0,3/0,5/1,0/1,5/2,0/3,0 mJ
Fokus: A: Posteriore IOL-Oberfläche
Fokus: B: Optik-Zentrum.

Ergebnisse

Explantierte Intraokularlinsen

Die Anzahl der Nd: YAG-Laser-Einschüsse betrug 176 (in 10 IOLs; 1 bis 51 pro IOL). 146 (82,9%) der Einschüsse kommunizierten mit der IOL-Oberfläche (Abb. 1a und b), 30 (17,1%) Einschüsse waren eingeschlossen in der Optik. Die durchschnittliche Eindringtiefe betrug 143,8 ± 113,4 μm, wobei eine IOL eine maximale Eindringtiefe von 660 μm aufwies. Es lagen insgesamt 61% der Schäden im Bereich von 51 – 175 μm, 9,3% der Schäden hatten eine Eindringtiefe > 300 μm (Abb. 2a). Auffallend war, daß die Anzahl der Linsentreffer pro IOL mit der maximalen Eindringtiefe der Einschüsse korrelierte (Abb. 2b).

Experimentelle Studie

Bei den in vitro applizierten Linsentreffern fiel lichtmikroskopisch eine Schwarzfärbung des Silikonmaterials unter YAG-Laser-Einwirkung auf.

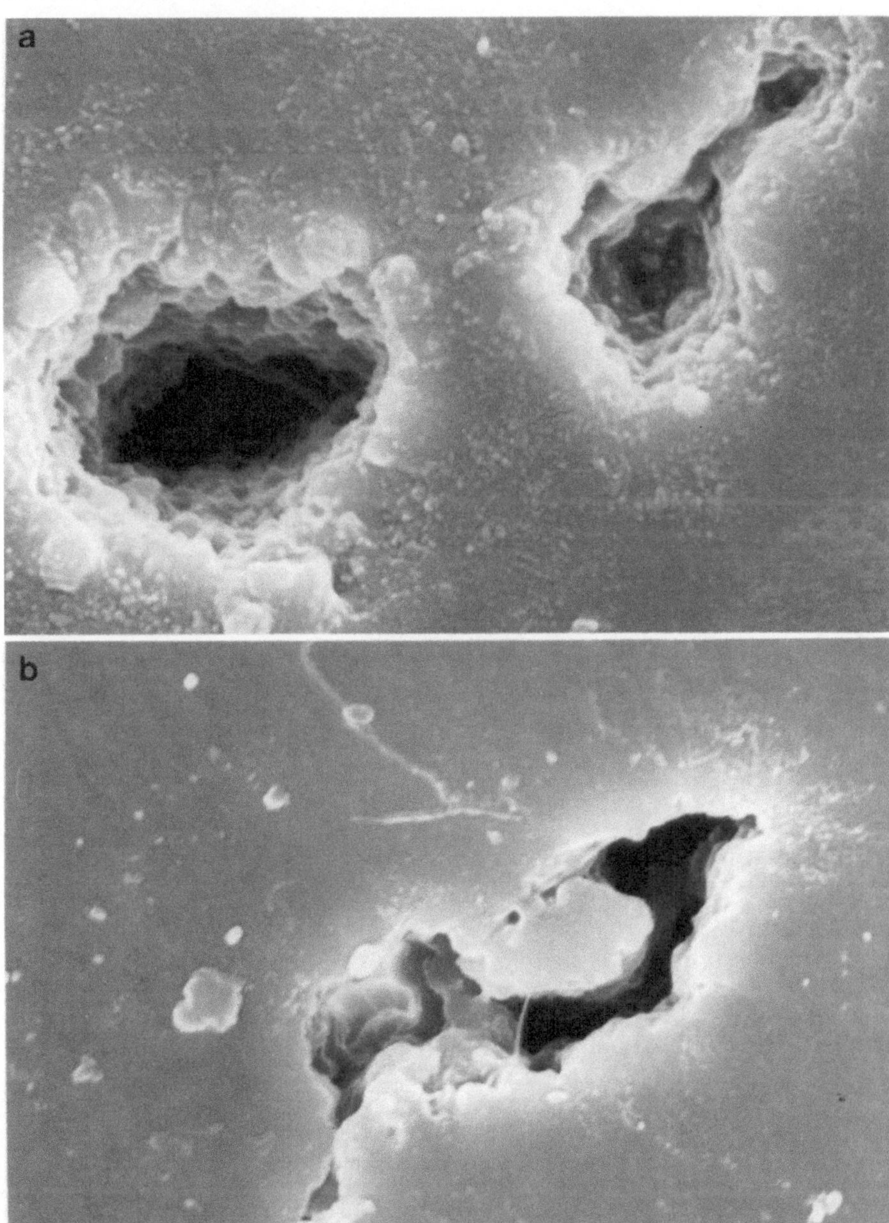

Abb. 1a. Rasterelektronenmikroskopische Aufnahme (Vergrößerung ×1500). Explantierte IOL: Kraterbildung und tiefes Eindringen in das IOL-Material

Abb. 1b. Rasterelektronenmikroskopische Aufnahme (Vergrößerung ×1500). Explantierte IOL: Unregelmäßig geformter Kraterrand

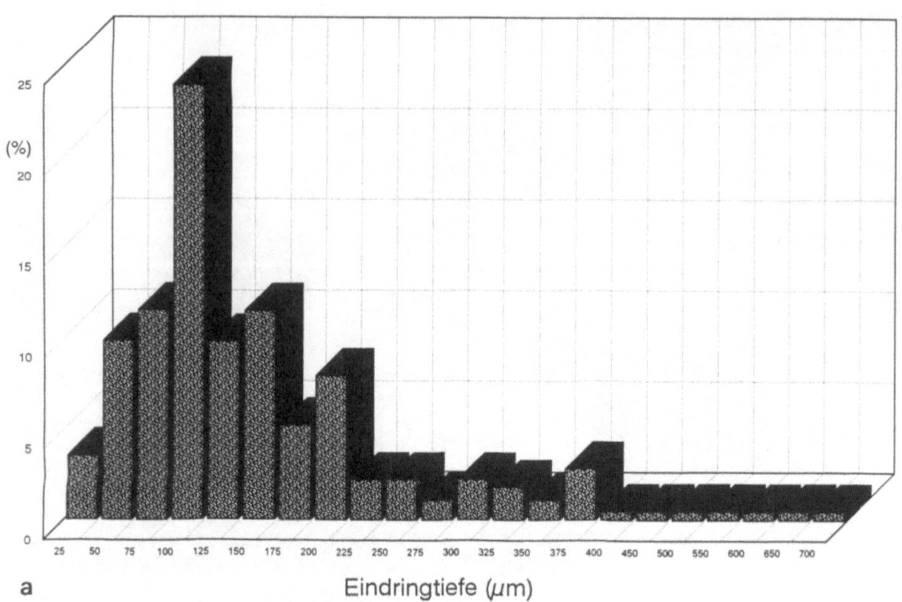

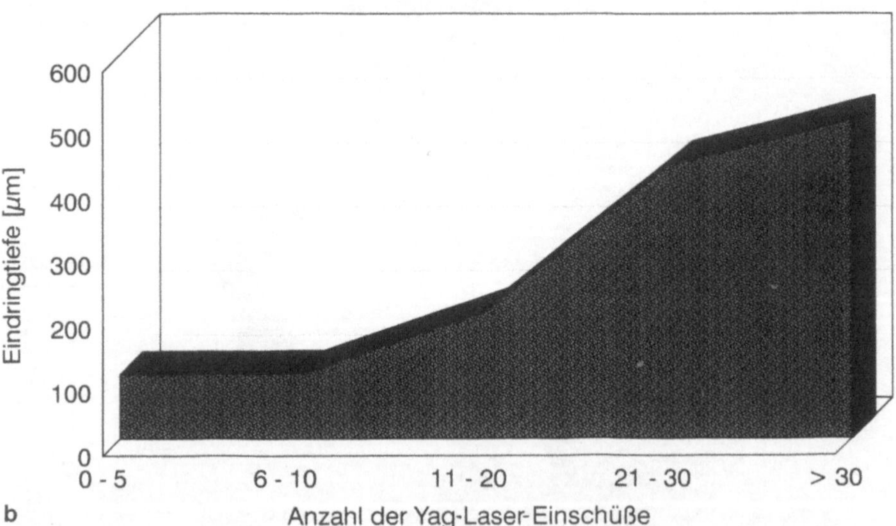

Abb. 2a. Einschußtiefe der Nd: YAG-Laser-Schäden bei 10 explantierten Silikon-IOLs. 61% fallen in den Bereich von 50–175 μm, etwa 10% zeigen Schäden von über 300 μm

Abb. 2b. Explantierte IOLs: Maximale Eindringtiefe in Abhängigkeit von der Anzahl der Einschüsse

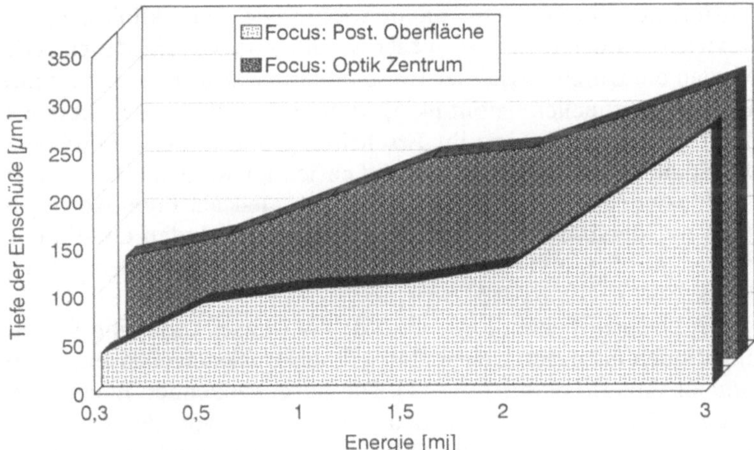

Abb. 3. Experimentell erzeugte Nd : YAG-Laser-Schäden: Es bestand eine deutliche Korrelation zwischen verwandter Energiemenge und Einschußtiefe. Fokussierung auf die IOL-Rückfläche bewirkte um 58% geringere Schäden

Die durchschnittliche Eindringtiefe betrug für die einzelnen Energielevel:

Energie	Focus A (Post. Oberfläche) Ausbreitung ins IOL-Material	Focus B (Optik-Zentrum) Ausbreitung ins IOL-Material
0,3 mJ	34,4 ± 36,4 µm	108,5 ± 8,0 µm
0,5 mJ	86,4 ± 34,4 µm	130,8 ± 15,8 µm
1,0 mJ	100,8 ± 67,7 µm	172 ± 24,4 µm
1,5 mJ	106,4 ± 48,0 µm	211 ± 20,8 µm
2,0 mJ	123 ± 72,3 µm	221,1 ± 28,0 µm
3,0 mJ	268 ± 55,3 µm	293 ± 57,7 µm

Es bestand ein fast linearer Zusammenhang zwischen Energielevel und Eindringtiefe (Abb. 3). Eine Fokussierung auf das Optik-Zentrum ergab um durchschnittlich 58% tiefere Einschüsse im Vergleich zum Fokus auf die Rückfläche. Bei höherem Energielevel (3 mJ) wurden auch bei Fokussierung auf die Rückfläche Einschüsse von über 250 µm registriert (Abb. 3).

Diskussion

Die hier vorgestellten Ergebnissen zeigen eine große Spannbreite von Nd: YAG-Laser-Schäden an explantierten Silikon-Intraokularlinsen auf. Die Eindringtiefe der Linsentreffer varriierte von 12 bis 660 µm (= 0,66 mm). Ebenso variierte die Anzahl der Einschüsse pro IOL von 1 bis 51.

Diese Linsen sind in Patienten implantiert gewesen und „in vivo" gelasert worden. Die Ergebnisse spiegeln in gewisser Weise auch die Variabilität der Erfahrung der einzelnen Operateure wieder, wie sie im klinischen Alltag vorliegt. In vielen Studien über YAG-Laser-Schäden bei verschiedenen IOL-Materialien wurden die Durchmesser der Einschußkrater ausgemessen und ihre Bedeutung als Streulichtquellen betont [4, 5]. In Silikon-IOLs sollten jedoch auch die Tiefe dieser Einschüsse und ihr Erscheinungsbild in der klinischen Situation bei der Spaltlampenuntersuchung berücksichtigt werden. Die intralentikulär eingeschlossenen YAG-Einschüsse sind zum Teil als Fremdkörper bzw. als Pigment auf der IOL-Oberfläche von den behandelnden Ophthalmologen interpretiert worden, und es wurde auch versucht, diese mit dem YAG-Laser zu entfernen.

Die Nachstarbehandlung mit Nd : YAG-Laser kann eine Vielzahl von Komplikationen nach sich ziehen (Intraokulardrucksteigerungen, zystisches Makulaödem, Ablatio retinae) [6–11]. Die zu verwendenden Energiemengen hängen in der klinischen Situation nicht zuletzt auch von der Dichte der Nachstarmembran ab. Durch genaue Fokussierung und möglichst geringe Anzahl von Laser-bursts läßt sich das Ausmaß von Linsenschäden deutlich senken.

Literatur

1. Apple DJ, Solomon KD, Tetz MR, Assia EI, Holland EY, Ulrich UFC, Tsai JC, Castaneda VE, Hoggat JP, Kostick AMP (1992) Posterior capsule opacification. Surv Ophthalmol 37:73–115
2. Chofflet et al (1991) Retrospektive Studie über die Komplikationen von 329 YAG-Laserkapsulotomien. Fortschr Ophthalmol 88:806–808
3. Stark WJ, Worthen D et al (1985) Neodymium : YAG-lasers: an FDA report. Ophthalmology 92:209–212
4. Gutthoff R, Seppich A, Draeger J (1991) Experimentelle Untersuchungen zur räumlichen Ausdehnung von Neodymium : YAG-Lasereffekten in verschiedenen Kunstlinsenwerkstoffen. In: Wenzel et al (Hrsg) 5. Kongreß der DGII 1991. Springer, Berlin Heidelberg New York, S 440–444
5. Waltersdorfer R, Reich ME (1993) „Halo" versus „Cracks" – Vergleichende rasterelektronenmikroskopische Darstellung von Nd : YAG-Laserdefekten verschiedener Energien bei Silikon und PMMA-Implantlinsen. In: Neuhann T, Hartmann C, Rochels R (Hrsg) 6. Kongreß der DGII. Springer, Berlin Heidelberg New York, S 586–591
6. Van Westenbrugge JA, Gimbel HV, Soucek J, Chow D (1992) Incidence of retinal detachment following Nd : YAG capsulotomy after cataract surgery. J Cataract Refract Surg 18:352–355
7. Steinert RF, Puliafito CA, Kumar SR, Dudak SD, Patel S (1991) Cystoid macular edema, retinal detachment, and glaucoma after Nd : YAG laser posterior capsulotomy. Am J Ophthalmol 112:373–380
8. Bath PE, Boerner CF, Yadavinder D (1987) Pathology and physics of YAG-laser intraocular lens damage. J Cataract Refract Surg 13:47–49
9. Bath PE, Hoffer KJ, Aron-Rosa D, Yagavinder D (1987) Glare disability secondary to YAG laser intraocular lens damage. J Cataract Refract Surg 13:309–313
10. Capon M, Mellerio J, Docchio F (1988) Intraocular lens damage from Nd : YAG laser pusses focused in the vitreous. Part I: Q-switched lasers. J Cataract Refract Surg 14:526–529
11. Sliney DH, Dolch BR, Rosen A, DeJacma FW (1988) Intraocular lens damage from Nd : YAG laser pulses focused in the vitreous. Part II: Mode-locked lasers. J Cataract Refract Surg 14:530–533

Zur Nachstarresektion über einen Pars-plana-Zugang bei dichten Kapselfibrosen

S. Kohnen und W. Hammerstein

Zusammenfassung. Es wird über eine Methode zur Nachstarresektion bei dichten Kapselfibrosen und Pseudophakie berichtet. Das chirurgische Vorgehen wurde erforderlich, wenn dichte Kapselfibrosen mit dem Neodymium-YAG-Laser nicht eröffnet werden konnten. Über einen Pars-plana-Zugang wurde der Mikrostripper nach Klöti eingesetzt. Wahlweise wurde die Nachstarmembran mit dem Satomesser kreuzförmig eröffnet. Anschließend wurde die Kapselfibrose mit dem Vitrektom vom Zentrum ausgehend reseziert. Peripher blieb ein Kapselrand zur Stabilisierung der Kunstlinse stehen. Die chirurgische Nachstarresektion stellt eine Methode zur Verbesserung der Sehschärfe dar, wenn eine YAG-Kapsulotomie nicht mehr möglich ist.

Summary. We present a method for capsulotomy in thick posterior capsule opacification and pseudophakia. Surgery became necessary when secondary cataracts could not be opened with the neodymium-YAG-laser. Through a pars plana entrance Klöti's vitrectomy instrumentation was used. In some cases the capsule edge was opened with Sato's knife. Then the secondary cataract could be removed from the center into all directions. In the periphery the capsule was saved for stability of the intraocular lense. This kind of surgery for thick posterior capsule opacification is one method for improvement of visual acuity, when YAG-capsulotomy is not possible.

Einführung

Die sekundäre Trübung der hinteren Linsenkapsel stellt die häufigste Komplikation nach extrakapsulärer Kataraktoperation mit Hinterkammerlinsenimplantation dar. Die Visusminderung kann hierbei beträchtlich sein und ist insoweit dramatisch für den Patienten.

Die Therapie der Wahl stellt zur Zeit die Neodymium-YAG-Laser-Kapsulotomie dar. Doch auch diese Methode ist mit Komplikationen behaftet. Zu nennen sind hier die postoperative Druckerhöhung, ein intraokularer Reizzustand, das Makulaödem und die Netzhautablösung (Ohrloff et al, 1990). Hinzu kommen unschöne Laserspuren auf der Kunstlinsenrückfläche, besonders wenn mit hoher Energie und Frequenz bei dichteren Kapselfibrosen gearbeitet werden muß (Kohnen et al, 1993).

Sehr dichte Kapseltrübungen vom fibrotischen Typ können nicht mit dem Laser eröffnet werden. Hier stößt der YAG-Laser an die Grenzen seiner Leistungsfähigkeit. Eine chirurgische Intervention bleibt unausweichlich, wenn die Sehleistung des Patienten wiederhergestellt werden soll.

Verschiedene Autoren haben über Absaugmethoden beim Nachstar vom regeneratorischen Typ berichtet (Kammann, Douvas, 1986; Janknecht, Funk, 1992,

1993; Lischetti, 1990; Trinkmann et al, 1989). Diese Verfahren eignen sich jedoch nicht zur Resektion von Kapselfibrosen. Klöti (1989) beschrieb eine Kapsulotomie beim fibrotischen Nachstar mit dem Vitrektom. Der Zugang wird hierbei über die Pars plana gewählt. Wir führten diese Operation in 12 Patientenaugen durch. Es werden die Operation sowie unsere Ergebnisse vorgestellt und diskutiert.

Beschreibung der Operation

Zunächst wird im temporal oberen Quadranten ein Bindehautlappen präpariert. Liegt die Sklera frei, wird ein Zugang über Pars plana, ca. 3,5 mm vom Limbus entfernt, angelegt. Hierfür bietet sich eine limbusparallele Sklerotomie an, um gefahrlos in den Glaskörperraum einzudringen. Durch die anschließende Koagulation im Wundbereich kommt es zu einem Schrumpfungseffekt der Skleralippen. Dies erleichtert das Einführen der Instrumente. Mit dem Satomesser wird wahlweise die Nachstarmembran kreuzförmig geschlitzt. Durch Eröffnung der teilweise recht glatten hinteren Linsenkapsel kann diese leichter von dem Vitrektom erfaßt werden. Mit dem Stripper wird die Membran im Pupillarbereich reseziert (siehe Abb. 1). Im Zentrum beginnend, arbeitet sich das Vitrektom in alle Richtungen nach peripher. Bei retrograder Illumination wird die hintere Linsenkapsel dargestellt. Peripher bleibt ein Kapselrand zur Stabilisierung der Kunstlinse stehen. Schließlich wird die Sklerotomie mit einer einzelnen Nylon-Knüpfnaht verschlossen. Durch Adaptation der Bindehaut wird die Wunde gedeckt.

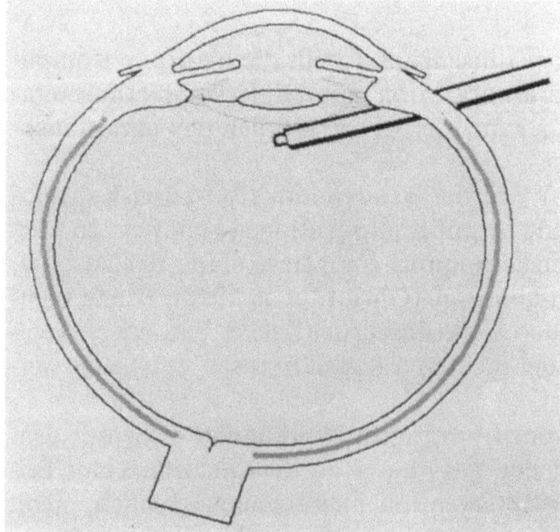

Abb. 1. Dargestellt wird der Operationssitus in einem Querschnitt. Über einen Pars-plana-Zugang wird das Vitrektom hinter der Kapselfibrose positioniert. Die Resektion erfolgt von zentral nach peripher

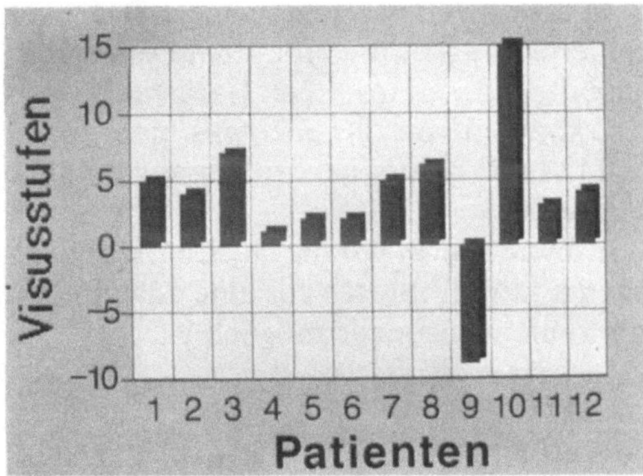

Abb. 2. Dargestellt sind die Visusveränderungen durch die Operation. Auf der y-Achse sind logarhythmische Visusstufen aufgetragen. Die x-Achse gibt die 12 operierten Augen an. Durchschnittlich stieg der Visus nach der Operation um 5 Visusstufen

Ergebnisse

Es wurden 12 Patientenaugen mit fibrotischem Nachstar nach der oben beschriebenen Methode operiert. Bei allen Patienten war der Visus durch die sekundäre Kapseltrübung deutlich reduziert. Die Hälfte der Patienten lag bei einem präoperativen Visus von 0,1 oder darunter. Alle Patienten äußerten den dringenden Wunsch nach einer Visusrehabilitation. Primär wurde eine Nd: YAG-Kapsulotomie versucht, die jedoch nicht zur erwünschten Eröffnung der Nachstarmembran führte.

Nach der Kapsulotomie wurde der Visus bei 11 von 12 Patienten deutlich verbessert, im Durchschnitt um 5 logarithmische Visusstufen (siehe Abb. 2). Der beste postoperative Visus nach der Kataraktoperation wurde von allen 11 Patienten erreicht, teilweise sogar übertroffen. Bei einer Patientin (Nr. 9) kam es intraoperativ zu einer Glaskörperblutung, die den postoperativen Visus verschlechterte. Diese Blutung bestand auch noch 4 Wochen nach der Kapsulotomie bei unserer letzten Kontrolle, obwohl sich die Sehleistung wieder leicht verbessert hatte. Auch für diese Patientin erwarten wir ein zufriedenstellendes Ergebnis nach gänzlicher Resorption der Blutung.

Diskussion

Die chirurgische Nachstarresektion bei sekundären Kapselfibrosen stellt eine Möglichkeit zur Visusrehabilitation dar, wenn andere Methoden erfolglos bleiben. Das chirurgische Verfahren läßt sich mühelos durchführen und erwies sich bisher als relativ komplikationsarm. Soweit dies zum jetzigen Zeitpunkt bei einer Nachbeobachtungszeit von 4 Wochen bis 18 Monaten (Mittel 7,5 Monate) beurteilt werden kann, kam es nur zu einer nennenswerten Komplikation in Form einer Glaskörperblutung. Mögliche Komplikationen wie Makulaödeme oder Netzhautablösungen wurden nicht beobachtet. Allerdings erlaubt unser bescheidenes Patientengut hierzu keine statistischen Aussagen.

Andere Komplikationen, wie z. B. Kunstlinsendezentrierungen und unkontrollierte Kapselrupturen mit und ohne Glaskörperprolaps, die bei der Absaugung des regeneratorischen Nachstar über die Vorderkammer beschrieben wurden, konnten von uns ebenfalls nicht beobachtet werden. Schließlich können Rezidive, die häufig bei den Absaugmethoden auftreten, gänzlich ausgeschlossen werden.

Insoweit halten wir die Nachstarresektion über einen Pars-plana-Zugang bei dichten Kapselfibrosen für eine adäquate Methode, wenn eine Nd: YAG-Kapsulotomie nicht mehr möglich ist.

Literatur

Klöti R (1989) Chirurgischer Zugang zum Glaskörper. In: Mackensen G, Neubauer H (Hrsg) Kirchnersche allg. und spez. Operationslehre, Band 4. Springer, Berlin Heidelberg New York

Apple D, Solomon K, Tetz M, Assia E, Holland E, Legler U, Tsai J, Castaneda V, Hoggatt J, Kostick A (1992) Posterior capsule opacification. Surv Ophthalmol 37

Schneider T (1991) Sekundäre Trübungen der hinteren Linsenkapsel und ihre Durchtrennung mit dem Nd-YAG-Laser. Ophthalmol Chir 3:61–74

Kammann J, Douvas N (1986) Alternativtherapie zum YAG-Laser bei proliferativer Nachstarbildung. Fortschr Ophthalmol 83:453

Francois J-H, Aladdouni T (1989) Le traitement de l'opacification de la capsule posterieure du cristalin après extraction extracapsulaire. Bull Soc Ophthalmol Fr 89:1297–1300

Janknecht P, Funk J (1992) Die chirurgische Nachstarabsaugung. Ophthalmologe 89:291–294

Ohrloff C, Schalnus R, Rothe R, Spitznas M (1990) Role of the posterior capsule in the aqueous-vitreous barrier in aphakic and pseudophakic eyes. J Cataract Refract Surg 16:198–201

Lischetti P (1990) New technique for posterior capsulotomy. Eur J Implant Refract Surg 2:77–79

Shah G, Gills J, Durham D, Ausmus W (1986) Three thousand YAG lasers in posterior capsulotomies: an analysis of complications and comparison to polishing and surgical discision. Ophthalmic Surg 17:473–477

Trinkmann R, Jungmann P, Knorz M (1989) Peeling technique for cataracta secundaria associated with posterior chamber lenses. J Cataract Refract Surg 15:212–214

Janknecht P, Funk J (1993) Erfolgsquote, Komplikationen und Rezidive der chirurgischen Nachstarabsaugung. In: Neuhann T, Hartmann C, Rochels R (Hrsg) 6. Kongreß der DGII. Springer, Berlin Heidelberg New York, S 159–162

Kohnen T, Werner M, Han J, Koch H-R (1993) PMMA-, Silikon- und Hydrogelimplantlinsen nach Nd: YAG-Laserbeschuß: rasterelektronenmikroskopische Befunde. In: Neuhann T, Hartmann C, Rochels R (Hrsg) 6. Kongreß der DGII. Springer, Berlin Heidelberg New York, S 509–513

Hornhaut

Chirurgische Probleme

Läßt sich der Astigmatismus bei der Keratoplastik verhindern bzw. korrigieren?

G. O. H. Naumann, B. Seitz, G. K. Lang, A. Langenbucher und M. M. Kus

Zusammenfassung. Ursache für den kurzfristig nach der perforierenden Keratoplastik bestehenden Astigmatismus ist vor allem eine Asymmetrie der Nahtlegung. Für den langfristigen residularen Astigmatismus nach Hornhautfadenentfernung sind Dezentrierung, unterschiedliche Dicke zwischen Spender und Empfänger sowie eine „horizontale Torsion“ und „vertikale Kippung“ des Transplantates gegenüber der Wirtshornhaut verantwortlich. Zur Verminderung bzw. Vermeidung eines exzessiven bzw. irregulären Astigmatismus bei der Hornhautchirurgie sind folgende Ansätze denkbar: Bei oberflächlichen avaskulären Prozessen läßt sich mittels nicht-mechanischer phototherapeutischer 193-nm-Excimer-Laser-Keratektomie (PTK) die Trübung beseitigen, ohne daß eine Naht erforderlich wird. Der Einsatz des 193-nm-Excimer-Lasers dient auch zur Vermeidung der bei konventioneller Trepanation üblichen mechanischen Deformation im Rahmen der perforierenden Keratoplastik und liefert glatte Schnittflächen sowie annähernd perpendikuläre Schnittwinkel. Acht Orientierungszähnchen am Transplantatrand haben sich dabei als Positionierungshilfe nach dem „Schlüssel-Schloß-Prinzip“ bewährt. Nach detaillierter Analyse der Hornhauttopographie bieten gezielte limbusparallele Keratotomien im Transplantat und Kompressionsnähte im rechten Winkel dazu die Möglichkeit, einen exzessiven Astigmatismus nach Keratoplastik zu verringern.

Summary. The main reason for the short-term astigmatism after penetrating keratoplasty is asymmetric suturing. Decentration, different thickness of graft and recipient cornea as well as “horizontal torsion” and “vertical tilt” of the donor button in the recipient bed are responsible for the residual long-term astigmatism after suture removal. Concepts of avoidance or reduction of an excessive or irregular astigmastism in corneal surgery are discussed as follows:

Superficial avascular corneal lesions may be cured by means of a non-mechanical phototherapeutic excimer laser 193 nm keratectomy (PTK), not requiring sutures. Furthermore the application of the excimer laser 193 nm helps to avoid mechanical deformation usually appearing during conventional trephination in penetrating keratoplasty. Thus smooth cut surfaces and almost perpendicular cut angles can be created. Eight “orientation teeth” proved to be helpful for the positioning of the graft in the recipient bed like a “key-in a key hole”. After detailed analysis of the corneal topography limbus-parallel keratomomies and compression sutures 90° away are feasible for the reduction of an excessively high postkeratoplasty astigmatism.

Einleitung

Der Astigmatismus ist nicht das schwerwiegendste Problem der Ophthalmologie – weder der Kataraktchirurgie noch der Keratoplastik, obwohl einschlägige Publikationen in letzter Zeit diesen Eindruck entstehen lassen könnten.

Aber hoher und/oder irregulärer Astigmatismus nach sonst erfolgreicher Keratoplastik ist der wichtigste Grund für eine unbefriedigende Sehleistung und mehr als ein Ärgernis für den betroffenen Patienten.

Zu unterscheiden ist der *kurzfristig* postoperativ bestehende Astigmatismus, der hauptsächlich durch die Ausgangssituation der Patientenhornhaut und durch die Naht [4] bestimmt wird. Von wesentlich größerer Bedeutung aber ist der *langfristig persistierende* Restastigmatismus nach Entfernung der Hornhautfäden. Neben der Ausgangssituation der Wirtshornhaut glauben wir, daß Diskrepanzen in der Morphologie der Wundoberfläche beim Patienten und im Transplantat dafür entscheidend sind. Diese entstehen durch unterschiedliche Deformation des Spendergewebes und der Wirtshornhaut bei der mechanischen Trepanation. Wir sind überzeugt, daß die nicht-mechanische

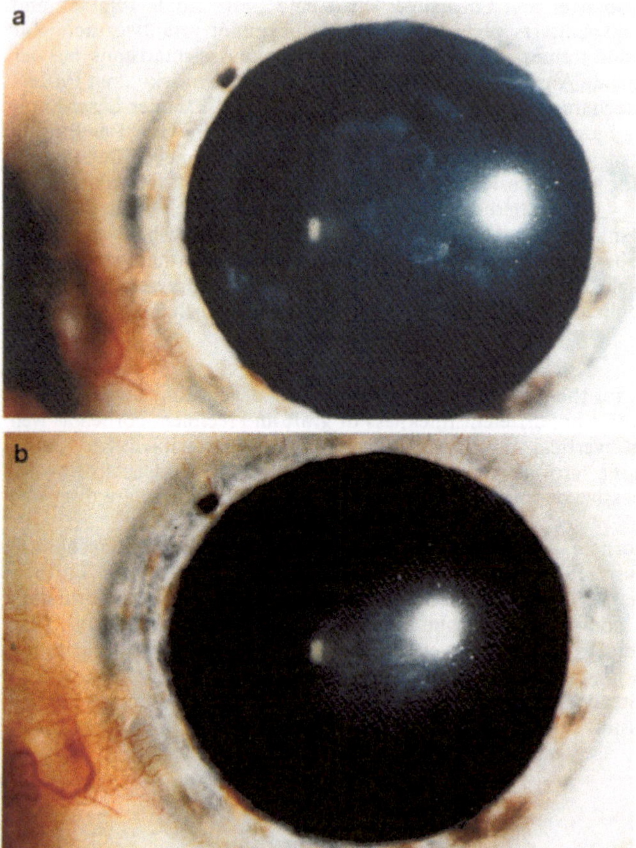

Abb. 1a–d. Patient B. A., männl., 57 Jahre alt, OD: **a** Avaskuläre Hornhautnarben und irregulärer Astigmatismus 2 Jahre nach Verätzung. Astigmatismus 2,5 dpt (Zeiss-Ophthalmometer), Visus 0,25; **b** 6 Monate nach phototherapeutischer Keratektomie (PTK). Astigmatismus 1,25 dpt (Zeiss-Ophthalmometer), Visus 0,8; **c** präoperative Hornhaut-Topographie-Analyse (TMS); **d** postoperative Hornhaut-Topographie Analyse (TMS) 6 Monate nach PTK

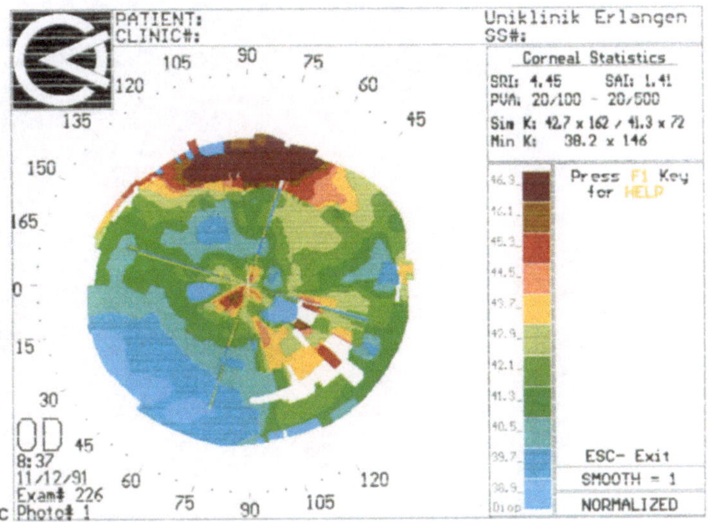

c

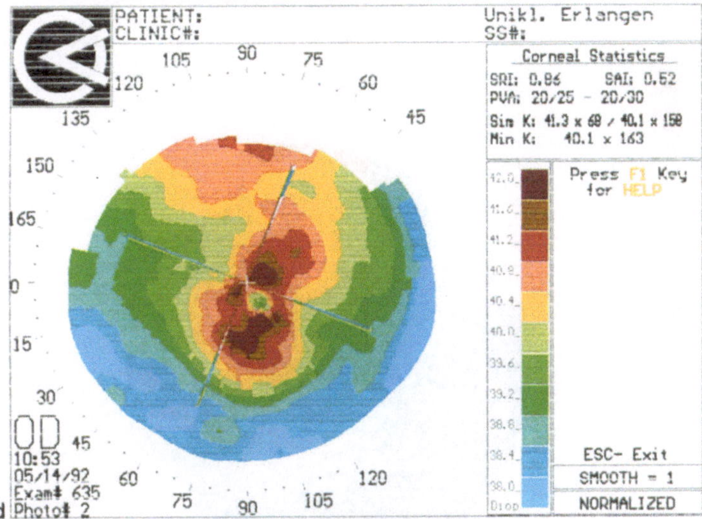

d

Abb. 1c, d

und „nicht-thermisch" [17] wirksame Trepanation mit dem Ultraviolett-Excimer-Laser 193 nm am Rand von Metallmasken diese bei der mechanischen Trepanation unumgänglichen Deformationen vermeiden kann.

Astigmatismus nach Keratoplastik

Von der kongenitalen Variante sind erworbene Formen des Astigmatismus zu unterscheiden. Der kongenitale Astigmatismus ist von Bedeutung sowohl beim

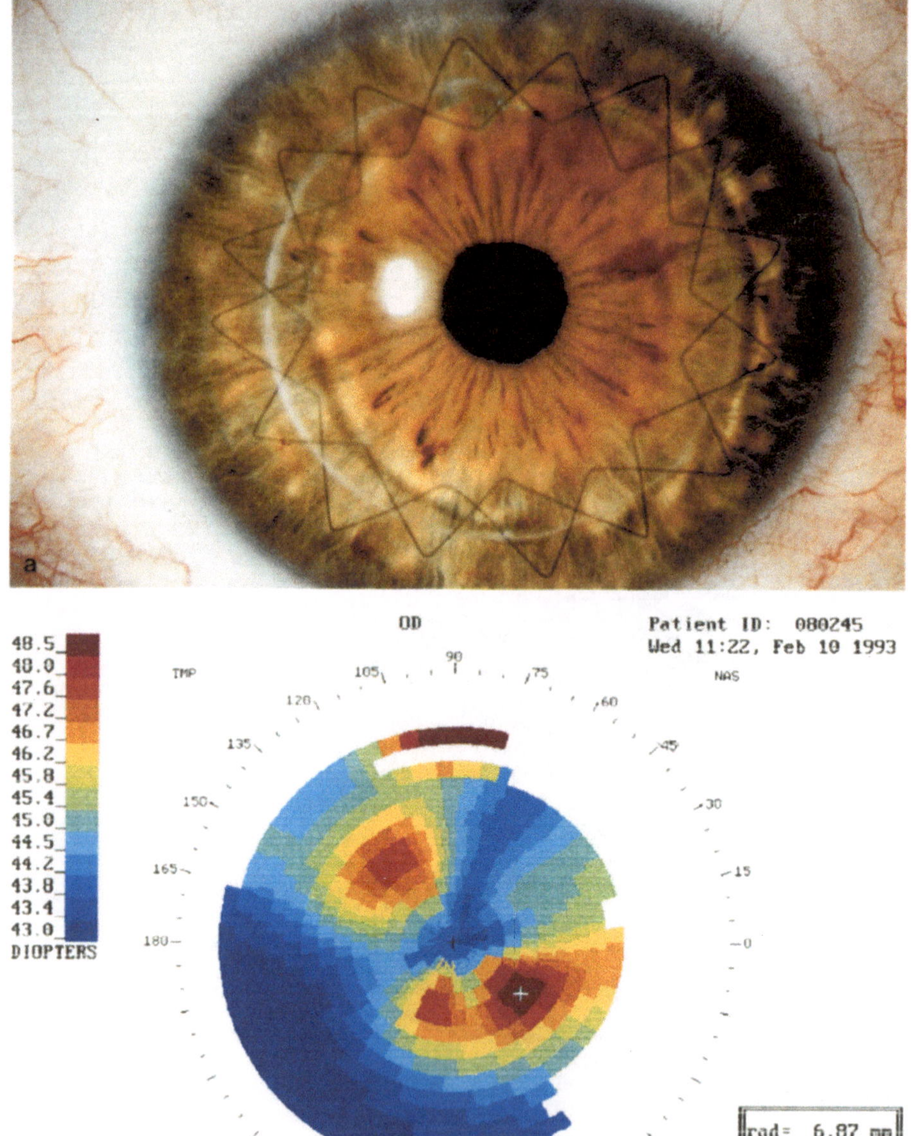

Abb. 2 a, b. Patientin H. I., weibl., 48 Jahre alt, granuläre Hornhaut-Dystrophie, OS. **a** 11 Monate nach perforierender Excimer-Laser-Keratoplastik (7,5/7,6 mm) mit 4 Orientierungszähnchen nach innen, doppelt fortlaufende Naht nach Hoffmann. Astigmatismus 1,25 dpt (Zeiss-Ophthalmometer), Visus 0,8; **b** Hornhaut-Topographie-Analyse (Eye Sys) 11 Monate nach perforierender Keratoplastik

Patienten als auch bei der Spenderhornhaut. Letzterer wird aber bisher in der Regel ignoriert.

Für den kurzfristig postoperativ auftretenden Astigmatismus ist vor allem eine Asymmetrie der Naht verantwortlich zu machen. Gründe für den persistierenden, langfristigen Astigmatismus sind die Dezentrierung, unterschiedliche korneale Dicke zwischen Spender und Empfänger sowie eine „vertikale Kippung“ und eine „horizontale Torsion“ des Transplantates gegenüber der Wirtshornhaut. Für die Wahl der Nahttechnik bei der perforierenden Keratoplastik ist insbesondere der Zustand der Bowmanschen Lamelle maßgebend [15]. Entsprechende Konsequenzen haben Fadenlockerungen und entstehende Infiltrate insbesondere bei Keratokonus, bei Trisomie 21 und bei sonstigen präoperativ bestehenden Defekten der Bowmanschen Lamelle.

Folgende Ansätze sind zur Verminderung bzw. Vermeidung eines exzessiven bzw. irregulären Astigmatismus bei der Chirurgie der Hornhaut möglich:

Chirurgie der Kornea ohne Naht

Liegt die korneale Erkrankung in der Oberfläche und verschont die tieferen Hornhautschichten, läßt sich mit einer nicht-mechanischen phototherapeutischen Keratektomie (PTK) die Trübung beseitigen, ohne daß eine Naht erforderlich wird. Diese ist besonders gut durchführbar bei sehr oberflächlich gelegenen Narben nach Verätzung (Abb. 1 a – d), bei der Salzmannschen nodulären Hornhautdegeneration sowie bei oberflächlichen Dystrophien, insbesondere der granulären Hornhautdystrophie. Alternativ, aber bisher nur experimentell durchgeführt, wäre die Injektion von gezüchteten kornealen Endothelzellen in die Vorderkammer bei Endothelverlust, z. B. im Rahmen einer Fuchsschen Hornhautdystrophie, bei sekundärer Endotheldekompensation nach Trauma oder operativen Maßnahmen [3].

Vermeidung der mechanischen Trepanation durch nicht-mechanische Trepanation mit dem UV-Excimer-Laser 193 nm entlang von Metallmasken

Im Gegensatz zur konventionellen mechanischen Trepanation vermeidet die nicht-mechanische Excimer-Laser-Trepanation 193 nm die unterschiedliche Deformation des Spender- und Wirtsgewebes [2, 5, 6, 8, 11, 13 – 15]. Neben der fehlenden mechanischen Deformation erscheint hierbei als zusätzlicher Vorzug die Tatsache, daß auch nicht-kreisrunde Trepanationen [10, 12, 18] und divergente Schnittwinkel [20] möglich sind. Bei einer Serie von mehr als 70 Patienten hat sich bei uns die Verwendung von 4 bzw. 8 0,30×0,15 mm (B×H) großen Orientierungszähnchen [1, 16, 17] bewährt (Abb. 2a, b). Daneben läßt sich der Excimer-Laser auch im Rahmen der lamellären Keratoplastik [7, 9, 22] sowie der Trabekulektomie beim Glaukom [21] einsetzen.

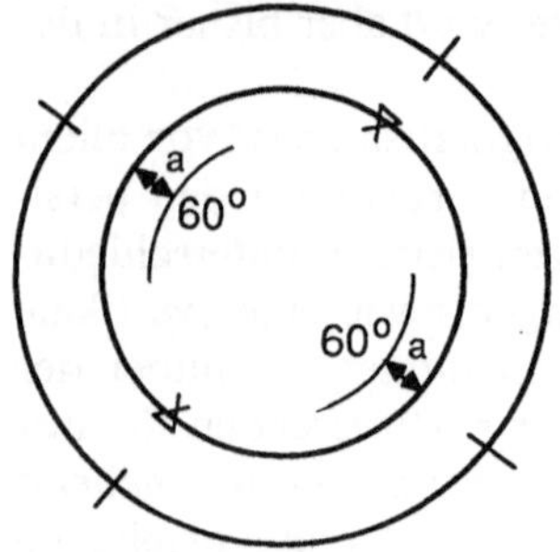

Abb. 3. Limbusparallele Keratotomien und Kompressionsnähte bei ausgeprägtem Astigmatismus nach perforierender Keratoplastik (schematische Zeichnung; aus: Seitz/Naumann [19]). Hier: Steile Achse bei 135° mit 2 symmetrischen Inzisionen über 2 h innerhalb des Spender-Empfänger-Interface, senkrecht dazu 2 symmetrische Nähte

Korrektur von exzessivem Astigmatismus nach Keratoplastik

Nach detaillierter Analyse der Hornhauttopographie bietet eine gezielte limbusparallele Keratotomie im Transplantat sowie Kompressionseinzelknopfnähte im Winkel von 90° dazu (Abb. 3) nach dem Vorschlag von Troutman [23] die Möglichkeit, diesen exzessiven Astigmatismus zu verringern [19]. Ein alternatives, noch experimentelles Verfahren ist die Anwendung von Picosekunden-Lasern in der Nachbarschaft zum Transplantat.

Literatur

1. Bartolino A, Seitz B, Grethlein S, Naumann GOH (1991) Elliptische perforierende Keratoplastik mit dem Excimer Laser 193 nm – Positionierungshilfe durch Maskenmodifikation. Fortsch Ophthalmol 88 (Suppl 1):247
2. Gebhart E, Lang GK, Tittelbach H, Rau D, Naumann GOH (1990) Untersuchungen zur Chromosomenmutagenität eines 193 nm Excimer Lasers. Fortschr Ophthalmol 87:229–233
3. Gospodarowicz D, Greenburg G, Alvarado J (1979) Transplantation of cultured bovine endothelial cells to rabbit cornea. Proc Natl Acad Sci 76:464
4. Hoffmann F (1976) Nahttechnik bei perforierender Keratoplastik. Klin Monatsbl Augenheilkd 169:584–590
5. Koch JW, Lang GK, Kolkmeier J, Naumann GOH (1990) Korneale Wundheilung nach perforierender und nicht-perforierender Excimer-Laser-Keratektomie – Eine experimentelle Studie. Fortschr Ophthalmol 87:615–622
6. Koch JW, Lang GK, Naumann GOH (1991) Endothelial reaction to perforating and non-perforating excimer laser excisions in rabbits. Refract Corneal Surg 7:214–222
7. Kubota T, Seitz B, Tetsumoto K, Naumann GOH (1992) Lamellar excimer laser keratoplasty: Reproducible photoablation of corneal tissue – a laboratory study. Doc Ophthalmol 82:193–200
8. Lang GK, Green WR, Maumanee AE (1986) Clinicopathologic studies of keratoplasty eyes obtained post mortem. Am J Ophthalmol 101:28–40
9. Lang GK, Koch JW, Naumann GOH, Yanoff M (1989) Lamellar excimer laser keratoplasty. Ophthalmology 96 (Suppl):125
10. Lang GK, Naumann GOH, Koch JW (1990) A new elliptical excision of corneal transplantation using an excimer laser. Arch Ophthalmol 108:914–915
11. Lang GK, Schröder E, Koch JW, Yanoff M, Naumann GOH (1989) Excimer laser keratoplasty. I. Basic concepts. Ophthalmic Surg 20:262–267

12. Lang GK, Schröder E, Koch JW, Yanoff M, Naumann GOH (1989) Excimer laser keratoplasty. II. Elliptical keratoplasty. Ophthalmic Surg 20:342–346
13. Lang GK, Schröder E, Koch JW, Yanoff M, Naumann GOH (1989) Korneale Schnittkonfigurationen mit dem Excimer Laser – Eine experimentelle Studie. Fortschr Ophthalmol 86:437–442
14. Naumann GOH (1972) Einfacher Keratoplastik-Trepan zur Verwendung unter dem Operationsmikroskop. Klin Monatsbl Augenheilkd 161:708
15. Naumann GOH, Sautter H (1991) Surgical procedures on the cornea. In: Blodi FC, Mackensen G, Neubauer H (eds) Surgical Ophthalmology 1, Chapter VIII. Springer, Berlin Heidelberg New York
16. Naumann GOH, Seitz B (1992) Excimer Laser 193nm Trepanation mit „Orientierungszähnchen" bei der perforierenden Keratoplastik. Der Ophthalmologe 89 (Suppl 1):66
17. Naumann GOH, Seitz B (1992) Excimer Laser 193nm trephination with "orientation teeth" in penetrating keratoplasty. Ophthalmology 99 (Suppl):122
18. Seitz B, Grethlein S, Naumann GOH, Lang GK (1991) Elliptical penetrating keratoplasty (PK) with the Excimer Laser 193nm – Thermal profile on metal mask and corneal tissue. Invest Ophthalmol Vis Sci 32 (Suppl):996
19. Seitz B, Naumann GOH (1993) Limbus-parallel keratotomies and compression sutures in excessive astigmatism after penetrating keratoplasty. German J Ophthalmol 2:42–50
20. Seitz B, Langenbucher A, Kus MM, Naumann GOH (1993) Excimer Laser 193nm trephination with divergent cut angles in penetrating keratoplasty. Invest Ophthalmol Vis Sci 34 (Suppl):1085
21. Seitz B, Kubota T, Rummelt C, Naumann GOH (1992) Trabeculectomy ab externo: Potential of the Excimer Laser 193 nm for preparation of lamellar scleral flap and removal of juxtacanalicular tissue. Invest Ophthalmol Vis Sci 33 (Suppl):2861
22. Tetsumoto K, Kazusa R, Seitz B, Naumann GOH (1992) Lamellar excimer laser keratoplasty: Experimental study on photoablation depth. J Eye (Atarahii Ganka) 9:1871–1874
23. Troutman RC, Swinger C (1980) Relaxing incisions for control of postoperative astigmatism following keratoplasty. Ophthalmic Surg 11:117–120

Astigmatismuskontrolle nach perforierender Keratoplastik

C.-D. Quentin

Zusammenfassung. Der Erfolg einer perforierenden Keratoplastik hängt nicht nur von einem klaren Transplantat, sondern auch von einem möglichst geringen postoperativen Astigmatismus ab. Die Nahttechnik ist dabei von entscheidender Bedeutung. Durch die Kombination von einer fortlaufenden Naht mit Einzelnähten (10,0 Nylon) und gezielter Nahtentfernung in der Folgezeit wurde versucht, den Astigmatismus zu beeinflussen. Bei 25 Patienten im Alter von 21 bis 79 Jahren führten wir die perforierende Keratoplastik mit dieser Nahttechnik durch. Von der 2. Woche an bis zu 9 Monaten postoperativ wurden selektiv Einzelnähte entfernt. Bei einer mittleren Nachbeobachtungszeit von 17,3 Monaten (6–23 Monate) konnte der postoperative Astigmatismus durch dieses Vorgehen von 4,2 dpt (1,5–10,0 dpt) auf 3,2 dpt (0,5–6,0 dpt) reduziert werden. Eine Einzelnahtentfernung nach mehr als 3 Monaten führte nur noch zu geringen Veränderungen. Bei guter Kooperation zwischen Patienten, häuslichem Augenarzt und der Klinik ist die kombinierte Nahttechnik eine wirksame Methode, den Astigmatismus nach perforierender Keratoplastik zu reduzieren.

Summary. The success of a penetrating keratoplasty is dependent upon both a clear transplant and minimal postoperative astigmatism. Suture technic is critical. To reduce the astigmatism we chose a combination of continuous and interrupted suture wound closure with selective suture removal in the following months. We used this suture technic in penetrating keratoplasty with 25 patients, aged 21 to 79 years. We selectively removed the interrupted sutures from the second week until the ninth month following the operation. We were able to reduce postoperative astigmatism from 4.2 dpt (1.5–10.0 dpt) to 3.2 dpt (0.5–6.0 dpt). An interrupted suture removal after more than three months resulted in minimal change. The combination suture technic is an effective method in reducing astigmatism after penetrating keratoplasty but requires cooperation between the patient, the local ophthalmologist, and the surgeon.

Einführung

Der Erfolg einer Keratoplastik hängt nicht nur von einem klaren Transplantat, sondern auch von einem möglichst geringen postoperativen Astigmatismus ab. Dieser ist von zahlreichen Faktoren abhängig: der bestehenden Hornhauterkrankung, der Art der Trepanationstechnik, der Disparität zwischen Transplantat und Empfängerbett und unterschiedlicher Wund- und Einheilungstendenzen. Nicht zuletzt wird der Astigmatismus besonders auch durch die Nahttechnik beeinflußt. Statt einer fortlaufenden Naht empfahlen Cottingham, Stainer et al. sowie Binder [2, 3, 6] eine Kombination von fortlaufender Naht mit Einzelnähten, um in der postoprativen Phase durch gezielte Entfernung von Einzelnähten den Astigmatismus zu reduzieren. Da diese Studien von mehreren Chirurgen durchgeführt wurden und die Trepanationstechnik und Transplantatgröße variierten, sollte durch eine Standardisierung dieser Faktoren eine kritische Untersuchung der kombinierten Nahttechnik erfolgen.

Patienten und Methode

Eine perforierende Keratoplastik mit kombinierter Nahttechnik wurde bei 25 Patienten im Alter von 21 bis 79 Jahren (18 Frauen, 7 Männer) von ein und demselben Operateur in Intubationsnarkose durchgeführt. Der Grund für eine Keratoplastik war 6mal ein Keratokonus, 6mal eine Fuchssche Endoepitheldystrophie, 5mal eine metaherpetische Keratitis und in je 3 Fällen eine bullöse Keratopathie und ausgeprägte Hornhautnarben sowie eine bröckelige Hornhautdystrophie bei zwei Augen.

Die Nahttechnik zeigt die Abbildung 1. Zunächst wurden 4 Einzelnähte gelegt, um das Transplantat in der Wirtskornea zu fixieren. Es erfolgte dann die weitere Einnähung des Transplantates mit insgesamt 12 Einzelnähten (10,0-Nylon) und anschließender fortlaufender Naht, ebenfalls mit 10,0-Nylon, die 16 bis 18 Stiche aufwies. Es wurde darauf geachtet, daß die fortlaufende Naht das Transplantat spannungsfrei fixierte. Die Knoten aller Einzelnähte und der fortlaufenden Naht wurden versenkt.

Die Trepanation des Transplantates erfolgte mit Hilfe einer Stanze von der Endothelseite her. Am Patienten wurde ein offener, 7,0 mm großer Handtrepan benutzt. Methylzellulose oder Hyaluronsäure wurden regelmäßig als Endothelschutz und zur intraoperativen Vertiefung der Vorderkammer beim Einnähen des Transplantates verwendet.

Der Astigmatismus und die Achsenlage des Minuszylinders wurde in der postoperativen Phase mit Hilfe der Placido-Scheibe, des Keratometers und der subjektiven Refraktion bestimmt. Die Entfernung der Einzelnähte erfolgte postoperativ ambulant unter Lokalanästhetika.

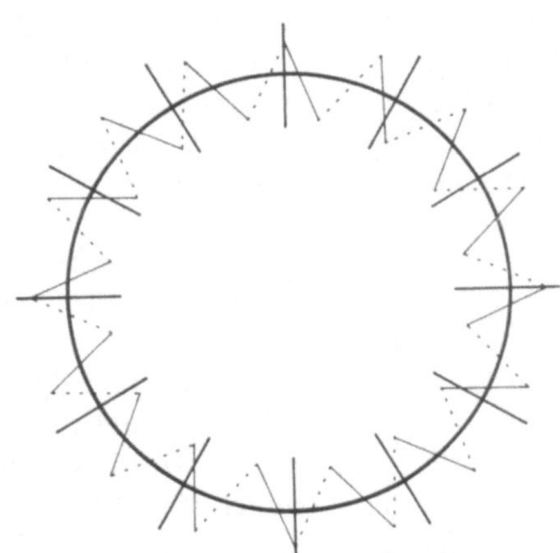

Abb. 1. Kombinierte fortlaufende Naht (10,0-Nylon) mit 12 Einzelnähten (10,0-Nylon)

Ergebnisse

Der postoperative Astigmatismus nach perforierender Keratoplastik und kombinierter Nahttechnik betrug zwischen der 3. und 6. Woche bei den 25 operierten Augen im Mittel 4,2 dpt (Extremwerte 1,5 bis 10,0 dpt). Durch mehrmalige Kontrollen in der Folgezeit mit gezielter Entfernung von Einzelnähten wurde versucht, den Astigmatismus zu vermindern. Dies gelang in der Mehrzahl der Fälle durch eine zweimalige Fadenentfernung innerhalb der ersten 4 Monate. Bei 4 Augen wurden 3mal und bei einem Auge 4mal Einzelnähte gelöst. Die größte Änderung des Astigmatismus konnte innerhalb der ersten 3 Monate durch Entfernung von Einzelnähten erzielt werden.

Bei einer mittleren Nachbeobachtungszeit von 18,6 Monaten (Extremwerte 6 bis 25 Monate) konnte durch diese Vorgehensweise der Astigmatismus auf einen mittleren Wert von 3,2 dpt (Extremwerte 0,5 bis 6,0 dpt) reduziert werden. War der Astigmatismus ausreichend vermindert, so wurden die fortlaufende Naht und auch die Einzelnähte belassen.

Als Komplikation kam es bei einem Auge 2 Wochen nach der Einzelnahtentfernung zu einer Abstoßungsreaktion. Sie konnte durch eine kurzfristige hochdosierte lokale Steroidtherapie beherrscht werden. Als zweite Komplikation waren bei 8 der insgesamt 25 Augen spontane Einzelnahtlockerungen zu verzeichnen. In einzelnen Fällen verblieben intrastromal gelegene inkarzerierte Knoten und Reste von Einzelnähten, ohne daß diese in der Folgezeit zu Komplikationen führten.

Diskussion

Die kombinierte Nahttechnik bietet die Möglichkeit, postoperativ den Astigmatismus nach perforierender Keratoplastik aktiv zu beeinflussen. Dies ist ein großer Vorteil gegenüber der einfachen oder doppelten Naht. Mit einfachen Untersuchungsgeräten wie der Placido-Scheibe, dem Keratometer oder der subjektiven Refraktion kann die Astigmatismusachse lokalisiert und durch gezielte Einzelnahtentfernung der Astigmatismus vermindert werden. Mit Hilfe der neu entwickelten computergestützten topographischen Keratometrie ist eine noch genauere Analyse und Verlaufskontrolle möglich, so daß exakter und früher eine Korrektur des Astigmatismus möglich sein wird.

Der mittlere Astigmatismus von 3,20 dpt (0,5 bis 6 dpt), den wir bei 25 Augen mit der kombinierten Nahttechnik bei einer mittleren Nachbeobachtungszeit von 18 Monaten erzielten, entspricht dem Ergebnis anderer Autoren. Binder [2] erreichte mit der kombinierten Nahttechnik bei 188 Augen einen mittleren Astigmatismus von 3,5 dpt, Assil et al. [1] 4,07 dpt bei 19 Augen nach einem Jahr und Musch et al. [5] 2,5 dpt bei 60 Augen nach einem Jahr. Während einige Autoren die fortlaufende Naht und Einzelnähte innerhalb von einem Jahr entfernten, beließen wir diese, um eine weitere Stabilisierung des erzielten Ergebnisses zu erreichen [5]. Diese Vorgehensweise erfordert jedoch häufigere Kontrollen, auch noch zu späteren Zeitpunkten.

Der Nachteil der kombinierten Nahttechnik besteht in einer häufigeren postoperativen Kontrolle. Dies stellt nicht nur für den Patienten, sondern auch für den Chirurgen eine zusätzliche Belastung und Mehrarbeit dar. Exemplarisch für die notwendige Mitarbeit ist ein Patient unserer Untersuchung mit dem höchsten Astigmatismus von 10,0 dpt, der erstmalig nach 9 Monaten zur Kontrolle erschien. Durch die Entfernung von vier Einzelnähten konnte sein Astigmatismus dann noch auf 6,0 dpt erniedrigt werden.

Häufigere Kontrollen sind aber nicht nur zur Nahtentfernung erforderlich, sondern auch, um rechtzeitig lockere Einzelnähte entfernen zu können. Die Nahtlockerung ist eine schwerwiegende Komplikation, da durch sie eine Vaskularisation ausgelöst werden kann und auch Epitheldefekte entstehen können, die die Entwicklung eines Hornhautulkus auf dem Transplantat oder der Wirtskornea begünstigen.

Eine Abstoßungsreaktion, die in der vorliegenden Untersuchung einmal auftrat, wurde auch in der Literatur bei kombinierter Nahttechnik häufiger gesehen [1, 4]. Ob eine unterschwellige Entzündung durch die Entfernung der Einzelnähte ausgelöst wird, ist ungeklärt [1].

Die kombinierte Nahttechnik ist bei vorliegender Kooperation zwischen niedergelassenem Augenarzt, Patient und Chirurgen eine gute Alternative zur fortlaufenden Nahttechnik, da der postoperative Astigmatismus wirkungsvoll korrigiert und erniedrigt werden kann. Häufigere Kontrollen und chirurgische Interventionen über einen längeren Zeitraum bis zum proteolytischen Abbau der verbliebenen letzten stabilisierenden Nähte sind jedoch erforderlich.

Literatur

1. Assil KK, Zarnegar SR, Schanzlin DJ (1992) Visual outcome after penetrating keratoplasty with double continuous or combined interrupted and continuous suture wound closure. Am J Ophthalmol 114:63–71
2. Binder PS (1988) The effect of suture removal on postkeratoplasty astigmatism. Am J Ophthalmol 103:637–645
3. Cottingham AJ (1979) New techniques for preventing high astigmatism in keratoplasty. In: Boyd BF (ed) Highlights of Ophthalmology: Silver Anniversary, vol II. Republic of Panama: Highlights, 1182–1189
4. Goldberg DB, Schanzlin DJ, Mondino BJ, Brown SI (1979) Graft edema after suture removal. Am J Ophthalmol 88:165
5. Musch DC, Meyer RF, Sugar A, Soong HK (1989) Corneal astigmatism after penetrating keratoplasty. Ophthalmology 96:698–703
6. Stainer GA, Perl T, Binder PS (1982) Controlled reduction of postkeratoplasty astigmatism. Ophthalmology 89:668–676

Chirurgische Astigmatismuskorrektur nach perforierender Keratoplastik

P.C. Jacobi, C. Hartmann, M. Severin und K.-U. Bartz-Schmidt

Zusammenfassung. Die vorliegende Studie umfaßt 25 Patienten nach perforierender Keratoplastik, die in Folge eines hohen, konservativ nicht korrigierbaren Astigmatismus einer refraktiven Hornhautchirurgie unterzogen wurden. Als refraktives Verfahren wurden relaxierende Inzisionen im Bereich des Narbenringes kombiniert mit Kompressionsnähten in senkrechter Achse hierzu angewendet. Der absolute präoperative Astigmatismus reichte von 4,0 bis 25,0 dpt und lag im Mittel bei 11,7 ± 4,9 dpt. Postoperativ schwankte er zwischen 2,0 und 15,0 dpt (im Mittel ± SD: 6,2 ± 2,7). Der Netto-Effekt lag bei 6,1 ± 4,3 dpt. Der vektorkorrigierte Astigmatismus lag zwischen 4,2 und 21,7 dpt (im Mittel: 13,1 ± 5,7 dpt).

Als unvermeidbare Nebenwirkung erwies sich eine Myopisierung von im Mittel 4,7 ± 6,9 dpt sphärisches Äquivalent. Das beschriebene Verfahren erweist sich als geeignet, einen störenden Astigmatismus nach perforierender Keratoplastik zu reduzieren; auch wenn die Vorhersagbarkeit des gewünschten Effektes noch immer nicht zufriedenstellend ist.

Summary. We report 25 cases of postkeratoplasty astigmatism, ranging from 4.5 to 25.0 diopters treated with relaxing incisions and compression sutures. Nineteen eyes regained a functional vision of 0.4 or better. Commonly, relaxing incisions were placed in the graft-host interface. 10-0 nylon compression sutures were placed perpendicular to the incisions. After first keratotomy the average time of follow-up was 23 months (range, 3 months to 5 years). The mean preoperative astigmatism was 11.7 ± 4.9 diopters, and the mean postoperative astigmatism was 6.2 ± 2.7 (range, 2.0 to 15.0 dpt). The net decrease in astigmatism was 6.1 ± 4.3 dpt (range, 0.5 to 19.0 dpt), which represents a 47 ± 21% decrease in astigmatism. The mean vector-corrected change in astigmatism was 13.1 ± 5.7 (range, 4.2 – 21.7 dpt), resembling a percentage of effect of 102 ± 49.4% (range, 32 to 238%). As an inevitable side-effect refractive procedures resulted in a myopic shift (4.7 ± 6.9 dpt) in spherical equivalence. Relaxing incisions and compression sutures are most useful procedures reducing disturbing postkeratoplasty astigmatism. However, predictability still remains unsatisfactory and more than one operation may be required.

Einführung

Ein klares Transplantat nach penetrierender Keratoplastik bedeutet für den Chirurgen ein erfolgreiches Operationsergebnis. Aus Sicht des Patienten ist der Erfolg des Eingriffes jedoch von der postoperativen Sehverbesserung abhängig. Ein hoher, persistierender Astigmatismus ist häufig Ursache eines schlechten funktionellen Ergebnisses – trotz klaren Transplantates. Je nach Literaturangabe schwanken die Angaben über den durchschnittlichen Astigmatismus nach penetrierender Keratoplastik zwischen 3 – 6 dpt [1 – 5]; in 10% der Fälle übersteigt der postoperative Astigmatismus jedoch 8 dpt [6]. Die konservative optische Rehabilitation mittels Kontaktlinse oder Brille ist in Fällen höhergradiger, irregulärer Astigmatismen nicht immer zufriedenstellend. Fehlender Visusanstieg, erhöhte Blendungsempfindlichkeit bis hin zu anisometropiebedingten Störungen des Binokularsehens sind typische Klagen der Patienten, die den Operateur oft zur erneuten chirurgischen Intervention bewegen. Neben der Re-Keratoplastik steht uns heute eine Reihe operativ-refraktiver Verfahren zur Verfügung, mit dem Ziel einer Astigmatismusreduktion [7].

Seit Einführung der Keilexzision und der relaxierenden Inzisionen durch Troutman et al. [8, 9] folgte eine Reihe klinischer Studien mit dem Nachweis der Effektivität beider Methoden. Die relaxierende Inzision, kombiniert mit Kompressionsnähten, erwiesen sich als die operationstechnisch leichter durchführbare und hinsichtlich der Vorhersagbarkeit als die zuverlässigere Methode. Erste eigene Erfahrungen haben wir 1990 ausgearbeitet [10].

In der vorliegenden Studie berichten wir über Langzeitergebnisse astigmatismuskorrigierter Keratoplastikpatienten, deren persistierender Astigmatismus nach Fadenentfernung mittels relaxierenden Inzisionen und Kompressionsnähten behandelt wurde.

Material und Methoden

In der Zeit zwischen 1988 und 1992 wurden an der Kölner Universitäts-Augenklinik 20 Keratoplastikpatienten (9 Frauen, 11 Männer) im Alter zwischen 24–89 Jahren (x = 65,5 Jahre) einer chirurgischen Astigmatismuskorrektion unterzogen. Grund der Keratoplastik waren Keratokonus (5), perforierende Verletzung (1), Fuchssche Dystrophie (6) und Skrofulosanarben (6), sowie 2 Hornhauttrübungen, verursacht durch Keratitis herpetica. Das Intervall zwischen Fadenentfernung nach Keratoplastik und refraktiver Korrektur variierte zwischen 4 Monaten und 10 Jahren (x = 15 Monate). Die Keratometrie erfolgte mit Hilfe der Ophthalmometer vom Javal- und Littmann-Typ. Ab 1990 bestand zudem die Möglichkeit der Videokeratographie (TMS-1, Tomey AG, Erlangen, Germany, s. Abb. 1).

Als chirurgisches Verfahren wurden die von Troutman et al. [8] entwickelten relaxierenden Inzisionen im Bereich der steileren Achse, kombiniert mit Kompressionsnähten entlang des flacheren Meridians, angewendet, mit dem Ziel der intraoperativen Astigmatismusumkehr (Abb. 2 und 3).

Die Eingriffe wurden in Tropfanästhesie unter dem Operationsmikroskop durchgeführt. Die limbusparallelen, überwiegend in den Grenzring von Spender- und Empfängerhornhaut plazierten Inzisionen erstreckten sich über 2, maximal 3 Uhrzeiten (60° bzw. 90°) in einer Tiefe von 2/3–3/4 der Hornhautdicke (Abb. 4). In 5 Fällen wurde 0,2 mm zentral vom Grenzring ins freie Transplantat inzidiert. Für die Kompressionsnaht wurde 10×0 Nylon verwendet.

Intraoperativ wurden sowohl Achsenlage als auch Höhe des Astigmatismus mittels Keratometriescheibe (Fa. Morcher) kontrolliert (Abb. 5 und 6). Vorrangiges Ziel war die unmittelbare Achsenumkehr in einer Höhe, die in etwa 50% des Ausgangswertes betrug.

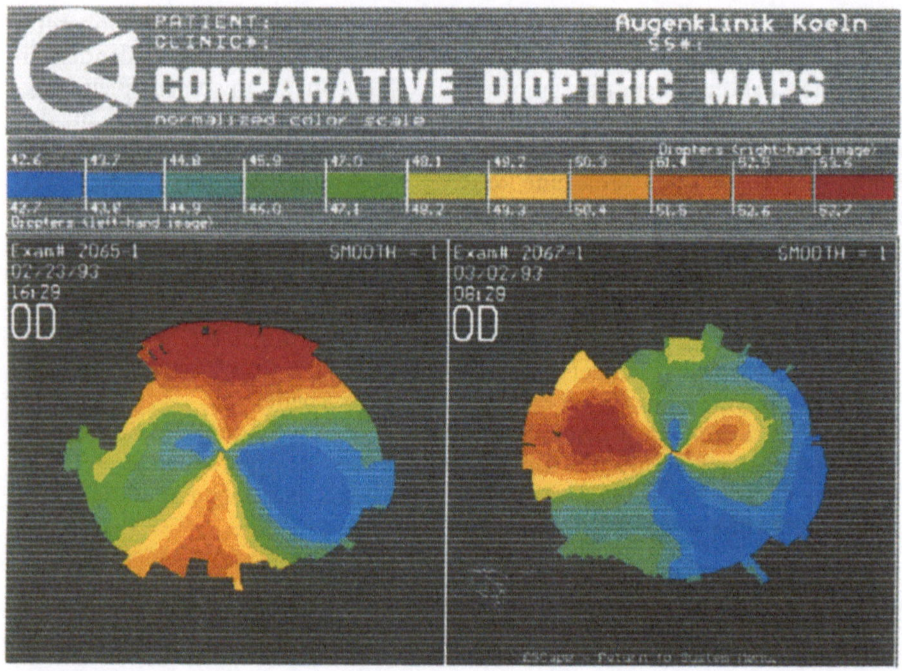

Abb. 1. Prä- (links) und postoperatives (rechts) Hornhauttopogramm nach Astigmatismuskorrektur durch relaxierende Inzisionen und Kompressionsnähte. Warme Farben markieren Bereiche hoher, kalte Farben Bereiche niedriger Hornhautbrechkraft. Die unmittelbar postoperativ angestrebte Überkorrektur läßt sich leicht anhand der Achsenumkehr erkennen

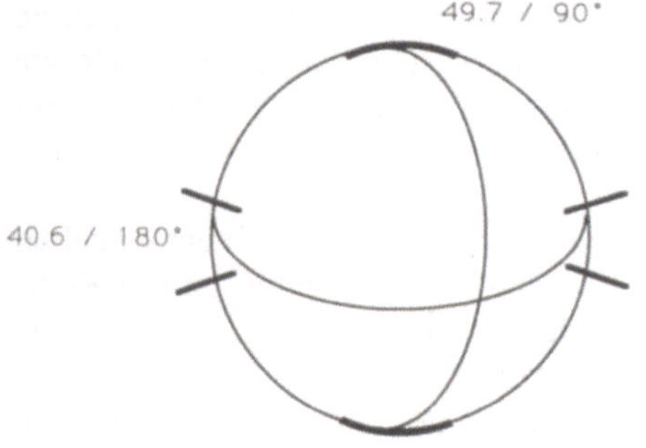

Abb. 2. Schematische Darstellung zur präoperativen Planung der angestrebten Astigmatismuskorrektur: im Bereich der steileren Achse (49,7/90°) werden relaxierende Inzisionen, im Bereich des flacheren Medians (40,6/180°) Kompressionnähte gelegt

Ergebnisse

Die postoperativen Kontrollen erstreckten sich über einen Zeitraum von 5–52 Monaten (x = 24 Monate). Die prä- und postoperativen Werte der 20 Patienten sind in Tabelle 1 zusammengefaßt. Drei Patienten mußten aufgrund ungenügender Reduktion 2mal und ein Patient 3mal Astigmatismus-korrigiert

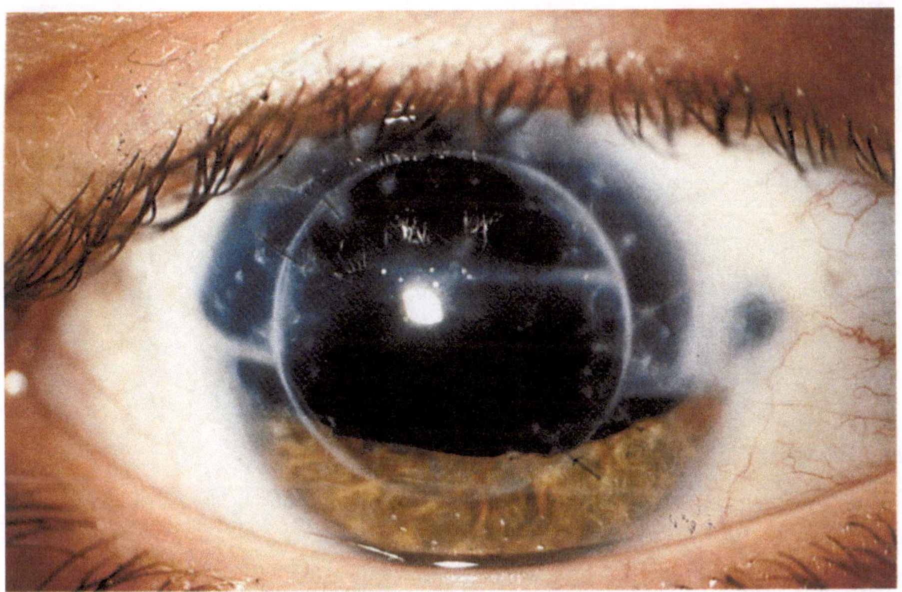

Abb. 3. Patient nach Rotationskeratoplastik bei primär perforierender Verletzung: symmetrische relaxierende Inzisionen bei 45° (Pfeilköpfe) und 10-0-Nylon-Kompressionsnähte senkrecht hierzu (135°)

werden. Für das gesamte Kollektiv lag der Astigmatismus präoperativ bei 11,9±5,1 dpt und postoperativ bei 6,2±4,3 dpt. Die daraus resultierende Nettodifferenz liegt somit unmittelbar postoperativ bei 5,7±4,7 dpt. Im weiteren postoperativen Verlauf traten nur geringfügige Schwankungen des durchschnittlichen Restastigmatismus auf, so daß sich die erzielte Reduktion mittelfristig (2 Jahre) stabil verhält (s. Tabelle 1).

Der chirurgisch induzierte Astigmatismus, der sich mit Hilfe der Vektoranalyse nach Jaffe [11] berechnen läßt, betrug unmittelbar postoperativ 12,6±6,3 dpt, 3 Monate später 7,95±5,0 dpt und 24 Monate nach erfolgter Korrektur 9,4±5,9 dpt.

Das sphärische Äquivalent stieg innerhalb der ersten 3 postoperativen Monate von präoperativ −1,5±5,5 dpt auf −5,1±4,1 dpt. Die mittlere Myopisierung der Gesamtrefraktion betrug somit 3,6 dpt.

Die funktionelle Verbesserung spiegelte sich in einem durchschnittlichen Visusanstieg von präoperativ 0,34 (0,1−0,5) auf 3 Monate postoperativ 0,45 (0,05−0,7) wider. In unserem Kollektiv traten bis auf eine Mikroperforation, die nicht chirurgisch versorgt werden mußte, keine wesentlichen Komplikationen auf.

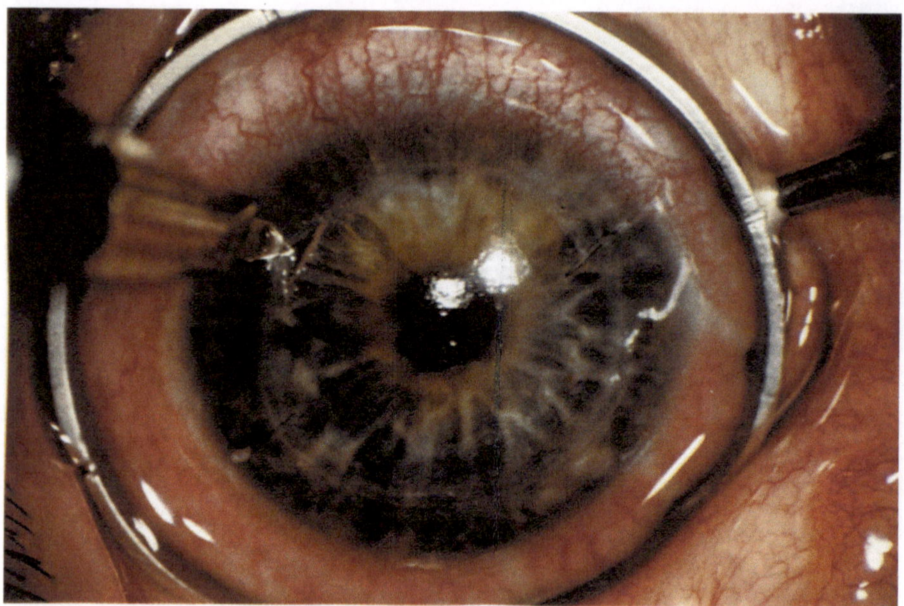

Abb. 4. Intraoperativer Situs der chirurgischen Astigmatismuskorrektur: bei 10 Uhr relaxierende Inzision mit Diamantklinge 1 mm zentral des Grenzringes, angestrebte Schnittiefe 2/3 bis 3/4 der Hornhauttiefe. Senkrecht hierzu liegen bereits 3 Einzelknopfnähte. Fixiert und tonisiert wird der Bulbus durch einen aufgelagerten Thornton-Ring. Die Hornhautkrümmungsradien bleiben hiervon unbeeinflußt

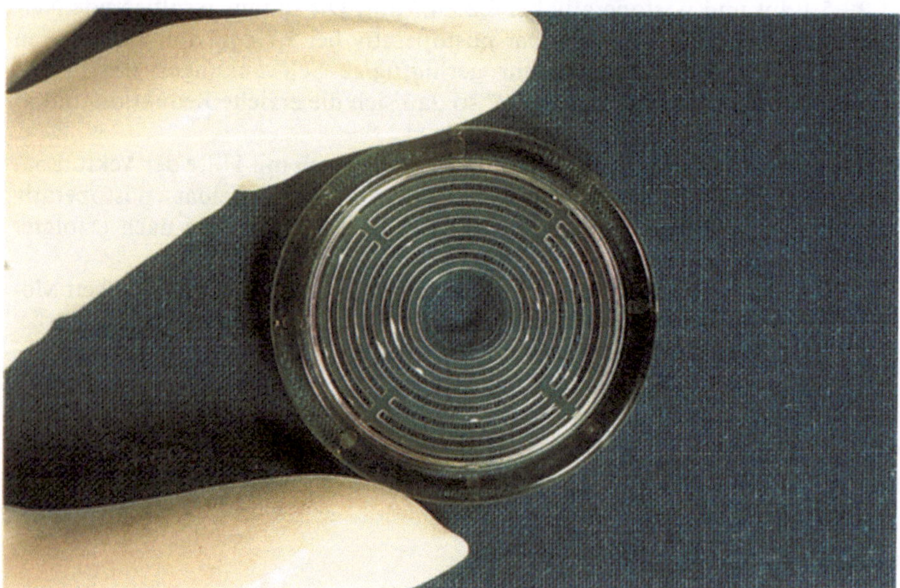

Abb. 5. Keratometriescheibe zur intraoperativen Astigmatismuskontrolle

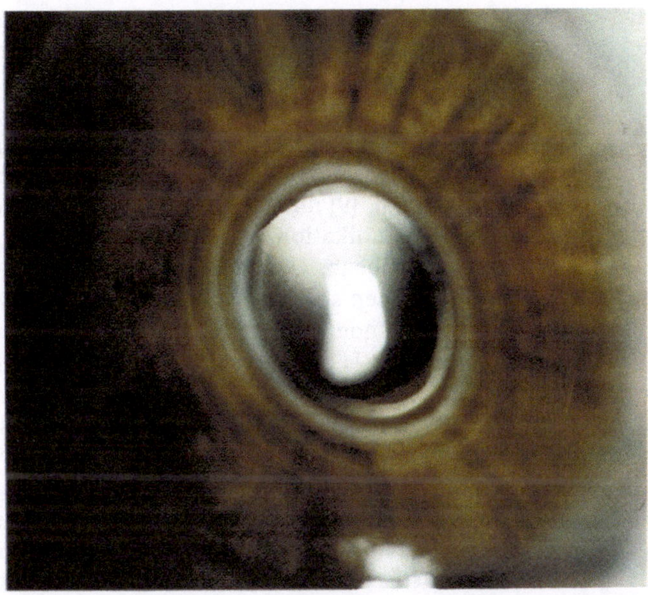

Abb. 6. Intraoperative Astigmatismuskontrolle mit Hilfe der Keratometriescheibe. Anhand der asymmetrischen Hornhautreflexe sind Ausmaß und Lage des Astigmatismus intraoperativ qualitativ gut bestimmbar. Unerwünschte Unter- bzw. Übereffekte lassen sich bereits intraoperativ korrigieren. Die Häufigkeit notwendiger Revisionen konnte hierdurch entscheidend gesenkt werden

Tabelle 1. Fettdruck = arithmetischer Mittelwert; Normaldruck = Spannweite; d = Tage; M = Monate

	Zylinder (dpt)	Sphäre (dpt)	ind. Astigmatismus (dpt)	Visus	n
prä-Op	**– 11,9**	**– 1,5**	–	**0,34**	**20**
	25 – 4,5	10,5 ± 11,5	–	0,1 – 0,5	
1 d post-Op	**– 6,2**	**– 1,4**	**12,6**	**0,38**	**20**
	13 – 5,0	10,25 ± 13,5	21,7 – 4,2	0,05 – 0,7	
3 M post-Op	**– 4,9**	**– 5,1**	**7,9**	**0,45**	**16**
	9 – 2,5	15 ± 2,75	19,2 – 1,63	0,05 – 0,7	
12 M post-Op	**– 6,2**	**– 4,5**	**9,4**	**0,45**	**13**
	10,5 – 3,5	12,5 ± 10	19 – 4,5	0,1 – 0,7	
24 M post-Op	**– 6,5**	**– 4,3**	**9,4**	**4,8**	**9**
	10,5 ± 1,0	13,5 ± 1,0	19 – 4,5	0,1 – 1,0	

Diskussion

Die relaxierenden Inzisionen in Kombination mit Kompressionsnähten stellen im Vergleich zu anderen chirurgisch refraktiven Verfahren eine einfache, rasch durchführbare und mit geringen Komplikationen behaftete Methode zur Reduzierung des postkeratoplastischen Astigmatismus dar. Für unser Patientenkollektiv ließ sich eine längerfristige (max. 5 Jahre) Reduktion von 5–6 dpt erzielen. Diese Werte sind in Übereinstimmung mit Angaben aus der Literatur [3, 5, 12, 14]. Ist die vollständige Zylinderreduktion Ziel der Astigmatismuskorrektur, so scheinen sich die relaxierenden Inzisionen (und Kompressionsnähte) insbesondere für mittlere Astigmatismen (4–7 dpt) zu bewähren, wie dies u.a. auch von Troutman et al. [9] und Lindström et al. [7] angegeben wird. Großzügiger gestaltet sich die Indikation, wenn primär hier die Reduzierung des bestehenden Astigmatismus beabsichtigt wird, welche die Brillen- bzw. Kontaktlinsenverträglichkeit erhöhen soll. In diesem Falle können Astigmatismen bis zu 12 dpt erfolgreich behandelt werden [12].

Mittels Vektoranalyse [11] läßt sich unter Berücksichtigung der Achse der chirurgisch induzierte Astigmatismus berechnen. Im Mittel betrug der vektorkorrigierte Astigmatismus für unser Patientengut initial 13 dpt, reduzierte sich innerhalb der ersten 3 postoperativen Monate dann jedoch um 4,6 dpt, um anschließend keiner wesentlichen Änderung mehr zu unterliegen. Folglich läßt sich hieraus die Notwendigkeit einer intraoperativen Überkorrektur von mindestens 3–5 dpt ableiten. Gelegentlich kann diese Überkorrektur das Ausmaß des präoperativen Astigmatismus (kurzfristig) überschreiten, so daß unmittelbar postoperativ schließlich eine Astigmatismuszunahme resultiert. Diese sollte unter den oben genannten Voraussetzungen innerhalb der ersten 3 postoperativen Monate jedoch rückläufig sein.

Neben der Zylinderreduktion führten die chirurgischen Manipulationen auch zu Änderungen der Gesamtrefraktion. Eine Myopisierung von 3–4 dpt war innerhalb der ersten 3 postoperativen Monate zu beobachten. Zu einem späteren Zeitpunkt traten dann jedoch keine weiteren Änderungen mehr auf. Diese Beobachtung könnte dafür sprechen, daß die relaxierenden Inzisionen den steileren Meridian weniger und die Kompressionsnähte den flacheren Meridian stärker beeinflussen (1:2). Entsprechend dieser Vorstellung würde dies zu einer Nettozunahme der Krümmungsradien bzw. der Brechkraft der Hornhaut führen. Änderungen der Gesamtrefraktion werden in der Literatur kontrovers diskutiert. Die Angaben schwanken von übereinstimmenden Ergebnissen [13, 14] eines „myopic shift" über vernachlässigbare Änderungen [7] bis hin zu hyperopen Refraktionsverschiebungen [15].

Im Hinblick auf das gesamte Patientengut erwies sich die Methode der relaxierenden Inzisionen kombiniert mit Kompressionnähten als ein zuverlässiges Verfahren der Astigmatismuskorrektion, welches in der Regel nach 3 Monaten zu stabilen Refraktions- und Visusergebnissen führte. Betrachtet man jedoch den Einzelfall, so bleibt weiterhin die unsichere Vorhersagbarkeit der induzierten Änderung und der resultierenden Achsenlage als der wesentliche Nachteil des Verfahrens bestehen. Auch sind längeranhaltende, über den 3. postoperativen Monat hinausreichende keratometrische Fluktuationen nicht ausgeschlossen. Andererseits sind aufgrund der Einfachheit des Verfahrens wiederholte Eingriffe durchaus möglich, so daß der gewünschte Effekt durch Reinterventionen „titriert" werden kann. Die jüngsten Resultate aus den Korrekturen, in denen die Versuchsplanung anhand des Hornhauttopogramms erfolgte, zeigten jedoch auch für den einzelnen Patienten eine ermutigende Zunahme hinsichtlich der Vorhersagbarkeit.

Literatur

1. Binder PS (1986) Controlled reduction of postkeratoplasty astigmatism. In: Brightbill FS (ed) Corneal surgery – theory, technique, and tissue. Mosby, St. Louis Washington DC Toronto, pp 326–332
2. Lindström RL, Lavery GW (1986) Correction of postkeratoplasty astigmatism. In: Brightbill FS (ed) Corneal surgery – theory, technique, and tissue. Mosby, St. Louis Washington DC Toronto, pp 333–343
3. Mandel Mr, Shapiro MB, Krachmer JH (1987) Relaxing incisions with argumentation sutures for the correction of postkeratoplasty astigmatism. Am J Ophthalmol 103: 441–447
4. Swinger CA (1987) Postoperative astigmatism. Surv Ophthalmol 31:219–248
5. Limberg MB, Dingeldein SA, Green MT, Klyce SD, Insler MS, Kaufman HE (1989) Corneal compression sutures for the reduction of astigmatism after penetrating keratoplasty. Am J Ophthalmol 108:36–42
6. Jensen AD, Maumenee AE (1974) Refractive errors following keratoplasty. Trans Am Ophthalmol Soc 72:123–131
7. Lindström RL, Lindquist TD (1988) Surgical correction of postoperative astigmatism. Cornea 7:138–148
8. Troutman RC, Swinger CA (1980) Relaxing incisions for control of postoperative astigmatism following keratoplasty. Ophthalmic Surg 11:117–120
9. Troutman RC (1983) Corneal wedge resection and relaxing incisions for postkeratoplasty astigmatism. Int Ophthalmol Clin 23:161–168
10. Hartmann C (1990) Zur chirurgischen Astigmatismuskorrektur nach Keratoplastik. Jahrestagung Bayr Augenärzte, München 18./19. 5.
11. Jaffe NS, Clayman HN (1975) The pathophysiology of corneal astigmatism after cataractextraction. Trans Am Acad Ophthalmol Otol 97:615–630
12. Fronterre A, Portesani GP (1991) Relaxing incisions for postkeratoplasty astigmatism. Cornea 10:305–311
13. Krachmer Jh, Fenzel RE (1980) Surgical correction of high postkeratoplasty astigmatism. Arch Ophthalmol 948:1400–1402
14. Sugar J, Kirk AK (1983) Relaxing keratotomy for postkeratoplasty high astigmatism. Ophthalmic Surg 16:165–169
15. Lundergan MK, Rowsey JJ (1985) Relaxing incisions. Ophthalmology 92:1226–1236

Pseudophake bullöse Keratopathie in der Schweiz

F. Bigar

Zusammenfassung. 1991 wurden in der Schweiz insgesamt 525 perforierende Keratoplastiken durchgeführt. Die häufigsten Indikationen sind der Keratokonus (32%), das pseudophake Hornhautödem (12%) und die okuläre Herpes-Krankheit (12%). Dann folgt eine Gruppe mit Rekeratoplastiken (9%), Fuchs'scher Dystrophie (8%), Trauma (8%), bakterieller Keratitis (7%) und stromaler Dystrophie (7%). Bei 20000 Kataraktoperationen mit Linsenimplantation im Jahre 1989 liegt die Häufigkeit der pseudophaken Hornhaut-Endotheldekompensation, die zur Keratoplastik führt, bei 0,3%.

Summary. In 1991, 525 penetrating keratoplasties have been performed in Switzerland with a population of over 6 million people. The most frequent indication for surgery was keratoconus (32%), pseudophakic bullous keratopathy (12%) and ocular herpetic disease (12%). Then a further group follows with regrafts (9%), Fuchs dystrophy (8%), trauma (8%), bacterial keratitis (7%) and stromal dystrophies (7%). In the 63 penetrating keratoplasties for pseudophakic corneal edema there had been insertions of 26 posterior chamber, 24 anterior chamber and 13 iris-supported IOL's. The incidence of pseudophakic bullous keratopathy in Switzerland with a total number of 20000 cataract extractions with lens insertion in 1989 is around 0.3%.

Einleitung

In der Schweiz hat die Implantchirurgie in den letzten Jahren stark zugenommen: 1983 wurden rund 4000, 1987 17000 und 1991 bereits 23000 Kataraktoperationen mit Linsenimplantation durchgeführt (Abb. 1). Wegen dieser starken Zunahme wollten wir die Häufigkeit der pseudophaken Hornhautdekompensation als Keratoplastikindikation bestimmen. Zur Ermittlung der Gesamtzahl der in der Schweiz im Jahre 1991 durchgeführten perforierenden Keratoplastiken sowie der verschiedenen Indikationen haben wir den 5 Universitätskliniken (Basel, Bern, Genf, Lausanne, Zürich) sowie den weiteren Ausbildungskliniken (Aarau, Fribourg, Lugano, Luzern, St. Gallen, Winterthur, Zürcher Stadtspital Triemli) sowie 16 niedergelassenen Augenärzten einen Fragebogen zugestellt.

Resultat

Es wurden alle Fragebogen ausgefüllt zurückgesandt: 1991 wurden in der Schweiz insgesamt 525 perforierende Keratoplastiken durchgeführt. 350 Kera-

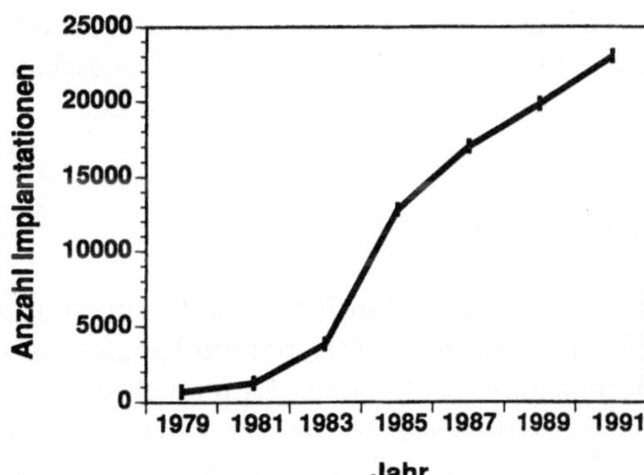

Abb. 1. Entwicklung der Implantchirurgie in der Schweiz 1979–1991

Tabelle 1. Indikationen für 525 perforierende Keratoplastiken im Jahre 1991 in der Schweiz

Diagnose	Anzahl	Prozent
Keratokonus	167	32
Pseudophakes Hornhautödem	63	12
Herpes	62	12
Rekeratoplastik	46	9
Fuchs'sche Dystrophie	41	8
Trauma	41	8
Bakterielle Keratitis	37	7
Stromale Dystrophie	37	7
Aphakes Hornhautödem	16	3
Andere	15	2
	525	100%

Tabelle 2. IOL-Fixation bei pseudophakem Hornhautödem (n = 63)

Fixation	Anzahl
Kammerwinkel	24
Iris	13
Hinterkammer	26

toplastiken wurden an den Ausbildungskliniken und 175 durch die niedergelassenen Augenärzte durchgeführt. Die häufigste Indikation ist mit 167 Keratoplastiken (32%) der Keratokonus. Dieser ist von der pseudophaken bullösen Keratopathie und der okulären Herpes-Krankheit (simplex und zoster) mit je 12% gefolgt. Es folgt eine weitere Gruppe mit Rekeratoplastik (9%), Fuchs'sche Dystrophie (8%), Hornhautdegeneration nach Trauma (8%), bakterieller Keratitis und stromale Dystrophien (je 7%) (Tabelle 1).

Bei den 63 Keratoplastiken für ein pseudophakes Hornhautödem war 26mal eine Hinterkammer-, 24mal eine Vorderkammer- und 13mal eine Iris-gestützte Linse implantiert worden (Tabelle 2).

Diskussion

Dies ist die erste Umfrage zur Ermittlung der Gesamtzahl der in der Schweiz durchgeführten perforierenden Keratoplastiken und der verschiedenen Indikationen. In einer früheren Untersuchung an der Zürcher Klinik über die Zeitperiode 1980–1987 betrug der Anteil der pseudophaken bullösen Keratopathie an der Gesamtzahl von 636 perforierenden Keratoplastiken 3% [1]. Schweizweit finden wir nun eine Inzidenz von 12%. Das pseudophake Hornhautödem ist nach dem Keratokonus zusammen mit der okulären Herpes-Krankheit die zweithäufigste Keratoplastikindikation. Verglichen mit der großen Anzahl Linsenimplantationen ist die pseudophake Hornhautdekompensation als Keratoplastikindikation gegenwärtig nicht als alarmierend anzusehen.

Gemäß pathohistologischen Berichten war die endotheliale Hornhautdekompensation nach Linsenimplantation in den USA mit ihren jährlich 40000 perforierenden Keratoplastiken [2] während vielen Jahren die häufigste Keratoplastikindikation [3, 4]. Gemäß einer kürzlich publizierten amerikanischen Arbeit scheint sich eine Trendwende einzustellen. Die Häufigkeit des pseudophaken Hornhautödems als Keratoplastikindikation nimmt ab und steht wie in unserer Untersuchung nach dem Keratokonus auf dem zweiten Platz [5].

Da die Zeitdauer zwischen Linsenimplantation und Auftreten der Hornhautdekompensation bei den 3 Linsenfixationsstellen unterschiedlich lang ist [1, 6], ist die Berechnung der genauen Inzidenz der pseudophaken bullösen Keratopathie mit einer gewissen Fehlerquelle behaftet. Die Inzidenz des pseudophaken Hornhautödems, das zur Keratoplastik führt, liegt in der Schweiz mit 0,3% recht tief.

Literatur

1. Bigar F, Stürmer J, Ganzfried R (1988) Pseudophake bullöse Keratopathie. Klin Mbl Augenheilk 192:453–457
2. Nenno C, Abel R (1991) Cornea transplant statistic in the United States. Refract Corneal Surg 7:467–468
3. Smith RE, McDonald HR, Nesburn AB, Minkler DS (1980) Penetrating keratoplasty. Changing indications, 1947 to 1978. Arch Ophthalmol 98:1226–1229
4. Mohamadi P, McDonnell JM, Irvine JA, McDonnell PJ, Rao N, Smith RE (1989) Changing indications for penetrating keratoplasty, 1984–1988. Am J Ophthalmol 107:550–552
5. Mamalis N, Anderson CW, Kreisler KR, Lundergan MK, Olson RJ (1992) Changing trends in the indications for penetrating keratoplasty. Arch Ophthalmol 110:1409–1411
6. Küchle M, Schönherr U, Händel A, Lang GK, Naumann GOH (1991) Ergebnisse von 102 perforierenden Pseudophakiekeratoplastiken. Fortschr Ophthalmol 88:252–256

Neuer Hornhautmarkierer für perforierende Keratoplastiken und refraktive Hornhauteingriffe

G. Duncker und B. Nölle

Zusammenfassung. Unvorhergesehen hohe Astigmatismen und Immunreaktionen sind die häufigsten Komplikationen nach perforierender Keratoplastik. Für den Astigmatismus sind neben der Hornhautpathologie vor allem die Wundadaptation, die Trepanationsweise bei Patient und Spender, aber auch die Nahttechnik entscheidend. Es wird ein spezieller Nahtmarkierer vorgestellt, der einen exakt reproduzierbaren Nahtverlauf im Sinne der von Hoffmann [3] beschriebenen doppelten Sternnaht ermöglicht. Zusammen mit dem Fadenkreuz des geführten Trepansystems (GTS) ist mit diesem Markierer auch eine absolut exakte Zentrierung des Transplantates möglich.

Summary. Unforeseen high astigmatism and immunologic reactions are the most common complications following perforating keratoplasty. Adaptation of wound edges, and mode of trephination of both donor and patient cornea and last but not least techniques of suturestyle are the factors determining postoperative astigmatism. A new corneal marking device for keratoplasties and epikeratophakias is introduced. This marker helps the surgeon both to center the trephine and to perform a perfect double running torque antitorque suture. Additional single sutures are not necessary. A postoperative astigmatism study with this new device is under way.

Einleitung

Eine optimale Nahtführung bei perforierender Keratoplastik und bei refraktiven Hornhauteingriffen, beispielsweise Epikeratophakien, sollte bestimmte Kriterien erfüllen:

Sie sollte exakt reproduzierbar sein, Ein- und Ausstichwinkel sollten gleich sein, die Stichabstände zum Trepanationsrand sollten identisch sein, zirkulär sollte eine gleichmäßig gute Wundadaptation garantiert sein. Diese Kriterien erfüllt nahezu vollständig die von Hoffmann [3] angegebene doppelte Kreuzstichnaht. Eine doppelte Sternnaht soll den nahtbedingten Astigmatismus reduzieren [2, 8]. Trotz Verwendung radiärer Markierer war es bisher nicht möglich, doppelte Sternnähte exakt zu reproduzieren. Dies ist nun mit unserem in Abbildung 1 wiedergegebenen Markierer möglich. Der gewünschte Nahtverlauf wird vor Anlage der Naht auf die Hornhaut „abgedruckt".

Operatives Vorgehen

Zunächst wird das optische Zentrum mit einer 12er-Kanüle markiert. Dann wird der angefärbte Markierer so aufgesetzt, daß das Fadenkreuz exakt zentral

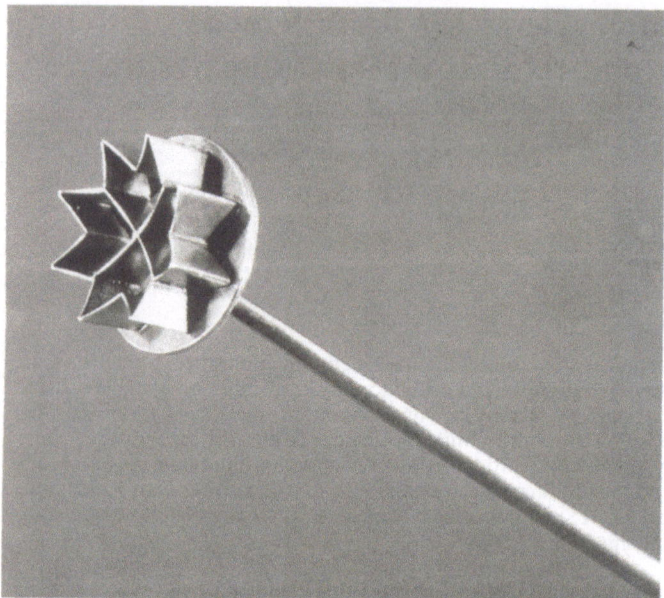

Abb. 1. Aufnahme des neuen Hornhautmarkierers von schräg unten. Das zentrale Kreuz erleichtert die Zentrierung entsprechend dem optischen Zentrum, die Oberfläche der Sternform ist der durchschnittlichen Hornhautwölbung nachempfunden

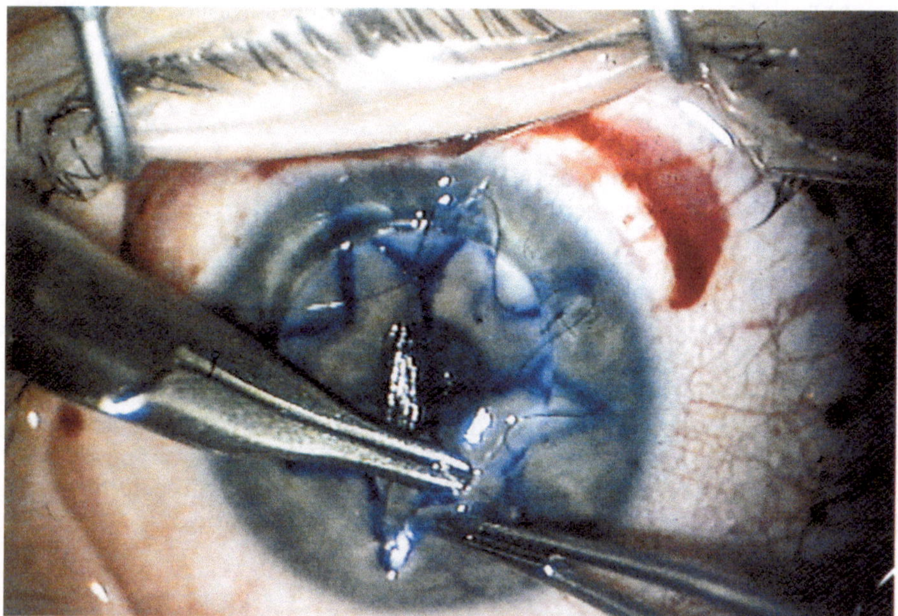

Abb. 2. Nach vorläufiger Fixation des Transplantates wird die mit einem Codman-Stift angefärbte Form des Markierers auf die Hornhaut „gestempelt". Es kann nun exakt entlang der Markierung genäht werden

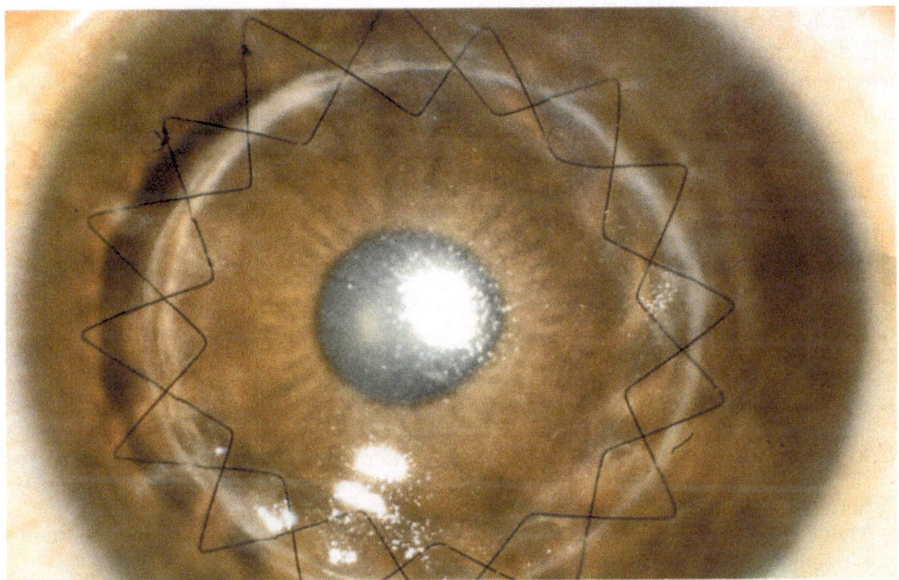

Abb. 3. Exemplarische Naht mit dem neuen Markierer 3 Wochen postoperativ aufgenommen

liegt. Anschließend erfolgt die Trepanation der Empfänger-Kornea. Wir bevorzugen hier das geführte Trepansystem [4], das mittels einer Zentrierlinse exakt mit der eingangs gesetzten „Cross-hair-Marke" in Deckung gebracht werden kann. Nach vorläufiger Fixierung des Transplantates mit 4 Einzelknopfnähten wird nochmals die Sternnaht mit dem Markierer (Abb. 1) vorgezeichnet. Dies ist notwendig, um die Einstiche im Transplantat genau setzen zu können. Erst jetzt wird die fortlaufende Sternnaht angelegt (Abb. 2). Für die zweite Kreuzstichnaht kann nochmals markiert werden, weil auch diese genauer wird, als wenn man nach Augenmaß näht. Abbildung 3 zeigt eine derartig angelegte Naht 3 Wochen postoperativ.

Diskussion

Die perforierende Keratoplastik ist ein keratorefraktiver Eingriff [1, 7]. Für ein optimales Ergebnis mit geringem postoperativen Astigmatismus ist eine fortlaufende Nahtführung Einzelknopfnähten vorzuziehen [2, 3, 5, 6, 8]. Der hier erstmals beschriebene Nahtmarkierer erlaubt, die von Hoffmann [3] angegebene doppelte Sternnaht exakt zu reproduzieren.

Den wesentlichen Vorteil in der Verwendung dieses Markierers sehen wir darin, daß zusätzliche Einzelknopfnähte mit der möglichen Induktion irregulärer Astigmatismen in aller Regel entfallen, die Naht kontrollierter ist und die Zentrierung der Transplantate der optischen Achse entspricht.

Nach 32 mit dem neuen Markierer durchgeführten Keratoplastiken würden wir die Ergebnisse mit regulären Astigmatismen zwischen 1 und 4 dpt als befriedigend ansehen. Dennoch kann erst eine prospektive, randomisierte klinische Studie zeigen, inwieweit die Verwendung des Markierers anderen Nahttechniken überlegen ist.

Literatur

1. Bigar F (1987) Die perforierende Keratoplastik – ein keratorefraktiver Eingriff. Klin Monatsbl Augenheilkd 190:268–269
2. Davison JA, Bourne WM (1981) Results of penetrating keratoplasty using a double running suture technique. Arch Ophthalmol 99:1591–1595
3. Hoffmann F (1976) Nahttechnik bei perforierender Keratoplastik. Klin Monatsbl Augenheilkd 169:584–590
4. Krumeich JH, Grasl MM, Binder PS, Knülle A (1990) Geführtes Trepansystem für perforierende Keratoplastiken. In: Freyler H, Skorpik C, Grasl M (Hrsg) 3. Kongreß der DGII. Springer, Wien New York, S 450–456
5. Musch DC, Meyer RF, Sugar A, Soong HK (1989) Corneal astigmatism after penetrating keratoplasty. The role of suture technique. Ophthalmology 96:698–703
6. Paton D (1979) The principal problems of penetrating keratoplasty: Graft failure and graft astigmatism. In: Symposium on Medical and Surgical Diseases of the Cornea. Transactions of the New Orleans Academy of Ophthalmology. Mosby, St. Louis, pp 248–283
7. Treumer H, Duncker G (1987) Refraktion des Auges nach perforierender Keratoplastik. Fortschr Ophthalmol 84:503–505
8. Young SR, Olson RJ (1985) Results of a double running suture in penetrating keratoplasty performed in keratoconus patients. Ophthalmic Surg 16:779–786

Autologe Limbustransplantation nach Verätzung

T. Hoppeler, T. Balogh, A. Kalman und B. Gloor

Zusammenfassung. Die autologe Limbustransplantation ist ein erfolgreiches Verfahren zur Behandlung einer nach Verätzung eingetrübten Hornhaut und zur Vorbereitung einer perforierenden Keratoplastik. Wir berichten über 3 Fälle von autologer Limbustransplantation nach Verätzungen mit Zement, Phosphorsäure und Salmiak. In allen 3 Fällen hatte innerhalb eines halben Jahres eine Epithelialisierung mit Konjunktivalepithel, eine ausgeprägte Neovaskularisation und eine stromale Eintrübung zu einer massiven Visusreduktion auf unter 0,1 geführt. Daneben bestanden rezidivierende Erosionen, chronische Reizzustände und Symblepharonstränge. Von der nicht betroffenen Seite wurden jeweils 2 limbale Epithelstreifen auf das verätzte Auge übertragen und der Pannus abgetragen. Innerhalb einer Woche war die Reepithelialisierung abgeschlossen. In einem Fall konnte eine befriedigende Rehabilitation durch diese Maßnahme allein erzielt werden (Visus 0,5, Nachbeobachtungsdauer 2 Monate). In einem Fall wurde nach 7 Monaten erfolgreich eine perforierende Keratoplastik unter immunosuppressiver Therapie vorgenommen (Visus cc 1,0, Nachbeobachtungsdauer 12 Monate). Im 3. Fall verblieb bei sonst klarer Hornhaut eine oberflächliche zentrale Narbe (Visus 0,2, Nachbeobachtungszeit 5 Monate), so daß zusätzlich eine perforierende Keratoplastik geplant ist.

Summary. Autologous transplantation of conjunctival and corneal epithelium from the limbal area is a successful technique for treatment of corneal neovascularisations and scarring after severe chemical burns. This procedure is also helpful to improve the corneal epithelialisation for later planned perforating keratoplasty. We report on 3 patients with limbal autograft after unilateral severe burns with cement, phosphoric acid and ammonium chloride. In all cases the visual acuity was reduced to 20/200 or less because of marked corneal neovascularisations, overgrowth with conjunctival epithelium and stromal scarring. Also recurring corneal erosions, chronic irritation and the formation of symplepharon were present. Two limbal epithelial stripes were transplanted from the unharmed fellow eye to the burnt eye and the superficial corneal scar was removed. Within one week corneal reepithelialisation was completed. In one case good visual rehabilitation was achieved with this operation alone (vision 20/40). In one case a perforation keratoplasty was performed successfully 7 months after the autologous limbal transplantation, the best corrected visual acuity was 20/20 (follow-up of 12 months). In the third case, a perforation keratoplasty is planned because of a persisting central scar.

Einleitung

Nach schweren Augenverätzungen führen oft ausgeprägte korneale Neovaskularisationen, eine Epithelialisierung mit Konjunktivalepithel und eine stromale Eintrübung zu einer massiven Visusreduktion. Oft bestehen auch chronische Reizzustände und rezidivierende Erosionen sowie Symblepharonstränge. Die

Aussichten für eine primär durchgeführte perforierende oder lamellierende Keratoplastik sind in diesen Fällen trotz der Gabe immunosuppressiver Medikamente ungünstig. Die Verwendung von autologem limbusständigem Epithel als Ersatz für das veränderte Epithel nach Verätzung wurde erstmals von Thoft (1977) beschrieben. Die dadurch erzielbare Rückbildung der Neovaskularisationen und das neue korneale Epithel bilden eine sicherere Basis für eine Keratoplastik und ermöglichen eine visuelle Rehabilitation. Weitere Indikationen für die autologe Limbustransplantation sind verschiedene korneale Oberflächendefekte und Epithelialisierungsstörungen (Herman 1983). Für die ursprüngliche Operationstechnik wurden von Kenyon (1989) Modifikationen angegeben. Wir berichten über 3 Fälle von autologer Limbustransplantation nach schweren Verätzungen. In einem Fall wurde bereits erfolgreich eine perforierende Keratoplastik angeschlossen, in einem Fall wird sie durch die autologe Limbustransplantation möglicherweise überflüssig.

Patientengut und Methodik

Zwischen April 1991 und September 1992 wurden 3 Patienten mit ausgedehnten Hornhautvaskularisationen und mit Pannusbildung nach schwerer Verätzung an jeweils einem Auge mit einer autologen Limbustransplantation an unserer Klinik operiert. Die Nachbeobachtungszeit liegt zwischen 2 und 12 Monaten. Die Operationen wurden in Intubationsnarkose durchgeführt. Dabei wurden jeweils 2 freie Bindehaut-Limbus-Transplantate vom unverletzten auf das verletzte Auge übertragen. Bei dem Eingriff wird zuerst auf der Spenderseite im Bereich von 10–2 h und 4–8 h mit dem Diamantmesser je eine limbusparallele Inzision korneal und konjunktival vorgenommen. Zwei etwa 3×10 mm große Gewebestücke werden dann mit dem Hockeymesser lamellie-

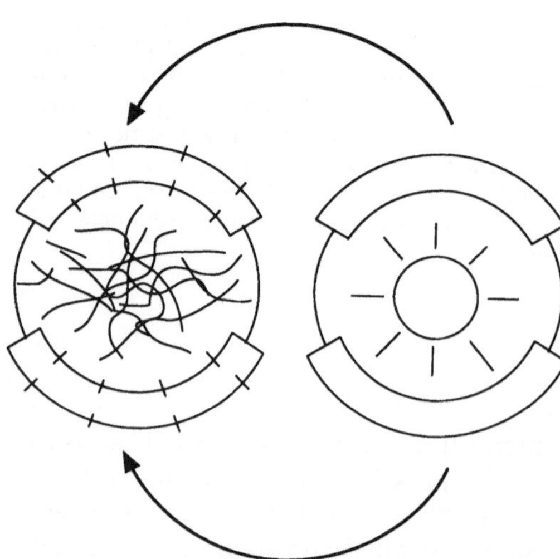

Abb. 1. Schema der autologen Limbustransplantation

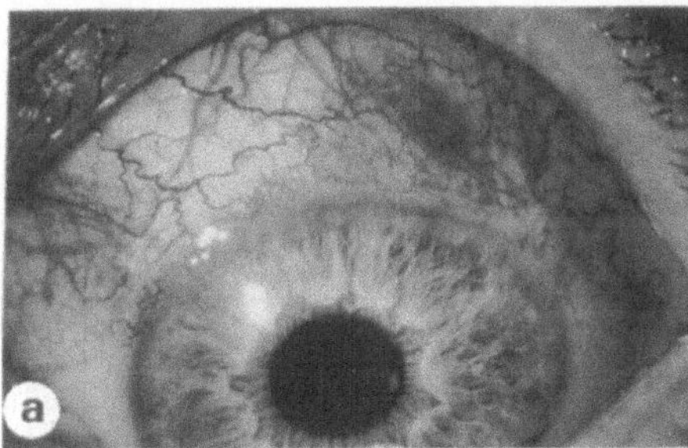

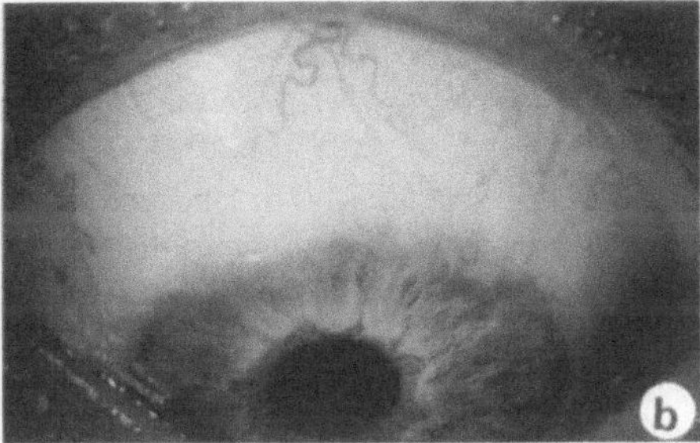

Abb. 2. a Verhältnisse am Partnerauge: Limbus im Bereich der Transplantatentnahme mit deutlicher Injektion der Bindehaut, 4. postoperativer Tag; **b** Limbus mit feinen Unregelmäßigkeiten, 19 Monate postoperativ

rend freipräpariert. Die Adaptation der Bindehaut erfolgt mit seitlichen Nähten aus Seide. Auf der Empfängerseite wird vorerst der Pannus vom Limbus her abgetragen (vgl. Abb. 1). Die Konjunktiva wird ebenfalls im Bereich von 10–2 h und 4–8 h 2 mm über den Limbus hinaus sorgfältig entfernt. In diese vorbereiteten Stellen werden die freien Gewebestücke gelegt und auf der kornealen Seite mit 10-0-Nylon-Einzelknopfnähten, auf der skleralen Seite mit Vicryl 8-0 angenäht. Die Nylonnähte können nach etwa 3 Wochen entfernt werden. Die Limbuszone am Spenderauge heilte in allen Fällen komplikationslos ab (vgl. Abb. 2). Einzig eine unregelmäßige limbale Grenzzone deutete auf die Gewebeentnahme hin.

Resultate

Fall 1: Ein 48jähriger Mann erlitt eine Verätzung des rechten Auges mit Spezialzement. Trotz sofortiger Spülung in Lokalanästhesie kam es zu einer Eintrübung der Hornhaut, zu rezidivierenden Erosionen und ausgedehnten Neovaskularisationen sowie zu einer Symblepharonbildung. Der Visus war auf 0,2 reduziert. 10 Monate nach der Verätzung erfolgte die autologe Limbustransplantation und die Entfernung des Pannus. Die Reepithelialisierung war nach 5 Tagen unter einer therapeutischen Kontaktlinse abgeschlossen. Wegen der verbliebenen zentralen, tiefstromalen Hornhautnarbe (Visus 0,2, Nachbeobachtung 5 Monate) ist eine perforierende Keratoplastik geplant.

Fall 2: Bei einem 43jährigen Maler mit einer Salmiak-Verätzung des rechten Auges war bereits zu Beginn eine Rarefizierung des Randschlingennetzes, eine Chemose der Bindehaut und eine große Erosion vorhanden. In der Folge kam es zu Neovaskularisationen und einer zunehmenden Pannus- und Symblepharonbildung. Der Visus fiel von 0,4 p auf FZ in 1 m. 9 Monate nach der Verätzung erfolgte die autologe Limbustransplantation, die Abtragung des Pannus und die Symblepharonlösung. Die postoperative Epithelialisierung war etwas verzögert, indem eine kleine Erosion erst nach 5 Wochen abgeheilt war.

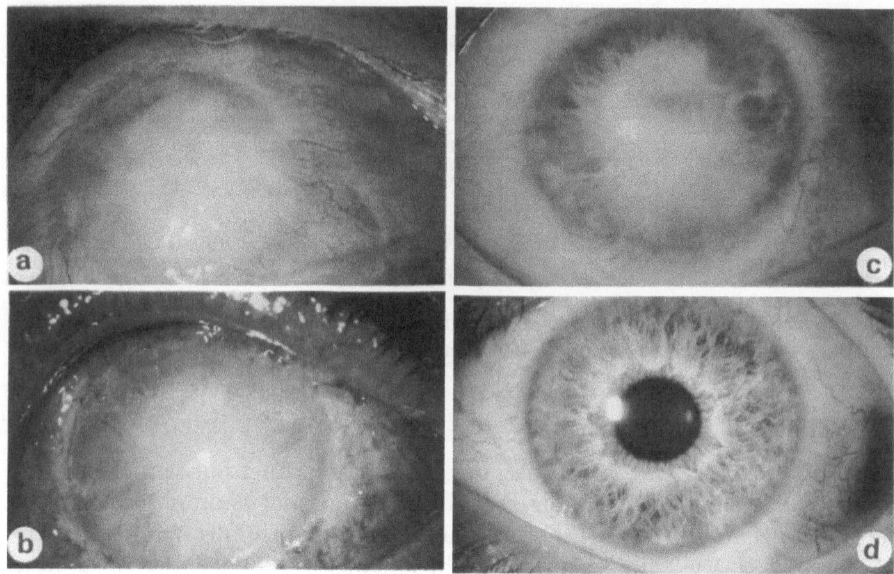

Abb. 3. a Zustand 17 Monate nach Verätzung des rechten Auges mit Phosphorsäure und „Nitroid acid" mit großer Pannusbildung; **b** Zustand 6 Tage nach autologer Limbustransplantation mit klarer peripherer Kornea; **c** Zustand 7 Monate nach autologer Limbustransplantation; **d** Zustand nach perforierender Keratoplastik vor 11 Monaten und nach Fadenentfernung. Der korrigierte Visus beträgt 1,0

2 Monate postoperativ betrug der Visus 0,5, so daß je nach weiterem Verlauf auf eine Keratoplastik verzichtet werden kann.

Fall 3: Ein 43jähriger Mann erlitt eine Verätzung des rechten Auges mit Phosphorsäure und „Nitroid acid". Es traten ausgeprägte Neovaskularisationen, Stromatrübungen und rezidivierende Erosionen auf, ebenfalls bildete sich ein Symblepharon im Bereich von Ober- und Unterlid. Der Visus betrug nur Fingerzählen in 1 m. 15 Monate nach der Verätzung erfolgte die autologe Limbustransplantation, die Epithelialisierung war nach 5 Tagen vollständig. Wegen tiefer Neovaskularisationen und tiefgelegener stromaler Trübungen wurde 7 Monate später eine perforierende Keratoplastik durchgeführt. Der postoperative Verlauf war höchst erfreulich, der bestkorrigierte Visus stieg auf 1,0. Die Fadenentfernung erfolgte nach 12 Monaten. Verlaufsdarstellung in Abbildung 3.

Diskussion

In allen 3 beschriebenen Fällen konnte durch die Anwendung einer autologen Limbustransplantation als erste operative Maßnahme das pathologische konjunktivale Epithel durch normales korneales Epithel ersetzt werden. In der Folge bildeten sich auch die Neovaskularisationen zurück, und eine Neubildung eines Pannus blieb aus. Die Grundvoraussetzung für die Anwendbarkeit dieses

Verfahrens ist, daß nur ein Auge eine Verletzung erlitten hat, was nicht immer der Fall ist. Die von Thoft (1977) angegebene Technik besteht in der Transplantation von runden Konjunktivalepithelscheiben auf die Kornea selbst. Kenyon (1989) andererseits benützte erfolgreich eine zirkuläre Limbus-/Konjunktiva-Transplantation. Nach Tseng (1989) gewährleisten die im Limbusbereich liegenden Stammzellen eine regelrechte Epithelialisierung der Kornea. In unserem Verfahren, angegeben von Kenyon (1989), haben wir nur kleine, 3×10 mm messende Limbus-/Konjunktiva-Gewebestreifen übertragen und bereits damit ein rasches und vollständiges Überwachsen mit klarem Korneaepithel erzielt. Unsere ersten Erfahrungen zeigen, daß diese Maßnahme allein oder in Verbindung mit einer Keratoplastik eine gute visuelle Rehabilitierung erlaubt.

Literatur

1. Thoft RA (1977) Conjunctival transplantation. Arch Ophthalmol 95:1425–1427
2. Herman WK, Doughman DJ, Lindström RL (1983) Conjunctival autograft transplantation for unilateral ocular surface diseases. Ophthalmology 90:1121–1126
3. Kenyon KR, Tseng SCG (1989) Limbal autograft transplantation for ocular surface disorders. Ophthalmology 96:709–723
4. Tseng SCG (1989) Concept and application of limbal stem cells. Eye 3:141–157

Hornhaut

Laserspezifische Probleme

Astigmatismus nach phototherapeutischer Keratektomie (PTK) bei rezidivierenden Erosionen der Hornhaut mit dem 193-nm-Excimer-Laser – Erste Ergebnisse

W. Förster, U. Atzler, S. Grewe, A.A. Bialasiewicz und H. Busse

Zusammenfassung. Wir berichten über erste Ergebnisse nach PTK-Behandlung von 15 Patienten mit rezidivierenden Erosionen der Hornhaut. Bei unterschiedlichen, bis zu 8 mm großen Abtragungszonen wurden bis zu 15 Pulse bei 160 bis 200 mJ/cm^2 Energie pro Fläche appliziert. Bei keinem Patienten trat eine Refraktionsänderung auf, eine Patientin, die das postoperative Behandlungsschema nicht eingehalten hatte, zeigte innerhalb der Nachbeobachtungszeit von 6 Monaten ein Rezidiv.

Summary. We report on the first results after PTK treatment of patients with recurrent erosions of the cornea. We used different ablations up to 8 mm in diameter and up to 15 pulses with 160 up to 200 mJ/cm^2 fluence. No patient had a change in refraction, one new episode of recurrent erosion was seen in one patient who failed to follow the postoperative treatment scheme.

Einleitung

Der 193-nm-Excimer-Laser befindet sich derzeit in der klinischen Erprobung sowohl auf dem Gebiet der refraktiven Hornhautchirurgie als phototherapeutische Keratektomie (PRK) als auch im Bereich der Behandlung oberflächlicher Hornhauterkrankungen als phototherapeutische Keratektomie (PTK) [1]. Die Einsatzmöglichkeiten wurden kürzlich von Seiler [2] umfassend dargestellt. Während bei der PRK die gezielte Änderung der Hornhautbrechkraft im Vordergrund steht, sollten bei der PTK unerwünschte Änderungen der Hornhautbrechkraft vermieden werden. Andererseits steht bei der PTK die Behandlung der oberflächlichen Hornhauterkrankungen, die mit Schmerzen und/oder einer deutlichen Herabsetzung der Sehschärfe verbunden sind, im Vordergrund. In der folgenden prospektiven Studie wurden die Refraktionsänderungen nach PTK bei 15 Patienten mit rezidivierenden Erosionen dargestellt. Die operative Strategie entspricht dem bereits vorgestellten Vorgehen [3].

Patienten und Methode

Bei 15 Patienten mit rezidivierenden Erosionen (mindestens 6 Rezidive pro Jahr) wurde zunächst das Epithel mobilisiert, markiert und dann mechanisch entfernt. Anschließend wurde eine PTK mit der entsprechenden Abtragungszone von bis zu 8 mm und einer Energie pro Fläche zwischen 160 und

200 mJ/cm^2 durchgeführt. Nach der Behandlung erhielten die Patienten einen beidseitigen Augenverband und eine antibiotische Salbe bis zum Epithelschluß. Die weitere postoperative Betreuung entspricht unserem üblichen Behandlungsschema für rezidivierende Erosionen [3].

Alle Behandlungen wurden entweder mit dem Excimer-Laser UV 200 (Summit Technology, Waltham, Mass, USA) oder mit dem Schwind-Keratom (Schwind, Kleinostheim, FRG) durchgeführt. Das Schwind-Keratom erlaubte eine Behandlungszone von bis zu 8 mm, der Excimer-Laser UV 200 hat eine maximale Behandlungszone von 5 mm.

Nach 4 Wochen, 3 Monaten und 6 Monaten wurde die Refraktion mit einem automatischen Refraktometer (Auto Ref-Keratometer RK 2, Canon) in Mydriasis objektiv bestimmt, eine Hornhauttopographieanalyse (TMS 1, Tomey, Erlangen) durchgeführt und mit den präoperativ erhaltenen Werten verglichen.

Ergebnisse

Im Beobachtungszeitraum von 6 Monaten zeigte sich nur bei einer Patientin eine erneute Episode einer rezidivierenden Erosion der Hornhaut. Diese Patientin hatte sich nicht an das vorgegebene postoperative Behandlungsschema gehalten. Es zeigte sich im gesamten Beobachtungszeitraum bei keinem Patienten eine Refraktionsänderung, insbesondere wurde kein Astigmatismus induziert.

Schlußfolgerungen

Die Ergebnisse dieser ersten Studie zeigen, daß die Behandlung der rezidivierenden Erosionen mit dem Excimer-Laser eine vielversprechende Methode zu sein scheint. Bemerkenswert ist die geringe Zahl von Rezidiven (ein Rezidiv) im Zusammenhang mit der Tatsache, daß sich die Refraktion in keinem Fall geändert hat. 15 Pulse im beschriebenen Energiebereich scheinen also ausreichend zu sein, ohne daß mögliche Refraktionsänderungen wie ein induzierter Astigmatismus erzeugt werden. Die maximale Größe der Behandlungszone der PTK sollte sich nach der Größe des mobilisierbaren Epithels richten. Eine Überlappung von 2 oder mehreren Behandlungszonen war dabei nie notwendig, da eine Behandlungszone mit einem Durchmesser von bis zu 8 mm zur Verfügung stand. Eine endgültige Beurteilung ist bei der kurzen Nachbeobachtungszeit derzeit jedoch noch nicht möglich. Auch ein Vergleich mit anderen Methoden wie der Hornhautstichelung kann noch nicht endgültig vorgenommen werden.

Literatur

1. Gartry D, Kerr-Muir M, Marshall J (1991) Excimer Laser treatment of corneal surface pathology: a laboratory and clinical study. Br J Ophthalmol 75:258–269
2. Seiler T (1992) Der Excimer-Laser. Ein Instrument für die Hornhautchirurgie. Der Ophthalmologe 89:128–133
3. Förster W, Grewe S, Atzler U, Lunecke C, Busse H (1993) Phototherapeutic Keratectomy (PTK) in corneal diseases. Refractive Corneal Surgery 9:86–90

Resultate ein Jahr nach Excimer-Laser-PRK bei hohen Myopien

I. Schipper

Zusammenfassung. Wir stellen unsere Resultate 1 Jahr nach Excimer-Laser-PRK in den ersten 14 Augen von 12 Patienten mit hoher Myopie (−10 bis −25,5 dpt, Durchschnitt −16 dpt) vor. Durchgeführt wurden Ablationen zwischen 8 und 15 dpt, durchschnittlich 11 dpt. Resultate nach 1 Jahr: durchschnittliche Refraktion −3,0 dpt, durchschnittliche unkorrigierte Sehschärfe 0,25, durchschnittliche korrigierte Sehschärfe 0,49 (vor der Behandlung 0,51), durchschnittliche Zufriedenheit der Patienten 0,37 (vor der Behandlung 0,15). Bei 5 Patienten kam es zu einem Visusverlust, was vorwiegend auf einen irregulären Astigmatismus (verursacht durch eine schlechte Zentrierung der Ablation) zurückgeführt wird und nicht auf eine Hornhauttrübung. Eine Besserung der Resultate ist mit besserer Behandlungstechnik zu erhoffen.

Summary. We hereby present the results one year after Excimer-Laser PRK in the first 14 eyes of 12 patients with high myopia (−10 to −24 dpt, average −16 dpt). Shaping of between 8 and 15 dpt was performed, on the average 11 dpt. The following results were registered after 1 year: mean refraction −3.0 dpt, mean uncorrected VA 5/20, mean best corrected VA = 10/20 (before treatment 21/40), mean patient satisfaction 0.37 (before treatment = 0.15). Visual loss (5 patients) seems to result mainly from irregular astigmatism (study of corneal mapping), probably as a consequence of bad centration, rather than of loss of corneal transparency. Results should get better with improved techniques.

Einleitung

Excimer-Laser-PRK bei Myopie wurde in den letzten 4 Jahren bei mehreren tausend Patienten weltweit durchgeführt [1−7]. Die Resultate sind sehr ermutigend, vor allem bei tieferen Myopien. Wenig geschrieben wurde über die Behandlung hoher Myopien [8]. Wir berichten über unsere Erfahrung bei hohen Myopien (über −10,0 dpt) und über die Resultate nach einem Jahr Beobachtungszeit.

Patienten und Methoden

14 Augen von 12 Patienten mit Myopien von −10,0 bis −25,5 dpt, Durchschnitt −16,0 (SD 5,1), wurden zwischen September 1990 und September 1991 behandelt. Das Alter der Patienten betrug 24 bis 53 Jahre, im Mittel 42 Jahre. Es handelte sich ausschließlich um von Ophthalmologen zugewiesene Patienten. Von der Operation abgeraten wurde Patienten, welche mit Brille oder KL gut zurechtkamen.

Ausgeschlossen von der Behandlung wurden Patienten mit anderen Augenerkrankungen, Monokula und Patienten, deren Hornhaut nach der Behandlung unter 400 μ messen würde. Bei 2 Patienten wurde das zweite Auge nach Ablauf von 3 Monaten behandelt. Die Behandlung wurde mit dem MEL-60 von Meditec durchgeführt. Nach Abradieren des Epithels wurde die Ablation in einer optischen Zone von 5 mm mit einer Energie von 250 mJ und einer Frequenz von 22 Pulsen pro Sekunde durchgeführt. Während der Ablation wurden die Debris mit Hilfe einer Vakuumpumpe entfernt. Es wurden Ablationen von zwischen 8 und 15 dpt durchgeführt mit einem Mittel von 10,85 (SD 1,9). Die postoperative Behandlung nach Abheilung der Erosion bestand aus lokal applizierten Steroiden und einer therapeutischen Kontaktschale während 3 Monaten.

Die Narbenbildung der Hornhaut wurde subjektiv an der Spaltlampe mit 30° fokaler Beleuchtung beurteilt und in 5 Gruppen unterteilt (0 = klare Hornhaut, 0,5 = rudimentäre Trübung, 1 = leichte Trübung, 2 = ausgeprägte Trübung, welche auch den Visus beeinträchtigt, 3 = Narbenbildung, welche die Beobachtung der Irisstrukturen erschwert).

Resultate

Refraktion nach 1 Jahr: Durchschnitt −3,0 dpt (SD 3,99, −11,5 bis +3,5). Unkorrigierte Sehschärfe durchschnittlich 0,2 (0,05 bis 1,0). Die Korrelation zwischen der erreichten Refraktion und der Zielrefraktion war schlecht ($R^2 = 0,05$).

Bestkorrigierte Sehschärfe: Vor der Behandlung 0,51 (0,2 bis 1,0) und nach 1 Jahr durchschnittlich = 0,49 (0,1 bis 1,0). Der Nahvisus sank von durch-

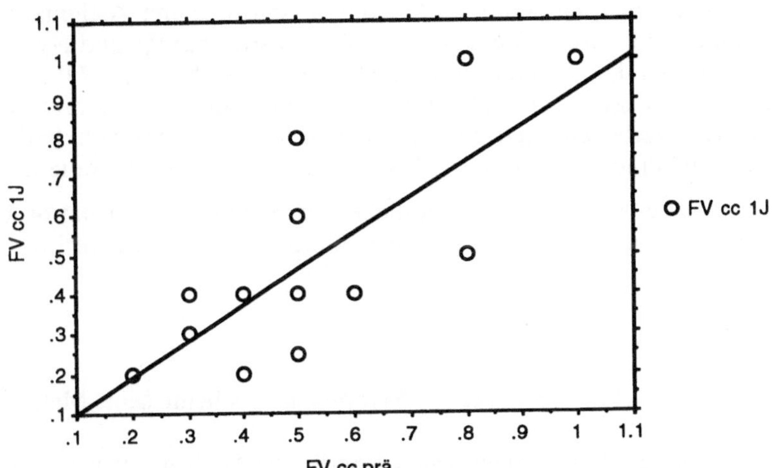

Abb. 1. Bestkorrigierter Visus nach 1 Jahr. Prä = präoperativ; 1 J = nach 1 Jahr

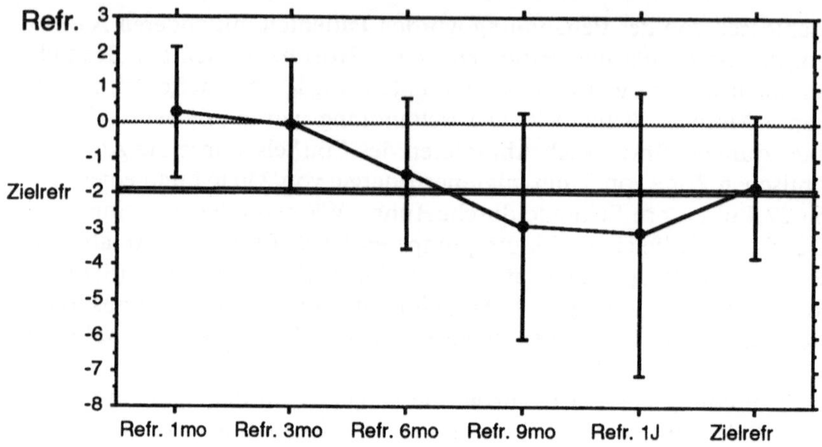

Abb. 2. Refraktionsverlauf während einem Jahr

schnittlich 0,51 auf 0,44. 2 Patienten verloren 3 Linien, 3 Patienten 2 Linien, 1 Patient 1 Linie, 4 blieben unverändert, 3 konnten 1 Linie mehr und einer 2 Linien mehr sehen (Abb. 1).

Keratometrie: Präoperativ durchschnittlich 43,58 dpt (SD 1,0), nach 1 Jahr 36,93 (SD 2,2), was einer Reduktion von 6,65 dpt entspricht.

Verlauf der Refraktion (Abb. 2): Eine leichte Überkorrektur nach 1–3 Monaten, starke Regression bis zum 6. Monat und relativ stabile Werte nach 9 Monaten.

Haze: Kleine Änderungen; im Durchschnitt nach 1 Jahr 1,29 (SD 0,6).

Visusverlust von 3 Reihen: 1. Ausgeprägte Narbenbildung, Hyperopisierung auf +3,5 dpt (präoperativ −13,5 dpt) und irregulärer Astigmatismus. Nach phototherapeutischer Keratektomie Visusanstieg auf 0,4 und Hyperopiereduktion auf +1 dpt. *2.* Reduktion der Myopie von −18,5 auf −7,0 dpt nach 9 Monaten, Regression auf −11,0 dpt nach einem Jahr, kombiniert mit einer ausgeprägten Narbenbildung; nach 2 Wochen lokaler Steroidapplikation Visusanstieg auf präoperativen Wert (0,8) und Reduktion der Myopie auf −7,0 dpt.

Visusverlust von 2 Reihen: Deutliche Dezentrierung der Ablation bzw. irregulärer Astigmatismus. Keine sichere Erklärung für den Visusverlust von 1 Reihe.

Diskussion

Für die Korrektur hochgradiger Myopien ist bis heute keine Methode befriedigend.

Wir konnten in unserer kleinen Serie von hoch myopen Patienten zeigen, daß eine markante Reduktion der Myopie möglich ist und die Resultate nach

1 Jahr relativ stabil bleiben. Gleichzeitig müssen aber auch die Voraussagbarkeit und vor allem die Sicherheit bei solchen Behandlungen gegeben sein. Zu viele Patienten erlitten einen Visusverlust.

Aus unseren Resultaten können nachstehende Folgerungen gezogen werden:

1. Eine ausgeprägte Reduktion der Myopie mit Hilfe der Excimer-Laser-PRK ist möglich.
2. Bei Ablationen von 10 dpt und mehr ist die Sicherheit nicht gewährleistet.
3. Es konnte keine Korrelation gefunden werden zwischen der Reduktion der Myopie und den Keratometriewerten (Javal und computerisierte HH-Topographie) bzw. der echographisch gemessenen HH-Dicke.
4. Die Prüfung der Blendempfindlichkeit mit dem Nyktometer von Rodenstock ist nicht zweckmäßig, die Resultate sind bereits vor der Behandlung z. T. hoch pathologisch.
5. Die subjektive Erfolgsbeurteilung durch den Patienten differiert häufig beträchtlich vom objektiven Befund.
6. Die Resultate nach 6 Monaten waren deutlich besser als nach 1 Jahr. Publikationen mit guten Frühresultaten sollten kritisch beurteilt werden [8].

Mit steigender Erfahrung, besserem Verständnis der individuellen Variationen und der medikamentösen Beeinflußbarkeit kann man auf eine Verbesserung der Resultate hoffen. Insbesondere scheinen die Resultate nach Behandlung mit Masken mit Übergangszonen (TTZ = tapered transition zone) sehr erfolgversprechend zu sein (Dausch, Kongreßbericht Mannheim 1992).

Literatur

1. Seiler T, Kahle G, Kriegerowski M, Wollensak J (1990) Laserkeratomileusis zur Myopiekorrektur. Fortschr Ophthalmol 87:479–483
2. McDonald MB, Liu JC, Byrd TJ et al (1991) Central photorefractive keratectomy for myopia. Partially sighted and normally sighted eyes. Ophthalmology 98:1327–1337
3. Seiler T, Wollensak J (1991) Myopic photorefractive keratectomy with the Excimer Laser. One-year follow-up. Ophthalmology 98:1156–1163
4. Erste deutsche Multicenter-Studie zur Excimer Laser PRK (1991) Laserpost der Fa. AESCULAP-Meditec 1:1–4
5. Epstein D, Fagerholm P, Fitzsimmons T, Tengroth B (1991) Excimer Laser photorefractive keratectomy (PRK) for myopia – Clincal results in sighted eyes. Am Acad Ophthalmol 157
6. Gartry DS, Kerr-Muir MG, Marshall J (1991) Photorefractive keratectomy with an argon fluoride Excimer Laser: A clinical study. Refract Corneal Surg 7:420–435
7. Gartry DS, Kerr-Muir MG, Marshall J (1992) Excimer Laser photorefractive keratectomy. 18-month follow-up. Ophthalmology 99:1209–1219
8. Sher NA et al (1992) Excimer Laser photorefractive keratectomy in high myopia. Arch Ophthalmol 110:935–943

Kortikosteroide nach Excimer-Laser-photorefraktiver Keratektomie: Der Effekt auf die postoperative Refraktion und die korneale Trübung

C. P. Lohmann, D. O'Brart, M. Kerr-Muir und J. Marshall

Zusammenfassung. Die korneale Wundheilung ist in allen refraktiven Hornhauteingriffen ein entscheidender Faktor in bezug auf das postoperative Ergebnis. Dabei ist die Anwendung von lokalen Kortikosteroiden nach Excimer-Laser-photorefraktiver Keratektomie (PRK) ein wesentlicher Bestandteil in der postoperativen Medikation. Da der Nutzen dieser Steroide nach PRK stark in Frage gestellt wird, haben wir zwei Studien mit unterschiedlicher Dosierung und Behandlungsdauer von Kortikosteroiden durchgeführt, um deren Nutzen zu evaluieren. In einer Doppelblindstudie wurden 100 Patienten in entweder eine Plazebo- oder in eine Steroidgruppe eingeteilt. 0,1% Dexamethason wurde über 3 Monate verabreicht. In der zweiten Studie wurden 60 Patienten entweder in eine Plazebo- oder in eine Steroidgruppe eingeteilt, wobei die Patienten in der Steroidgruppe 0,1% Fluorometholon über 6 Monate verordnet bekommen haben. Nach Beendigung der Steroidtherapie konnte in keiner der beiden Studien ein signifikanter Unterschied bezüglich postoperativer Regression oder kornealer Trübung zwischen der Steroid- und der Plazebogruppe nachgewiesen werden.

Summary. Corneal wound healing is of critical importance in all various types of corneal refractive surgery. Although the use of topical corticosteroids is common after excimer laser photorefractive keratectomy, its benefitis is not clear. We report of two studies to determine the effects of corticosteroids on refraction and anterior stromal haze. In the first study a total of 100 patients were allocated randomly to either a placebo- or steroid-treated group (0.1% dexamethasone for 3 months). In the second study 60 patients were divided again to either a placebo- or a steroid-treated group (0.1% fluoromethalone for 6 months). When corticosteroids were discontinued there was no statistically significant effect on either anterior stromal haze or postoperative myopic regression.

Einleitung

Die Excimer-Laser-photorefraktive Keratektomie (PRK) zur Korrektur der Myopie gewinnt eine immer größere Popularität in der refraktiven Hornhautchirurgie. Weit über 50000 Augen wurden mit dieser Technik bereits behandelt und zum Teil bis zu 4 Jahre postoperativ verfolgt. Die Ergebnisse der verschiedenen Studien sind dabei sehr vielversprechend [1–3]. Bei Myopien bis zu −6,0 dpt liegen etwa 82% der operierten Augen nach einem Jahr im Refraktionsbereich von ±1,00 dpt um den angestrebten Wert. Jedoch führt auch die durch einen Excimer Laser geschaffene Wunde in der Kornea zu einer Aktivierung der Wundheilungsmechanismen [4], was sich klinisch sowohl in einer Störung der kornealen Transparenz („Haze") als auch in einer Regression der beabsichtigten refraktiven Änderung widerspiegelt. Dabei scheint vor allem eine Keratozytenaktivierung mit nachfolgender Kollagenneusynthese eine bedeutende Rolle zu spielen. Eine Remodellierung der Kornea durch eine Kollagenneusynthese würde die eigentliche Ablationstiefe vermindern oder gar aufheben und damit den Effekt einer Krümmungsänderung der Hornhautoberfläche zunichte machen. Um diese Keratozytenaktivität zu hemmen, werden lokal applizierte Kortikosteroide postoperativ verwendet. Da der Nutzen der Steroide nach PRK stark in Frage gestellt wird [1], haben wir 2 Studien durchgeführt, um den Nutzen einer solchen postoperativen Steroidtherapie zu evaluieren. Untersucht wurde dabei der Effekt der Steroide auf das refraktive Ergebnis und auf die korneale Trübung.

Patientengut und Methodik

Studiendesign

In einer Doppelblindstudie wurden 100 Patienten in entweder eine Plazebo-(n = 50) oder in eine Steroid-(n = 50)-Gruppe eingeteilt. Die Hälfte der Patienten jeder Gruppe erhielt eine −3,0 dpt-Korrektur, die andere Hälfte eine −6,0 dpt-Korrektur. Die Kortikosteroid-Medikation (0,1% Dexamethason) wurde am ersten postoperativen Tag begonnen mit einer Dosis von 1 Tropfen und einer Frequenz von 5mal pro Tag. Dieses Schema wurde über 2 Monate durchgeführt. Während des 3. postoperativen Monats wurde dann die Frequenz schrittweise reduziert, so daß am Ende des 3. Monats keine Medikation mehr gegeben wurde. Die Patienten wurden über einen Zeitraum von 12 Monaten postoperativ beobachtet. In einer zweiten Studie wurden 60 Patienten in entweder eine Plazebo-(n = 30)- oder in eine Steroid-(n = 30)-Gruppe eingeteilt. Wiederum wurde an der Hälfte der Patienten jeder Gruppe eine −3,0 dpt-Korrektur durchgeführt und an der anderen Hälfte eine −6,0 dpt-Korrektur. Die Kortikosteroid-Medikation (0,1% Fluoromethalon) wurde am 1. postoperativen Tag begonnen mit einer Dosis von 1 Tropfen und einer Frequenz von 12mal pro Tag. Nach der ersten Woche wurde die Frequenz auf 6mal pro Tag reduziert und im Laufe der postoperativen Phase auf 1mal pro Monat, so daß nach dem 6. postoperativen Monat keine Kortikosteroide mehr gegeben wurden. Die Patienten wurden über einen Zeitraum von 9 Monaten postoperativ beobachtet.

Excimer Laser

Die photorefraktive Keratektomie wurde mit einem ExciMed UV200 Excimer Laser (Summit Technology) durchgeführt. Dieser Laser besitzt eine Emissionswellenlänge von 193 nm, eine Energiedichte von 180 mJ/cm^2 und eine Repetitionsfrequenz von 10 Hz. Die Ablationstiefe beträgt 0,22 μm pro Puls. Bei allen Patienten wurde eine optische Zone von 4 mm im Durchmesser verwendet. Dabei betrug die maximale Ablationstiefe 25 μm (−3,0 dpt-Korrektur) bzw. 44 μm (−6,0 dpt-Korrektur).

Prä- und postoperative Untersuchung

Alle Patienten wurden präoperativ einer ausgedehnten ophthalmologischen Untersuchung unterzogen, welche neben einer subjektiven Refraktionsbestimmung auch die gründliche Untersuchung der vorderen und hinteren Augenabschnitte beinhaltete. Postoperative Untersuchungen fanden am 1. Tag, nach 1 Woche, nach 6 Wochen sowie nach 3, 6, 9 (Fluoromethalon-Studie) und nach 12 Monaten (Dexamethason-Studie) statt. Zur Bestimmung der kornealen Trübung („Haze“) wurde die bewährte objektive Methode mittels einer CCD-Kamera verwendet [5].

Resultate

Dexamethason-Studie

Der postoperative Refraktionsverlauf wird in Abbildung 1 gezeigt. Nach einer initialen Überkorrektur folgte eine Regression in der Refraktion bis zu einer Stabilisierung nach etwa 3 Monaten. Die postoperative Änderung in der Refraktion war in der Steroidgruppe größer als in der Plazebogruppe, solange die Patienten die Steroidmedikation verabreicht bekamen. Jedoch bestand statistisch gesehen kein signifikanter Unterschied zwischen beiden Gruppen mehr, als die Steroidmedikation abgebrochen wurde (p>0,2). In beiden Gruppen

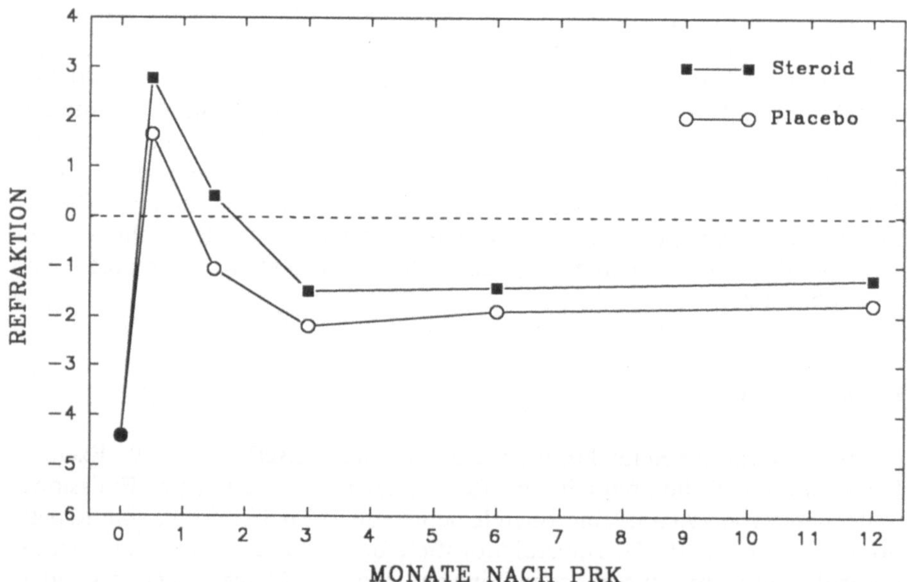

Abb. 1. Refraktionsverlauf der Patienten in der Dexamethason-Studie nach photorefraktiver Keratektomie. Wegen der besseren Übersichtlichkeit wurden nur die Mittelwerte angegeben

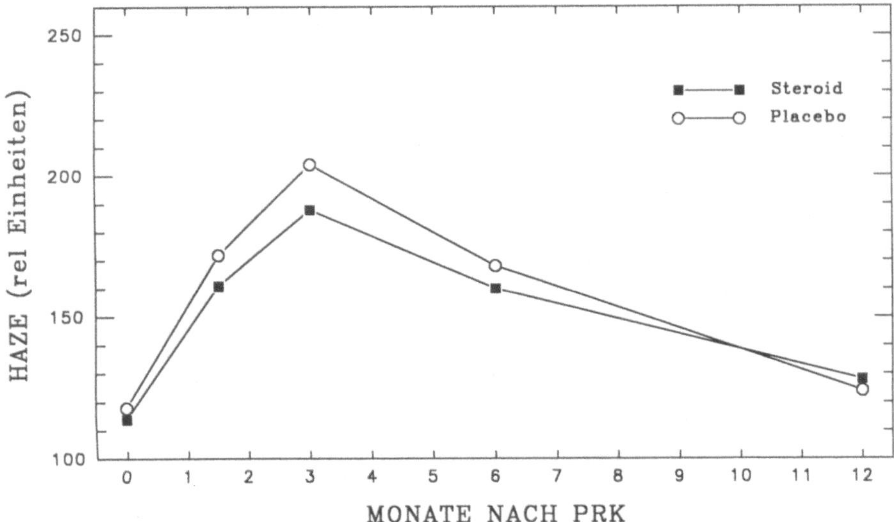

Abb. 2. Postoperativer Verlauf der kornealen Trübung („Haze") in der Dexamethason-Studie; präoperativer Wert: Angabe zum Zeitpunkt 0

fand sich das Maximum der kornealen Trübung, „Haze", nach 3 bis 6 Monaten und reduzierte sich deutlich zwischen dem 6. und 12. postoperativen Monat (Abb. 2). Ein signifikanter Unterschied zwischen der Steroid- und der Plazebogruppe ließ sich nicht feststellen.

Fluoromethalon-Studie

Der postoperative Refraktionsverlauf ist in Abbildung 3 gezeigt. Es zeigte sich ein ähnlicher Refraktionsverlauf wie in der Dexamethason-Studie. Ebenso konnte nach Abbruch der Kortikosteroid-Medikation kein statistisch signifikanter Unterschied zwischen beiden Gruppen festgestellt werden. Auch der Verlauf der kornealen Trübung war ähnlich wie in der Dexamethason-Studie. Auch hier fand sich kein Unterschied zwischen der Steroid- und der Plazebogruppe.

Diskussion

In dieser relativ frühen Phase der klinischen Anwendung des Excimer Lasers zur Behandlung der Myopie muß der Nutzen einer postoperativen, lokalen Kortikosteroid-Medikation zur Beeinflussung der kornealen Wundheilung nach einer photorefraktiven Keratektomie in Frage gestellt werden. Obwohl tierexperimentelle Untersuchungen [6] für eine postoperative Anwendung von Kortikosteroiden sprechen, entstanden in klinischen Studien Zweifel an einer

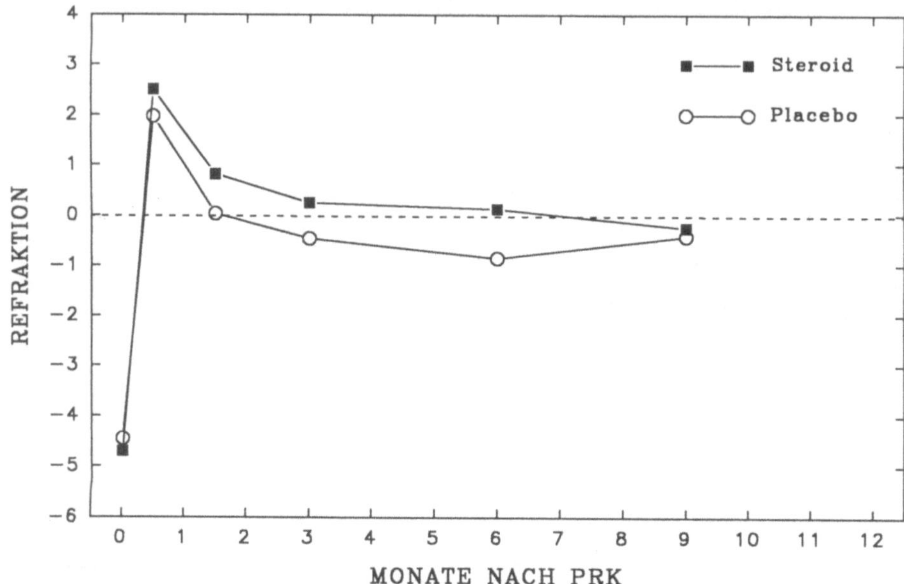

Abb. 3. Refraktionsverlauf der Patienten in der Fluorometholon-Studie nach photorefraktiver Keratektomie. Wegen der besseren Übersichtlichkeit wurden nur die Mittelwerte angegeben

solchen Therapie. Sowohl bei der phototherapeutischen Keratektomie [7], nach der keiner der Patienten eine lokale Kortikosteroidmedikation erhielt, als auch bei den Patienten, die nach einer photorefraktiven Keratektomie die Kortikosteroid-Medikation aus den verschiedensten Gründen abgebrochen haben [1], zeigte sich keine stärkere Ausprägung der kornealen Trübung („Haze"). Aufgrund der immer größer werdenden Popularität dieser Behandlungsmethode und der doch möglichen, schweren Nebenwirkungen der Kortikosteroide ist eine genaue Untersuchung auf diesem Gebiet angezeigt.

Die vorliegende Studie zeigt, daß lokal applizierte Kortikosteroide nach Excimer Laser PRK nur einen günstigen Einfluß auf das postoperative Ergebnis besitzen, solange sie angewendet werden. Nach Abbruch der Kortikosteroid-Medikation konnte kein signifikanter Unterschied sowohl bei der kornealen Trübung als auch bei der Refraktion zwischen der Plazebo- und Steroidgruppe festgestellt werden.

Da die Wundheilung ein sehr mannigfaltiges Gebiet darstellt, sind weitere Studien auf diesem Gebiet notwendig, um vor allem inidividuelle, schlechte postoperative Resultate besser kontrollieren zu können. Zur Zeit führen wir Untersuchungen auf dem Gebiet der Plasmin-Inhibitoren durch, da sich zeigte, daß erhöhte Plasminkonzentrationen in der Tränenflüssigkeit während der frühen postoperativen Phase vorliegen [8, 9].

Literatur

1. Gartry D, Kerr Muir M, Marshall J (1991) Photorefractive keratectomy with an argon fluoride excimer laser: a clinical study. Refract Corneal Surg 7:420–435
2. Seiler T, Wollensak J (1991) Myopic photorefractive keratectomy with the excimer laser: 1 year follow-up. Ophthalmology 98:1156–1163
3. Sher NA, Chen V, Bowers RA, Frantz JM et al (1991) The use of the 193 nm excimer laser for myopic photorefractive keratectomy in sighted eyes: a multicenter study. Arch Ophthalmol 109:1525–1530
4. Lohmann C, Gartry D, Kerr Muir M, Timberlake G, Fitzke F, Marshall J (1991) "Haze" in photorefractive keratectomy: its origins and consequences. Lasers Ophthalmol 4:15–34
5. Lohmann C, Timberlake G, Fitzke F, Gartry D, Kerr Muir M, Marshall J (1992) Corneal light scattering after excimer laser photorefractive keratectomy: the objective measurements of haze. Refract Corneal Surg 8:114–121
6. Tuft S, Zabel RW, Marshall J (1989) Corneal repair following keratectomy – a comparison between conventional surgery and laser photoablation. Invest Ophthalmol Vis Sci 30:1769–1777
7. O'Brart D, Lohmann C, Gartry D, Moodaley R, Buckley E, Woodard M, Kerr Muir M, Marshall J (1993) Excimer Laser phototherapeutic keratectomy: clinical applications, surgical techniques and long-term follow-up. Br J Ophthalmol (in press)
8. Lohmann C, O'Brart D, Patmore A, Kerr Muir M, Marshall J (1993) Plasmin in the tear fluid of excimer laser photorefractive keratectomy patients. Lasers Ophthalmol (in press)
9. Lohmann C, Marshall J (1993) Plasmin- and plasminogen-activator inhibitors after excimer laser photorefractive keratectomy: a new concept in prevention of postoperative myopic regression and haze. Refract Corneal Surg (in press)

Physiologie, Physik und vermischte Fragen

Das Problem der Trübungsmessung der Linse

Y. Robert

Zusammenfassung. Im Moment, wo es technisch gelingt, das Problem der Trübungsmessung der Linse zu lösen, stellt sich das Problem der Standardisierung der Indikation zur Kataraktoperation. Die reproduzierbare Trübungsmessung könnte die subjektive Schätzung durch den Arzt konkurrenzieren. Zudem könnten der Patient und der Kostenträger bei der Indikationsstellung mitreden wollen.

Summary. It is nowadays possible to measure clinically the opacities of the optic media. The problem arises whether this measure shall replace the subjective estimate of the physician. It is conceivable that the patient will have influence on the decision of the physician concerning the operation.

Einführung

Es ist interessant festzustellen, wie wenig Bemühungen in der Geschichte der Ophthalmologie aufgewendet worden sind, Linsentrübungen objektiv zu erfassen. Zudem hat sich von den wenigen bekannten Methoden bis heute keine in der klinischen Routine etablieren können. Es scheint jedoch, daß in nächster Zukunft die eine oder andere Methode so weit ausgereift sein wird, daß sie Eingang in die Alltagspraxis des Augenarztes finden könnte.

Es sollen deshalb 3 Aspekte einer ophthalmologischen Zukunft mit Trübungsmessung der Linse skizziert werden:

a) der wissenschaftliche und technische Aspekt der Trübungsmessung,
b) Auswirkungen auf die Ophthalmologie,
c) Auswirkungen auf das Umfeld des heutigen Augenarztes.

Der wissenschaftliche und technische Aspekt

1. Subjektive Methoden

Die subjektiven Methoden zur Bestimmung des Trübungsgrades einer Linse beruhen auf Schätzungen der Linsenmorphologie oder des Einblickes in den Fundus. Es kann nicht bestritten werden, daß mit großer Erfahrung eine recht gute Korrelation zum Visus des Patienten aufgestellt werden kann. Zur Quantifikation sind diese Methoden jedoch allesamt untauglich. Sie sollen hier nicht weiter berücksichtigt werden.

2. Objektive Methoden

Es gibt zwei mögliche Zugänge:

a) Messung des Streulichtes der Linse und

b) Messung der Linsenleistung durch Kontrolle der Abbildung.

ad a) Ausgangspunkt zur Streulichtmessung ist die von Drews (1964) und Niesel (1966) in die Ophthalmologie eingeführte Photographie der Linse mittels dem Scheinpflugprinzip. Hockwin et al. (1984) werteten die Photos mit Hilfe der Densitometrie aus. Das Verfahren ist aufwendig und zeitraubend. Niesel erfand später ein Gerät, welches die Densitometrie elektronisch durchführte (Guthauser 1986). Auch dieses Gerät ist nur für Spezialisten gedacht.

ad b) Messung der Linsenleistung durch Kontrolle der Abbildung. Wie gut wird die Abbildung durch die Linse hindurch im Vergleich zum Original? Das durch die Medientrübung erzeugte Streulicht hat für die Abbildung auf der Retina folgende Konsequenzen: Die Kanten der Kontraste werden verbreitert (unscharf) und ihre Intensitätsmaxima (z. B. Schwarz und Weiß) werden abgeschwächt (Campbell 1966; Westheimer 1964; Hendrickson 1986). Der zweite Effekt kann mit dem Okular-Photometer® erfaßt werden, indem zwei definierte Stellen auf dem Fundus, entworfen durch ein indirektes Ophthalmoskopiersystem, in bezug auf ihre Helligkeit gemessen werden. Eine dieser Meßstellen liegt auf der Exkavation der Papille (helle Stelle), die andere auf der danebenliegenden Netzhaut/Aderhaut (dunkle Stelle). Der Quotient, gebildet aus den zwei Werten, ist Ausdruck dafür, wie gut die Linse den Helligkeitsunterschied der zwei Stellen überträgt. Ist dieser Quotient hoch, z. B. um 2, so bedeutet dies gute optische Güte der Linse. Ist der Quotient tief, unter 1,5, so bedeutet dies schlechte optische Güte der Linse. Vom Prinzip her mißt das Gerät die gesamten optischen Medien, vom Tränenfilm bis zur Netzhaut. Es ist also geeignet, jegliche Trübung der optischen Medien zu erfassen. Es ist das erste und zugleich einzige klinisch brauchbare Gerät zur Quantifizierung von Medientrübungen.

Was ist überhaupt von Interesse bei den Medientrübungen? Für den Wissenschaftler ist es die Tatsache der Trübung an sich. Im Rahmen von genetischen und pharmakologischen Studien soll das Auftreten einer Katarakt aufgezeigt werden können. Jede noch so kleine Veränderung muß erfaßt werden. Die Streulichtmessung bei maximaler Dilatation photographierter Linsen ist hierzu geeignet.

Der Kliniker muß mehr Information haben. Er muß wissen, ob eine Katarakt mit der Sehfunktion des Auges interferiert, oder umgekehrt, ob eine Sehfunktion durch die optische Qualität der Medien beeinflußt wird. Messungen von Trüb et al. (1992) mit dem Okular-Photometer an Patienten mit Nachstarmembranen vor und nach YAG-Kapsulotomie zeigen, daß zum Erreichen der subjektiv vollen Sehfunktion eine Lücke von ca. 1 mm, in der optischen Achse gesetzt, genügt. Es bestätigen sich die Angaben der Physiologen, die für den optimalen Kontrast eine Pupillenweite von 2,4 mm angeben (Campbell 1966). Für den Kliniker ist diese kleine, von der Iris freigelassene Fläche der Linse, welche vom Lichtstrahl der optischen Achse durchlaufen wird, der entscheidende Ort für seine Beurteilung. Will er relevante Veränderungen feststellen, so muß er den Zustand der optischen Medien in dieser Achse kennen. Um diesen engen Ort im Strahlengang zu erfassen, ist die genaue Einstellung und damit die Reproduzierbarkeit durch das Gerät die unabdingbare Hauptforderung an ein solches Gerät geworden. Das Okular-Photometer erfüllt diese Forderung.

Auswirkungen auf die Ophthalmologie

Wer könnte Interesse haben an der Trübungsmessung? Reproduzierbarkeit heißt mit anderen Worten auch Kontrollierbarkeit. Fände ein solches diagnostisches Instrument Eingang in die Praxis, so bedeutete dies u.a. auch, daß die Indikation zur Operation nicht mehr allein auf der subjektiven, nicht nachvollziehbaren Einschätzung der Linsentrübung durch den Arzt beruht, sondern auf einer jederzeit und durch jedermann überprüfbaren Messung der Linse. Auch der Optometrist und der Optiker könnte ein solches Gerät ohne Schwierigkeiten bedienen. Es ist also denkbar, daß die Einführung eines solchen Gerätes die bis dahin unbehinderte Möglichkeit zum Operieren für den Augenarzt einschränken könnte. Der Anstoß zur Messung käme dann nicht vom Augenarzt, sondern von der Forderung nach Qualitätskontrolle.

Auswirkungen auf das Umfeld

Die Kataraktoperation ist für verschiedene daran Beteiligte – Arzt, Patient, Kostengarant und Zulieferindustrie – zum Geschäft geworden. Dieses Geschäft gehorcht den Gesetzen des Marktes. Im günstigsten Falle pendelt sich gemäß den verschiedenen Interessen der daran Beteiligten ein Gleichgewicht ein. Zur Zeit sieht es so aus, als ob die Interessen von Arzt und Industrie parallel liefen, so daß man sich fragen muß, wer in diesem Geschäft Anbieter und wer Abnehmer ist. Mit anderen Worten, wohin steuert der Markt, und wie ist er vor dem Entgleisen zu bewahren? Da der Patient zu den Nutznießern dieses Geschäftes gehört, können nur der Arzt oder der Kostenträger gegensteuern. Mit der Möglichkeit der objektiven Trübungsmessung der Linse hat der Arzt eine Chance, ungern zwar, aber freiwillig, die Steuerung des Systems zu übernehmen. Diese Variante dünkt mich besser als eine von außen aufgezwungene, bei der der Verlust der ärztlichen Freiheit droht.

Literatur

Campbell FW, Gubisch RW (1966) Optical quality of the human eye. J Physiol 186:558–578
Drews RC (1964) Depth of field in slit-lamp photography. Ophthalmologica 148:151–159
Guthauser U, Flammer J, Lotmar W, Niesel P (1986) Einfluß der Katarakt auf das Gesichtsfeld. Klin Mbl Augenheilk 188:409–411

Hendrickson Ph, Robert Y (1986) Klinische Bestimmung des funktionellen Trübungsgrades einer Katarakt. Klin Mbl Augenheilk 188:421–424

Hockwin O, Lerman S, Ohrloff C (1984) Investigation of lens transparency and its disturbances by microdensitometric analysis of Scheimpflug photographs. Curr Eye Res 3:15–20

Niesel P (1965) Spaltlampenphotographie der Linse für Meßzwecke. Ophthalmologica 152:387–395

Westheimer G (1964) Pupil size and visual resolution. Vision Pres 4:39–45

Trüb P, Wildberger H, Hendrickson P, Robert Y (1992) Die diskrete Medientrübung und ihr Einfluß auf den Kontrastübertragungskoeffizienten, das Pattern-ERG, sowie die Kontrastempfindlichkeit. Klin Mbl Augenheilk 200:444–446

Das Akkommodationsproblem

A. Kalman und B. Gloor

Zusammenfassung. Am Akkommodationsvorgang sind u.a. die Linse, der Ziliarkörper und die Zonulafasern beteiligt. Im Zusammenhang mit der Suche nach in den Kapselsack einfüllbaren Substanzen, um den Akkommodationsvorgang zu erhalten, muß vor allem die Frage gestellt werden, ob die altersbedingte Abnahme der Akkommodationsfähigkeit nur durch die Linse oder möglicherweise auch durch eine Verminderung der Funktion des M. ciliaris verursacht wird. Es wurden 4 Patienten im Alter von 16–48 Jahren untersucht, bei welchen frühzeitig eine Katarakt operiert und durch eine traumatische Iridodialyse oder eine chirurgische Iridektomie die Ziliarfortsätze sichtbar wurden. Die Veränderungen der Ziliarfortsätze während der Akkommodation und nach Pilocarpinapplikation wurden mittels Goniophotographie und Goniovideo erfaßt. Die Veränderung der Vorderkammertiefe wurde mit dem Nidek-Anterior-Eye-Segment-Analysis-System mittels Scheimpflugaufnahmen gemessen. Es konnte gezeigt werden, daß auch beim 48jährigen Patienten eine Ziliarkörpermotilität sichtbar ist. Um definitive Aussagen über den Erhalt der Ziliarkörpermotilität im Verlauf der Alterung machen zu können, muß die Untersuchungsreihe mit geeigneten Patienten, die nicht leicht zu finden sind, ergänzt werden.

Summary. Before the development of an artificial lens replacement with sustained accommodative capabilities will be feasable, the influence of the ageing ciliary muscle on decreasing range of accommodation during life has to be determined. Four young patients (aged 16–48 years) with visible ciliary body processes (due to iridectomy/or traumatic aniridia) after cataract surgery were selected for this study. Changes of the ciliary processes with and without accommodation and after instillation of pilocarpine 2% were recorded and measured by goniophotography and goniovideo. Changes of the anterior chamber depth were measured with the Nidek Anterior Eye Segment Analysis System. Even in the 48 year old patient, a visible ciliary body motility could be detected. To yield conclusive evidence on maintained ciliary body motility with aging, additional suitable patients have to be examined.

Ein wichtiges Ziel der Kataraktoperation sollte neben der Visusverbesserung auch die Wiederherstellung oder der Ersatz der Akkommodationsfähigkeit sein. Es gibt verschiedene Bestrebungen, um dieses Ziel zu erreichen, wie z. B. die multifokale Linse, die sich im Kapselsack bewegende intraokulare Linse [11] oder der physiologische Ersatz des Linsenmaterials durch ein elastisches Material bei erhaltenem Kapselsack [1, 10, 14, 18, 19]. Für die beiden letzten Methoden ist aber ein im hohen Alter noch funktionstüchtiger Ziliarkörper Voraussetzung [3, 13, 26].

Beim Akkommodationsvorgang kommt es zu einer Kontraktion des Ziliarmuskels mit entsprechender Erschlaffung der Zonulafasern [12]. Die meridionalen Fasern (außen) ziehen am epichoroidalen Gewebe und ziehen den Ziliarkörper nach vorne. Die Kontraktion der radiären wie auch der zirkulären Fasern führt zu einer Abnahme des Umfanges und entsprechend zu einer Lockerung der Zonulafasern [7].

Die Zonulafasern setzen sich aus den Spannungsfasern und den Haltefasern [21] zusammen. Die letzteren ziehen zu der vorderen und hinteren Linsenkapsel. Die Spannungsfasern zweigen im mittleren Drittel von den Haltefasern ab und inserieren am Ziliarkörperepithel in den Tälern der Zotten.

Die Erschlaffung der Zonulafasern bewirkt ein Dickerwerden der Linse mit einer deutlichen Vorwärtsbewegung des vorderen Linsenpols [4, 5, 12]. Die vordere zentrale Linsenkrümmung nimmt stärker zu als die hintere Krümmung. Die periphere Linsenkrümmung nimmt hingegen ab [5]. Die wesentlichen Linsenänderungen finden im Kern statt; die Dicke der Linsenrinde bleibt während der Akkommodation praktisch unverändert [20]. Eine wichtige Voraussetzung für die Formänderung der Linse ist die Kapselelastizität, die von der Kapseldicke abhängig ist [7].

Die Messung der Akkommodationsbreite kann auf subjektive oder objektive Weise durchgeführt werden. Die subjektive Methode erfolgt mit dem Akkommodationsstab, entweder durch Näherung einer Fixiermarke oder durch Vorschalten von Plus- und Minuslinsen bei gleichbleibender Objektentfernung. Diese subjektiven Meßmethoden werden aber durch mehrere Variablen beeinflußt wie die Pupillenweite und damit die entsprechend unterschiedliche Fokustiefe, die unterschiedliche individuelle Unschärfe-Akzeptanz, durch den Visus und die Beleuchtung. Entsprechend fällt die Messung der Akkommodationsbreite mit objektiven Methoden (Refraktometer, Stigmatoskop) um ca. 1,5 dpt geringer aus.

Die Abnahme der Akkommodationsbreite respektive die Zunahme der Presbyopie läßt sich auf mehrere anatomische Veränderungen zurückführen: Das Verhältnis von Linsenkern und Linsenrinde ändert sich zugunsten der Rinde [4]. Die Kapseldicke nimmt zu [9] und entsprechend deren Elastizität ab [8]. Sowohl Zonulafasern wie auch Ziliarkörper zeigen morphologische und histologische Veränderungen [6, 22]. Im Ziliarkörper kommt es u.a. zu vermehrter Bindegewebseinlagerung, vermehrter Sklerosierung und Hyalinose sowie zu einer Abnahme der Muskelfasern [24, 25].

Als Modell für die Presbyopie werden oft Affen beigezogen, da die Abnahme der Akkommodationsbreiten parallel zu derjenigen des Menschen verläuft [2]. Neider et al. [17] konnten bei iridektomierten Tieren durch elektrische Stimulation des Edinger-Westphalschen Kernes zeigen, daß sich der Ziliarkörper beim jungen Tier gut, hingegen beim alten Tier praktisch nicht mehr bewegt. Auch Lütjen-Drecoll et al. [15] konnten einen altersabhängigen Verlust der Ziliarzottenmotilität nach Pilocarpingabe feststellen. Im Gegensatz dazu stehen die Ergebnisse der Untersuchungen von Swegmark [23], in welchen er mittels Impedanz-Zyclographie beim Menschen eine gleichbleibende Ziliarkörperaktivität bis über das 60. Lebensjahr hinaus nachweisen konnte.

Uns interessierte die Ziliarkörperaktivität des Menschen. Wir suchten deshalb nach jungen Patienten mit Sicht auf den Ziliarkörper, d.h. mit großen Iridektomien oder verletzungsbedingter Iridodialyse. Bisher konnten wir 4 Patienten von 16–48 Jahren mit einsehbarem Ziliarkörper (3 infolge einer großen Iridektomie bei Hinterkammerlinse und einen aphaken Patienten mit traumatischer Aniridie) untersuchen. Die Veränderungen der Vorderkammertiefe während der Akkommodation und nach Pilocarpinapplikation wurden mit dem Nidek-Anterior-Eye-Segment-Analysis-System mittels Scheimpflugaufnahmen dokumentiert [15]. Die morphologischen Veränderungen des Ziliarkörpers wurden mit Goniophotographie und Goniovideo erfaßt. Die Vorderkammertiefe war weder nach Akkommodation noch nach Gabe von Pilocarpin statistisch signifikant verändert, abgesehen beim aphaken Patienten, bei dem es nach Pilocarpingabe zu einer deutlichen Vorwölbung der hinteren Kapsel gekommen war. In der Goniophotographie sowie im Goniovideo konnten Ziliarkörperveränderungen sowohl bei Akkommodation wie nach Pilocarpin erkannt werden, wobei die beste Motilität beim 48jährigen aphaken Patienten gefunden wurde. Möglicherweise ist dies nur scheinbar so und nur durch die gute Übersicht bei traumatischer Aniridie bedingt.

Diese Untersuchungen müssen durch weitere Messungen an Patienten verschiedener Altersstufen ergänzt werden, um definitiv sagen zu können, welcher Anteil an der altersbedingten Abnahme der Akkommodationsfähigkeit dem Ziliarmuskel zukommt. Es muß aber auch nach Methoden gesucht werden, die Ziliarmuskelfunktionen zu erfassen, ohne auf Iridektomie oder Fehlen der Iris angewiesen zu sein.

Beim Ersatz oder Wiederherstellung der Akkommodation scheint die steife, sich nach vorn bewegende Linse ohne praktische Bedeutung [11]. Die multifokale Linse ist bis zum heutigen Zeitpunkt die beste Lösung, da der Ersatz des Linsenmaterials durch ein elastisches Material in einem erhaltenen Kapselsack noch nicht ausgereift ist. Es bedarf noch weiterer Untersuchungen, u.a. mit der Frage nach der Beweglichkeit und Sklerose des Ziliarkörpers, denn ohne dieses Basiswissen hat der physiologische Linsenersatz beim älteren Menschen keinen Sinn.

Literatur

1. Agarwall LP, Narsimhan EC, Mohan M (1967) Experimental lens refilling. Orient Arch Ophthalmol 5:205–212
2. Bito LZ, DeRousseau CJ, Kaufman PL, Bito JW (1982) Age-dependent loss of accommodative amplitude in rhesus monkeys: an animal model for presbyopia. Invest Ophthalmol Vis Sci 23:23–31
3. Bito LZ, Miranda OC (1989) Accommodation and Presbyopia. Ophthalmology Annual 103–128
4. Brown N (1973) The change in shape and internal form of the eye on accommodation. Exp Eye Res 15:441–459
5. Brown N (1974) The change in lens curvature with age. Exp Eye Res 19:75–183
6. Farnsworth PN, Shyne SE (1929) Anterior zonular shift with age. Exp Eye Res 28:291–297
7. Fincham EF (1937) The mechanism of accommodation. Br J Ophthalmol Mon Suppl 8
8. Fisher RF (1973) Presbyopia and its changes with age in the human crystalline lens. J Physiol 228:765–779

9. Fisher RF, Pettet BE (1972) The postnatal growth of the capsule of the human crystalline lens. J Anat 112:207–214
10. Haefliger E, Parel J-M, Fantes F, Norton EWD, Anderson DR, Forster RD, Hernandez E, Feuer WJ (1987) Accommodation of an endocapsular silicon lens (Phako-Ersatz) in the nonhuman primate. Ophthalmology 94:471–477
11. Hardman LSJ, Rubinstein MP, Snead MP, Haworth SM (1990) Pseudophakic accommodation? A study of the stability of capsular bag supported, one piece, rigid tripod, or soft flexible implants. Br J Ophthalmol 74:22–25
12. Helmholz HV (1855) Ueber die Accommodation des Auges. Graefes Arch Ophthalmol 1:1–74
13. Koretz JF, Kaufman PL, Neider MW, Goeckner PA (1989) Accommodation and presbyopia in the human eye – aging of the anterior segment. Vision Res 29:1685–1692
14. Lucke K, Hettlich HJ, Kreiner CF (1992) A method of lens extraction for the injection of liquid intraocular lens. German J Ophthalmol 1:342–345
15. Lütjen-Drecoll E, Tamm E, Kaufman PL (1988) Age-related loss of morphologic responses to pilocarpine in rhesus monkey ciliary muscle. Arch Ophthalmol 106:1591–1598
16. Nakaizumi H, Sasalo K, Salakamoto Y (1992) In vivo observation of the axial movement of intraocular lenses through an anterior eye segment analysis system. Ophthalmic Res 24:21–25
17. Neider MW, Crawford K, Kaufman PL, Bito LZ (1990) In vivo videography of the rhesus monkey accommodative apparatus. Arch Ophthalmol 108:69–74
18. Nishi O (1989) Refilling the lens of the rabbit eye after intracapsular cataract surgery using endocapsular ballon and an anterior capsule suturing technique. J Cataract Refract Surg 15:450–454
19. Parel J-M, Gelender H, Trefers WF, Norton EWD (1986) Phako-Ersatz: Cataract surgery designed to preserve accommodation. Graefes Arch Clin Exp Ophthalmol 224:165–173
20. Patnaik B (1967) A photographic study of accommodative mechanisms: Changes in the lens nucleus during accommodation. Invest Ophthalmol 6:601–611
21. Rohen JW, Rentsch FJ (1969) Der konstruktive Bau des Zonulaapparates beim Menschen und dessen funktionelle Bedeutung. Graefes Arch Ophthalmol 178:1–19
22. Stieve R (1949) Über den Bau des menschlichen Ciliarmuskels, seine physiologischen Veränderungen während des Lebens und seine Bedeutung für die Akkommodation. Z Mikrosk Anat Forsch 55:3–88
23. Swegmark G (1969) Studies with impedance cyclography on human ocular accommodation at different ages. Acta Ophthalmologica 47:1186–1206
24. Van der Zypen E (1970) Licht- und elektronenmikroskopische Untersuchungen über die Altersveränderungen am M, ciliaris im menschlichen Auge. Graefes Arch Clin Exp Ophthalmol 179:332–357
25. Van der Zypen E (1975) Die Bedeutung der Altersveränderungen am Corpus ciliare des menschlichen Auges für die Presbyopie und die Kammerwasserzirkulation. Verh Anat Ges 69:665–671
26. Weale R (1989) Presbyopia toward the end of the 20th century. Surv Ophthalmol 34:15–30

Kontrastsehvermögen und Blendungsempfindlichkeit bei pseudophaken Patienten

Vergleich von monokularen und binokularen Ergebnissen und deren Einfluß auf die Nachtfahrtauglichkeit im Straßenverkehr

G. U. Auffarth, W. Hunold, P. Hürtgen, T. Wesendahl, E. Mehdorn

Zusammenfassung. 100 pseudophake Patienten (Alter 62,1 ± 10,8) wurden 15,8 ± 9,8 Monate postoperativ nach Implantation einer Monofokallinse am Mesoptometer II hinsichtlich Kontrastsehvermögen und Blendungsempfindlichkeit entsprechend den Empfehlungen der DOG für die Nachtfahrtauglichkeit im Straßenverkehr untersucht. Geprüft wurde die Kontrastsehschärfe bei einer Umfeldhelligkeit von 0,032 cd/m^2 (ohne Blendung) bzw. 0,1 cd/m^2 (mit Blendung). Als Einschlußkriterium durften die Patienten keine weiteren ophthalmologischen Veränderungen (außer Katarakt bzw. Katarakt-OP) vorweisen. Die Patienten wurden in 3 Gruppen eingeteilt: a) Pat. mit Pseudophakie beidseits (n = 50), b) Pat. mit Pseudophakie und klarer natürlicher Linse (n = 25), c) Pat. mit Pseudophakie und Katarakt (n = 25). Der korrigierte Fernvisus unterschied sich nicht signifikant zwischen den 3. Gruppen (ANOVA p = 0,17). Insgesamt erfüllten 52% der Patienten nicht die Bedingungen für die Nachtfahrtauglichkeit (Gruppe A: 50%, Gr. B: 24%, Gr. C: 84%). Die binokularen Resultate für Kontrastsehvermögen und Blendungsempfindlichkeit waren in Gruppe A und B signifikant besser ($p < 0{,}001$) als die besten monokular ermittelten. In Gruppe C (Pseudophakie/Katarakt) dagegen fand sich diesbezüglich kein Unterschied ($p > 0{,}3$): In 20% der Fälle ergaben sich in dieser Gruppe sogar binokular schlechtere Werte als monokular. Kontrastsehvermögen und Blendungsempfindlichkeit waren deutlich altersabhängig. Bei (beidseits) Pseudophaken >60 Jahren ist bei jedem zweiten Patienten mit eingeschränkter Nachtfahrtauglichkeit zu rechnen, bei der Kombination Pseudophak/Katarakt sogar bei 2 von 3 Patienten.

Summary. One hundred pseudophakic (monofocal IOLs) patients (aged 62,1 ± 10.8 yrs.) were examined for glare and contrast sensitivity with the Mesoptometer II. The patients were tested for the requirements of the German Ophthalmological Society (DOG) recommended for driver's license. Patients were divided into three groups: a) Pseudophakic bilateral, b) Pseudophakic in one eye with phakic contralateral, c) Pseudophakic in one eye with cataract contralateral. There was no difference in the corrected distance acuity between all groups (ANOVA, p = 0.17). Fifty two percent of the patients did not full fill the requirements of the DOG (Group A 50%, Group B 24%, Group C 84%). In Group A and B the binocular results for glare and contrast sensitivity were significantly better than the monocular results ($p < 0.001$). In Group C (Pseudophak/Cataract), however, there was no difference between binocular and monocular results ($p > 0.3$). In this group 20% of the binocular results were even worse than the monocular values. There was a significant age relation for contrast as well as for glare sensitivity. In summary every second patient >60 yrs. with (bilateral) pseudophakia can be expected to have reduced contrast and glare sensitivity and with the combination Pseudophak/Cataract even 2 out of 3 patients.

Einleitung

Die üblichen augenärztlichen Funktionsprüfungen des Sehvermögens, wie Fern- und Nahvisus oder auch die Gesichtsfeldprüfung, werden unter den Bedingungen des Tagessehens (photopisches Sehen) vorgenommen. Die Testobjekte werden hier unter hellen Beleuchtungsstärken und hohen Kontrastverhältnissen dargeboten. Im Straßenverkehr treten jedoch häufig Situationen auf mit herabgesetzten Kontrast- und Beleuchtungsverhältnissen (Nachtfahrten, Nebel, Regen). In solchen Situationen ist eine andere Qualität des Sehens gefordert, das mesopische Sehen.

Aulhorn u. Harms [2] konnten in den siebziger Jahren Normalwerte für eine augengesunde Population erstellen. Hierauf basieren die Empfehlungen der DOG für die Nachtfahrtauglichkeit von Kraftfahrern.

Ein herabgesetztes Kontrastsehvermögen ist bei pseudophaken Patienten häufig beschrieben worden [1, 3, 4–7]. Insbesondere Patienten mit Multifokallinsen sind diesbezüglich häufig untersucht worden [1, 3, 7]. In eigenen Untersuchungen [1] fiel uns auf, daß bei strenger Anwendung der DOG-Richtlinien über die Hälfte aller pseudophaken Patienten, ob Multi- oder Monofokallinsenträger, keine Nachtfahreignung aufwiesen. Wir haben deshalb in der folgenden Studie untersucht, welche Faktoren das mesopische Sehen bei Pseudophaken (Monofokal-IOLs) beeinflussen und inwiefern das binokulare mesopische Sehvermögen vom Zustand des kontralateralen Auges (Phak, Pseudophak, Katarakt) abhängt.

Material und Methode

100 pseudophake Patienten (Alter $62{,}1 \pm 10{,}8$) wurden $15{,}8 \pm 9{,}8$ Monate postoperativ nach Implantation einer Monofokallinse am Mesoptometer II hinsichtlich Kontrastsehvermögen und Blendungsempfindlichkeit entsprechend den Empfehlungen der DOG für die Nachtfahrtauglichkeit im Straßenverkehr untersucht.

Die Patienten wurden in 3 Gruppen eingeteilt:
- Pseudophak auf beiden Augen (PsPs) n = 50
- Pseudophak/Phak (PsPh) n = 25
- Pseudophak/Katarakt (PsKa) n = 25

Einschlußkriterien waren (pseudophakes und phakes Auge):
- Visus >0,7
- keine weiteren Augenerkrankungen
- keine Medientrübungen (Kornea, Hinterkapsel, GK)

Kataraktauge:
- Visus <0,5
- keine weiteren Pathologien (außer Katarakt).

Es erfolgten am Mesoptometer II folgende Untersuchungen:
1. Messung des Kontrastsehvermögens bei einer Umfeldhelligkeit von 0,032 cd/m^2 und von 0,1 cd/m^2
2. Messung der Blendungsempfindlichkeit (bei Umfeldhelligkeit 0,1 cd/m^2 + Blendung mit 0,35 Lux von 3°).

Die statistische Auswertung umfaßte die Prüfung der Vergleichsparameter mit dem Sign-(Vorzeichen)-Test und der Varianzanalyse (ANOVA).

Ergebnisse

Der (binokulare) Fernvisus betrug in Gruppe A: 0,89±0,15, Gruppe B: 0,95±0,12 und Gruppe C: 0,89±0,12. Der Unterschied war nicht signifikant (ANOVA p = 0,17).

Kontrastsehvermögen bei Umfeldhelligkeit 0,032 cd/m^2

Die Bedingungen für die Nachtfahrtauglichkeit mindestens Kontrast 1 : 5 (Kontraststufe 7 am Mesoptometer II) erfüllten in den drei Gruppen (Abb. 1):

	Gruppe A	Gruppe B	Gruppe C
	Pseudophakie bds.	Pseudophak/Phak	Pseudophak/Katarakt
Monokular	46,8% Pseudophakes Auge	72,0% Phakes Auge	24,0% Katarakt
Binokular	67,3%	86,0%	56,0%

In Gruppe A (PsPs) waren die binokular ermittelten Werte signifikant besser (p < 0,001, Sign-Test) als die monokularen.

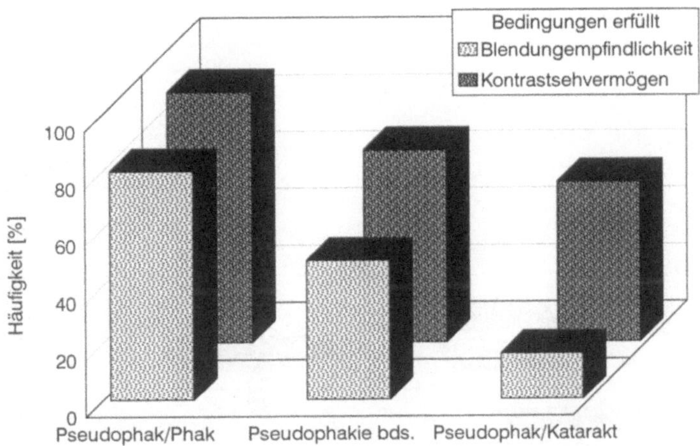

Abb. 1. Nachtfahrtauglichkeit bei Pseudophaken: Angegeben ist, wieviele Patienten (%) der 3 Gruppen die Bedingungen für das Kontrastsehen und die Blendungsempfindlichkeit (Min.-Kontrast 1 : 5) erfüllten

In Gruppe B (PsPh) waren die monokularen Werte des phaken Auges signifikant besser als die des pseudophaken ($p < 0{,}001$). Die binokularen Werte waren wiederum signifikant besser sowohl zu den monokular ermittelten des phaken als auch des pseudophaken Auges ($p = 0{,}011$ bzw. $p < 0{,}001$).

In Gruppe C (PsKa) unterschieden sich die binokular ermittelten Werte nicht von den monokularen Werten des pseudophaken Auges ($p = 0{,}623$).

Blendungsempfindlichkeit bei Umfeldhelligkeit 0,1 cd/m² und Blendung

Die Bedingungen für die Nachtfahrtauglichkeit (mindestens Kontrast 1 : 5) erfüllten in den 3 Gruppen:

	Gruppe A	Gruppe B	Gruppe C
	Pseudophakie bds.	Pseudophak/Phak	Pseudophak/Katarakt
Monokular	36,1% Pseudophakes Auge	56,0% Phakes Auge	0% Katarakt
Binokular	48,6%	80,0%	16,0%

In Gruppe A (PsPs) waren die binokular ermittelten Werte signifikant besser ($p < 0{,}001$, Sign-Test) als die monokularen.

In Gruppe B (PsPh) bestand kein Unterschied zwischen den monokularen Werten des phaken Auges und denen des pseudophaken ($p = 0{,}22$). Die binoku-

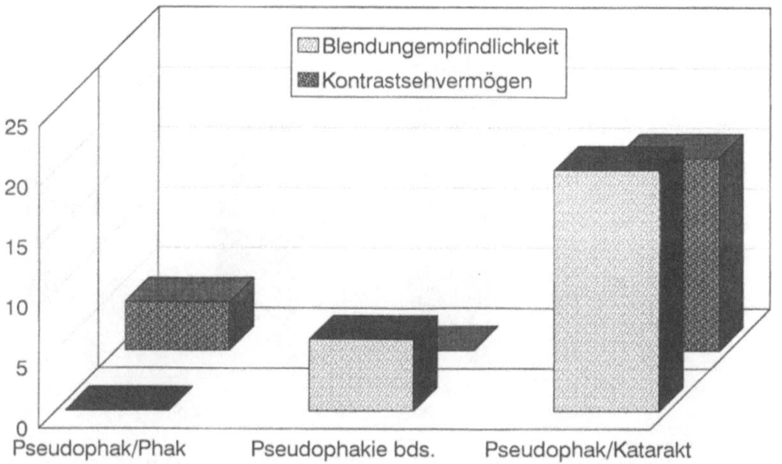

Abb. 2. Angegeben ist, wie häufig in den 3 Gruppen die binokularen Ergebnisse für die Kontrast- und Blendungsempfindlichkeit schlechter waren als die monokular ermittelten Werte

laren Werte waren wiederum signifikant besser sowohl zu den monokular ermittelten des phaken als auch des pseudophaken Auges ($p < 0{,}001$).

In Gruppe C (PsKa) unterschieden sich die binokular ermittelten Werte nicht von den monokularen Werten des pseudophaken Auges ($p = 0{,}363$).

Abbildung 2 gibt an, wie häufig die binokular ermittelten Werte schlechter waren als die monokularen. Man erkennt eindeutig, daß in Gruppe C (PsKa) in bis zu 20% der Fälle der binokulare Seheindruck so herabgesetzt wurde, daß er unter den Werten des besseren monokularen Auges lag.

Altersabhängigkeit

Abbildung 3 a zeigt die Altersabhängigkeit der Ergebnisse von 100 pseudophaken Augen. Es wurde geprüft, wieviel Patienten pro Altersgruppe insgesamt die Bedingungen der DOG erfüllten. Während Patienten unter 50 Jahren noch in

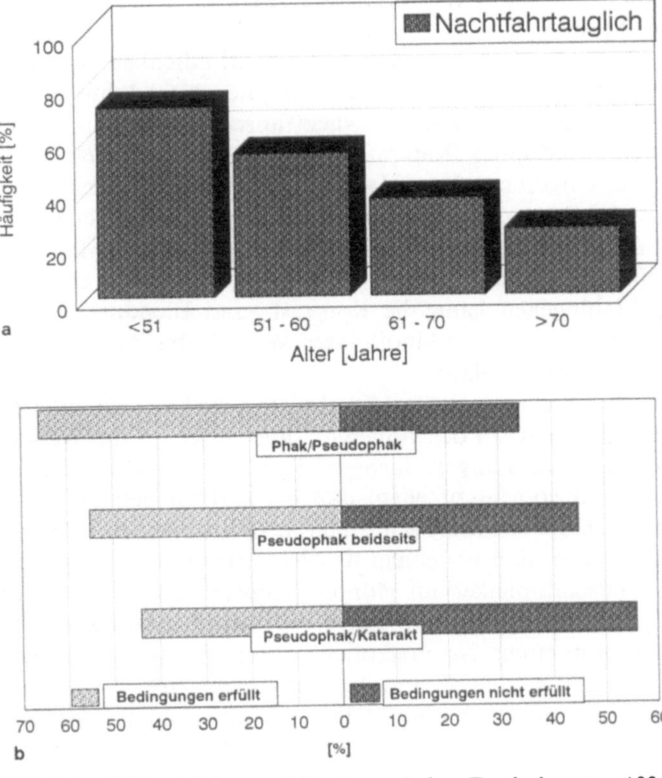

Abb. 3 a. Nachtfahrtauglichkeit in Abhängigkeit vom Alter (monokulare Ergebnisse, n = 100 pseudophake Augen)

Abb. 3 b. Alterskorrigierte Analyse der Nachtfahrtauglichkeit in den 3 untersuchten Gruppen

etwa 80% nachtfahrtauglich waren, nimmt dies bis zur Altersgruppe der über 70jährigen bis auf etwa 20% ab.

Betrachtet man die 3 untersuchten Patientengruppen unter strukturgleichen Bedingungen bezüglich der Altersverteilung (Abb. 3b), so erkennt man immer noch deutlich den Trend, daß die Gruppe Pseudophak/Katarakt eine erheblich eingeschränkte Nachtfahreignung aufweist im Vergleich zu den Gruppen A und B.

Diskussion

Insgesamt erfüllten 52% der Patienten nicht die Bedingungen der DOG für die Nachtfahrtauglichkeit (Gruppe A: 50%, Gr. B: 24%, Gr. C: 84%). Dies ist um so bemerkenswerter, als es sich bei den Patientenkollektiven um hochselektierte Gruppen handelte, die ansonsten ophthalmologisch unauffällig waren mit einem Durchschnittsvisus von etwa 0,9 und keinen weiteren Augenerkrankungen, insbesondere keinen retinalen Erkrankungen. D. h. ein guter „Tageslichtvisus" bei Pseudophaken schließt also eine herabgesetzte Nachtfahrtauglichkeit nicht aus.

Die Kontrast- und Blendungsempfindlichkeit war deutlich altersabhängig. Bei (beidseits) pseudophaken Patienten >60 Jahre ist bei jedem zweiten Patienten mit eingeschränkter Nachtfahrtauglichkeit zu rechnen. Bei der Kombination Pseudophak/Katarakt ist bei einem Alter >60 bei 2 von 3 Patienten mit einer eingeschränkten Nachtfahrtauglichkeit zu rechnen.

Der Status des Partnerauges hatte einen deutlichen Einfluß auf die Nachtfahrtauglichkeit bei Pseudophaken. Bei klaren Medien (Phak oder Pseudophak) wurde binokular ein synergistischer Effekt erzielt. Eine einseitige Katarakt hingegen kann die Kontrast- und Blendungsempfindlichkeit so beeinträchtigen, daß die binokularen Werte in bis zu 20% der Fälle schlechter sind als die monokularen.

Die hier vorgestellten Ergebnisse beziehen sich auf ein (positiv) selektiertes Patientengut. In den höheren Altersstufen ist die Wahrscheinlichkeit weiterer Augenerkrankungen, insbesondere retinaler Pathologien, relativ groß. Es ist daher davon auszugehen, daß bei zusätzlichen ophthalmologischen Erkrankungen die Resultate schlechter ausfallen. In der Tat konnte auch Lachenmayr [4] zeigen, daß bei einem unselektiertes Patientengut (Visuswerte von 0,1 bis 1,0) Pseudophaker mit Monofokallinsen in bis zu 96% der Fälle keine Eignung für den nächtlichen Straßenverkehr besteht. Aulhorn u. Harms [1] zeigten, daß schon in einem Normalkollektiv von augengesunden Patienten in der Altersgruppe zwischen 60 und 70 Jahren über 30% die Anforderungen nicht mehr erfüllen, oberhalb von 70 Jahren sind es sogar über 50%.

Literatur

1. Auffarth G, Hunold W, Breitenbach S, Mehdorn E (1993) Kontrastsehschärfe und Blendungsempfindlichkeit bei Patienten mit Multifokallinsen: Ergebnisse 2 Jahre nach Linsenimplantation. In: Neuhann T, Hartmann C, Rochels A (Hrsg) 6. Kongreß der DGII. Springer, Berlin Heidelberg New York, S 278–284
2. Aulhorn E, Harms H (1970) Über die Untersuchung der Nachtfahreignung von Kraftfahrern mit dem Mesoptometer. Klin Mbl Augenheilk 157:843–873
3. Hessemer V, Jacobi KW (1993) Bifokallinsen – Zukunft oder Sackgasse? In: Neuhann T, Hartmann C, Rochels A (Hrsg): 6. Kongreß der DGII. Springer, Berlin Heidelberg New York, S 255–265
4. Koch DD, Liu JF (1990) Survey of the clinical use of glare and contrast sensitivity testing. J Cataract Refract Surg 16:707–711
5. Lachenmayr B, Patera N (1987) Dämmerungssehvermögen und Blendungsempfindlichkeit bei Pseudophaken. Fortschr Ophthalmol 84:173–179
6. Olsen T, Corydon L (1990) Contrast sensitivity as a function of focus in patients with the diffractive multifocal intraocular lens. J Cataract Refract Surg 16:703–706
7. Wenner M, Deppe W, Teping C (1991) Dämmerungssehen und Blendempfindlichkeit bei Trägern monofokaler und diffraktiver bifokaler Intraokularlinsen. In: Wenzel M, Reim M, Freyler H, Hartmann C (Hrsg) 5. Kongreß der DGII. Springer, Berlin Heidelberg New York, S 233–239

Vergleichende Messung der Aniseikonie für Ferne und Nähe

U. Fries, C. Ohrloff und O. E. Schnaudigel

Zusammenfassung. Bei 30 einseitig pseudophaken Patienten mit einer minimalen präoperativen Anisometropie von 3 dpt sowie berechneter Aniseikonie von mehr als 5% wurde nach 1–2 Jahren die subjektive Aniseikonie für die Ferne am Phasendifferenzhaploskop und die Nähe mittels Awaia-Charts im sensiblen vertikalen Meridian bestimmt. Für die Ferne ermittelten wir 6,9%, für die Nähe 3,3% Aniseikonie bei erheblicher Streuung gegenüber 7,2% errechneter Aniseikonie.

Summary. In 30 pseudophacic patients with an minimal anisometropia of 3 dpt and an calculated aniseiconia of 5% preoperatively the aniseiconia was measured for far and near distance subjectively. The tests were done in the vertical meridian. The results were 6.9% aniseiconia for the far and 3.3% for the near distance compared to 7.2% calculated aniseiconia.

Einführung

Bei Patienten mit primär emmetropen Augen (mittlere Achsenlängen von 22–26 mm) treten bei einseitiger Kataraktextraktion selten Probleme hinsichtlich der Verträglichkeit von emmetrop gerechneten Intraokularlinsen auf. Bei Patienten mit höheren Anisometropien könnte postoperativ die Aniseikonie nicht vertragen werden. Deswegen erscheint uns eine verläßliche Methode zur Voraussage der zu erwartenden Aniseikonie sowie deren wahrscheinliche Verträglichkeit unerläßlich.

Patienten

Bei 30 Patienten mit einseitiger Katarakt und präoperativ bestehender Anisometropie von mindestens 3 dpt sowie vorausberechneter Aniseikonie von mehr als 5% wurde in einem Zeitraum von 12 bis 24 Monaten nach Kataraktextraktion (Phakoemulsifikation oder ECCE) und Hinterkammerlinsenimplantation eine Nachuntersuchung zur Ermittlung der tatsächlichen Aniseikonie für Ferne und Nähe durchgeführt.

Die Prüfung für die Ferne erfolgte am Phasendifferenzhaploskop nach Aulhorn, die Prüfung für die Nähe mittels Awaia-Charts. Zur besseren Vergleichbarkeit wurden beide Tests im sensibleren vertikalen Meridian durchgeführt.

Die präoperativ ermittelte Aniseikonie wurde auf ihre Verläßlichkeit hin untersucht.

Ergebnisse

Die präoperativ berechnete Aniseikonie betrug im Mittel 7,2% – für die Ferne betrug der Mittelwert 6,9% (Standardabweichung 6,25%; Minimum 0%, Maximum 21,5%), für die Nähe 3,32% (Standardabweichung 3,14; Minimum 0%, Maximum 14%).

Bei 70% der Patienten war die ermittelte postoperative subjektive Aniseikonie für die Ferne größer als für die Nähe, bei 10% für Ferne und Nähe gleich und bei 20% in der Nähe größer.

Die postoperative Refraktionsdifferenz betrug im Mittel 3,1 dpt (Minimum 0,75 dpt, Maximum 6,5 dpt). Von allen Patienten wurde die Refraktionsdifferenz toleriert.

Diskussion

Trotz unserer recht bescheidenen Patientenzahl möchten wir unsere Ergebnisse für diese Patientengruppe vorstellen. Die präoperativ errechnete Aniseikonie ist mit der postoperativ erreichten meist nicht identisch. Die Differenz beträgt in der Ferne im Mittel 0,3% zur subjektiven Aniseikonie, was eine scheinbar gute Voraussage ist. Die Standardabweichung (6,25) und Streuung (0–21,5%) liegen sehr hoch, so daß im Einzelfall die Voraussage vage erscheint. Für die Nähe ist die Standardabweichung (3,14) deutlich geringer bei kleinerer Streuung (0–14%).

Die mittlere subjektive Aniseikonie beträgt für die Nähe nur knapp die Hälfte des für die Ferne ermittelten Wertes, währenddessen sie für die Ferne nur geringfügig unter den errechneten Werten liegt.

Die subjektive Verträglichkeit auch größerer Aniseikonien wurde von anderen Autoren bestätigt [2, 4, 9], während wir auch geringere Angaben fanden [4]. Harrer [6] prüfte die subjektive Aniseikonie ebenfalls im vertikalen Meridian am Phasendifferenzhaploskop und stellte für die Ferne wie wir bestenfalls eine Übereinstimmung der vorausberechneten mit der subjektiv erhobenen Aniseikonie im Mittel fest. Die von Ratzel et al. [16] an einem „Normalkollektiv" beschriebene geringe Aniseikonie von 0,1% bei einseitig Pseudophaken ist mit unserer Studie nicht vergleichbar, da wir ein Extremkollektiv mit „natürlicher Anisometropie" untersuchten, bei welchem schon präoperativ eine deutliche Aniseikonie besteht [10]. Die Differenz zwischen der errechneten und subjektiv für Ferne und Nähe gemessenen Aniseikonie könnte durch den weiteren Abstand der Sinnesepithelien in längeren anisometropen Augen begründet sein [7]. Die bei emmetropen normalsichtigen Augen gefundene gute Übereinstimmung zwischen Phasendifferenzhaploskop und Awaia-Charts [14] konnte von uns nicht bestätigt werden. Gilt die Aniseikonieproblematik bei emmetropen

Augen als weitgehend gelöst [5, 8, 10–12], so besteht bei anisometropen Kollektiven nach unserer Auffassung noch keine hinreichende Voraussagegenauigkeit. Die Überprüfung im vertikalen Meridian ist sinnvoll [1, 13], da vertikale Aniseikonie zu wesentlich stärkeren subjektiven Störungen führt als horizontale [3], da keine weiteren Kompensationsmechanismen wie z. B. Stereopsis vorhanden sind. Dies bedeutet, daß die Aufgabe der vertikalen Fusion, die Beseitigung höhendisparater Doppelbilder, nicht erfüllt werden kann [2, 4], was zu Doppelbildwahrnehmung wegen reduzierter Panum-Areale führt. Pittke [15] interpretiert die Dominanz der vertikalen Fusionsbreite über die Stereopsismechanismen derart, daß nur eine räumliche Wahrnehmung bei eindeutigem Horizont physiologisch sinnvoll erscheint.

Literatur

1. Ames A Jr, Ogle KM (1932) Size and shape of ocular images. III. Visual sensitivity to differences in the relative size of the ocular images of the two eyes. Arch Ophthal (Chicago) 7:904–924
2. Berger L (1953) Die Fusion höhendistanter und gedrehter Doppelbilder. Graefes Arch Clin Exp Ophthalmol 154:398–400
3. Burian HM (1939) Fusional movements. Role of peripheral retinal stimuli. Arch Ophthalmol 147:17–53
4. Crone RA, Leuridan OMA (1973) Tolerance for aniseikonia. I. Diplopia thresholds in the vertical and horizontal meridian of the visual field. II. Determination based on the amplitude of cyclofusion. Graefes Arch Clin Exp Ophthalmol 188:1–16
5. Doden W, Heider W, Schulze H (1984) Binokularfunktion bei einseitiger Pseudophakie. Klin Mbl Augenheilk 185:250–252
6. Harrer S (1986) Zur Bedeutung der Aniseikonie nach Implantation von Hinterkammerlinsen. Klin Mbl Augenheilk 189:233–239
7. Höh H (1987) Retinale „Korngröße", Netzhautbildgröße und Aniseikonie bei Korrektion der Achsenmyopie mit Brille und Kontaktlinse. Contactologica 9D:132–141
8. Heider W, Jürgens K (1984) Aniseikonie bei einseitiger Pseudophakie. Klin Mbl Augenheilk 185:515–517
9. Julesz B (1971) Foundations of cyclopean perception. Chicago University Press, Chicago London
10. Gernet H (1985) Aniseikonie und intraokulare Optik bei Aphakie und Pseudophakie. 1. Aniseikonie und intraokulare Optik bei Augengesunden im Experiment. Fortschr Ophthalmol 82:362–366
11. Gernet H (1985) Aniseikonie und intraokulare Optik bei Aphakie und Pseudophakie. 2. Aniseikonie und intraokulare Optik bei Aphakie. Fortschr Ophthalmol 82:436–442
12. Gernet H (1985) Aniseikonie und intraokulare Optik bei Aphakie und Pseudophakie. 3. Aniseikonie und intraokulare Optik bei Pseudophakie. Fortschr Ophthalmol 82:544–552
13. Ogle KN (1950) Researches in binocular vision. Saunders, Philadelphia London
14. Pittke EC (1986) Erste Erfahrungen mit den Aniseikonie-Tafeln nach Awaya. Contactologica 8D:149–152
15. Pittke EC (1987) Fusionsbreite und Aniseikonie. Klin Mbl Augenheilk 191:462–472
16. Ratzel T, Menne K, Trinkmann R, Kohl M (1986) Vergleich funktioneller und dioptrischer Aniseikonie nach einseitiger Implantation einer Hinterkammerlinse. Fortschr Ophthalmol 83:680–681

Teledioptrische Systeme im Vergleich mit konventionellen Sehhilfen bei Makuladegeneration

J.-P. Harnisch, R. Krüger und K. Schreck

Zusammenfassung. Die Makuladegeneration ist die häufigste Ursache für eine Sehbehinderung im Alter. Bei motivierten Patienten kann durch vergrößernde Sehhilfen oft Lesefähigkeit wiedererlangt werden. Bei zusätzlicher Linsentrübung verspricht die Implantation einer teledioptrischen Linse Vorteile. Diese Annahme soll durch gleichzeitige Ordination einer Lupenbrille, einer Fernrohrlupenbrille und des zum teledioptrischen System gehörenden starken Plusglases überprüft werden. Der intraindividuelle Vergleich ergibt keine wesentlichen Vorteile des teledioptrischen Systems gegenüber konventionellen Sehhilfen.

Summary. Macula degeneration is the main cause of visual loss in older individuals. Highly motivated patients could be helped to regain reading vision through low vision aids. In cases of necessary cataract surgery the implantation of a teledioptric lens seems to offer advantages. This assumption is investigated by parallel prescription of low vision aids as magnifying glasses and telescopic spectacles working through the peripheral portion of the implanted lens as well as the special spectacle belonging to the teledioptric IOL.

This intra-individual comparison showed no fundamental advantages of the teledioptric system to the conventional low vision aids.

Einleitung

Erkrankungen der Netzhautmitte stellen nach dem 60. Lebensjahr [2] die häufigste Ursache für eine Herabsetzung der zentralen Sehschärfe dar. In der Regel fehlt eine effektive Therapie [9, 10], so daß der Patient Lesefähigkeit nur durch vergrößernde Sehhilfen erlangen kann [8]. Diese sind mit bekannten Nachteilen wie geringem Arbeitsabstand und eingeschränktem Gesichtsfeld behaftet. Weiterhin wird ihre Akzeptanz durch hohes Gewicht und kosmetische Beeinträchtigung verringert.

Fernrohrlupenbrillen arbeiten nach dem Prinzip eines Galilei-Fernrohrs. Die Annäherung des Fernrohrokulars an das Auge versprach eine Verbesserung bezüglich der bekannten Nachteile. Von Dallos [6] wurde erstmals 1936 das Okular einer Fernrohrlupenbrille durch eine starke Minuskontaktlinse und später von Choyce [3] sowie Donn u. Koester [4] durch eine monofokale Intraokularlinse von starker negativer Brechkraft ersetzt.

Peyman u. Koziol [10] entwickelten diesen Gedanken weiter und versahen eine bikonvexe Intraokularlinse mit einem bikonkaven Zentrum von −54 dpt Brechkraft. Diese teledioptrische Linse gestattet dem Patienten durch die Peripherie der Linse das Sehen in der Ferne. Mit einem adaptierten zusätzlichen starken Plusglas wirkt das Zentrum dieser Linse als Okular eines Galileischen Fernrohrs, das den konventionellen Sehhilfen überlegen sein soll [7, 11].

Der bifokale Aufbau der teledioptrischen Linse gestattete uns, einen bisher noch nicht beschriebenen Vergleich verschiedener vergrößernder Sehhilfen am selben Patienten und damit eine Aussage über Notwendigkeit und Akzeptanz des Systems.

Patientengut und Methode

Bei 10 Kataraktpatienten im Alter zwischen 79 und 92 Jahren mit zusätzlicher trockener Makulopathie wurde eine teledioptrische Linse implantiert. Voraussetzung war, daß die präoperative Prüfung der Interferenzsehschärfe [5] einen Visus nicht über 0,2 erwarten ließ. Es wurden nur Patienten mit ausdrücklichem Lesewunsch einbezogen. Sie wurden eingehend über die Linse aufgeklärt und waren bereit, diese im Falle von erheblichen subjektiven Störungen austauschen zu lassen.

Die Linsenentfernung erfolgte durch Phakoemulsifikation nach Kapsulorhexis. Die intrakapsuläre Implantation der Intraokularlinse gewährleistete eine sichere Zentrierung.

Postoperativ wurde der Visus in Ferne und Nähe nach optimaler Korrektion bestimmt. Sechs Wochen später wurde jeder Patient auf Lesefähigkeit mit Lupenbrille, Fernrohrlupenbrille und dem zum System gehörenden starken Plusglas, das nach Angabe des postoperativen Visus und der Refraktion für jeden Patienten von Schröder-Optik, Hamburg, individuell gefertigt worden war, in mehreren Sitzungen und nach einem Jahr geprüft. Dabei wurde die Schriftprobe – eine Tageszeitung und Sehprobentafeln – auf einem 75 ° zur Tischplatte geneigten Lesepult bei einer Beleuchtungsstärke von 500 Lux dargeboten.

Neben der Lesefähigkeit wurde auf die Einstufung der verschiedenen Systeme durch den Patienten im Hinblick auf praktische Handhabung und subjektive Beeinträchtigung geachtet.

Ergebnisse

Der postoperative Visus erwies sich bei allen Patienten als verbessert. Acht Patienten hatten einen Visus zwischen 0,05 und 0,2. Bei 2 Patienten wurde entgegen dem nach Interferenzsehschärfe von 0,2 erwarteten Visus einer von 0,3 erzielt, so daß sie nicht an dem Vergleich teilnahmen. Für die vergleichende Untersuchung über ein Jahr standen schließlich nur 4 Patienten mit einem Visus von 0,05 bis 0,2 zur Verfügung.

Mit dem teledioptrischen System erreichten 3 Patienten Lesefähigkeit von Zeitungsschrift. Der Patientin mit dem Ausgangsvisus von 0,05 gelang es lediglich, Überschriften und 0,1 auf der Tafel nach Birkhäuser zu lesen. Zwei Patienten nutzten nicht den durch das System gegebenen komfortablen Arbeitsabstand. Sie bevorzugten einen Leseabstand von ca. 5 cm. Das Sehen im erwarteten Abstand wurde als unangenehmer oder schlechter beschrieben.

Das Lesen mit der Fernrohrlupenbrille war in keinem Fall schlechter. Ein Patient las mit ihr besser.

Mit der Lupenbrille konnte das subjektiv angenehmste und fließendste Lesen in 3 von 4 Fällen beobachtet werden.

Ein von der Lesefähigkeit unabhängiger Unterschied in der Akzeptanz von Fernrohrlupenbrille und teledioptrischem System bestand nicht. Das Gewicht von 70 g beider Hilfsmittel störte die Patientin. Im optischen Erscheinungsbild bestanden ebenfalls keine Unterschiede. Die Lupenbrille wurde von allen 4 Patienten bevorzugt.

Diskussion

Die Implantation einer bifokalen intraokularen Makulalinse bei 10 Patienten, von denen sich vier einer vergleichenden Untersuchung verschiedener vergrößernder Sehhilfen unterzogen, ergab eine deutliche Visusverbesserung in sämtlichen Fällen. Der nur 1,5 mm im Durchmesser betragende zentrale Ausschliff der IOL störte die Patienten in der Ferne subjektiv nicht. Die zu befürchtenden Nachteile eines derartigen Implantats wie Herabsetzung der Kontrastsehschärfe [11] und eine vermehrte Blendungsempfindlichkeit scheinen ohne erhebliche Relevanz.

Die erwarteten Vorteile des teledioptrischen Systems gegenüber Fernrohrlupenbrille und Lupenbrille führten bei unserem Patientengut nicht zu einer höheren Akzeptanz. Trotz des günstigeren Leseabstandes der Fernrohrsysteme wurde von den Patienten die Lupenbrille spontan bevorzugt. Das hohe Gewicht und die notwendige Exaktheit bei der Einhaltung des Arbeitsabstandes stellt die Patienten vor Schwierigkeiten, die auch durch Einpflanzung des Okulars in das Auge nicht beseitigt werden konnte.

Die Nutzung des teledioptrischen Systems als Lupenbrille durch 2 der Patienten weist darauf hin, daß die Einhaltung des genauen Leseabstandes in der Nähe leichter zu sein scheint als bei den Fernrohrsystemen. Auch das größere Gesichtsfeld des teledioptrischen Systems brachte den Patienten keine Vorteile. Wir erklären dies mit der mangelnden Relevanz der Gesichtsfeldausdehnung beim Lesen im Bereich der bei unserem Patientengut erforderlichen Vergrößerungsfaktoren. Entscheidend ist das Blickfeld, und dies ist bei der Fernrohrlupenbrille größer als beim teledioptrischen System [1].

In den für die Patienten zur Akzeptanz einer vergrößernden Sehhilfe nicht minder wichtigen Faktoren wie Gewicht und kosmetische Beeinträchtigung waren bei den Fernrohrlupensystemen keine Unterschiede feststellbar. Auch auf diesem Gebiet war die Lupenbrille überlegen.

Als positives Ergebnis der Untersuchung sollte festgehalten werden, daß nach Kataraktextraktion trotz Makulopathie mit konventionellen vergrößernden Sehhilfen – in Abhängigkeit von der Ausdehnung des Netzhautschadens und bei entsprechender Motivation – häufig Lesefähigkeit wiedererlangt werden kann.

In der bisher vorliegenden Form ist die teledioptrische Linse hierfür nicht notwendig. Sie weist bei unserem Patientengut keine wesentlichen Vorteile gegenüber konventionellen vergrößernden Sehhilfen auf.

Literatur

1. Bailey IL (1987) Critical view of an ocular telephoto system. CLAO J 13:217–221
2. Bressler NM, Bressler SB, Fine SL (1988) Age-related ocular degeneration. Surv Ophthalmol 32:375–413
3. Choyce P (1964) Galilean telescope using the anterior chamber implant as eyepiece: a low-visual-acuity aid for macular lesions. In: Choyce P (ed) Intra-ocular lenses and implants. Lewis, London, pp 156–161
4. Donn A, Koester J (1986) An ocular telephoto system designed to improve vision in macular disease. CLAO J 12:81–85
5. Faulkner W (1983) Laser interferometric prediction of postoperative visual acuity in patients with cataract. Am J Ophthalmol 95:626–636
6. Dallos J (1936) Telescopic units employing a contact lens as the ocular. In: Fonda GE (1981) Management of low vision. Thieme-Stratton, New York, pp 231–232
7. Mitschischek E (1992) Lesefähigkeit bei seniler Maculadegeneration – Erfahrungen mit dem teledioptrischen System nach Koziol/Peyman. In: Neuhann T, Hartmann C, Rochels R (Hrsg) 6. Kongreß der DGII. Springer, Berlin Heidelberg New York, S 307–310
8. Nilsson UL, Nilsson S (1986) Rehabilitation of the visually handicapped with advanced macular degeneration. Doc Ophthalmol 62:345–367
9. Oosterhuis JA (1990) Laser treatment of age related maculopathy (AMD) with subretinal neovascularisation (SRN). Fortschr Ophthalmol 87 (Suppl):52–61
10. Peyman GA, Koziol J (1988) Age-related macular degeneration and its management. J Cataract Refract Surg 14:421–430
11. Willis TR, Portney V (1989) Preliminary evaluation of the Koziol-Peyman teledioptric system for age-related ocular degeneration. Eur J Implant Ref Surg 1:271–276

Evaluation eines neuen Retinometer-Handgerätes

C.-L. Schönfeld, C. Höing und A. Kampik

Zusammenfassung. Die Bestimmung der potentiellen Sehschärfe gehört zur Routineuntersuchung bei der Indikationsstellung zur Kataraktoperation. Verbreitet ist die Bestimmung mit dem Laserinterferometer. Ein neues Handretinometergerät mit der Erzeugung eines Gittermusters durch ein Beugungsgitter wurde untersucht. Bei 102 Kataraktpatienten wurde die potentielle Sehschärfe sowohl mit dem Laserinterferometer als auch mit dem neuen Handgerät bestimmt. Das Retinometer-Handgerät zeigte bei klaren optischen Medien und bei Cataracta incipiens eine gute Übereinstimmung mit der tatsächlichen Sehschärfe und den Meßwerten des Laserinterferenzgerätes. Die Reproduzierbarkeit der Meßwerte war gut. Vorteile für das Handgerät ergaben sich bei der Voraussagbarkeit der postoperativen Sehschärfe vor einer Kataraktoperation. Wir interpretieren dies mit einer geringeren Blendung der Patienten durch das Retinometer-Handgerät.

Summary. Evaluation of potential visual acuity is part of routine examination before deciding about cataract surgery. In Europe laserinterferometry is commonly used. A new handheld retinometer device producing fringes via a diffraction grate facilitates testing. In 102 patients potential visual acuity was measured using a laserinterferometer as well as the new handheld retinometer. Provided optical media were clear or early forms of cataract existed, results of the handheld retinometer device correlated well with actual visual acuity and with values obtained by laserinterferometry. Reproducability of measurements was high. The handheld retinometer was superior in predicting postoperative visual acuity before cataract surgery. We assume that less scattering of light with the handheld retinometer is reason for this.

Einleitung

Die Ermittlung der potentiellen Sehschärfe mit einem Laserinterferometer oder dem Potential-Acuity-Meter gehört heute zur Routinediagnostik für die Indikationsstellung zur Kataraktoperation. Dabei wird in Europa häufig das Laserinterferometer verwendet. Ein kohärenter Laserstrahl bildet durch Interferenzbildung ein Streifenmuster auf der Netzhaut ab. Dieses Streifenmuster kann vom Untersucher in 4 verschiedenen Richtungen vorgegeben werden. Schließlich wird der Patient nach der Ausrichtung des Streifenmusters gefragt. Die aufwendige Apparatur erschwert bei manchen Patienten die Bestimmung der potentiellen Sehschärfe. Wünschenswert ist daher ein Handgerät mit einfacher Handhabung. In einer prospektiven Studie wurde ein neues Retinometer-Handgerät auf Genauigkeit und Reproduzierbarkeit der Sehschärfenangaben getestet und die Voraussagbarkeit der postoperativen Sehschärfe vor Kataraktoperation untersucht. Die Meßwerte des neuen Retinometers wurden mit den Werten eines Laserinterferometers verglichen.

Methodik

102 Kataraktpatienten wurden konsekutiv untersucht. Es wurde von einem Operateur eine extrakapsuläre Kataraktoperation mit No-stitch-Tunnelschnitttechnik und Implantation einer Hinterkammerlinse in den Kapselsack vorgenommen. Alle prä- und postoperativen Untersuchungen wurden von 2 erfahrenen Untersuchern durchgeführt. Die Sehschärfe wurde bei spielender Pupille mit bestmöglicher Korrektur unter Normalbedingungen bestimmt, wobei nach den gutachterlichen Richtlinien vorgegangen wurde.

Die Retinometeruntersuchungen wurden mit 2 Geräten in Mydriasis durchgeführt, dem Rodenstock-Retinometer als Referenzinstrument und dem neuen Heine-Lambda-Handretinometer. Die Stufe der jeweiligen Retinometerskalierung wurde angegeben, bei der alle 4 Richtungen des Streifenmusters richtig erkannt wurden.

Das Rodenstock-Laserinterferometer projiziert nach der Grundidee von Campbell u. Green (1962) mit einer kohärenten Lichtquelle, einem He-Ne-Laser (633 nm, 1 μW) ein Interferenzmuster auf die Netzhaut.

Das Heine-Lambda-Handretinometer erzeugt auf der Netzhaut eine Abbildung eines Beugungsgitters als Interferenzphänomen (Flügge 1962). Als Lichtquelle diente eine Halogenlampe mit 2,5 V/650 mA.

Die Spotgröße beider Instrumente liegt bei emmetropem Auge etwa bei 5°. Die Retinometeruntersuchungen wurden in einem abgedunkelten Raum, randomisiert bezüglich der beiden Untersucher, durchgeführt. Der Visus war bei diesen Untersuchungen jeweils nur einem Untersucher bekannt, d. h., der zweite Untersucher bestimmte die Retinometersehschärfe ohne Kenntnis der tatsächlichen Sehschärfe.

Die Untersuchungszeitpunkte lagen 1 Tag prä-, 1 Tag post-, zwischen 3 und 5 Tagen post- und zwischen 6 bis 8 Wochen postoperativ. Als bestkorrigierte postoperative Sehschärfe wurde die innerhalb eines halben Jahres nach Kataraktoperation erreichte Sehschärfe herangezogen.

Die Ergebnisse beider Retinometergeräte wurden einerseits mit der Sehschärfe bei klar brechenden Medien, andererseits mit der bestkorrigierten Sehschärfe nach Kataraktoperation verglichen. Weiterhin wurden die Ergebnisse des Retinometer-Handgerätes mit denen des Laserinterferometers korreliert. Als Toleranzgrenze wurde entsprechend der Angabe von Blum et al. (1992) eine Abweichung von 0,1 log-Einheiten festgelegt.

Ergebnisse

Bei klaren brechenden Medien oder bei beginnender Katarakt wurden ohne Kenntnis der tatsächlichen Sehschärfe mit beiden Retinometern jeweils 65 Augen untersucht. Für beide Geräte zeigten sich identische Korrelationen zur tatsächlichen Sehschärfe ($r = 0{,}65$). Abbildung 1 zeigt die Korrelation der Retinometerwerte untereinander ($r = 0{,}84$, $n = 76$). Eine Übereinstimmung der Werte beider Retinometergeräte lag in 70% der Fälle vor.

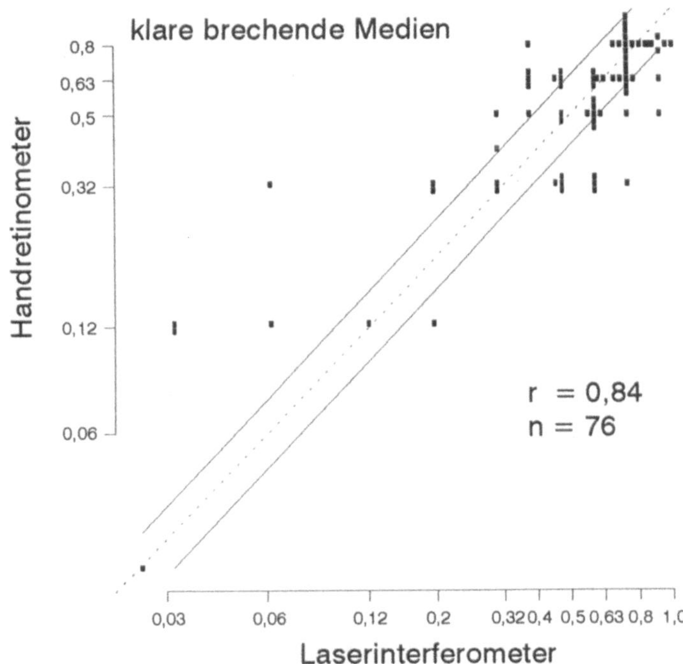

Abb. 1. Korrelation der potentiellen Sehschärfe bei klaren brechenden Medien und beginnender Katarakt: Meßwerte des Laserinterferometers (Abszisse) versus Handretinometer (Ordinate). Die Winkelhalbierende gibt identische Werte an. Parallel dazu ist der Toleranzbereich (0,1 log-Einheiten, entsprechend einer Visusstufe) eingezeichnet; r = 0,84, n = 76

In einigen Fällen wurde von demselben Untersucher das nicht-operierte Auge mit klaren brechenden Medien in einem zeitlichen Abstand von wenigen Tagen bis zu einigen Wochen wiederholt mit dem Retinometer-Handgerät untersucht. Es zeigte sich eine hohe Reproduzierbarkeit der Meßwerte (r = 0,83, n = 64) (Abb. 2). Eine Übereinstimmung der Messungen bestand in 78%.

Die folgenden Meßergebnisse wurden bei Cataracta provecta nuclearis/scutellaris posterior erhoben. Das Rodenstock-Retinometer zeigte für die Cataracta nuclearis eine Korrelation zur postoperativ erreichten Sehschärfe von r = 0,62 (n = 17), für die Cataracta scutellaris posterior von r = 0,42 (n = 46). Für das Heine-Handretinometer ergaben sich entsprechende Werte von r = 0,83 (n = 17) und r = 0,63 (n = 46). Eine Übereinstimmung der Meßergebnisse mit der postoperativ erreichten Sehschärfe fand sich beim Laserinterferometer in 53% bzw. 41%, beim Handretinometer in 71% bzw. 59% der Fälle. Wurden die Werte beider Retinometer gegeneinander korreliert, so zeigte sich bei der Cataracta nuclearis provecta eine Korrelation von r = 0,83 (n = 17), bei der Cataracta scutellaris posterior provecta eine Korrelation von r = 0,61 (n = 46) (Tabelle 1).

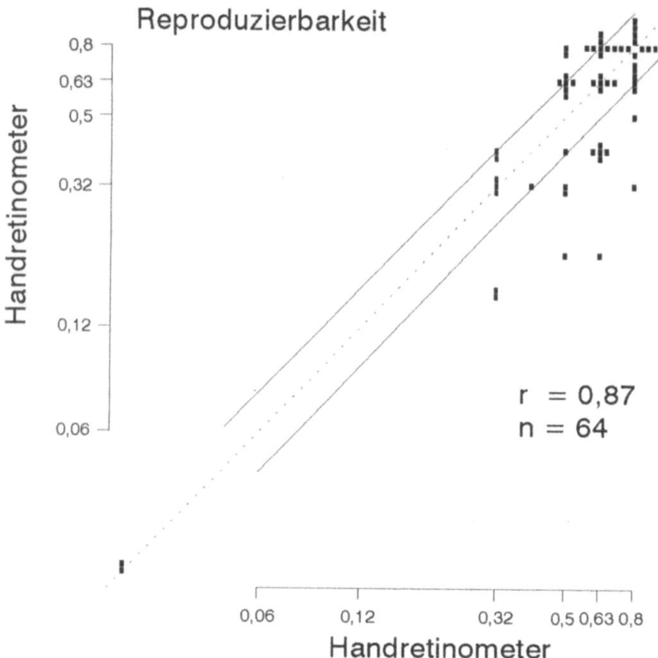

Abb. 2. Reproduzierbarkeit der Meßwerte des Handretinometers. Es wurde von demselben Untersucher nach 5 Tagen bzw. 6 Wochen erneut am nicht-operierten Auge (klare brechende Medien bzw. Cataracta incipiens) untersucht; r = 0,87, n = 64. Die Werte stimmen im angegebenen Toleranzbereich in 78% der Fälle überein

Tabelle 1. Korrelation der Meßwerte des Laserinterferometers bzw. des Handretinometers zur tatsächlich innerhalb 1/2 Jahres erreichten, bestkorrigierten Sehschärfe bei verschiedenen Kataraktformen. Das Handretinometer erzielte bessere Ergebnisse als das Laserinterferometer. Die Meßwerte Laser- versus Handretinometer korrelieren gut

Cataracta provecta	Rodenstock-Laserinterferometer	Heine-Handretinometer	Heine-Handretinometer gegen Rodenstock-Laserinterferometer
nuclearis (n = 17)	0,62	0,83	0,83
scutellaris posterior (n = 46)	0,42	0,63	0,61

Diskussion

Die Bestimmung der potentiellen Sehschärfe zur Einschätzung der postoperativ zu erwartenden Funktion ist seit langem bekannt (Cohen 1977) und weit verbreitet. Das Prüf-Streifenmuster wird in dem neuen Retinometer-Handgerät der Firma Heine durch ein Beugungsgitter auf die Netzhaut projiziert. Bei Patienten, die in ihrer Mobilität eingeschränkt waren, hat das technisch weniger aufwendige, günstigere Handgerät deutliche Vorteile. Die Ergebnisse des Handgerätes bei klaren optischen Medien und bei der Cataracta incipiens sind mit denen des Laserinterferometers vergleichbar. Die Meßwerte wurden in Unkenntnis der tatsächlichen Sehschärfe bestimmt. Dies ist Voraussetzung für eine aussagekräftige Beurteilung, da nach unserer Erfahrung die Kenntnis der tatsächlichen Sehschärfe die Bestimmung der potentiellen Sehschärfe wesentlich beeinflußt. Wurde von demselben Untersucher die potentielle Sehschärfe am nicht-operierten Auge bei klaren brechenden Medien erneut nach einigen Tagen bestimmt, resultierten übereinstimmende Ergebnisse, d. h., die Werte waren sehr gut reproduzierbar.

Unterschiede zeigten sich bei der präoperativen Voraussage der zu erwartenden Sehschärfe bei verschiedenen Kataraktformen. Mit dem Handretinometer konnte bei den fortgeschrittenen Formen der Cataracta nuclearis und scutellaris posterior die Sehschärfe besser vorausgesagt werden.

Den Grund dafür sehen wir in der unterschiedlichen Lichtstärke beider Geräte. Einige Patienten gaben an, bei der Untersuchung mit dem Laserinterferometer aufgrund der Blendung die Richtung der Streifen nicht erkennen zu können. Dies wurde bei Untersuchung mit dem Handretinometer nicht geäußert. Daher begründen wir die besseren Ergebnisse mit dem Handgerät mit der geringeren Lichtstärke und damit geringeren Blendung. Eine Beeinflussung der Ergebnisse der potentiellen Sehschärfe durch die Leuchtdichte wurde bereits von Rassow u. Wolf vermutet (1977). Unsere Untersuchungen wurden am Laserinterferometer mit 1,0 μW Leistung an der Hornhaut, am Handretinometer mit Halogenlicht (2,5 V/650 mA) durchgeführt. Die Leistung am Laserinterferometer ist reduzierbar auf 0,1 μW, die Leistung am Retinometer-Handgerät steigerbar auf 3,5 V/600 mA. Weitere Untersuchungen müssen zeigen, wie sich eine Erhöhung der Leuchtstärke am Retinometerhandgerät auf die Voraussagbarkeit der postoperativen Sehschärfe auswirkt.

Wir folgern, daß mit dem technisch einfachen Retinometer-Handgerät, mit dem Prinzip der Abbildung eines Beugungsgitters als Interferenzphänomen, eine zumindest ebenso gute Aussage wie mit dem Laserinterferometer erreicht werden kann.

Literatur

Blum M, Tetz M, Klein U, Böhm C, Völcker HE (1992) Vorhersagegenauigkeit von Potential Acuity Meter und Interferometer. In: Neuhann T, Hartmann C, Rochels R (Hrsg) 6. Kongreß der DGII. Springer, Berlin Heidelberg New York, S 3–9

Campbell FW, Green DG (1965) Optical and retinal factors affecting visual resolution. J Physiol London 181:576

Cohen MM (1976) Laser Interferometry: Evaluation of potential visual acuity in the presence of cataract. Ann Ophthalmol 8:845–849

Flügge J (1962) Praxis der geometrischen Optik. Göttingen, S 116–119

Rassow B, Wolf D (1977) Die Messung der „retinalen Sehschärfe“ mit dem Laserinterferenzgerät als klinische Routinemethode. Adv Ophthalmol 34:116–142

Reinnervation der Hornhautsensibilität nach verschiedenen hornhautchirurgischen Eingriffen

M. Kohlhaas, J. Draeger, A. Böhm und U. Kliefoth

Zusammenfassung. In einer retrospektiven Studie wurde die Hornhautsensibilität mit dem Aesthesiometer nach Draeger bei 35 Patienten nach radiärer Keratotomie, bei 7 Patienten nach Epikeratophakie und bei 71 Patienten nach Excimer-Laser-Ablation gemessen. Dabei konnte gezeigt werden, daß die Hornhautsensibilität nach radiärer Keratotomie normal bleibt. Bei einer Epikeratophakie zeigt das Lentikelzentrum noch eine Asensibilität 3 Jahre postoperativ. Bei den Patienten nach Excimer-Ablation konnte eine Korrelation der postoperativen Sensibilitätsabnahme mit der Ablationstiefe nachgewiesen werden.

Summary. Corneal reinnervation at 35 patients after radial keratotomy, at 7 after epikeratophakia and at 71 after Excimer-Laser-ablation was examined in a retrospective study with the Aesthesiometer of Draeger. It could be shown that after RK the sensibility remains normal. After epikeratophakia the corneal sensibility is asensible in the lenticle center. After Excimer-ablation a correlation between ablationdepth and recovery of sensibility could be demonstrated.

Einleitung

Die Sensibilität der Hornhaut ist einer der empfindlichsten Abwehrreflexe des menschlichen Körpers. Die Schwellenwerte liegen vor allem im Hornhautzentrum außerordentlich niedrig. 60–80 Äste des Nervus ciliaris longus strahlen radiär vom Limbus in die Kornea aus und innervieren vor allem das Epithel und die vorderen stromalen Schichten. Die Descemetsche Membran und das Endothel werden nicht nerval innerviert.

Bei der Kataraktextraktion oder der perforierenden Keratoplastik wurde bereits in klinishcen Verlaufsstudien der Nachweis erbracht, daß sich die Hornhautsensibilität vom Schnitt her zum Zentrum hin erholt, was der zentripetalen Einsprossung der Nervenfasern entspricht [1]. Es liegt deshalb nahe, die Hornhautsensibilität vor allem nach refraktiven Eingriffen, z. B. radiärer Keratotomie [2], Epikeratophakie und Excimer-Laser-Ablation zu prüfen, die ja den vorderen Bereich der Hornhaut betreffen.

Patienten

Da bisher kaum Hinweise auf das Verhalten der Hornhautsensibilität nach refraktiver Hornhautchirurgie vorliegen, untersuchten wir in einer retrospektiven Studie die Hornhautsensibilität nach radiärer Keratotomie, Epikeratophakie und insbesondere auch nach Excimer-Laser-Ablation. 70 Augen, 35 Patienten (16 Frauen, 19 Männer, Alter 16–40) mit einer präoperativen Myopie zwischen −1,5 und −15,0 dpt wurden mit einer radiären Keratotomie, 4–16 Inzisionen, optisches Zentrum zwischen 3 und 4 mm, operiert. Zum Zeitpunkt der Untersuchung lag die Operation zwischen 3 Monaten und 6 Jahren zurück. Alle operierten Augen wiesen eine komplikationslose Wundheilung auf.

14 Augen, 7 Patienten (3 Frauen und 4 Männer, Alter 21–32), mit einer präoperativen Myopie zwischen −14,0 und −25,0 dpt wurden mit einer Epikeratophakie (∅ 7,5–8,5 mm) operiert. Zum Zeitpunkt der Untersuchung lag die Operation zwischen 5 Monaten und 3 Jahren zurück. Alle Augen wiesen eine komplikationslose Wundheilung auf.

102 Augen, 71 Patienten (46 Frauen und 35 Männer, Alter 20–52), mit einer präoperativen Myopie zwischen −2,0 und −24,0 dpt wurden mit einem Excimer-Laser abladiert. Zum Zeitpunkt der Untersuchung lag die Operation zwischen 4 Wochen und 27 Monaten zurück.

Methode

Mit dem Aesthesiometer nach Draeger wurde die Hornhautsensibilität an verschiedenen Meßpunkten mit der sog. dynamischen Aesthesiometrie gemessen. Der aus 3 Messungen gebildete Mittelwert wurde als Reizschwellenwert des jeweiligen Meßpunktes gebildet. Der Tastkörper des Aesthesiometers wird dabei mit definierter Geschwindigkeit automatisch an die Hornhaut herangeführt und die Reizkraft stufenlos so lange erhöht, bis eine Reflexantwort erfolgte.

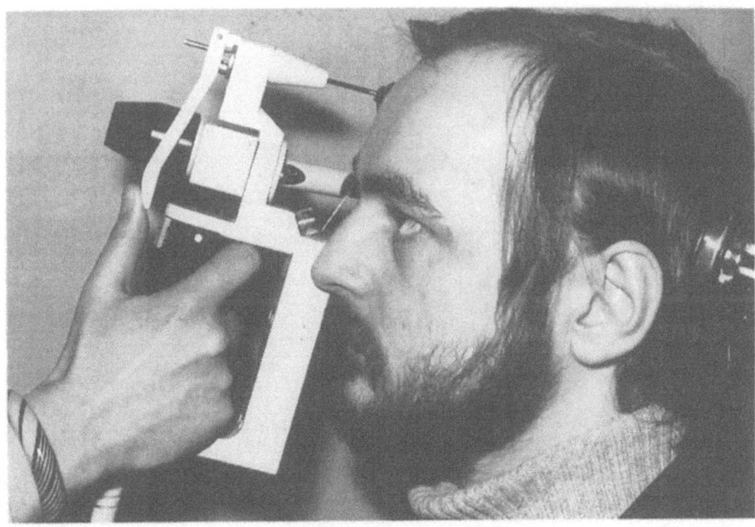

Abb. 1. Sensibilitätsmessung mit dem Aesthesiometer am Patienten

Die klinische Bewertung der Resultate richtet sich nach einer Skala wie folgt: Schwellenwert im Zentrum (N+10): 1–3 normal, 4–50 leichte, 51–300 mittlere, 301–700 starke Hyposensibilität, 701–1000 Asensibilität.

Ergebnisse

Die Sensibilitätsmessungen nach RK in unserem Patientengut zeigten ein völlig normales Sensibilitätsmuster. Weder im Zentrum noch in der Peripherie konnten hyposensible Bereiche nachgewiesen werden. Auch direkt neben den Inzisionen liegende Meßpunkte wiesen eine normale Sensibilitäte auf.

Die zentrale Sensibilität bei den 7 Patienten mit Epikeratophakie war noch 3 Jahre postoperativ aufgehoben. Die Meßpunkte in einem Durchmesser von 5 mm wiesen eine starke Hyposensibilität auf, während die peripher der zirkulären Trepanation liegenden Areale nach einem Jahr eine normale Sensibilität zeigten.

Mit den erfolgten Messungen bei Patienten nach Excimer-Ablation konnten wir eine Korrelation der postoperativen Sensibilitätsabnahme mit der Ablationstiefe nachweisen. Nach einer Woche war das gesamt Ablationsareal in allen Fällen asensibel. Im Mittel erreicht das Hornhautzentrum in der Gruppe 1 nach 12 Monaten, in der Gruppe 2 nach 24 Monaten wieder normale Sensibilitätsbereiche. Bei den Gruppen 3 und 4 liegen die Werte noch 24 Monate postoperativ im hyposensiblen Bereich. Peripher von dem Ablationsareal war die Sensibilität regelrecht.

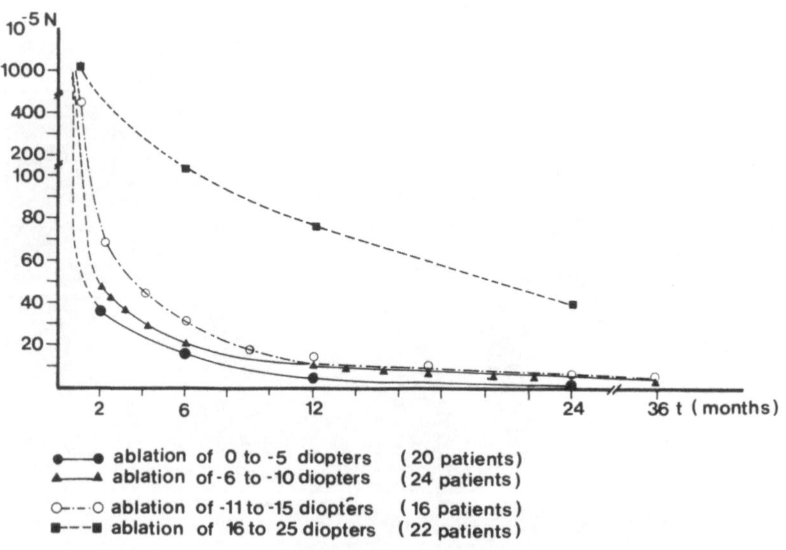

Abb. 2. Hornhautsensibilität nach Excimer-Ablation

Diskussion

In der vorliegenden Arbeit konnte gezeigt werden, daß radiäre Hornhautinzisionen bei der radiären Keratotomie zu keinem Sensibilitätsverlust führen, was dem anatomischen Nervenfaserverlauf entspricht.

Eine oberflächliche Trepanation der Hornhaut als vorbereitende Maßnahme zur Epikeratophakie zeigte peripher eine leichte Hyposensibilität, was der retrograden Nervenfaserdegeneration entspricht. Diese erholt sich jedoch schnell innerhalb der ersten 6 Monate. Aufgrund der geringen Wundfläche, der durchtrennten oberflächlichen Hornhautnerven sowie des sicherlich reduzierten Metabolismus im aufgenähten Lentikel ist die Einsprossung der Nervenfasern in das Fremdgewebe deutlich verlangsamt.

Bereits durch die präoperative Abrasio des Epithels bei der Excimer-Ablation werden Nervenendkörperchen mitabgetragen und durch die anschließende Ablation noch weiter zerstört. Der postoperative Wundverschluß durch nachwachsendes Epithel erfolgt viel rascher als die Reininervation, so daß auch bei geringsten Ablationstiefen die Kornea zunächst asensibel ist. Aufgrund der größeren Tiefe bei der Korrektur hoher Myopien werden auch die Nervenstrukturen im vorderen Stroma mitbetroffen, die noch ihre Schwannsche Scheide besitzen und offenbar für die Bildung normal-sensibler Endkörperchen eine längere Zeit benötigen. Interessant ist die enge Korrelation der Hornhautsensibilität mit dem auftretenden und wieder verschwindenden Haze, die den Schluß zuläßt, daß die erhöhte Zellaktivität mit Auftreten von Fibroblasten, beginnender Kollagenbildung oder Vakuolenentstehung eine schnellere Normalisierung der Sensibilität verhindert.

Literatur

Draeger J (1984) Corneal sensitivity. Springer, Wien New York

Shivitz EA, Arrowsmith PN (1988) Corneal sensitivity after radial keratotomy. Ophthalmology 95:827–835

In-vivo-Hornhautmikroskopie mit einem neuen konfokalen Spalt-Scanning-Video-Mikroskop

W. Wiegand und A. A. Thaer

Zusammenfassung. Es wird ein Video-Hornhautmikroskop vorgestellt, mit dem sich die Anatomie des Hornhautepithels (Superfizialzellen, Intermediärzellen, Basalzellen), der Bowman-Membran, der kornealen Nervenfasern, des Hornhautstromes (Keratozytenkerne und Zytoplasma der Keratozyten) und des Hornhautendothels hervorragend darstellen läßt. Pathologische Veränderungen der Hornhaut können auf zellulärer Ebene in vivo mit sehr hoher Auflösung untersucht werden. Das Spalt-Scanning-Video-Mikroskop ist bisher das einzige System, mit dem die Mikromorphologie der Kornea am bewegten Auge mit sehr hoher optischer Auflösung und hervorragendem Bildkontrast analysiert werden kann.

Summary. A video microscope for corneal scanning is presented which allows an imaging of the anatomy of corneal epithelium (superficial, intermediate, and basal cells), Bowman's membrane, corneal nerve fibres, corneal stroma (nuclei and cytoplasm of the keratocytes), and corneal endothelium. Furthermore, pathological conditions of the cornea can be investigated on a cellular basis with a very high resolution. The slit-scanning video-microscope is the only system for an analysis of corneal micromorphology on the moving eye with a very high spatial resolution and an excellent optical contrast.

Einleitung

Seit Einführung der Spiegelmikroskopie des Hornhautendothels [1, 2] sind immer wieder Versuche gemacht worden, auf der Grundlage der optischen Rastermikroskopie [3] eine schichtweise Darstellung der gesamten Kornea durchzuführen [4–8]. Mit den vorhandenen Geräten konnte eine Hornhautmikroskopie am bewegten Auge bisher jedoch nur mit relativ geringer Auflösung durchgeführt werden, die eine genaue Beurteilung der kornealen Mikromorphologie nicht zuließ [5–8]. Daher wurde ein neues, auf dem konfokalen Prinzip basierendes Spalt-Scanning-Video-Mikroskop entwickelt, das es erlaubt, in vivo am bewegten Auge eine Real-time-Videomikroskopie aller Hornhautschichten durchzuführen.

Konstruktionsmerkmale

Die erste Voraussetzung für eine kontrastreiche Hornhautmikroskopie ist die Benutzung eines konfokalen Abbildungsverfahrens anstelle einer einfachen Auflichtmikroskopie, da bei konfokalen Abbildungen die Leuchtdichte (Lichtintensität pro Flächeneinheit) wesentlich höher ist als bei der konventionellen Auflichtmikroskopie. Die konfokale Abbildung erlaubt eine getrennte Abtastung benachbarter Objektebenen, entweder in Form einer zweidimensionalen optischen Rastermikroskopie mit einem bewegten Rasterpunkt oder in Form eines eindimensionalen Scannens mit einem bewegten Spalt (flying slit).

Ein weiterer wichtiger Faktor für eine scharfe Abbildung der Hornhautstrukturen ist die Reduktion des Streulichtes. Dies kann beim zweidimensionalen Scanning mit Hilfe lochförmiger Blenden und beim eindimensionalen Scanning mit Hilfe schlitzförmiger Blenden erfolgen. Beim zweidimensionalen Scanning mit Punktblenden sind die Streulichteinflüsse aus der Umgebung des Objektpunktes zwar am niedrigsten und der Kontrastgewinn ist somit am größten; die für eine bewegungsunabhängige Abbildung der Hornhaut notwendigen Scanfrequenzen sind hierbei jedoch ebenso wie die hierfür benötigten Leuchtdichten sehr hoch und technisch nicht leicht zu realisieren. Aus diesem Grunde wurde für die Real-time-in-vivo-Hornhautmikroskopie ein eindimensionaler Scan-Vorgang mit einem spaltförmig ausgeblendeten Objektareal gewählt, welcher sich mit wesentlich geringeren Leuchtdichten und wesentlich geringeren Scanfrequenzen realisieren läßt als dies bei den zweidimensionalen Scan-Verfahren mit Punktblenden der Fall wäre.

Durch Verwendung einer Restlichtverstärker-Kamera können so trotz konventioneller Beleuchtung mit Halogen- oder Quecksilber-Hochdrucklampen sehr kontrastreiche Bilder erzeugt werden. Ein Scanningmodul mit oszillierenden und in ihrer Breite verstellbaren Spaltblenden ermöglicht eine sehr hohe optische Auflösung von 0,25 µm bei einer Schärfentiefe von 1 bis 2 µm. Durch eine Synchronisation von Scanfrequenz und Videofrequenz gelingt es, bewegungsabhängige scharfe Abbildungen von Mikrostrukturen der Hornhaut zu erhalten.

Die optische Ankopplung des Mikroskopobjektivs an die Hornhaut erfolgt mittels einer Immersionskontakttechnik, die eine direkte Berührung und damit eine eventuelle Applanation der Hornhaut vermeidet. Die Bildwiedergabe erfolgt online über ein Videosystem, das eine Bilddokumentation auf Videokassette und somit auch eine spätere Bildauswertung ermöglicht.

Mit dem neu entwickelten konfokalen Spalt-Scanning-Video-Mikroskop gelingt es, die Hornhaut kontaktfrei in vivo und real time mit einer optischen Auflösung von ungefähr 1 µm bei einer Scanfrequenz von 1000 Hz zu untersuchen, welche scharfe und kontrastreiche Bilder auch am bewegten Auge liefern kann. Damit wird eine dynamische Untersuchung der kornealen Mikromorphologie ermöglicht.

Ein 45°-Illuminator läßt auch eine Abbildung von Korneaprofilen zu. Dadurch sind mit dem Hornhautmikroskop auch Untersuchungen des Permeabilitätsverhaltens für bestimmte Substanzen (beispielsweise Fluoreszein) durchführbar. Ferner kann der Fokus der Mikroskopoptik durch einen mit einem Mikroprozessor gesteuerten Schrittmotor sehr schnell vor- und rückwärts bewegt werden, so daß eine Folge von optischen Schnitten benachbarter Schichtebenen der Kornea nahezu bewegungsunabhängig aufgenommen und gespeichert werden kann.

Anwendungsmöglichkeiten und Ergebnisse

Die bisherigen Anwendungen haben gezeigt, daß die Qualität der mit dem In-vivo-Hornhautmikroskop erhaltenen Endothelbilder denen der Spiegelmikroskopie durchaus entspricht (Abb. 1), wobei im Gegensatz zur Spiegelmikroskopie auch noch eine Endothelabbildung bei relativ trüber und gequollener Kornea möglich ist. Somit kann eine Endothelmikroskopie auch noch bei dekompensierter Hornhaut durchgeführt werden.

Im kornealen Stroma lassen sich die Keratozytenkerne und die Nervenfasern trotz ihrer geringen Brechzahldifferenz zum interzellulären Raum gut darstellen (Abb. 2), selbst die Abbildung des Keratozytenzytoplasmas ist im endothelnahen Stromabereich möglich.

Im Hornhautepithel (Abb. 3) gelingt mit dem Hornhautmikroskop eine Differenzierung zwischen Basalzellen, Intermediärzellen und Superfizialzellen, wobei die Zellkerne der Intermediärzellen und die pyknotischen Zellkerne der Superfizialzellen ebenfalls noch gut zu erkennen sind. Schließlich ist auch eine Darstellung des Tränenfilmes möglich, wobei sich Lipidschollen und Strömungsstrukturen erkennen lassen.

Die konfokale Spalt-Scanning-Video-Mikroskopie ist daher außerordentlich gut geeignet, pathologische Veränderungen im Hornhautendothel, im Hornhautstroma und im Hornhautepithel sichtbar zu machen. Bisher wurde das

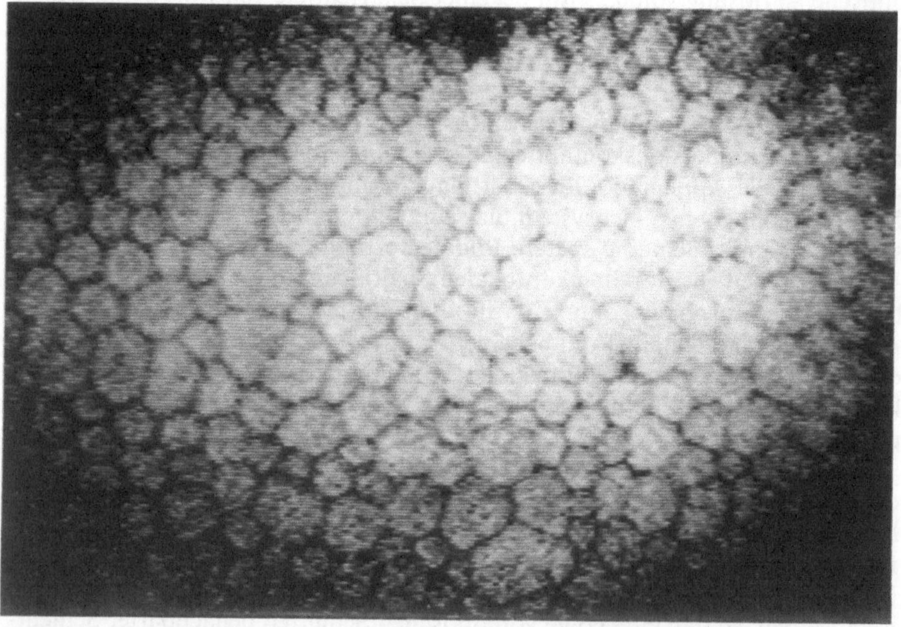

Abb. 1. Normales Hornhautendothel des Menschen. Die Aufnahme erfolgte mit dem konfokalen Spalt-Scanning-Video-Mikroskop

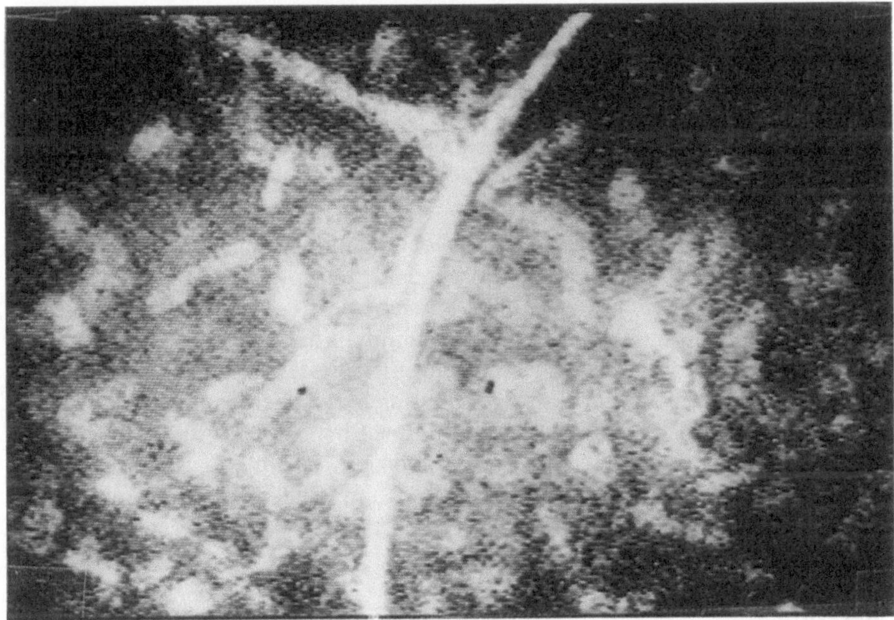

Abb. 2. Keratozytenkerne und Nervenfasern im oberflächlichen Hornhautstroma, aufgenommen mit dem Spalt-Scanning-Video-Mikroskop

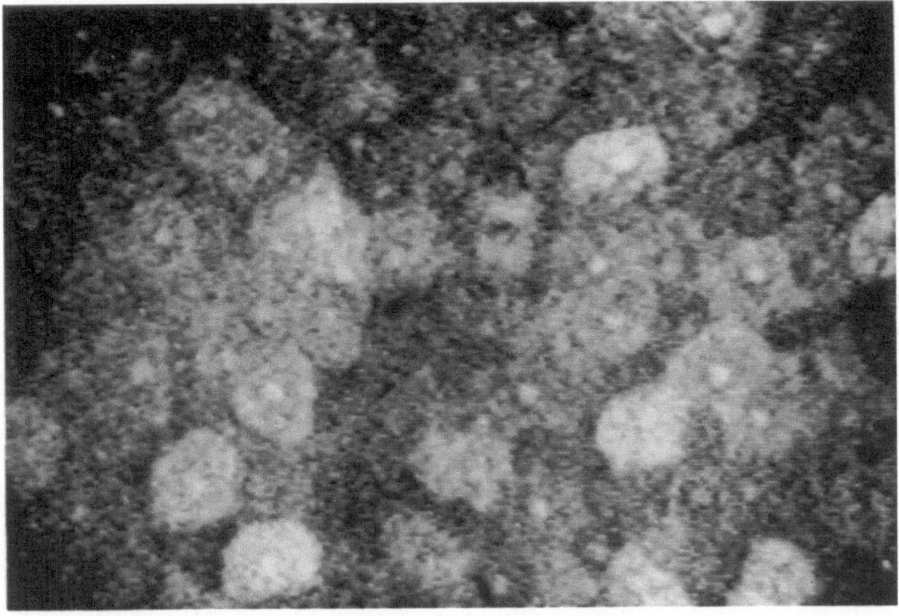

Abb. 3. Superfizialzellschicht des menschlichen Hornhautepithels, aufgenommen mit dem Spalt-Scanning-Video-Mikroskop

Mikroskop außer bei der Fuchsschen Endotheldystrophie auch zur Untersuchung der hinteren polymorphen Hornhautdystrophie und verschiedener Stroma- und Epitheldystrophien angewendet, wobei die zugrundeliegende Pathologie in allen Fällen zur Darstellung kam.

Darüber hinaus bietet sich die Möglichkeit, Regenerationsvorgänge nach kornealen Eingriffen mit dem In-vivo-Hornhautmikroskop zu analysieren. Eine besonders wichtige Rolle kann der In-vivo-Hornhautmikroskopie in diesem Zusammenhang bei der Untersuchung der Wundheilungsvorgänge nach refraktiver Hornhautchirurgie (Keratomileusis, photorefraktive Ablation mit dem Excimer-Laser etc.) zukommen, da sich die Regenerationsvorgänge sowohl in den lamellären Schnitten der Hornhaut als auch an der Hornhautoberfläche hervorragend darstellen lassen und mit dem Hornhautmikroskop auch Streulichtmessungen möglich sind. So hat sich z. B. herausgestellt, daß nach Keratomileusis in situ Streulichtzentren in der Ebene des refraktiven Schnittes auftreten, die sich nur langsam zurückbilden [9]. Das meßbare Gesamtstreulicht der Kornea ist nach Keratomileusis in situ im Gegensatz zu photorefraktiven Eingriffen mit dem Excimer-Laser jedoch nicht erhöht.

Literatur

1. Bigar FR, Witmer R, Thaer A (1978) Die Spiegelmikroskopie des Hornhautendothels (Specular Microscopy). Klin Mbl Augenheilk 173:691–696
2. Hartmann C (1987) Klinische Hornhautspiegelmikroskopie. Fortschr Ophthalmol 84:313–322
3. Kino GS (1980) Fundamentals of scanning systems. In: Ash EA (ed) Scanning Image Microscopy. Academic Press, New York
4. Koester CJ, Roberts W, Donn A, Hoefle FB (1980) Widefield specular microscopy, clinical and research applications. Ophthalmology 87:849–860
5. Lang K, Pillunat LE (1992) Clinical examination of the cornea with a new confocal biomicroscope. Invest Ophthalmol Sci 33:1236
6. Lemp MA, Dilly PA, Boyde A (1986) Tandem scanning (confocal) microscopy of the full-thickness cornea. Cornea 4:2095–2098
7. Masters BR, Paddock SW (1990) Three-dimensional reconstruction of the rabbit cornea by confocal scanning optical microscopy and volume rendering. Applied Optics 29:3816–3822
8. Maurice DM (1974) A scanning slit optical microscope. Invest Ophthalmol 13: 1033–1073
9. Nagel S, Wiegand W, Thaer AA (1994) Hornhautveränderungen und corneale Heilungsvorgänge nach Keratomileusis in situ. Ophthalmologe

Computergestützter Arztbrief zur Kataraktchirurgie im Augenklinik-Kommunikationssystem (AKS)

G. Michelson, K. Riepl, A. Händel und G. O. H. Naumann

Zusammenfassung. Es besteht aus vielen Gründen eine stärkere Notwendigkeit für die exakte Dokumentation der Patientendaten sowie der durchgeführten medizinischen Leistungen. Nach Einführung von standardisierten Anamnese-, Befund- und Diagnosebögen („Erlanger Augenblätter") und computergestützter Erstellung standardisierter OP-Berichte („OPERA") in unserer Klinik wird nun ein klinikinternes Computernetz aufgebaut (Augenklinik-Kommunikations-System, AKS). Wir verwenden ein PC-Netz (Novell-Netware 3.11, Windows 3.1) mit graphischer Benutzeroberfläche und Mouse-Bedienung (MS-Windows 3.1). Der File Server (80486) weist eine Speicherkapazität von 1 GB Festplatte auf mit einem RAM-Hauptspeicher von 16 MB. Die Speicherung der Datensätze erfolgt auf einer zentralen Datenbank (Paradox-Datenbank-Format). Unter Verwendung bereits zu diesem Patienten gespeicherten Daten sowie durch Auswahl einzelner Punkte standardisierter Auswahlmenues kann ein Arztbrief maschinell generiert werden, der in „Word für Windows 2.0" abgespeichert wird und damit mit den üblichen Textverarbeitungsprogrammen weiterverarbeitbar ist.

Summary. In future it becomes more and more necessary to store patient data by a computer system. In our clinic a pc-net is now established (Augenklinik-Kommunikations-System, AKS) after the introduction of standardized sheets of medical history, ocular diagnosis and operation-report. The pc-net is supported by "Novell-Netware 3.11" and "Windows 3.1". The file server (80486) have a storage capacity of 1 GB and the patient related data are stored centrally by "Paradox" (Microsoft®). Using already stored patient data the Augenklinik-Kommunikations-System suggests a computer-generated patient-report stored in "Word für Windows 2.0".

Hintergrund

Im Zuge der Veränderungen im Gesundheitswesen besteht aus vielen Gründen eine stärkere Notwendigkeit für die exakte Dokumentation der Patientendaten sowie der durchgeführten medizinischen Leistungen. Ein Augenklinik-Kommunikationssystem sollte folgende Punkte ermöglichen: wissenschaftliche Auswertung der eingegebenen Daten, Qualitätssicherung der ärztlichen Leistungen, Erfassung der Gesamtleistungen, Dokumentation der ärztlichen bzw. pflegerischen Leistungen für einen bestimmten Patienten und qualifizierte Datenschutzbedingungen mit individuell verschiedenen Zugriffsrechten. Nach Einführung von standardisierten Anamnese-, Befund- und Diagnosebögen („Erlanger Augenblätter" [1, 2]) und computergestützter Erstellung standardisierter OP-Berichte („OPERA" [3]) wurde nun ein klinikinternes Computernetz aufgebaut (Augenklinik-Kommunikations-System, AKS). Die Vorteile eines klinikinternen PC-Netzes sind u. a. sofortige Verfügbarkeit des zentralen Datenbestandes auf allen angeschlossenen PCs, nur einmalige Eingabe von Patientenstammdaten sowie ein qualifizierter Datenschutz. Darüber hinaus ergibt sich die Möglichkeit, einen Arztbrief aus den schon vorhandenen Daten maschinell zu erzeugen.

Methode

Wir verwenden ein PC-Netz (Novell-Netware 3.11, Windows 3.1) mit derzeit 20 angeschlossenen PCs. Die Anzahl der anschließbaren Arbeitsplätze ist beliebig. Der File Server (80486) weist eine Speicherkapazität von 1 GB Festplatte mit einem RAM-Hauptspeicher von 16 MB auf. Es wird eine graphische Benutzeroberfläche mit Mouse-Bedienung verwendet (MS-Windows 3.1). Die Speicherung der Datensätze erfolgt auf einer zentralen Datenbank (Paradox-Datenbank-Format).

Ergebnis

Der maschinell erzeugte Arztbrief wird generiert unter Verwendung bereits zu diesem Patienten gespeicherter Daten sowie durch Auswahl einzelner Punkte standardisierter Auswahlmenues (z. B. Arztadressen, standardisierte Therapiemaßnahmen). Anschließend wird der Arztbrief in „Word für Windows 2.0“ abgespeichert und ist damit mit den üblichen Textverarbeitungsprogrammen weiterverarbeitbar. Das AKS übernimmt die Speicherung des Arztbriefes zugeordnet zur Krankengeschichte des Patienten, der damit jederzeit innerhalb des Netzwerkes verfügbar ist. Der vorgestellte maschinell erzeugte Arztbrief, generiert aus dem AKS, läuft seit dem 1. 8. 1992 störungsfrei und wird von den Assistenten nach Einweisung gut angenommen. Abbildung 1 zeigt einen maschinell erstellten Arztbrief.

Diskussion und Schlußfolgerung

Neben der exakten Dokumentation der Patientendaten sowie der durchgeführten medizinischen Leistungen ermöglicht das vorgestellte Augenklinik-Kommunikationssystem die Generierung eines maschinell erzeugten Arztbriefes. Als weitere AKS-Programme werden in Kürze der Entlassungsbefund nach stationärem Aufenthalt sowie eine patientenbezogene Erfassung der stationären Leistungen integriert.

AUGENKLINIK MIT POLIKLINIK
UNIVERSITÄT ERLANGEN-NÜRNBERG
Direktor: PROF. DR. G. O. H. NAUMANN
Schwabachanlage 6 (Kopfklinikum)
D 8520 ERLANGEN

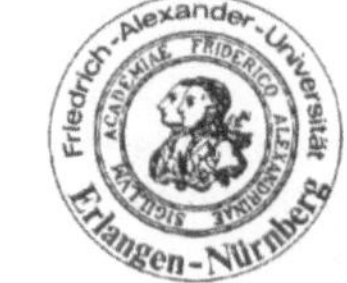

Aktenzeichen arzt4
Erlangen, den 6.3.1993
Fernruf 0 91 31 / 85 30 01
85 30 02 (Pforte)
85 44 60
Sprechzeiten nach Vereinbarung
Allgemeine Ambulanz
Montag bis Freitag: 7.30 -10.30
Notfälle jederzeit

Univ. Augenklinik - Schwabachanlage 6 (Kopfklinikum) - D 8520 Erlangen

Herr
Dr. med. Hans-Joachim Müller

Hauptstraße 3

8520 Erlangen

Betreff: ERIKA MUSTERFRAU, geb. 13.3.1919

Sehr verehrter Herr Kollege,

nachfolgend berichten wir über o.g. Patientin, die sich vom 4.2.1993 bis 7.2.1993 in unserer stationären Behandlung befand.

Diagnose:	R:	Cataracta subcapsularis posterior
	L:	fibrös-disciforme Makulopathie

Operation:	R:	5.2.1993:	e.c. Cataract-Extraktion mit Hinterkammerlinsenimplantation (dpt: 21)

Aufnahmebefund:	Fernvisus R:	cc - 1.5 sph	- 1.0 cyl/A 0° = 0,2
	L:	cc - 2.0 sph	- 1.0 cyl/A 0° = 0,5
	Tensio R:	15 mm Hg appl.	
	L:	17 mm Hg appl.	
Entlassungsbefund:	Fernvisus R:	cc - 2.0 sph	- 1.5 cyl/A 90° = 0,8
	L:	cc - 2.0 sph	- 1.0 cyl/A 0° = 0,5
	Tensio R:	15 mm Hg appl	
	L:	19 mm Hg appl.	

Der Verlauf gestaltete sich komplikationslos, so daß wir die Patientin am 7.2.1993 in Ihre weitere Betreuung entlassen konnten.

Therapieempfehlung:	R:	Inflanefran forte AT 5 x täglich
		Mydriaticum "Roche" 2 x täglich
		Ficortril 2,5% AS 1 x zur Nacht

Wir haben Frau MUSTERFRAU geraten, sich zu regelmäßigen Kontrollen in Ihrer Sprechstunde vorzustellen. Eine Wiedervorstellung ist selbstverständlich jederzeit möglich.

Mit freundlichen kollegialen Grüßen

PD Dr. med. G. Michelson	Dr. med. B. Seitz
Oberarzt der Klinik	Assistent der Klinik

Abb. 1. Maschinell erstellter Arztbrief durch „Erlanger Augenklinik-Kommunikations-system“

Literatur

1. Naumann GOH, Guggenmoos-Holzmann I, Händel A, Jonas J, Koniszewski G, Lang GK, Naumann LR, Nöding H, Ruprecht KW (1987) „Erlanger Augenblätter". Klin Monatsbl Augenheilk 190:447–449
2. Lang GK, Naumann GOH und die „Erlanger Augenblättergruppe" (1990) EDV in der Klinik. Fortschr Ophthalmol 87:80–84
3. Schönherr U, Riepl K, Lang GK, Naumann GOH und die „Erlanger Augenblättergruppe" (1990) Automatischer Linsen-Operationsbericht. In: Freyler H, Skorpik C, Grasl M (Hrsg) 3. Kongreß der DGII. Springer, Wien New York, S 229–234

Transmissionseigenschaften von Intraokularlinsen im Ultraviolettbereich

P. Hillenbrand

Zusammenfassung. Bieten IOL's ausreichend Schutz vor schädlicher Ultraviolettstrahlung? Zur Erläuterung wird die spektrale Verteilung der globalen Sonneneinstrahlung auf die Erdoberfläche vergleichend dargestellt zu Emissionsspektren verschiedener Strahlungsquellen. Skizziert wird der maximale Transmissionsgrad des menschlichen Auges und die Absorption von Licht in den verschiedenen Augenmedien. Hieraus kann ersehen werden, daß die Linse einen Großteil der UV-Strahlung absorbiert. Lichtinduzierte thermische und photochemische Netzhautschäden treten nur unter Sonderbedingungen wie z. B. beim aphaken Auge auf. Die Transmissionseigenschaften im Ultraviolettbereich werden von zur Verfügung gestellten, in der BRD erhältlichen IOL's gemessen.

Summary. Do intraocular lenses give enough protection from injurious ultraviolet radiation? UV-light is emitted by various radiation sources: the distribution of solar spectrum on earth is compared with spectral emission of several light sources. Maximum transmission degree of the human eye and different wavelength absorption of its optical compartments are outlined. The lens as a result absorbs most of UV-light. Light induced thermal and photochemical retinal damage only occurs under special conditions as in an aphakic eye. Some of intraocular lenses, available in Germany, were examined, to describe their transmission quality.

UV-Strahlung kann Schäden am und im Auge verursachen. Bieten Intraokularlinsen der Netzhaut ausreichend Schutz vor dieser Strahlung?

Verschiedene Emittenten liefern UV-Strahlung. Hauptstrahlungsquelle mit kontinuierlichem Emissionsspektrum von 300–1500 nm ist die Sonne. Der dabei abgestrahlte UV-Anteil wird unterteilt in UV_A-Strahlung (380–315 nm), UV_B-Strahlung (315–280 nm), UV_C-Strahlung (280–100 nm). UV_C-Strahlung erreicht praktisch nicht die Erde. UV_A- und UV_B-Strahlung wird nur bei senkrechtem Sonnenstand und klarem, smogfreiem Himmel erhalten, z. B. im Hochgebirge und am Meer.

Unter den genannten Bedingungen trifft eine Gesamtstrahlungsstärke $E_T = 1{,}12\ kW/m^2$ auf der Erdoberfläche auf. Die Hornhaut würde dadurch mit einer Leistung von 110 mW belastet. Allgemein gilt für die auftretende Energie die Grundgleichung $E = \frac{h \cdot c}{\lambda}$ (Wsec). Daraus folgt, je kurzwelliger die Strahlung, desto energiereicher und desto gefährlicher wird sie (Abb. 1 u. 2).

Technische Strahlungsquellen liefern deutlich andere Emissionsspektren mit kontinuierlichem und zusätzlich diskontinuierlichem Anteil. Von Interesse sind

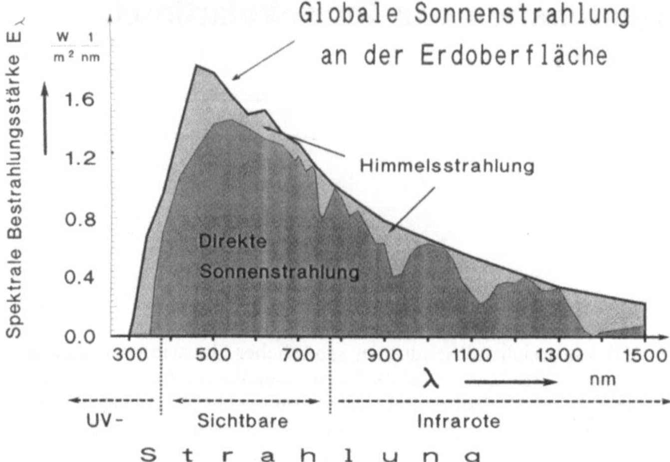

Abb. 1. Spektrale Verteilung der Globalstrahlung, der Himmelsstrahlung und der direkten Sonnenstrahlung (Grimm [1], verändert nach Foitzik u. Hintzpeter [2], Thekaekara [3])

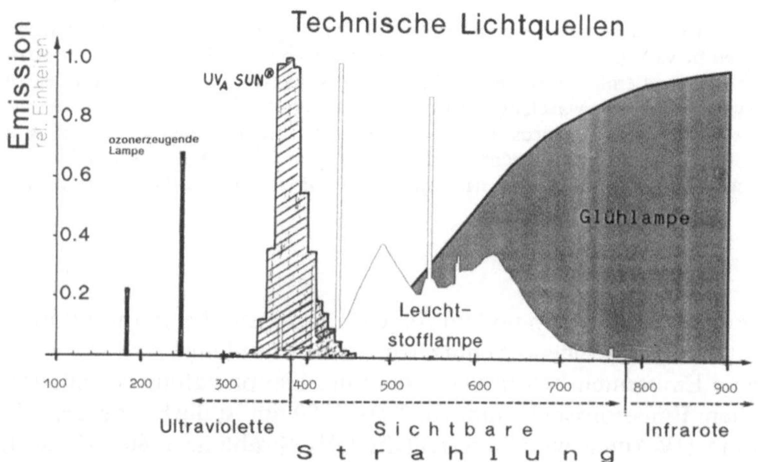

Abb. 2. Spektrale Energieverteilung von Lichtquellen (verändert nach Grimm [1])

hier Strahler mit einem Spektralanteil im UV-Bereich wie Leuchtstoff-, Halogen- und Speziallampen. Die Gesamtstrahlungsstärke im UV-Bereich kann durch spezielle Glaslegierungen den Anforderungen entsprechend variiert werden. Bei modernen Halogenbeleuchtungslampen erreicht man das dadurch, daß der emittierte UV-Anteil praktisch vernachlässigbar wird.

Das spektrale Fenster des Auges liegt zwischen 300 und 1400 nm. Wäßrige Anteile wie Vorderkammer und Glaskörper absorbieren den Infrarotanteil. Proteinhaltige Gewebe wie Hornhaut, Linse, Netzhaut absorbieren den UV-Anteil.

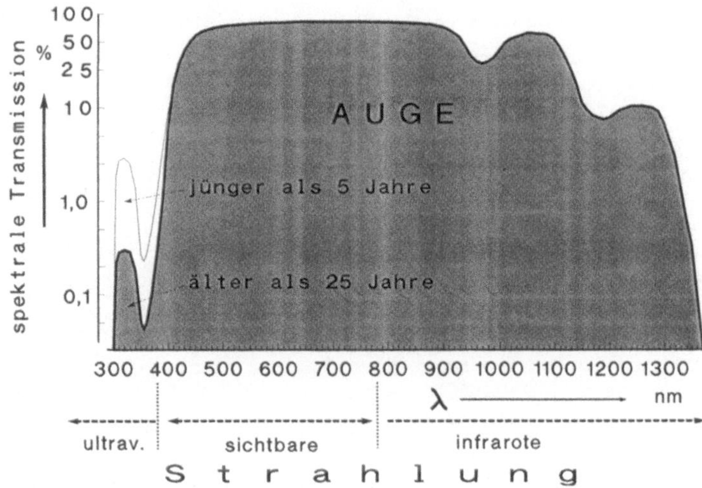

Abb. 3. Maximaler Transmissionsgrad des Auges (Grimm [1], verändert nach Bottner u. Wolter [6])

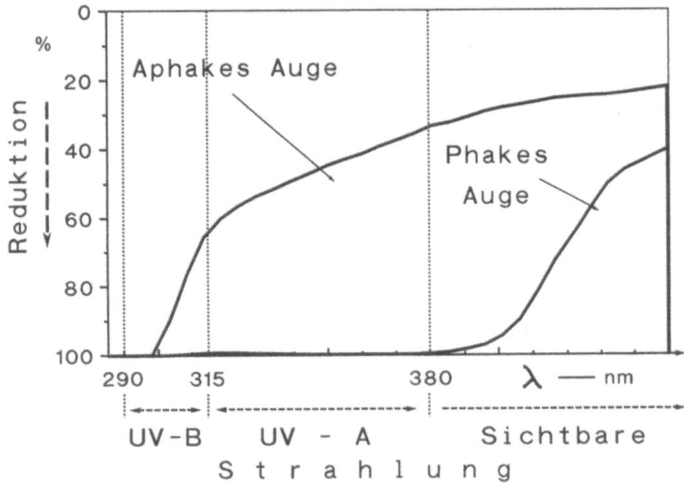

Abb. 4. Maximaler Transmissionsgrad des menschlichen Auges (Grimm [1])

Mit zunehmendem Alter nimmt die Transmission ab, dafür aber die Streuung in den Augenmedien zu. Erwähnenswert ist das spektrale Fenster des Auges für UV-Strahlung. Bedingt durch den noch geringen Proteinanteil der kindlichen Linse dringt bis zum 5. Lebensjahr ein wesentlich höherer UV-Anteil in das Auge ein [1].

Nach Zrenner [4] sind folgende Auswirkungen durch zu hohe UV-Belastung zu beachten: Keratoconjunctivitis photoelectrica durch UV_{BC}-Anteil, katarak-

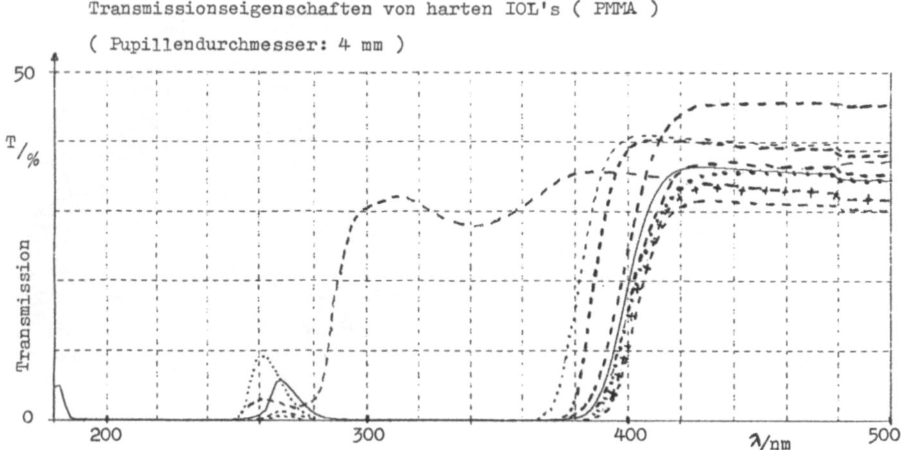

Abb. 5. Transmissionseigenschaften von weichen IOLs (Pupillendurchmesser 4 mm)

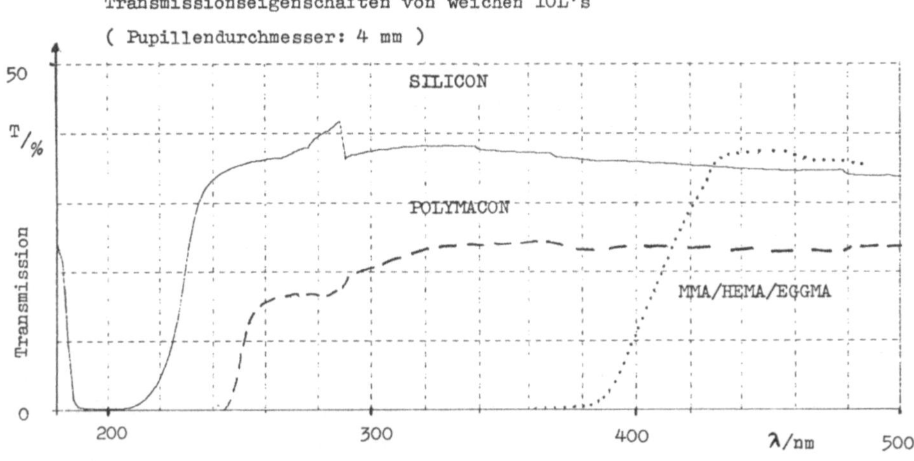

Abb. 6. Transmissionseigenschaften von harten IOLs (PMMA) (Pupillendurchmesser 4 mm)

togene Wirkung durch UV_B-Anteil, photochemische Schäden der Netzhaut, z. B. Makuladegeneration, werden durch UV_A und kurzwelliges Licht bis 550 nm diskutiert. Nach Fishman [5] sollten Wellenlängen erst oberhalb 470 nm, besser noch erst oberhalb 550 nm, die Netzhaut erreichen, um photochemische Schäden zu vermeiden. Beim aphaken Auge ist die Ausfilterung für UV_{AB}-Strahlung nicht mehr gegeben.

Schützen Intraokularlinsen die Netzhaut nun ausreichend vor UV-Strahlung?

Von den zur Verfügung gestellten harten oder PMMA-IOLs haben die meisten eine steil ansteigende Transmissionskante zwischen 360–420 nm. Eine

PMMA-IOL fällt aus der Reihe. Bei ihr kann der gesamte UV-Anteil hindurchtreten. Bei den meisten PMMA-IOLs tritt ein spektrales Fenster im UV_C-Bereich zwischen 240–260 nm auf, was praktisch nur in Sonderfällen eine Rolle spielen dürfte.

3 zur Verfügung gestellte weiche IOLs wurden ebenfalls auf UV-Durchlässigkeit gemessen. Bei 2 Linsen wird der gesamte kritische UV-Anteil hindurchgelassen. Eine IOL dagegen entspricht in ihrem Transmissionsverhalten dem der PMMA-IOLs.

Diskussion

Legt man nach Fishman [5] die gewünschte Grenze von 470 nm, besser noch von 550 nm zugrunde, nämlich Schutz der Netzhaut vor UV-Strahlung unterhalb dieser Grenzwerte, dann würde keine der gemessenen IOLs gut abschneiden. Dann wären aber auch manche unserer Lichtquellen für den Pseudophaken wie auch für den Aphaken in ihrem abgestrahlten Spektralbereich ungünstig ausgelegt.

Wie erwähnt, tritt UV-Strahlung nur unter Sonderbedingungen auf. Um einen Schaden zu setzen, muß die maximale erlaubte Exposition [8–10] überschritten werden. Bei ophthalmologischer Diagnostik ist zu bedenken, daß die maximal erlaubte Exposition MPE mit den gebräuchlichen lichtstarken Instrumenten leicht erreicht werden kann [11].

Intraokularlinsenträgern sollte man ebenso wie Aphaken Brillen mit gutem UV-Filter verordnen.

Danksagung. Mein Dank gilt Herrn Prof. Dr. Dr. K. Krueger, ETH Zürich für die Unterstützung zu dieser Meßreihe und Herrn Dr. W. Grimm, Zeiss Oberkochen für die Überlassung von Bildmaterial.

Literatur

1. Grimm W (1990) Absorptionseigenschaften von Kontaktlinse und Brillenglas für UV-Strahlung. Deutsche Optikerzeitung 1, 2
2. Foitzik L, Hinzpeter H (1958) Probleme der kosmischen Physik 31. Leipzig
3. Thekaekara MP et al (1968) The solar constant and the solar spectrum measured from a research air-craft at 38000 feet. Goddard Space Center, Greenbelt, Maryland, X-322-68-308
4. Zrenner E (1990) Lichtinduzierte Schäden am Auge. Fortschr Ophthalmol 87 (Suppl I): 41–51
5. Fishman GA (1986) Ocular phototoxicity: guidelines for selecting sunglasses. Surv Ophthalmol 31:119–124
6. Boettner EA, Wolter JR (1962) Transmission of the ocular media. Invest Ophthalmol 1:776–783
7. Hoover HL (1986) Solar ultraviolet irradiation of human cornea, lens and retina: equations of ocular irradiation. Appl Optics 25:359
8. Kremers JJ, Norren D van (1989) Retinal damage in macaque after white light exposures lasting ten minutes to twelve hours. Invest Ophthalmol Vis Sci 30:1032–1040

9. Sliney DH, Freasier BC (1973) Evaluation of optical radiation hazards. Appl Optics 12:1–24
10. Mainster MA (1978) Spectral transmittance of intraocular lenses and retinal damage from light sources. Ophthalmology 90:927–932
11. Ham WT et al (1980) The nature of radiation damage: dependance on wavelength, power level and exposure time. Vis Res 20:1105–1111
12. Khwarg SG et al (1987) Incidence, risk factors and morphology in operating microscope retinopathy. Am J Ophthalmol 103:255–263
13. Zigman S (1992) Light filters to improve vision. Ophthalmol Vis Sci 69:325–328
14. Taylor HR et al (1988) Effect of ultraviolet radiation on cataract formation. N Engl J Med 319:1429–1433

Berechnung der Brechkraft von Silikonlinsen zur Implantation im Kapselsack

W. Haigis, J. Kammann, G. Dornbach und R. Schüttrumpf

Zusammenfassung. Bei mehr als 300 Patienten, bei denen Silikonlinsen verschiedenen Typs in den Kapselsack implantiert werden sollten, wurde die Berechnung der notwendigen Brechkraft der Implantlinse mit einem Modell dicker Linsen vorgenommen. Die Aufstellung einer Refraktionsbilanz aus prä- und postoperativen biometrischen, keratometrischen und Refraktionsdaten ergab gute Übereinstimmung zwischen berechneter und gemessener Refraktion. Im Gegensatz zu den auf dünnen Linsen basierenden IOL-Formeln ist die in eine Dicke-Linsen-Formel einzusetzende Vorderkammertiefe mit Ultraschall direkt überprüfbar. Die Ergebnisse werden vorgestellt und mit denen einer „Dünne-Linsen-Berechnung" verglichen.

Summary. The postoperative refraction following implantation of a silicone intraocular lens may be predicted to a high degree of precision with the thin lens formula as well as with the thick lens formula. An advantage of the latter algorithm is that it calls for the ultrasonically measurable 'acoustical' anterior chamber depth as an input parameter, whereas an 'optical anterior chamber depth' playing the role of a fudge factor is needed for the thin lens formula.

Dependent on lens style, prediction accuracies near 100% for errors within ±2 dpt and 80% for errors within ±1 dpt are obtainable.

Einleitung

Die heute gebräuchlichen theoretisch-optischen IOL-Formeln (z. B. Holladay- oder SRK/T-Formel) beruhen auf der Optik dünner Plankonvex-Linsen; die zugehörigen „Vorderkammertiefen" sind nicht meßbare „optische" Vorderkammertiefen, die z. B. für bikonvexe Silikonlinsen Werte von 5–6 mm annehmen. Demgegenüber verlangt die Dicke-Linsen-Formel [2, 3] die Eingabe der „akustischen" Vorderkammertiefe, d. h. des mittels Ultraschall meßbaren Abstands zwischen den Vorderscheiteln von Hornhaut und Linse.

Material und Methoden

Beide Algorithmen wurden zur IOL-Berechnung bei Patienten eingesetzt, die zwischen August 1989 und August 1992 im St. Johannes-Hospital, Dortmund, mit einer bikonvexen Hinterkammerlinse im Kapselsack nach Kapsulorhexis versorgt worden waren. Seit Mai 1991 wurde eine nahtlose OP-Technik eingesetzt. Die Achsenlängenmessungen wurden mit einem BMS 811, die Hornhautradienbestimmung mit einem Keratometer nach JAVAL durchgeführt.

Ausgewertet wurden die prä- und postoperativen biometrischen, keratometrischen und Refraktionsdaten (frühestens 1 Monat postoperativ) für 98 PMMA-Linsen vom Typ Adatomed 75 st und Adatomed 88 ti und 332 Silikonlinsen vom Typ Adatomed 90D (in 3 verschiedenen Bauformen 90D-a, 90D-b, 90D-c). Bei der Auswertung der Silikonlinsen waren nur solche Datensätze zugelassen, für die bei intakter Rhexis ein postoperativer Visus >0,4 erreicht worden war.

Die postoperative Refraktion Ref_{dk} errechnet sich aus der Dicke-Linsen-Formel [2] zu

$$Ref_{dk} = \frac{1}{\frac{1}{a} + \frac{d_{BC}}{n_{BC}}} \tag{1}$$

$$\text{mit } a := \frac{1}{\frac{1}{b - D_C} + \frac{d_C D_{2C}}{n_C D_C}}$$

$$\text{und } b := \frac{1}{\frac{1}{c - D_L} + \frac{d_C D_{1C}}{n_C D_C} + \frac{d_L D_{2L}}{n_L D_L} + \frac{d_{CL}}{n_{CL}}}$$

$$\text{und } c := \frac{1}{\frac{L - d_L - d_{CL} - d_C}{n_{LN}} + \frac{d_L D_{1L}}{n_L D_L}}$$

Jede (aus Material mit dem Brechungsindex n_L gefertigte) Intraokularlinse der Stärke D_L ist dabei durch *individuelle* Werte für die vordere (D_{1L}) und hintere (D_{2L}) Flächenbrechkraft und die Mittendicke d_L charakterisiert. (Die entsprechenden konstruktiven Linsendaten wurden freundlicherweise von der Fa. Adatomed, München, zur Verfügung gestellt.)

Bei der Berechnung nach (1) wird auch die Hornhaut als dicke Linse behandelt. Unter der Annahme einer Mittendicke von $d_C = 0{,}5$ mm wurden die Flächenbrechkräfte D_{1C} und D_{2C} berechnet wie in [2] beschrieben. (Zur weiteren Bedeutung der Formelparameter in (1) vgl. [2].)

Der Scheitelabstand d_{CL} wurde hergeleitet aus den präoperativen Ultraschall-Meßwerten für Vorderkammertiefe ($VK_{prä}$) und Achsenlänge ($AL_{prä}$; entspricht „L" in (1)) mit Hilfe der Beziehungen (vgl. [3]):

$$VK_{pred\,ak} = d_{CL} + 0{,}93\, d_C$$

und

$$VK_{pred\,ak} = \overline{VK_{post}} + 0{,}4\,(VK_{prä} - \overline{VK_{prä}}) + 0{,}1\,(AL_{prä} - \overline{AL_{prä}}) \;. \tag{2}$$

Aus (1) leitet man (mit $d_C = 0$; $d_L = 0$) die postoperative Refraktion Ref_{dn} für dünne Linsen her:

$$\mathrm{Ref}_{dn} = \frac{n_{BC}\,(a-D_C)}{n_{BC}+(a-D_C)\,d_{BC}} \tag{3}$$

$$\text{wo } a := \frac{n_{CL}\,(n_{LN}-D_L\,(L-d_{CL}))}{n_{CL}\,(L-d_{CL})+(n_{LN}-D_L\,(L-d_{CL}))\,d_{CL}} .$$

Eine solche Beziehung wurde schon 1978 von Gernet et al. [1] angegeben. Die Größe d_{CL} stellt nun allerdings nicht mehr einen meßbaren Scheitelabstand dar, sondern repräsentiert die „optische" Vorderkammertiefe ($VK_{pred\ op}$). Sie entspricht der Position einer idealen Linse gleicher Brechkraft wie die reale und kann durch eine zu (2) völlig analoge Beziehung aus präoperativen biometrischen Meßwerten ausgedrückt werden:

$$VK_{pred\,op} = a_0 + 0{,}4\ VK_{prä} + 0{,}1\ AL_{prä}$$

Die Konstante a_0 ist dabei ein Fitparameter, der für die einzelnen Linsentypen so berechnet wurde, daß die Verwendung der Dünne-Linsen-Formel (3) zu einem verschwindenden mittleren Vorhersagefehler δ = (gemessene – berechnete) Refraktion führt.

Ergebnisse

Die Ergebnisse der Refraktionsbilanzen sind in Tabelle 1 für die Dicke-Linsen-Formel (1), in Tabelle 2 für die Dünne-Linsen-Formel (3) zusammengestellt. Abb. 1 und 2 zeigen für beide Formeln die Häufigkeit, mit der die postoperative Refraktion innerhalb ±2 dpt bzw. innerhalb ±1 dpt korrekt vorausberechnet werden konnte. Die zugehörigen mittleren postoperativen Vorderkammertiefen sind in Tabelle 3 und Abbildung 3 dargestellt.

Tabelle 1. Statistische Daten für den Vorhersagefehler δ = (gemessene – berechnete) Refraktion bei Benutzung der Dicke-Linsen-Formel (1) (s. d. = Standardabweichung). Für den Brechungsindex von Silikon wurde mit einem Wert von n_L = 1410 gerechnet

Parameter \ IOL	75st	88ti	90D-a	90D-b	90D-c
Anzahl n	34	64	142	72	118
Mittelwert [dpt]	−0,09	−0,28	0,19	−0,05	−0,35
±s.d. [dpt]	0,71	0,67	0,87	0,76	0,75
Minimum [dpt]	−1,46	−1,61	−2,94	−1,87	−1,95
Maximum [dpt]	1,02	1,25	2,81	2,49	2,14
n ($\delta \leqq$ 2 dpt) [%]	100,0	100,0	94,4	98,6	99,2
n ($\delta \leqq$ 1 dpt) [%]	88,2	84,4	78,2	83,3	73,7

Tabelle 2. Statistische Daten für den Vorhersagefehler δ = (gemessene – berechnete) Refraktion bei Benutzung der Dünne-Linsen-Formel (2) (s.d. = Standardabweichung)

Parameter \ IOL	75st	88ti	90D-a	90D-b	90D-c
Anzahl n	34	64	142	72	118
Mittelwert [dpt]	0	0	0	0	0
± s.d. [dpt]	0,70	0,66	0,86	0,79	0,76
Minimum [dpt]	– 1,36	– 1,27	– 3,23	– 2,1	– 1,82
Maximum [dpt]	1,01	1,64	2,58	2,49	2,63
n ($\delta \leqq 2$ dpt)[%]	100,0	100,0	95,8	97,2	98,3
n ($\delta \leqq 1$ dpt)[%]	88,2	85,9	78,2	83,3	81,4

Tabelle 3. Mittelwerte der gemessenen (VK_{post}) und zur IOL-Berechnung verwendeten akustischen und optischen ($VK_{pred..}$) Vorderkammertiefen. $VK_{pred\,ak}$: verwendet in der Dicke-Linsen-Formel; $VK_{pred\,op}$: verwendet in der Dünne-Linsen-Formel

Parameter \ IOL	75st	88ti	90D-a	90D-b	90D-c
Anzahl n	34	64	142	72	118
MW VK_{post} [mm]	4,32	4,38	4,26	4,19	4,21
MW $VK_{pred\,ak}$ [mm]	4,32	4,38	4,26	4,19	4,21
MW $VK_{pred\,op}$ [mm]	4,96	4,72	5,77	5,47	5,19

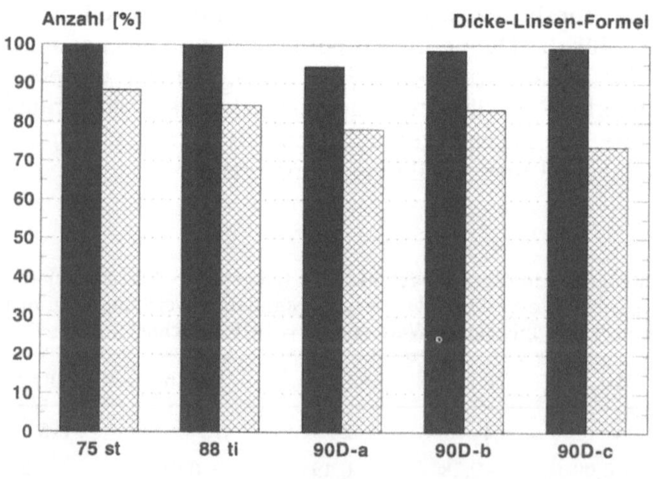

Abb. 1. Vorhersagegenauigkeit der postoperativen Refraktion bei Verwendung der Dicke-Linsen-Formel (vgl. Tabelle 1)

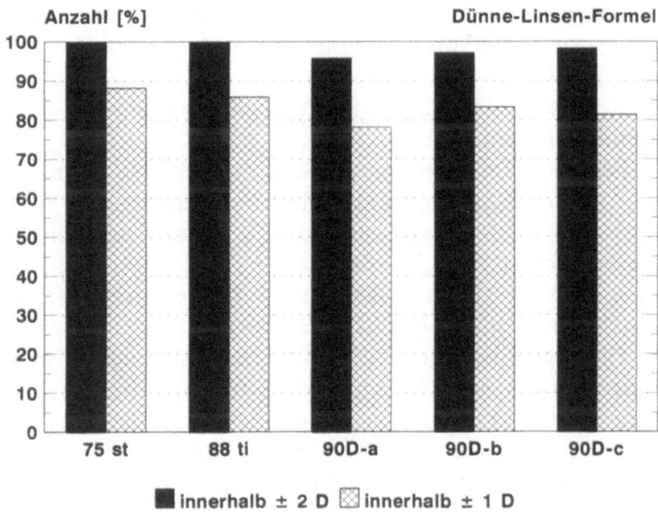

Abb. 2. Vorhersagegenauigkeit der postoperativen Refraktion bei Verwendung der Dünne-Linsen-Formel (vgl. Tabelle 2)

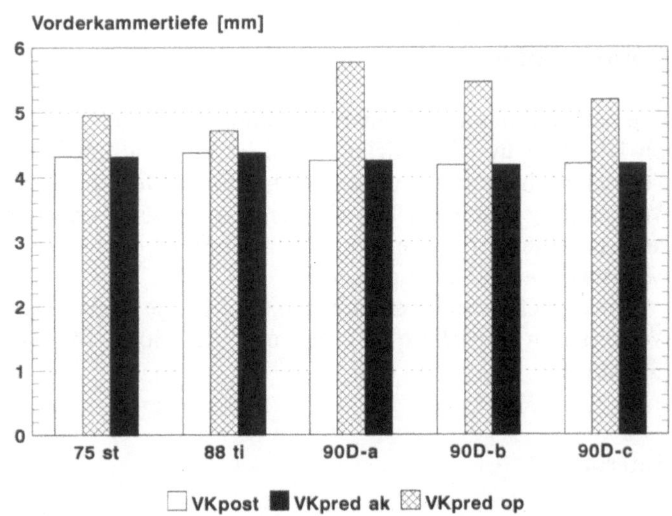

Abb. 3. Mittelwerte der gemessenen und zur IOL-Berechnung verwendeten akustischen und optischen Vorderkammertiefen (vgl. Tabelle 3)

Diskussion

Wie zu erkennen, liefern beide Algorithmen gute und vergleichbare Ergebnisse bei der Vorhersage der postoperativen Refraktion. Man mache sich allerdings klar, daß die in die Dicke-Linsen-Formel (1) eingehenden Parameter Meßgrößen bzw. konstruktive Linsendaten sind, während die Dünne-Linsen-Formel (3) die optische Vorderkammertiefe als a priori nicht bekannten, anzupassenden Fitparameter verlangt. Im Falle der Silikonlinse 90D müssen hierbei im Mittel Werte von 5,2–5,8 mm (Tabelle 3) eingesetzt werden, um sinnvolle Ergebnisse zu erhalten.

Die die Linsengeometrie berücksichtigende Formel (1) erlaubt hingegen die Verwendung der realen akustisch meßbaren Vorderkammertiefen von 4,2–4,3 mm. Entsprechend sind die Mittelwerte der vorhergesagten Vorderkammertiefen $VK_{pred\ ak}$ identisch mit den tatsächlich gemessenen VK_{post}. Die kleinen Unterschiede in den Werten für die einzelnen Linsentypen sind bedingt durch deren unterschiedliche Bauformen.

Die Ergebnisse für die PMMA-Linsen sind geringfügig besser als die für die Silikonlinsen. Eine Rolle hierbei könnte u. U. die 4mal empfindlichere Temperaturabhängigkeit des Brechungsindex von Silikon spielen. Geht man z. B. von einem Wert [4] von $dn_L/dT = -0{,}32$ (mm/m)/°C aus, so würde eine Temperaturerhöhung um 3 °C bei einer symmetrischen bikonvexen 22D-Silikonlinse eine Brechkraftänderung um –0,3 dpt bewirken. Für die Dicke-Linsen-Formel (1), in die n_L explizit eingeht, ist daher die möglichst exakte Kenntnis des Brechungsindex in situ wichtig.

Zusammenfassung

Die nach Implantation einer Silikonlinse resultierende postoperative Refraktion läßt sich mit der Dicke-Linsen-Formel wie auch mit der Dünne-Linsen-Formel mit hoher Genauigkeit vorhersagen. Der Vorteil der ersteren liegt in der Verwendung biometrisch meßbarer akustischer Vorderkammertiefen, während letztere eine „optische Vorderkammertiefe" benötigt, die im Sinne eines „Pfusch-Faktors" anzupassen ist.

Die erreichbaren Genauigkeiten liegen – je nach Linsentyp – bei 100% für Vorhersagen innerhalb ±2 dpt und bei 80% für Vorhersagen innerhalb ±1 dpt.

Literatur

1. Gernet H, Ostholt H, Werner H (1978) Intraokulare Optik in Klinik und Praxis. Rothacker, Berlin
2. Haigis W (1991) Strahldurchrechnung in Gauß'scher Optik zur Beschreibung des Systems Brille-Kontaktlinse-Hornhaut-Augenlinse (IOL). In: Schott K, Jacobi KW, Freyler H (Hrsg) 4. Kongreß der DGII. Springer, Berlin Heidelberg New York, S 233–246
3. Haigis W, Kammann J, Dornbach G, Schüttrumpf R (im Druck) Vorhersage der postoperativen Vorderkammertiefe bei Implantation von PMMA- und Silikonlinsen im Kapselsack. In: 7. Kongreß der DGII. Springer, Berlin Heidelberg New York
4. Holladay JT, van Gent S, Ting AC, Portney V, Willis TR (1989) Silicone intraocular lens power vs temperature. Am J Ophthalmol 107:428–429

Vorhersage der postoperativen Vorderkammertiefe bei Implantation von PMMA- und Silikonlinsen im Kapselsack

W. Haigis, J. Kammann, G. Dornbach und R. Schüttrumpf

Zusammenfassung. Von über 350 Patienten, bei denen eine PMMA- oder Silikonlinsen-Implantation in den Kapselsack erfolgte, wurden die prä- und postoperativen ultraschall-biometrischen Daten ausgewertet. Anhand verschiedener statistischer Modelle wurde die postoperative Vorderkammertiefe aus präoperativen Meßwerten vorherberechnet. Die aus einer multiplen Regressionsanalyse gewonnenen Vorhersagewerte ergaben gute Übereinstimmung mit den tatsächlichen postoperativen Meßwerten. Die Ergebnisse werden vorgestellt und mit Resultaten verglichen, die sich aus Vorhersagemethoden der Literatur ergeben.

Summary. Of all 4 prediction models compared, only our own model and the equivalent one of Olsen are able to predict the ultrasonically measureable postoperative anterior chamber depth within reasonable error margins.

Einleitung

Die Qualität der IOL-Berechnung hängt u. a. davon ab, mit welcher Genauigkeit die Position des Pseudophakos präoperativ angegeben werden kann. Bei den sog. IOL-Formeln der 2. Generation etwa wird diese „postoperative Vorderkammertiefe" aus präoperativen Meßwerten abgeleitet.

Zum Begriff der Vorderkammertiefe

Der Begriff der Vorderkammertiefe oder IOL-Position wird in der Literatur häufig unscharf benutzt. Im Sinne einer Definition sollen daher die folgenden Distanzen unterschieden werden (vgl. Abb. 1):

- die anatomische Vorderkammertiefe d_{CL} = Abstand zwischen hinterem Hornhautscheitel und vorderem Linsenscheitel;
- die „optische Vorderkammertiefe" VK_{op} = Abstand zwischen vorderem Hornhautscheitel und dem fiktiven Ort einer idealen dünnen Linse mit derselben optischen Wirkung wie die reale Linse;
- die „akustische Vorderkammertiefe" VK_{ak} = mittels Ultraschall meßbarer Abstand zwischen vorderem Hornhautscheitel und vorderem Linsenscheitel.

Die auf Ultraschallmessungen beruhende akustische Vorderkammertiefe VK_{ak} ist dabei durch die endliche Hornhautdicke d_C verfälscht: Man überlegt sich leicht, daß der Meßwert für VK_{ak} durch

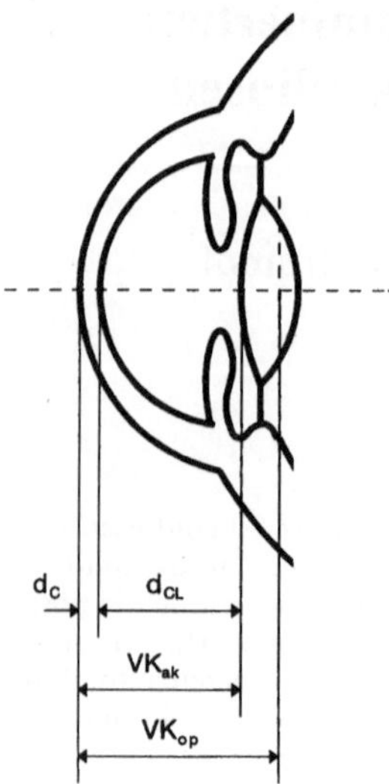

Abb. 1. Zur Begriffsbestimmung von „optischer“ und „akustischer“ Vorderkammertiefe

$$VK_{ak} = 0{,}5\,(t_C + t_{CL})\,v_{CL} = 0{,}5\,t_C\,\frac{v_C}{v_C}\,v_{CL} + 0{,}5\,t_{CL}\,v_{CL}$$

$$\rightarrow VK_{ak} = d_C\,\frac{v_{CL}}{v_C} + d_{CL} = d_{CL} + 0{,}93\,d_C$$

(t_C, t_{CL}: Schallaufzeiten durch Hornhaut bzw. Kammerwasser; v_{CL} = 1532 m/s, v_C = 1639 m/s: Schallgeschwindigkeiten von Kammerwasser und Hornhaut (vgl. z. B. [5])) gegeben ist.

Messungen

Es wurden die prä- und postoperativen ultraschall-biometrischen Daten von 542 Patienten ausgewertet, die zwischen August 1989 und August 1992 im St. Johannes-Hospital, Dortmund, mit einer bikonvexen Hinterkammerlinse im Kapselsack nach Kasulorhexis versorgt worden waren. Dabei wurden 444 Silikonlinsen vom Typ Adatomted 90D (in 3 verschiedenen Bauformen 90D-a, 90D-b, 90D-c) und 98 PMMA-Linsen (Adatomed 75st und Adatomed 88ti) implantiert. Als Biometriegerät wurde ein BMS 811 eingesetzt.

Ergebnisse

Tabelle 1 zeigt für die einzelnen Linsen die Mittelwerte der Meßergebnisse der prä- ($VK_{prä}$) und postoperativen (VK_{post}) (akustischen) Vorderkammertiefen. Diese sind in Tabelle 2 verglichen mit einem eigenen statistischen Modell (VK

Tabelle 1. Mittelwerte (mm) der gemessenen akustischen Vorderkammertiefen (s.d. = Standardabweichung) für die einzelnen Linsentypen. PMMA: zusammengefaßte Ergebnisse für 75st und 88ti; SILI: zusammengefaßte Ergebnisse für alle 90D-Modelle; alle: Zusammenfassung der Ergebnisse aller Linsen

VK\IOL	75st	88ti	90D-a	90D-b	90D-c	PMMA	SILI	alle
Anzahl n	34	64	230	84	130	98	444	542
MW $VK_{prä}$	3,29	3,37	3,30	3,22	3,28	3,34	3,28	3,29
± s.d.	0,51	0,45	0,41	0,39	0,43	0,47	0,41	0,42
MW VK_{post}	4,32	4,38	4,22	4,19	4,22	4,36	4,22	4,24
± s.d.	0,33	0,35	0,36	0,31	0,31	0,34	0,34	0,34

Tabelle 2. Mittelwerte (mm) der nach verschiedenen Modellen vorhergesagten postoperativen Vorderkammertiefen. R: Korrelationskoeffizient für die Abhängigkeit der vorhergesagten von der postoperativ gemessenen (akustischen) Vorderkammertiefe

VK\IOL	75st	88ti	90D-a	90D-b	90D-c	PMMA	SILI	alle
MW VK HAI	4,32	4,38	4,22	4,19	4,22	4,36	4,22	4,24
± s.d.	0,25	0,24	0,23	0,21	0,24	0,24	0,23	0,24
R [%]	74,4	64,0	62,5	52,6	56,2	67,7	58,9	62,0
MW VK OLS	4,35	4,49	4,32	4,22	4,31	4,44	4,30	4,32
± s.d.	0,19	0,20	0,19	0,18	0,20	0,21	0,19	0,20
R [%]	72,8	62,5	62,0	49,9	53,5	64,6	57,0	59,9
MW VK SRK	5,31	4,86	6,49	6,37	5,69	5,02	6,23	6,01
± s.d.	0,27	0,38	0,36	0,26	0,41	0,41	0,50	0,67
R [%]	79,1	36,7	44,1	25,5	40,4	36,1	28,6	9,8
MW VK HOLL	5,08	4,81	5,84	5,72	5,47	4,90	5,71	5,56
± s.d.	0,23	0,32	0,33	0,24	0,38	0,32	0,36	0,47
R [%]	78,6	41,6	50,5	32,4	42,6	43,3	40,7	19,9

Tabelle 3. Konstanten a_0, a_1, a_2 und Korrelationskoeffizient R für das Modell $VK_{post} = a_0 + a_1 \cdot VK + a_2 \cdot AL$

VK\IOL	75st	88ti	90D-a	90D-b	90D-c	PMMA	SILI	alle
a_0	0,92	0,82	0,30	1,96	1,93	0,87	1,09	1,12
a_1	0,41	0,37	0,37	0,37	0,33	0,38	0,36	0,37
a_2	0,09	0,10	0,11	0,05	0,05	0,10	0,08	0,08
R [%]	74,4	64,1	62,6	53,4	56,7	67,6	58,9	60,0

HAI, [1]), mit Vorhersagen von Olsen (VK OLS, [3]), Sanders, Retzlaff und Kraff (VK SRK, [4]) und Holladay et al. (VK HOLL, [2]).

Unser Ansatz zur Vorhersage der postoperativen Vorderkammertiefe

$$VK_{post} = a_0 + a_1\, VK_{prä} + a_2\, AL_{prä}$$

führt nach einer multiplen Regressionsanalyse zu den Ergebnissen der Tabelle 3 für die Konstanten a_0, a_1 und a_2. Wie dort ersichtlich, lassen sich jedoch alle

Tabelle 4. Konstante a_0 und Korrelationskoeffizient R für das Modell VK HAI = a_0 + 0,40·VK + 0,10·AL

VK\IOL	75st	88ti	90D-a	90D-b	90D-c	PMMA	SILI	alle
a_0	0,71	0,68	0,55	0,58	0,55	0,67	0,55	0,58
R [%]	74,4	64,0	62,5	52,6	56,2	67,6	58,9	60,0

Linsen in guter Näherung durch die spezielle Wahl $a_1 = 0{,}4$ und $a_2 = 0{,}1$ ausdrücken, so daß zur Charakterisierung einer IOL lediglich die Konstante a_0 übrig bleibt. Diese wiederum kann man einfach durch Mittelwertbildung bestimmen (Ergebnisse in Tabelle 4):

$$a_0 = \overline{VK_{post}} - 0{,}4\,\overline{VK_{prä}} - 0{,}1\,\overline{AL_{prä}}\ ,$$

so daß

$$VK\ HAI = \overline{VK_{post}} - 0{,}4\,\overline{VK_{prä}} - 0{,}1\,\overline{AL_{prä}} + 0{,}4\,VK_{prä} + 0{,}1\,AL_{prä}\ .$$

Die anderen Vorhersageformeln werden der Literatur entnommen:

$$VK\ OLS = \overline{VK_{post}} - 3{,}56 + 0{,}25\,VK_{prä} + 0{,}12\,AL_{prä}$$

$$VK\ SRK = -3{,}336 + ACD_{const} + r - SQRT\ (r^2 - D^2/4)$$

mit

$r = R$

$D = -5{,}41 + 0{,}58412\,AL + 33{,}075/R$ für $AL \leq 24{,}2$

$D = -7{,}42 + 1{,}002\,AL - 0{,}0138\,AL^2 + 33{,}075/R$ für $AL > 24{,}2$

$$VK\ HOLL = 0{,}56 - 3{,}595 + 0{,}9704\,ACD_{const} + r - SQRT\ (r^2 - D^2/4)$$

mit

$r = R$ für $R \geq 7$ $D = 0{,}533\,AL$ für $AL \leq 25{,}326$

$r = 7$ für $R < 7$ $D = 13{,}5$ für $AL > 25{,}326$

($AL = AL_{prä}$ = präop. Achsenlänge; R = mittl. Hornhautradius).

Abbildung 2 zeigt – beispielhaft für die Silikonlinsen – die nach den verschiedenen Modellen individuell vorausberechneten Vorderkammertiefen über den postoperativen Meßwerten, während Abbildung 3 die entsprechenden Mittelwerte gegenüberstellt. Die Korrelationskoeffizienten für den Zusammenhang zwischen vorausberechneten und gemessenen Vorderkammertiefen sind ebenfalls in Tabelle 2 mit aufgeführt.

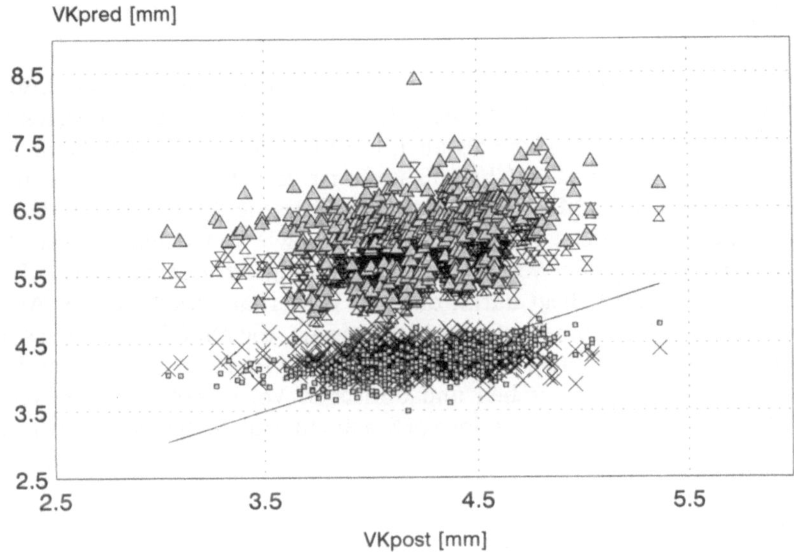

Abb. 2. Vergleich der nach verschiedenen Modellen vorhergesagten Vorderkammertiefen VK_{pred} mit den postoperativen Meßwerten VK_{post}

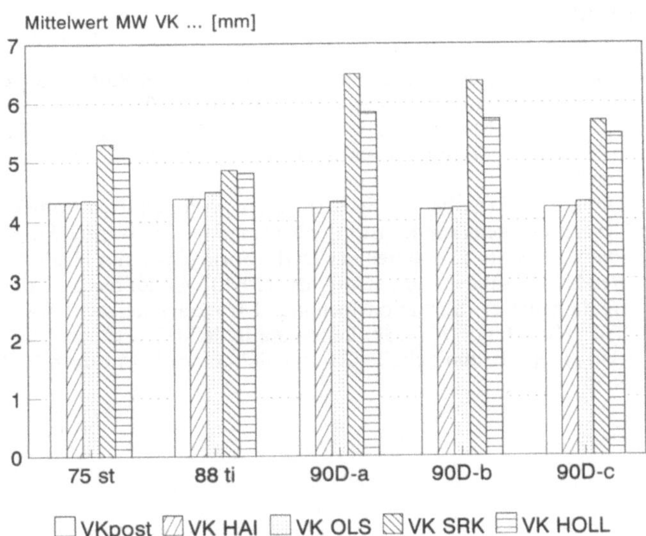

Abb. 3. Mittelwerte der nach verschiedenen Modellen vorhergesagten Vorderkammertiefen für die einzelnen Linsentypen

Diskussion

Wie ersichtlich, sind die Resultate mit unserem wie auch dem Olsenschen Modell vergleichbar, sowohl was die gute Vorhersagbarkeit der mittleren postoperativen Vorderkammertiefe als auch die Korrelation zwischen Meß- und Vorhersagewert angeht. Die Übereinstimmung mit Olsen ist indes nicht verwunderlich, da beiden Modellen derselbe statistische Ansatz zugrunde liegt. Die Modelle von Sanders, Retzlaff und Kraff sowie von Holladay et al. hingegen ergeben viel zu große Werte bei deutlich geringeren Korrelationskoeffizienten. Der Grund hierfür liegt darin, daß die Vorderkammtiefen dieser Autoren als optische Vorderkammertiefen anzusehen sind, die reine Fitparameter für deren IOL-Formeln darstellen. Nur im Falle dünner Plankonvexlinsen ist der Unterschied zwischen akustischen und optischen Vorderkammertiefen vernachlässigbar, nicht jedoch – wie im vorliegenden Fall – bei Bikonvexlinsen.

Zusammenfassung

Von den 4 verglichenen Vorhersagemodellen ist nur unser eigenes bzw. das vergleichbare Modell von Olsen in der Lage, die ultraschallbiometrisch meßbare postoperative Vorderkammertiefe mit akzeptabler Genauigkeit vorherzusagen.

Literatur

1. Haigis W, Waller W, Duzanec Z, Voeske W (1990) Postoperative biometry and keratometry after posterior chamber lens implantation. Eur J Implant Refract Surg 2:191–202
2. Holladay JT, Musgrove KH, Prager TC, Lewis JW, Chandler TY, Ruiz RS (1988) A three-part system for refining intraocular lens power calculations. J Cataract Refract Surg 14:17–24
3. Olsen T (1991) Über die Schätzung der postoperativen Vorderkammertiefe mit den modernen Formeln zur Kunstlinsenberechnung. In: Wenzel M, Reim M, Freyler H, Hartmann C (Hrsg) 5. Kongreß der DGII. Springer, Berlin Heidelberg New York, S 156–165
4. Retzlaff J, Sanders DR, Kraff MC (1990) Development of the SRK/T intraocular lens implant power calculation formula. J Cataract Refract Surg 16:333–340
5. Trier HG, Haigis W (1989) Echographische Meßmethoden. In: Buschmann W, Trier HG (Hrsg) Ophthalmologische Ultraschalldiagnostik. Springer, Berlin Heidelberg New York, S 34–41

Historisches

Alfred Vogt (31. 10. 1879 – 10. 12. 1943)
Zu seinem 50. Todestag

H. M. F. Koelbing
Prof. emeritus für Geschichte der Medizin an der Universität Zürich

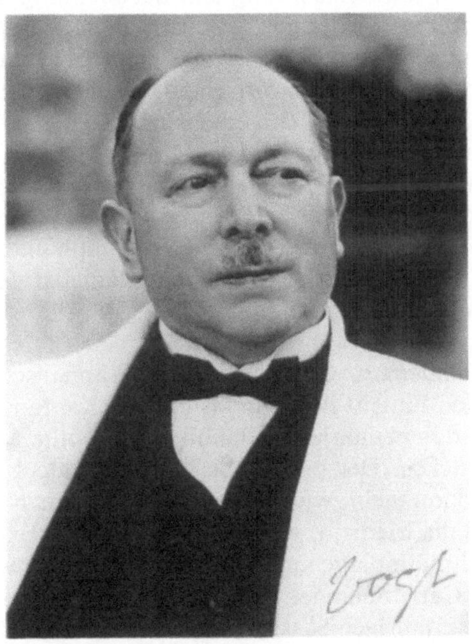

Zusammenfassung. Der Lebensweg des kraftvollen Einzelgängers Alfred Vogt, Ordinarius für Ophthalmologie in Basel und in Zürich, wird skizziert, Schwerpunkte seines reichen Schaffens werden hervorgehoben: Spaltlampenmikroskopie, Ophthalmoskopie im rotfreien Licht, Vererbung in der Augenheilkunde, Infrarot-Star.

Summary. A biographical sketch of the famous Swiss ophthalmologist, successively director of the University Eye Clinics at Basel and Zürich, is given. He was a strong, independent character, sometimes even quarrelsome. Predominant fields of Vogt's research work were slit-lamp microscopy, ophthalmoscopy with red-free light, infra-red cataract, and heredity of eye conditions.

Es ist mir eine Ehre, als emeritierter Medizinhistoriker (und ehemaliger, kleiner Augenarzt) in Ihrem Kreise hochdifferenzierter Ophthalmochirurgen zu sprechen, und es ist sehr schön, daß Sie sich die Zeit nehmen, an Ihrer reich befrachteten Fachtagung des vor 50 Jahren verstorbenen, so kreativen Zürcher Ophthalmologen Alfred Vogt zu gedenken und damit dem Genius loci zu huldigen. Vogt wirkte von 1923 bis 1942 hier in Zürich und gehört, nach Horner und Haab, zu dem „Dreigestirn“, das im Verlauf von acht Jahrzehnten das internationale Ansehen der Zürcher Universitäts-Augenklinik begründete.

Vor 70 Jahren, also gleich nach Vogts Amtsantritt, besuchte sein späterer Nachfolger Marc Amsler aus Lausanne seinen *Spaltlampenkurs.*

„Die Begeisterung der Teilnehmer aus allen Ländern an den damaligen Spaltlampenkursen muß man selber erlebt haben“, schrieb Amsler später [1]. „[...] Die Koordination von Beleuchtung und Beobachtung mußte mit der alten Zeiss-Spaltlampe immer wieder geübt werden: Dann kamen das feine Mosaik des Hornhaut-Endothels im Spiegelbezirk und der wunderbare optische Schnitt durch die normale Linse zum Vorschein. [...] Die „lamelläre Zerklüftung“ war eine besonders eindrückliche Erscheinung. Hierher gehört die lustige Geschichte, die man von Professor Weve (Utrecht) erzählt: Eines Morgens, während der die praktischen Übungen einleitenden Erklärungen Professor Vogts im Hörsaal, kommt Weve einige Minuten zu spät. Der Meister unterbricht seinen Vortrag und blickt den Eintretenden stumm und streng an. „Entschuldigen Sie, Herr Professor, ich bin ein wenig lamellär zerklüftet!“

So bot der geistesgegenwärtige Schüler dem „autoritären Kursleiter“ die Stirn.

Vogt war ein *Selfmademan.* Geboren in dem Aargauischen Dorfe Burg, mußte er sich schon den Eintritt ins Gymnasium, die Kantonsschule in Aarau, ertrotzen: Sein Vater, der Primarlehrer Jakob Vogt, wollte auch seinen Sohn ins Lehrerseminar schicken. Der praktische Sinn des Vaters bewirkte immerhin, daß Alfred Vogt dann nicht, wie er es gern getan hätte, Naturwissenschaften studierte, sondern die Medizin, welche eine gesicherte Existenz versprach. Daß er schließlich Ophthalmologe und nicht Chirurg wurde, war das Verdienst seines Basler Lehrers Carl Mellinger [2].

Während seiner zweijährigen Assistentenzeit an der Basler Augenklinik setzte Vogts unerschöpfliche wissenschaftliche Produktivität ein. Diese nahm keineswegs ab, als er – nach kurzem Studienaufenthalt bei Carlo Reymond in Turin – 1906 eine Praxis in Aarau eröffnete und rasch ein gesuchter Augenarzt wurde. Drei Jahre später (1909), mit knapp 30 Jahren, wurde er zum nebenamtlichen Leiter („Oberarzt“) der Augenabteilung am Aargauischen Kantonsspital in Aarau ernannt. Hier entwickelte Vogt, ganz auf sich allein gestellt, die *Ophthalmoskopie im rotfreien Licht* [8]. 1916 erkundigte sich der dynamische Forscher und Arzt diskret bei Professor Haab in Zürich, ob er sich nicht an der dortigen Universität habilitieren könnte. Haab glaubte, ihm abraten zu müssen; als Begründung führte er die jungen Leuten wenig gewogene Einstellung seiner Fakultätskollegen an [4, S. 13f.].

Die Tatsache, daß Vogt keinen PD-Titel besaß, hinderte jedoch die Behörden von *Basel* nicht, nach dem Tode Mellingers dem wissenschaftlich und praktisch so tüchtigen Aarauer Ophthalmologen auf Jahresbeginn 1918 die Leitung ihrer Universitäts-Augenklinik anzuvertrauen. Und nachdem Vogt in Basel Professor geworden war, zierte sich auch *Zürich* nicht mehr, ihn auf den hiesigen

Lehrstuhl zu berufen: Haabs Nachfolger Ernst Sidler-Huguenin starb 1922; er hatte die Klinik nur drei Jahre lang leiten können. Zu Beginn des Sommersemesters 1923 trat Vogt seine Nachfolge an. Inzwischen hatte er 1921 seinen „Atlas der Spaltlampenmikroskopie des lebenden Auges" publiziert [10]; die Abbildungen dieser 1. Auflage stammten von dem Basler Anatomie-Zeichner Johannes David Iseli.

Als Vogt mit 43 Jahren Professur und Klinik in Zürich übernahm, waren seine wichtigsten wissenschaftlichen Arbeitsgebiete schon deutlich umrissen. Neben der Spaltlampenmikroskopie und der Untersuchung der Netzhaut im rotfreien Licht beschäftigte die Frage der *Vererbung in der Augenheilkunde* sein Denken und Forschen. Wie Vogt während der nun folgenden zwei Jahrzehnte in Zürich diese anspruchsvollen Gebiete weiter ausbaute, Untersuchungsmethoden und Operationsverfahren verfeinerte, wie er sich namentlich auch der Netzhautablösung und vielen anderen Krankheitsbildern widmete, das hat mein Doktorand Hans-Martin Niederer in seiner Dissertation über Vogts Zürcher Jahre gründlich dargelegt [4]. Die Herausgabe der 2. Auflage des Spaltlampen-Atlas – jetzt „Lehrbuch und Atlas [...]" – erstreckte sich über zwölf Jahre (1930–1942); das Werk wuchs von einem auf drei Bände an [12]; die meisterhaften Farbbilder, die Sie kennen, sind das Werk des Malers Rudolf Bregenzer. Besonders intensiv befaßte sich Vogt stets mit der *Linse*, ihrer Morphologie und ihrer Pathologie: Hier traf sich bei ihm die Spaltlampen-Diagnostik mit der Erbforschung.

Die *Vererbung* erscheint in Vogts biologischem Denken als der mächtigste Kausalfaktor. „Die Lebensdauer ist eine Funktion des Keimplasmas", erklärte er [5; 12, 2. Teil, S. 528], und Analoges stellte er für viele Einzelheiten in der Pathologie des Sehorgans fest. Das gilt beispielsweise für die *Refraktionsanomalien*, auch für die Kurzsichtigkeit, für deren Auftreten man jahrzehntelang die akkommodative Überbeanspruchung der armen Schulkinder verantwortlich gemacht hatte („Schulmyopie"). 1924 vertrat Vogt die neue Erkenntnis vor der Deutschen Ophthalmologischen Gesellschaft in Heidelberg [11] und verhalf damit den Untersuchungen des Zürcher Augenarztes Adolf Steiger [7] zur verdienten Anerkennung. Oder: „Die *Cataract* ist eine typische senile Erscheinung, der jeder verfällt, wenn er alt genug wird" – dieser nüchterne Satz machte mit allen Versuchen einer medikamentösen oder diätetischen Prophylaxe kurzen Prozeß [13].

Seine erbpathologischen Gedanken untermauerte Vogt mittels Stammbaumforschung und – viel direkter – durch die genaue Untersuchung eineiiger Zwillinge. So kam er zum Schluß, „daß der Star nicht nur als solcher, sondern auch als *Startypus* vererbt wird" [13, S. 523].

Seine Befunde deutete er bei Gelegenheit ohne weiteres im darwinistischen Sinn. Das war damals modern. Nachdem er bei einem Fünftel der untersuchten jugendlichen Erwachsenen in Mydriase *Cataracta coerulea* gefunden hatte, bemerkte er hierzu [9, S. 430]:

„Würden die Trübungen axial statt peripher beginnen, so wäre schwere Sehstörung in dem für die Erhaltung der Art und des Individuums wichtigsten Alter die Folge. Eine Elimination der Träger durch Naturzüchtung wäre unausbleiblich, und jedenfalls könnte diese Starform nicht die ungeheure Häufigkeit aufweisen, die sie tatsächlich besitzt. Erst im höheren Alter werden die zum Sehen wichtigen Linsenteile ergriffen, also in einem Alter, in welchem [...] dem Sehorgan kein Vererbungswert mehr zukommt."

Es gibt indessen eine Starform *exogenen* Ursprungs, um deren Erforschung Vogt sich intensiv bemühte: den *Infrarot-Star*, nach dem am stärksten exponierten Beruf auch *Glasbläserstar* benannt. (Seine früheste Erwähnung findet sich bei dem großen Basler Arzt Felix Platter im Jahre 1602 [3]). Vogt begründete und verfocht unerbittlich die Auffassung, daß die Absorption der infraroten Strahlen durch die Linse selbst zu deren Trübung führe. Dieser Erklärung widersprach, auf seine eigenen experimentellen Untersuchungen gestützt und ebenso unerbittlich, der Berner Ophthalmologe Hans Goldmann. Er führte den Infrarot-Star auf die Einwirkung der Wärme zurück, die von der bestrahlten Iris durch Konvektion in die Linse dringt, und behielt damit m. W. schließlich recht [6]. An den Tagungen der Schweizerischen Ophthalmologischen Gesellschaft sorgte die mit großer Heftigkeit geführte Fehde zwischen Goldmann und Vogt während Jahren für spannende Momente. (Leider habe ich diese homerischen Wortkämpfe nicht mehr miterlebt).

Seinem ganz auf die eigene Kraft gegründeten Werdegang entsprechend, blieb Vogt Zeit seines Lebens ein großer *Einzelgänger*. Vogt scheint mir nach dem Motto gelebt zu haben, das Friedrich Schiller seinem Tell in den Mund legt: „Der Starke ist am mächtigsten allein."

Die wissenschaftliche Kontroverse pflegte Vogt ausgiebig und anscheinend mit Genuß, vielleicht aus Leidenschaft, vielleicht aber auch aus Enttäuschung über den Unverstand der anderen, die die Richtigkeit seiner Auffassungen nicht einsehen wollten – wer weiß? Vogts unverblümte Geradheit war wohl auch für seine Patienten nicht immer tröstlich, so etwa, wenn er – noch in Basel – zu einem befreundeten Maler, der wegen Netzhautblutungen nicht mehr recht sah, sagte: „Ja, mein Lieber, mit solchen Augen malt man nicht mehr lange" [2, S. 23]. Doch im ganzen genoß Vogt das volle Vertrauen seiner Patienten – dank seiner fachlichen Kompetenz und wohl auch gerade wegen seiner autoritären Natur, doch auch dank dem ständigen Bereitsein für seine Kranken.

In der Schweizer Ophthalmologie lebt Vogts Andenken noch auf eine besonders wohltuende Weise weiter, nämlich in der *Alfred-Vogt-Stiftung* und dem durch sie ausgerichteten Preis für besonders originelle und bedeutende Publikationen schweizerischer Augenärzte. Vogt errichtete diese Stiftung 1937 zur Erinnerung an seinen als Student in den Bergen tödlich verunfallten Sohn Alfred. So haben Alfred Vogt und seine Frau Marie geb. Bossart persönliches Leid zum Wohle anderer gewendet – auch zum Wohle der Wissenschaft, die Alfred Vogt fast alles bedeutete.

Literatur

1. Amsler M (1962) Der Weg der Zürcher Augenklinik. Sonderdruck aus KSZ-Nachrichten Juni 1962
2. Bider E (1964) Alfred Vogt in Basel 1918–1923. Basler Veröff zur Geschichte der Med und der Biologie 18. Schwabe, Basel
3. Koelbing HM (1990) Felix Platter (1536–1614) als Augenarzt. Gesnerus 47:13–20
4. Niederer HM (1989) Alfred Vogt (1879–1943). Seine Zürcher Jahre 1923–1943. Zürcher medizingeschichtl Abhandl 207. Juris, Zürich
5. Rintelen F (1979) Zum 100. Geburtstag von Alfred Vogt – Versuch einer Würdigung seines wissenschaftlichen Werkes. Klin Mbl Augenheilkd 175:439–443
6. Speiser P, Bischoff P (1992) Die Kontroverse um den Ultrarotstar. Zentralbl Ophthalmol 136:1034
7. Steiger A (1913) Die Entstehung der sphärischen Refraktion des menschlichen Auges. Karger, Berlin
8. Vogt A (1913) Herstellung eines gelbblauen Lichtfiltrates, in welchem die Macula centralis in vivo in gelber Färbung erscheint [...]. Graefes Arch Ophthalmol 84:293–311
9. Vogt A (1918) Der Altersstar, seine Heredität und seine Stellung zu exogener Krankheit und Senium. Z Augenheilk 40:123–137
10. Vogt A (1921) Atlas der Spaltlampenmikroskopie des lebenden Auges. Springer, Berlin
11. Vogt A (1924) Zur Genese der sphärischen Refraktion. Bericht 44. Zusammenkunft DOG Heidelberg: 67–71
12. Vogt A (1930, 1931, 1942) Lehrbuch und Atlas der Spaltlampenmikroskopie des lebenden Auges, 2. Aufl, 1., 2. Teil. Springer, Berlin, 3. Teil Schweiz. Druck- und Verlagsanstalt, Zürich
13. Vogt A (1938) Weitere Augenstudien an eineiigen Zwillingen höheren Alters über die Vererbung der Altersmerkmale. Klin Mbl Augenheilk 100:497–544

Bildnachweis. Photographie im Medizinhistorischen Institut der Universität Zürich

Klinische Spiegelmikroskopie 50 Jahre nach Vogt

M. Wenzel

Zusammenfassung. „Spiegelmikroskopie" ist mehr als nur „Endothelmikroskopie". Die Spiegelmikroskopie mit der Spaltlampe (Vogt, 1920) ermöglicht die Untersuchung von glatten Grenzflächen im Auge einschließlich der Beobachtung von implantierten Kunstlinsen.

Summary. Specular microscopy is more than microscopy of the endothelium. Specular microscopy with the slitlamp as described by Vogt since 1917 may be used to examine all flat surfaces of the eye. It is often used to examine implanted IOLs, too.

Mit der Spiegelmikroskopie werden glatte Flächen untersucht, auf denen Licht gespiegelt wird. Der „Spiegel" ist nicht Bestandteil des Untersuchungsgerätes, wie man in Analogie zum „Spiegelteleskop" vermuten kann, sondern die untersuchte Fläche. Heute scheint der Begriff „Spiegelmikroskopie" oft synonym mit „Endothelmikroskopie" genannt zu werden. Doch umfaßt die Spiegelmikroskopie mehr: In der Augenheilkunde werden vorwiegend Hornhautendothel oder Kunstlinsen im Spiegelbezirk untersucht, andere Grenzflächen (Tränenfilm, Hornhautepithel, kristalline Linse, Nachstar) seltener [2, 6, 10, 16].

Die Spiegelmikroskopie war für A. Vogt ein elementarer Bestandteil der Spaltlampenuntersuchung: „Die Untersuchung dieser Spiegelbezirke ist geeignet, die Grenzen der Spaltlampendiagnostik in wichtigen Punkten zu erweitern" [15]. Das Endothel untersuchte er mit einer Vergrößerung von 37- bis 68mal, manchmal bis zu 86mal. Da er den Spiegelbezirk nicht fotografieren konnte, nutzte er ein Meßokular und ließ Befunde durch den Kunstmaler Rudolf Bregenzer dokumentieren (Abb. 1).

Vogt beschrieb die Technik der Spiegelmikroskopie des Hornhautendothels erstmals 1919. Der um 5 Jahre jüngere Leonhard Koeppe aus Halle warf ihm 1920 vor, das Endothel vor Vogt im Spiegelbezirk untersucht zu haben, gab aber dabei zu, nicht die Zellgrenzen erkannt zu haben [7]. Auf diesen Angriff Koeppes hin kam es zu einem heftigen Streit zwischen den beiden Ophthalmologen, begleitet von persönlichen Angriffen in den Fachzeitschriften um 1920.

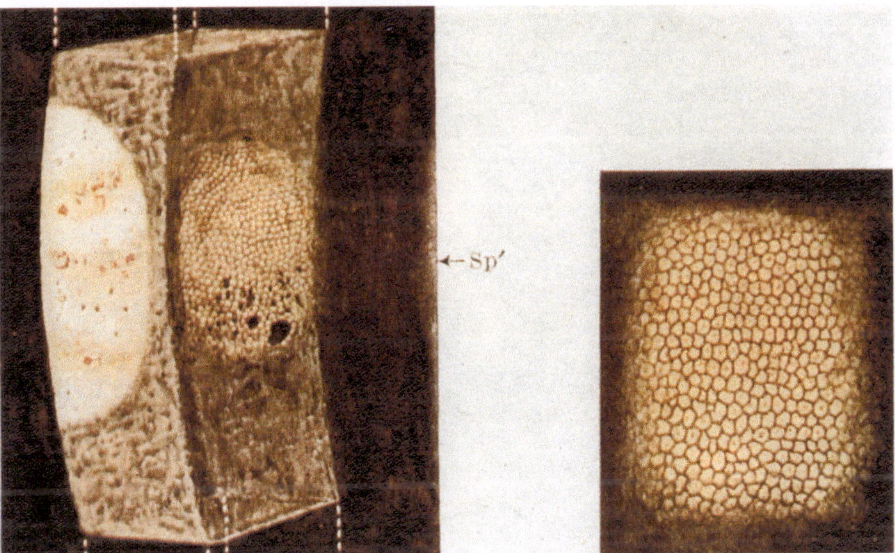

Abb. 1. Die Hornhaut-Spiegelbezirke, gezeichnet von R. Bregenzer. Aus dem Atlas der Spaltlampenmikroskopie von Vogt, Springer, 1930

„Moderne" Endothelmikroskopie

Vogts Technik der Spiegelmikroskopie mit der Spaltlampe drohte international in Vergessenheit zu geraten. Duke-Elder widmete ihr 1962 nur 17 Zeilen und beschrieb sie gar nicht im Sinne Vogts als Unterpunkt der fokalen Beleuchtung. Vereinzelt gab es kasuistische Mitteilungen über spiegelmikroskopische Spaltlampen-Fotos [4].

1968 stellte David Maurice (Abb. 2) in der in Basel erscheinenden „Experientia" eine Methode zur Fotografie des Endothel-Spiegelbezirks von enukleierten Tieraugen vor und berief sich einleitend ausdrücklich auf die Vogtsche Technik der Spiegelmikroskopie mit der Spaltlampe: *„It is well known in ophthalmology, that the outlines of the endothelial cells of the cornea may be seen by using the reflected beam of the slit-lamp"*. Er übernahm den bereits von Vogt gebrauchten Terminus „Spiegelmikroskopie (Specular microscopy)". Damit *fotografierte* er als erster das Endothel im Spiegelbezirk. Diese Arbeit fand in der Augenheilkunde zunächst kaum Beachtung.

Als es zu Beginn der 70er Jahre nach der Implantation von irisfixierten Linsen gehäuft zu bullösen Keratopathien kam, beklagten einige Augenärzte, daß das Endothel nicht zu untersuchen sei. Ronald Laing (Abb. 3) entwickelte daraufhin ein Spiegelmikroskop, mit dem es ihm 1973 gelang, Endothelzellen beim Menschen in vivo zu fotografieren. Er begann seine Publikation 1975 mit dem Satz: *„In 1968, Maurice described a new specular microscope suitable for photographing the corneal endothelium in situ."* Für Laing war es die Arbeit von Maurice, und nicht mehr die damals 50 Jahre alten Arbeiten von Vogt, die

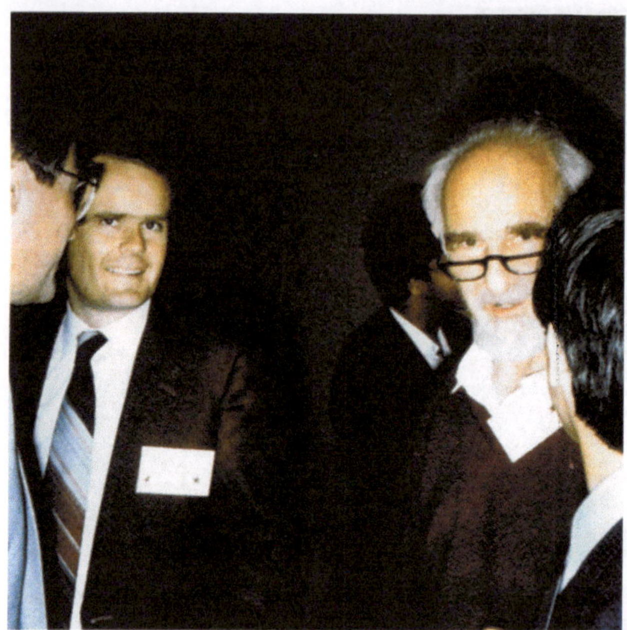

Abb. 2. David M. Maurice (rechts) und William M. Bourne (links), ICER 1988

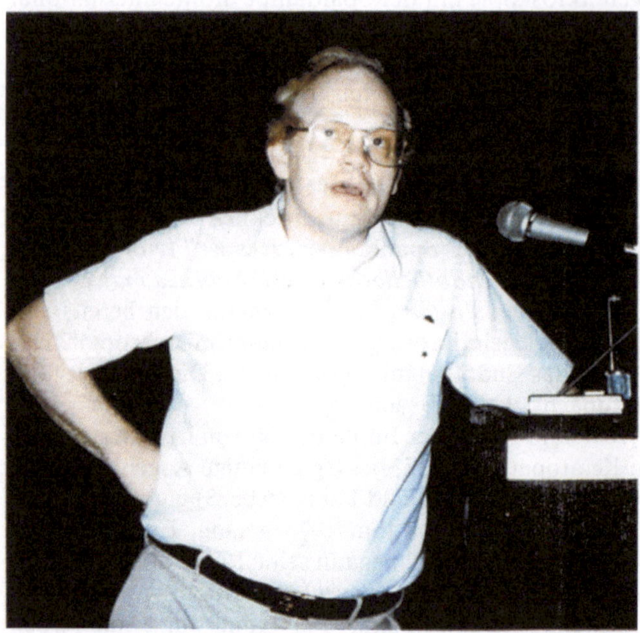

Abb. 3. Ronald A. Laing, ICER, 1988

ihn zu der Entwicklung des Spiegelmikroskops veranlaßte. Bourne (Abb. 2) und Mitarbeiter beschrieben 1976 Endothelschäden nach der Kataraktoperation. Auch sie bezogen sich in ihrem einleitenden Satz auf Maurice: *„In 1968 the specular microscope was described by Maurice for the observation of corneal endothelial cells in situ"*, erwähnten in der Diskussion aber die spaltlampenmikroskopischen Arbeiten von Stocker. Bourne kommt aus der Schule von Fred Blodi (Iowa City), einem gebürtigen Wiener, der die Vogtschen Spaltlampenatlanten vollständig ins Englische übersetzt hat. Bourne führte u.a. das Auszählen der Zelldichte ein, um Endothelschäden mit einem einfachen Parameter quantifizieren zu können. In den folgenden Jahren gab es als Reaktion auf diese drei Arbeiten eine große Zahl an Publikationen über die Endotheldiagnostik. Doch entstand bei vielen Kollegen der falsche Eindruck, die Endotheluntersuchung sei nur mit einem „Spiegelmikroskop" möglich. Dabei ist auch heute noch eine erschöpfende Endotheluntersuchung bei den meisten Patienten allein mit der Spaltlampe möglich. „Spiegelmikroskope" sind dahingegen zu Verlaufskontrollen mit Fotodokumentation meist der Spaltlampe überlegen. In der klinischen Routine wird die Spiegelmikroskopie des Endothels vorwiegend in der Betreuung von Katarakt-, Keratoplastik- und Glaukompatienten genutzt [2, 6].

Linsenuntersuchungen im Spiegelbezirk

Weitgehend unberücksichtigt blieb, daß Vogt der Linsenuntersuchung etwa gleiche Bedeutung wie der Endotheluntersuchung beimaß und seit 1917 die Spiegelmikroskopie der Linse durchführte, die damit älter als die des Endothels ist.

Die Spiegelmikroskopie der Linse fand ein neues Anwendungsgebiet in der Untersuchung von implantierten Kunstlinsen. Kraff et al. veröffentlichten 1980 ein Spaltlampenfoto vom Spiegelbezirk bei Fremdkörperreaktion nach der Implantation von Linsen, die mit Polyvinyl-Alkohol beschichtet waren. Endothel-Spiegelmikroskope sind wegen eines Kontaktelements oft erst nach Umbauten zur Untersuchung der Linse geeignet [16].

Die systematische Entwicklung der klinischen Spiegelmikroskopie von Intraokularlinsen begann ab 1984/85 zunächst unabhängig voneinander in Japan und Europa [1, 12, 16]. Neben der klinischen Diagnostik ist sie hilfreich zur Beurteilung der Bioverträglichkeit von neuen Linsenmaterialien [1, 16].

Nach der Linsenimplantation kommt es bei vielen Patienten zu einer klinisch unbedenklichen geringen entzündlichen Reaktion mit kleinen spindelförmigen Makrophagen und vereinzelten Riesenzellen auf dem Implantat. Diese Reaktion klingt auch ohne eine entzündungshemmende Therapie meist spontan wieder ab. Eine unerwünschte Komplikation der Linsenimplantation ist die Entwicklung einer Fremdkörperreaktion nach der Linsenimplantation, die von hinteren Synechien der Iris ausgeht und meist erst einige Monate postoperativ beginnt. Bei kapselsackfixierten Linsen ist das Maximum von Entzündung auf der Optik zu sehen und damit einer spiegelmikroskopischen Untersuchung zugänglich. Eine Visusreduktion ist bei maximalen Zelldichten von über 15 mm^2 zu erwarten. Da sich solch eine Fremdkörperreaktion sehr langsam entwickelt, kann sie spiegelmikroskopisch in der Frühphase erkannt und therapiert werden, bevor sie zu schweren Schäden geführt hat. Entzündliche Komplikationen sind zwar sehr selten geworden, doch bleiben sie immer noch der häufigste Grund für eine Linsenexplantation oder Enukleation [16].

Literatur

1. Amon M (1992) Die Relevanz der in-vivo Dokumentation zellulärer Reaktionen auf Linsenoberflächen für die Beurteilung der Biokomatibilität unterschiedlicher intraokularer Implantate. Spektrum Augenheilkd 6 (Suppl 7)
2. Bigar F (1982) Specular microscopy of the corneal endothelium. Dev Ophthalmol 6:1–94
3. Bourne WM, McCarey BE, Kaufman HE (1976) Clinical specular microscopy. Tr Am Acad Ophthal Oto 743–753
4. Brown N (1970) Macrophotography of the anterior segment of the eye. Br J Ophthalmol 54:697–699
5. Duke-Elder S (1962) System of Ophthalmology, Vol VII. Kimpton, London, p 254
6. Hartmann C (1987) Klinische Hornhautspiegelmikroskopie. Fortschr Ophthalmol 84:313–322
7. Koeppe L (1920) Bemerkungen zu einigen die Spaltlampenmikroskopie des lebenden Auges betreffenden Arbeiten von A. Vogt. Klin Mbl Augenheilkd 64:817–825
8. Kraff M, Sanders DR et al (1980) Membrane formation after implantation of polyvinyl alcohol-coated IOLs. Am Intraocul Implant Soc J 6:129–136
9. Laing RA, Sandstrom MM, Leibowitz HM (1975) In vivo photomicrography of the corneal endothelium. Arch Ophthalmol 93:143–145
10. Lemp MA, Mathers WD (1990) Color specular microscopy. In: Masters B (ed) Noninvasive diagnostic techniques in ophthalmology. Springer, New York, pp 142–151
11. Maurice DM (1968) Cellular membrane activity in the corneal epithelium of the intact eye. Experientia 24:1094–1095
12. Ohara K (1985) Biomicroscopy of surface deposits resembling foreign-body giant cells on implanted IOLs. Am J Ophthal 99:304–311
13. Vogt A (1917) Das vordere Linsenbild bei Verwendung der Gullstrandschen Nernstspaltlampe. Klin Mbl Augenheilkd 59:513–518
14. Vogt A (1919) Die Sichtbarkeit des lebenden Hornhautendothels im Lichtbüschel der Gullstrandschen Nernstspaltlampe. Klin Mbl Augenheilkd 63:233–234
15. Vogt A (1920) Ein Beitrag zur Methodik der Spaltlampenmikroskopie. Graefes Arch Ophthalmol 101:122–144
16. Wenzel M (1993) Specular microscopy of intraocular lenses. Thieme, Stuttgart

Springer-Verlag and the Environment

We at Springer-Verlag firmly believe that an international science publisher has a special obligation to the environment, and our corporate policies consistently reflect this conviction.

We also expect our business partners – paper mills, printers, packaging manufacturers, etc. – to commit themselves to using environmentally friendly materials and production processes.

The paper in this book is made from low- or no-chlorine pulp and is acid free, in conformance with international standards for paper permanency.